「…例えば，画家の絵筆について．絵筆が人の手によって作られた，生命のない道具にすぎないことに疑問の余地はありません．魂のない物体にすぎません．しかし私たちは知っています．或る場面の画家の絵筆には，画家の腕の延長としての生命が与えられています．日本的文脈で考えるとき，画家はこの入魂の絵筆を使って自らの作品に魂を込めることができるのです．現代の医療者は自らの聴診器やメスなどの機器についてこう考えることができましょう．救いを求めて医療者のもとを訪れる悩み苦しむ同朋のために取り組む際，この手の中の機器が，心をこめてさしのべる救いの手，その手の延長たりうると…」

(WHO医務官，スマナ・バルア博士講演録，1996年より)

解剖を実践に生かす

図解 泌尿器科手術

影山幸雄 埼玉県立がんセンター泌尿器科部長

医学書院

解剖を実践に生かす

図解 泌尿器科手術

発　行　2010年 4月15日　第1版第1刷©
　　　　2022年11月15日　第1版第4刷

著　者　影山幸雄
　　　　かげやまゆきお

発行者　株式会社　医学書院
　　　　代表取締役　金原　俊
　　　　〒113-8719　東京都文京区本郷1-28-23

組　版　ビーコム

印刷・製本　大日本法令印刷

本書の複製権・翻訳権・上映権・譲渡権・貸与権・公衆送信権(送信可能化権を含む)は株式会社医学書院が保有します.

ISBN978-4-260-01021-4

本書を無断で複製する行為(複写,スキャン,デジタルデータ化など)は,「私的使用のための複製」など著作権法上の限られた例外を除き禁じられています.大学,病院,診療所,企業などにおいて,業務上使用する目的(診療,研究活動を含む)で上記の行為を行うことは,その使用範囲が内部的であっても,私的使用には該当せず,違法です.また私的使用に該当する場合であっても,代行業者等の第三者に依頼して上記の行為を行うことは違法となります.

JCOPY〈出版者著作権管理機構　委託出版物〉
本書の無断複製は著作権法上での例外を除き禁じられています.複製される場合は,そのつど事前に,出版者著作権管理機構(電話 03-5244-5088,FAX 03-5244-5089,info@jcopy.or.jp)の許諾を得てください.

推薦の序

　手術は人を傷つけて行う治療であるがために，よい手術を受けたい，よい手術をしたい，という思いは，手術室に向かう患者さんと医師の双方にとって切実である．どうしたらよい手術ができるのか，どうしたら患者さんの負担を最小にできるのか，思いは脳裏を駆け巡る．未知のことは先達に学び，学びつつ検証し，体験に基づいて自分流を作り上げる．これはよい手術をするためにすべての術者が行っていることであろう．

　優れた臨床医かつ研究医である影山幸雄先生が，長年かけて行った泌尿器科手術の研鑽で得た結果と提言を詰め込んだのがこの本である．初心者はこの本のとおりに行えばよい手術ができる．ベテランは自分の手術の検証と洗練に利用できる．術者の経験レベルに合わせて相応の響きで応える，間違いなく明日からの手術に有益な本である．

　手術は，数知れない先達の勇気と試行錯誤と不屈の意思により築かれ，受け渡されてきた技術であり，トールワルド著『外科の夜明け』には，近代外科を切り開いた医師たちの苦闘が活写されている．切り開かれた手術は，後に続く術者の研鑽により「誰が行っても同一の結果が得られるサイエンス」へと洗練されていく．「決まった目印に従って，決まった操作を行えば，誰にでもできる」という到達点に近づくことで，少数の個人から社会全体に貢献できる手術へと変貌していく．

　この「決まった目印，決まった操作とは何か」を念頭におき，これまで受け渡されてきた財産を踏まえ，影山先生が自らの豊富な体験に基づいて思いを込めて書き上げたのが本書である．日々，緊張感をもって手術室に向かう数知れない最前線の泌尿器科医のための実践の書として，「膜構造」に視点をおき，「学問的な検証よりも実際の手術」を重視するという立場を明確にして，①外科解剖，②外科解剖に基づいた手術の実際，③臓器損傷への対応，を丁寧かつ詳細に図解している．議論の余地のある部分も，手術現場に立脚して，影山流にあえて言い切ってわかりやすく解説している．言い切ることで読者の検証意欲や思索が刺激され，生じうる反論がまた，手術の洗練の糧となることが期待される．

　人を傷つけて行う治療である手術は，その低侵襲化が宿命である．本書を読むと，新しい低侵襲手術の開発に没頭していた頃，第一助手の影山先生と行った数多くの手術が走馬灯のように目の前に浮かんでくる．開放手術も多様な低侵襲手術もその基本は同じであり，本書は巧まずして，よい泌尿器科低侵襲手術への手引書ともなっている．

　医療は健やかな社会の保持に直接かかわる行為である．わが国を筆頭に全世界が迎える超高齢化社会において，CO_2ガスを使わない，コストをかけない，シングルポートの内視鏡下手術は，最も貢献できる低侵襲手術のひとつと考えられ，本書はこの夢の実現にもつながっている．

　今，この文章を読んでいただいている貴方に，著者に代わって，本書を手術に役立てていただくことを心よりお願いする．

2010年2月

東京医科歯科大学大学院泌尿器科学

木原 和徳

はじめに

　手術を手がける方であれば誰でも感じていることだと思いますが，初心者が独り立ちしてどのような状況にも対応できるようになるためには，大きな山を何度か越える必要があります．患者さんの体は1人ひとり異なり，また病気の状況も千差万別であり，手術解説書や先輩の手技を真似てもなかなか思いどおりにはいかないのが現実だと思います．もともと腹腔のような広い操作腔がなく，自分で剥離，展開していかなければならない後腹膜手術においては，術者が要求される技術レベルはさらに高くなります．

　これまでたくさんの方々と一緒に手術をこなし，自分自身も多くのことを学び，また自分のもてるものを若い先生方に伝えてきましたが，膜構造を中心とした臨床解剖学的な指標を理解することで手術の内容が格段に洗練されたものになることを実感しています．経験が浅くとも理論立てて手術操作を覚えることにより，ベテランに引けをとらない手際のよい手術が可能となります．しかしながら，手術現場での個別の指導ではたくさんの方にノウハウを伝えることができません．そこで今回イラストを駆使し，自信をもって手術を行うためのヒントをまとめてみることにしました．患者さんに最もよい手術を提供するための技術を1人でも多くの先生方に身に付けていただきたいとの思いを込めました．この本の内容が読者の先生方の診療に少しでも貢献できれば幸いです．

　この手術書はこれまで私を支えてくれた諸先輩方から受け継いだものを集大成したものです．とりわけ恩師である前東京医科歯科大学泌尿器科教授の大島博幸先生，現東京医科歯科大学泌尿器科教授の木原和徳先生のお力添えがなければ実現不可能であり，お2人の綿密な指導と，惜しみない技術の伝授に心から感謝いたします．また現在の上司である埼玉県立がんセンター副病院長の東　四雄先生をはじめ，これまで支えて下さった諸先輩方，同僚の皆さんにも心よりお礼を述べたいと思います．最後に原稿の校正を手伝ってくれた福井直隆先生，井上雅晴先生，河野友亮先生にも感謝の意を捧げたいと思います．

2010年2月

影山　幸雄

この本の使い方

　基本的なコンセプトは「自信をもって手術を進めるためのガイドマップ」です．第1章から第3章までは，外科解剖の基本となる事項，特に膜構造に重点をおいて解説しています．学問的な検証よりも実際の手術の場面での経験を重視して記述しています．

　第4章では泌尿器科で扱う領域の臨床解剖を実際の手術で実感していただくために，代表的な手術の実際をまとめています．できる限り省略を避けて皮膚切開から手術終了までの流れを理解していただけるように配慮していますので，自分が手術をしているような気持ちで楽しんでいただければと思います．なお，「解剖学的指標に慣れて，主に後腹膜の手術の技術をレベルアップする」という趣旨から，新膀胱などの尿路変向については割愛し，基本となる回腸導管法のみ記載しています．補足として代表的な術中臓器損傷への対応法も第5章にまとめています．

　どこから読み始めてもかまいませんが，解剖学的構造に疑問が生じたら第1章から第3章の基本部分に立ち戻り，知識を確実に自分のものにしていかれるとよいと思います．第4章に示した術式はわれわれが実際に行っているものですが，それをそのまま再現する必要はありません．イラストに示したノウハウの中で役に立ちそうなものがあれば，皆さんがこれまで積み上げてこられた術式に取り入れて，皆さん独自の「よい手術」を開発していただければそれでよいと思います．なお，欄外コラムとして技術的な側面以外でのアドバイスをまとめていますので参考にしていただければ幸いです．

目次

1 術野展開に必要な層構造の知識 —— 1

- 1-1 骨盤部腹壁の層構造 —— 2
- 1-2 側腹部腹壁の層構造 —— 5
- 1-3 男性の鼠径部から外陰部の層構造 —— 8

column よりよい手術をするためのアドバイス1　手術中冷静さを保つために —— 10

2 手術を円滑に進めるための膜構造の知識 —— 11

- 2-1 膀胱・前立腺周辺の膜構造 —— 12
    - A 前立腺周辺の膜構造　12
    - B 膀胱周辺の膜構造　19
- 2-2 腎臓・副腎周辺の膜構造 —— 22
- 2-3 男性の鼠径部から外陰部の膜構造 —— 24

column よりよい手術をするためのアドバイス2　スタッフの力を最大限に引き出すもの —— 25

3 出血を最小限にとどめるために必要な血管走行の知識 —— 27

- 3-1 膀胱・前立腺(膀胱・子宮・腟)周辺の血管走行 —— 28
- 3-2 腎臓・副腎周辺の血管走行 —— 36
- 3-3 男性の鼠径部から外陰部の血管走行 —— 39

column よりよい手術をするためのアドバイス3　不測の事態に対して… —— 41

4 臨床解剖学的知識に基づいた主な泌尿器科手術の実際 —— 43

- 4-1 前立腺全摘術 —— 44
- 4-2 骨盤リンパ節郭清 —— 88
- 4-3 根治的膀胱尿道全摘術：男性 —— 106
  - 4-3-1 膀胱前立腺摘出 —— 110
  - 4-3-2 尿道摘除 —— 143
  - 4-3-3 回腸導管造設 —— 153
- 4-4 膀胱尿道全摘術：女性 —— 174
- 4-5 経腰的根治的腎摘術：右腎 —— 199
- 4-6 経腰的根治的腎摘術：左腎 —— 222
- 4-7 腹膜外アプローチ腎尿管全摘術：下部尿管の処理 —— 237
- 4-8 経腰的副腎摘除術：右副腎 —— 248
- 4-9 経腰的副腎摘除術：左副腎 —— 256
- 4-10 陰茎部分切除術 —— 261
- 4-11 鼠径リンパ節郭清 —— 267

column よりよい手術をするためのアドバイス4　手術を終えて —— 279

5 主な術中損傷への対応 —— 281

- 5-1 直腸損傷修復 —— 282
- 5-2 胸膜損傷修復 —— 287

column よりよい手術に向けてのアドバイス5　**おわりに** —— 291

参考文献 —— 292
索引 —— 293

1

術野展開に必要な層構造の知識

　皮膚切開から術野の展開までは手術の準備段階ととらえられがちであるが，実は手術全体の質を決める大変重要なステップである．表皮の切開から始まり，段階的に現れる層構造を確認することで，迅速，安全，確実に目的の臓器へ到達することができる．この段階の手順をみれば，その術者がどの程度の実力をもっているかを判断することができる．逆に，つねに層構造を確認する習慣をつけることで着実に技術レベルを向上させることが可能になるとも言える．

Surgical anatomy
of layer structures
of abdominal wall
and perineum

1-1 骨盤部腹壁の層構造

下腹部正中切開で骨盤腔を展開する場合には，腹壁がどのような層構造で成り立っているかを頭に入れて切開を進めると，自信をもって正しい剥離層を同定し，効率よく操作腔を展開することができる．図1-1-1に縦断面でみた下腹部の主な膜構造を示す．立体的位置関係を理解するため，腹腔を通る横断面（図1-1-2），膀胱を通る横断面（図1-1-3），前立腺を通る横断面（図1-1-4）も示す．

1. 下腹部正中切開で遭遇する腹壁の構造物（図1-1-1～1-1-4）

(1) 皮膚
(2) 皮下組織
 ① 皮下脂肪
 ② 浅腹筋膜
 ③ 皮下脂肪
(3) 白線（腹直筋筋膜の正中癒合部分）
(4) 横筋筋膜
(5) 腹膜前脂肪
(6) 膀胱下腹筋膜
(7) 腹膜

2. 浅腹筋膜（図1-1-1～1-1-4）

皮下の結合組織が厚く線維状になったものであり，「筋膜」という呼び名がついてはいるが筋肉を直接覆う膜構造ではない．その厚みには個人差があるが，一般的に上腹部に比較して下腹部で厚くなっている．

小児の下腹部手術の際には「筋膜」という名にふさわしい強固な膜として認識される．停留精巣で鼠径部皮膚を切開した際にまず遭遇するのがこの浅腹筋膜であり，**これを外腹斜筋筋膜と誤ると精索を同定するのが困難になる．**

会陰部，陰茎皮下にも同様の膜構造が存在し，一般にColles筋膜（陰嚢，陰茎ではDartos

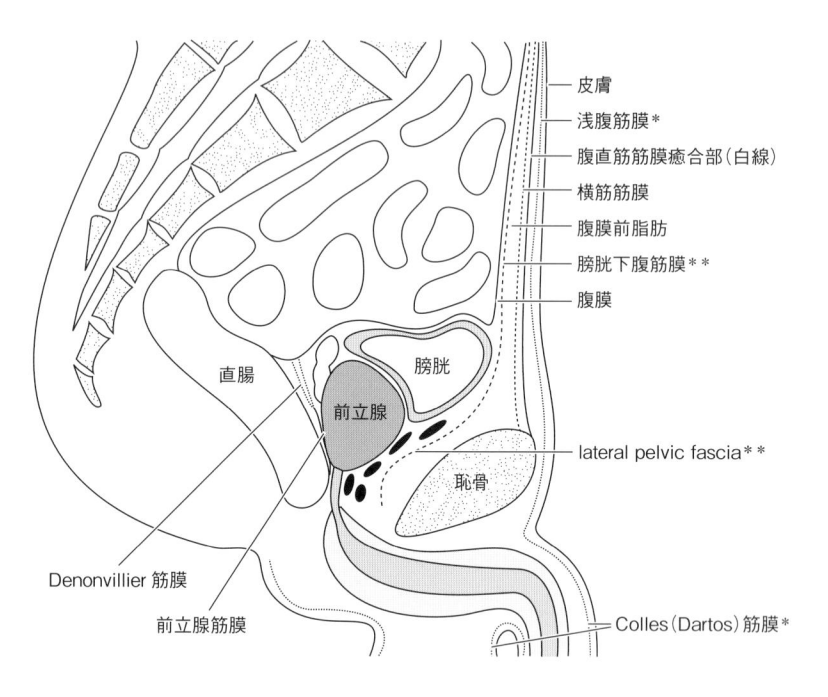

図1-1-1 骨盤部腹壁の層構造（縦断像） 浅腹筋膜と陰茎～陰嚢を包むColles（Dartos）筋膜（*）は同一層にある．また膀胱下腹筋膜とlateral pelvic fascia（**）は膀胱前立腺周囲を走行する血管群を覆っており，同じレベルの膜構造と考えられる．

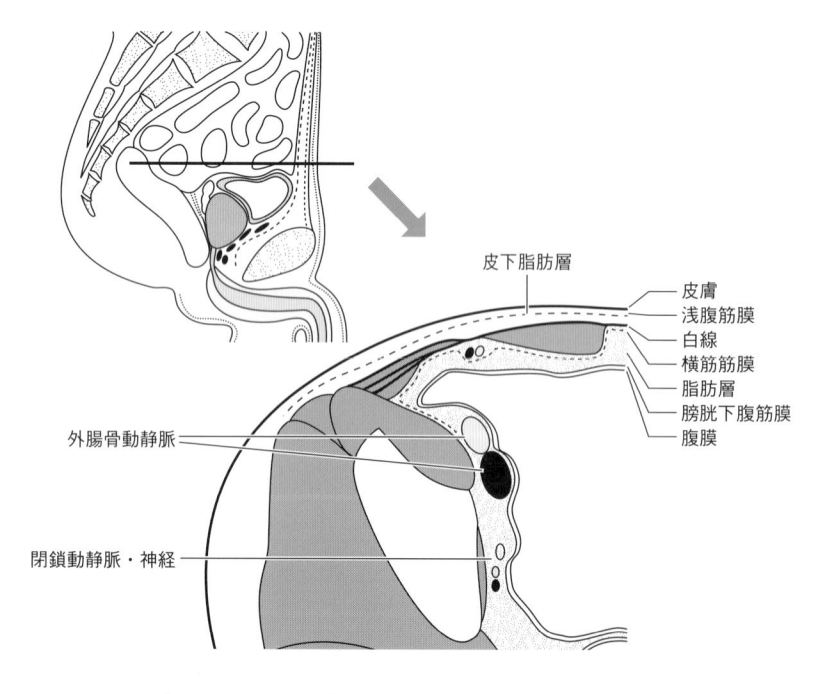

図1-1-2 骨盤上部腹壁の層構造（横断像）

筋膜)と呼ばれている．会陰部外傷の際の皮下出血が時に下腹壁に及ぶことがあることからもわかるように，Colles 筋膜と浅腹筋膜は同じレベルの層構造であり連続しているものと考えてよいと思われる．

3. 白線（図1-1-2）

下腹壁での白線は腹直筋鞘の正中癒合部分であり，弓状線より下方では腹直筋鞘前鞘（腹直筋筋膜）のみ，弓状線より上方では腹直筋鞘前鞘と腹直筋鞘後鞘の2つの膜構造が癒合する．

4. 横筋筋膜（図1-1-1〜1-1-4）

Transversalis fascia の和訳で，漢字表記にすると腹横筋筋膜と紛らわしいが両者は全く異なる構造物である．fascia はもともと集合，束などを意味しており，これを一律に「筋膜」と和訳してしまっている点で誤解を生じやすい．横筋筋膜は下腹部に限らず，前腹壁筋群の内側を広く覆っている．たとえば，経腰的根治的腎摘の際にも横筋筋膜に遭遇するが，これを切開せずにその外側で剝離を進めると前方では腹壁筋の内側に沿って腹膜前脂肪の前の層が展開されてしまう．また後方では横隔膜の下面に沿って脾臓や肝臓の後ろ側が展開されてしまうことになる．

下腹部においては，下腹壁動静脈などの筋肉への栄養血管がこの横筋筋膜と筋肉の間を走行する（図1-1-2）．したがって，剝離の際に横筋筋膜を切開せず，これと筋肉の間で操作を進めてしまうと下腹壁動静脈およびその分枝を傷つけ，思わぬ出血をきたすことがある．

以上のように，横筋筋膜は後腹膜での正しい剝離面を同定するための重要な指標となる．大変薄い膜構造であり，ていねいに取り扱わないと意図しないままに切開されていることも多いが，つねにこの膜構造を意識し，剝離がその外側で行われているのか，あるいは内側で行われているのかを確認しながら操作を進めると迷いなく展開することができる．

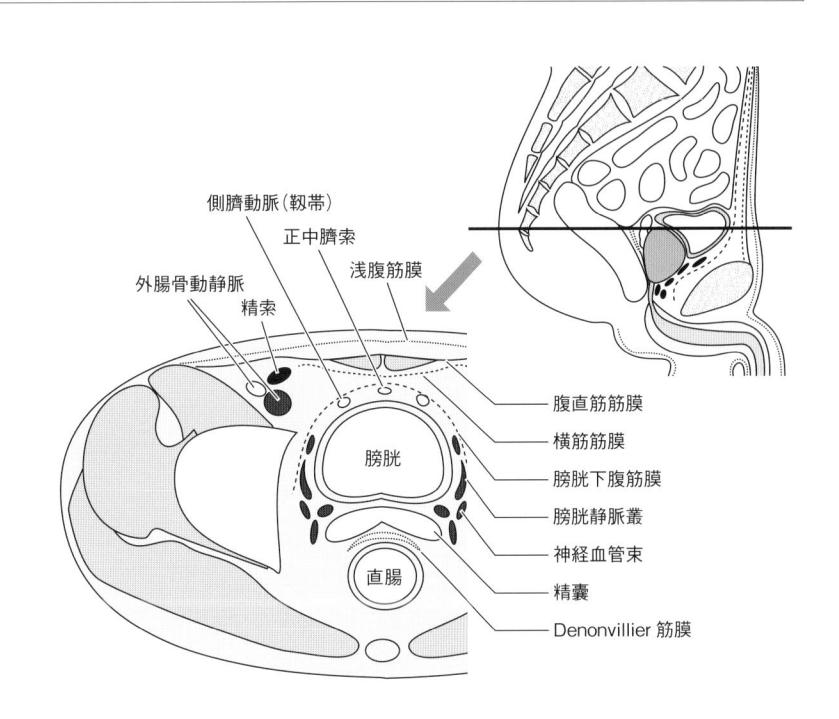

図1-1-3 膀胱を通る横断面での層構造 膀胱表面の静脈群，側臍動脈（靱帯），正中臍索は膀胱下腹筋膜と膀胱筋層との間を走行する．

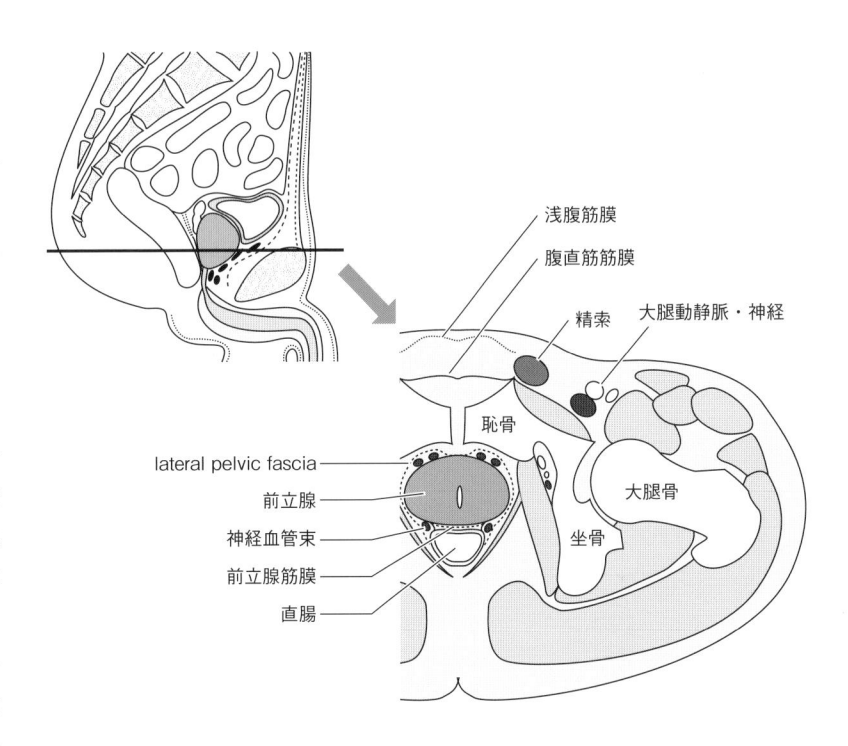

図1-1-4 前立腺を通る横断面での層構造 前立腺表面の静脈群（前立腺静脈叢），神経血管束は lateral pelvic fascia に包まれる．

5. 膀胱下腹筋膜と lateral pelvic fascia（図1-1-1, 1-1-3, 1-1-4）

　骨盤展開の段階においては腹膜前脂肪層の下に腹膜があり，この脂肪をよけながら腹膜の表面に沿って横筋筋膜との間を剝離していくという単純な理解で差し支えない．しかし**膀胱，前立腺への操作時においてはいわゆる膀胱下腹筋膜という膜構造が腹膜，膀胱前面を広く覆っていることを知っておく必要がある**（図1-1-3, 1-1-4）．その内側に膀胱表面の血管，正中臍索，側臍動脈（靱帯）が走行することから考えると，膀胱下腹筋膜と腹膜との間が膀胱から臍へ向かう血管群の走行路になっていると考えられる．

　前立腺を中心に考えると前立腺表面の静脈群，神経血管束は lateral pelvic fascia と呼ばれている薄い膜構造に広く覆われている（**図1-1-4**）．前立腺表面の静脈群が膀胱静脈叢の一部であることから，膀胱下腹筋膜と lateral pelvic fascia は一連の膜構造と考えると理解が容易となる．実際の手術に当たってはこれらの名称にこだわる必要はなく，**膀胱・前立腺ともに薄い膜構造に覆われており，その膜と膀胱・前立腺の間を血管が走行すること，この膜を切開しないと膀胱・前立腺そのものへ到達できないことを理解していれば十分**と思われる．なお，前立腺前面正中では後述する骨盤底筋膜が前立腺表面と一体化しており，実際上，上記の層構造を判別するのは困難である．

1-2 側腹部腹壁の層構造

1. 側腹筋群の層構造（図1-2-1〜1-2-4）

　第12肋骨を経由して腎臓へとアプローチする場合に遭遇するのは表層から広背筋，下後鋸筋，第12肋骨（ないし腹横筋筋膜），横筋筋膜（transversalis fascia）の順となる．側腹筋群（外腹斜筋，内腹斜筋，腹横筋）との関係をみると，広背筋と下後鋸筋がそれぞれ外腹斜筋，内腹斜筋に対応し，腹横筋筋膜が肋骨と同じ層にあると考えると理解しやすい．

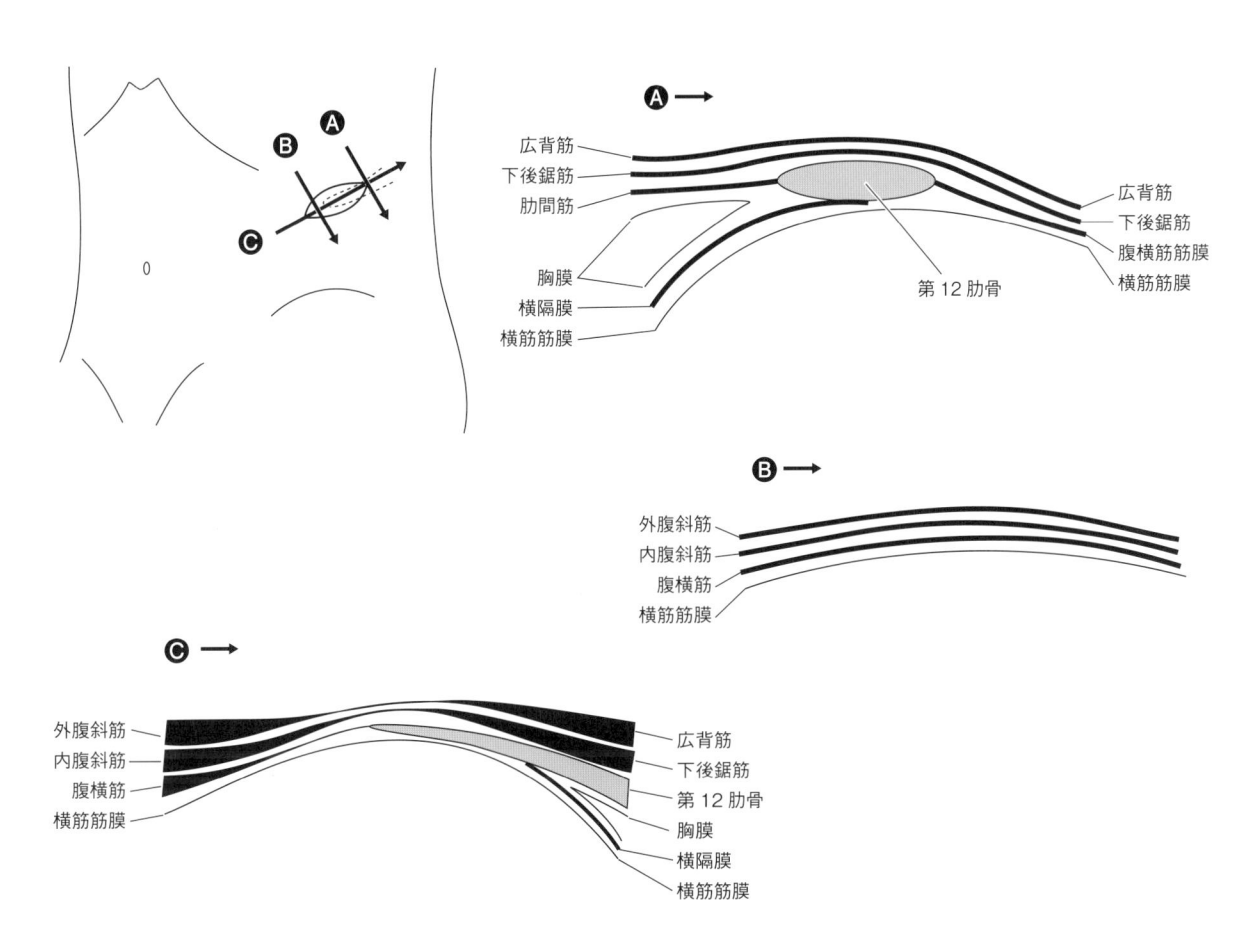

図1-2-1　側腹壁の層構造　3層構造が基本となる．背側では広背筋，下後鋸筋，肋骨ないし肋間筋，前方では外腹斜筋，内腹斜筋，腹横筋の3層となる．腹壁の内側は薄い膜構造（横筋筋膜）に広く覆われている．

なお，横筋筋膜は腹壁筋の内側を広く覆っている膜構造で，筋層，横筋筋膜，腹膜前脂肪層（側腹部ではフランクパッド），腹膜（背側では外側円錐筋膜）という層構造は普遍的である．また，横筋筋膜は，名前は似ているが腹横筋筋膜（transversalis abdominis fascia）とは別物であり，**腹横筋筋膜の真下に横筋筋膜が位置する**．

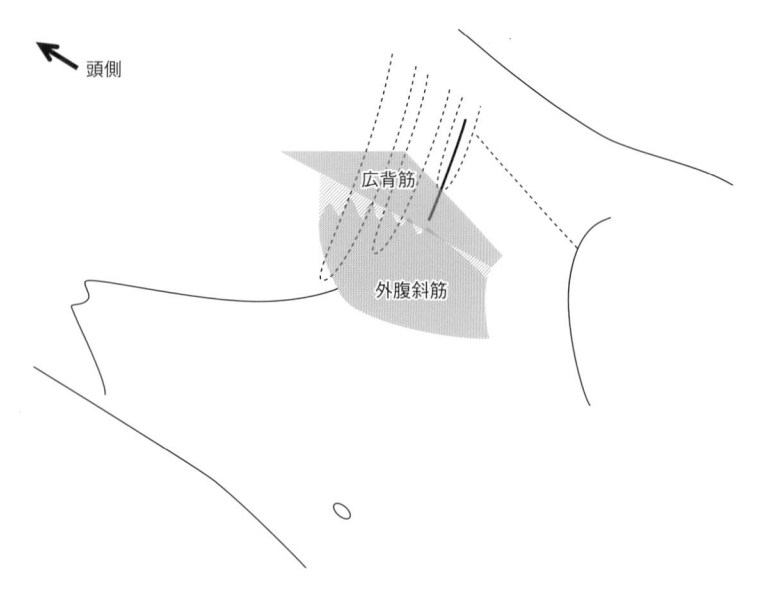

図 1-2-2　側腹壁浅層

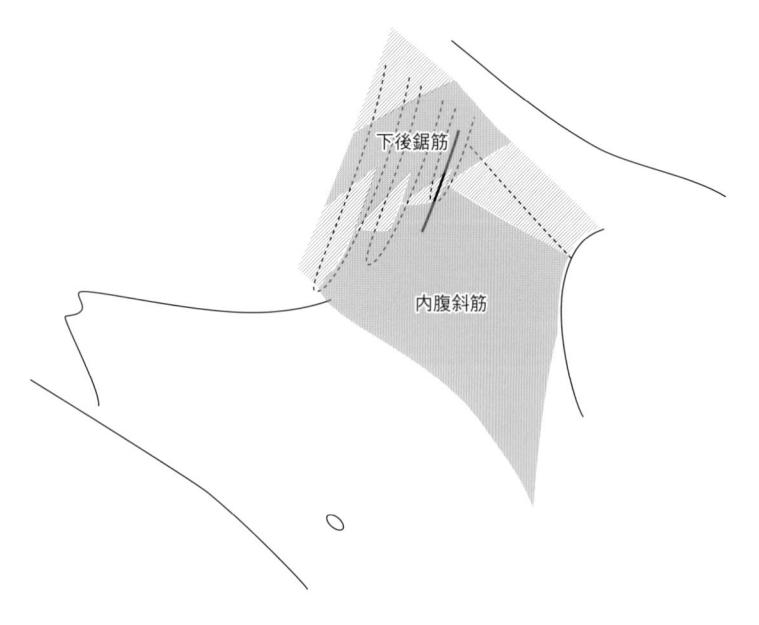

図 1-2-3　側腹壁中間層

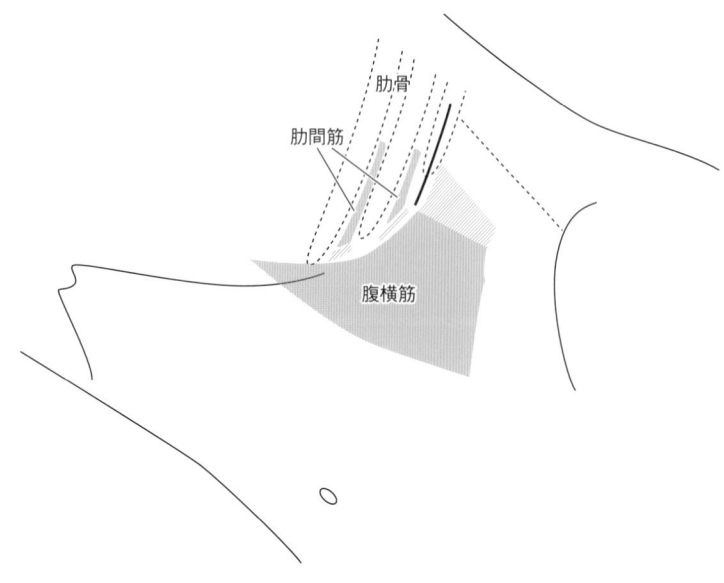

図 1-2-4　側腹壁深層

2. 横隔膜の位置と展開（図1-2-5〜1-2-7）

　肋骨の走行に交差して斜めに走る筋肉構造が横隔膜であるが，横隔膜の位置により肋骨切除後の展開が異なる．胸膜損傷を避けるため，目の前で呼吸性移動する膜構造が胸膜か腹膜かを十分確認する必要がある．骨膜が残存している場合はまずこれを切開してその下の層に入るが，この状況で遭遇する可能性があるのは横隔膜の位置によって3通りある．

　横隔膜の位置が高い場合は横筋筋膜に覆われた腹膜前脂肪層（フランクパッドと呼ばれる場合もある）が直下に現れるので操作は容易である．肋骨直下に横隔膜の辺縁が位置する場合は肋骨を除去した時点で骨膜下に横隔膜の筋束がみえる（肋骨の下にみえる筋束は通常横隔膜である）．この筋束を胸側にたどっていくと横隔膜に乗るように呼吸性に上下動をする胸膜が確認できる．この場合は横隔膜の筋束を下方にたどりそれが消失したところで腹横筋筋膜ないしそれに連続する構造物をメスで薄く切開すると直下に横筋筋膜が現れる．横隔膜の位置が低い症例では第12肋骨先端切除後の横隔膜の筋束をみることなく広く胸膜が露出される．一見腹部の構造のようにみえることがあるので注意が必要である．つねに胸膜，横隔膜，横筋筋膜（腹部）の相互関係を確認するようにする．

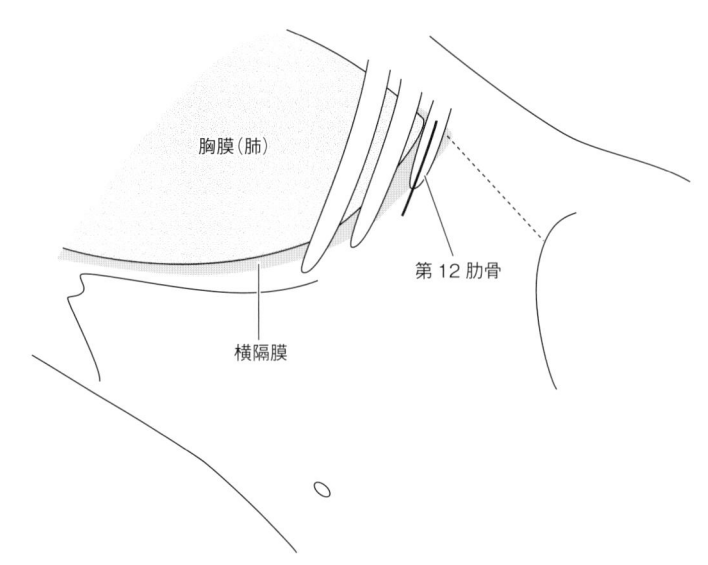

図1-2-5　横隔膜と第12肋骨の位置関係1　通常は第12肋骨の裏は横隔膜筋束の下縁が重なり，胸膜はその下端がみえるかみえないかの位置関係となっている．

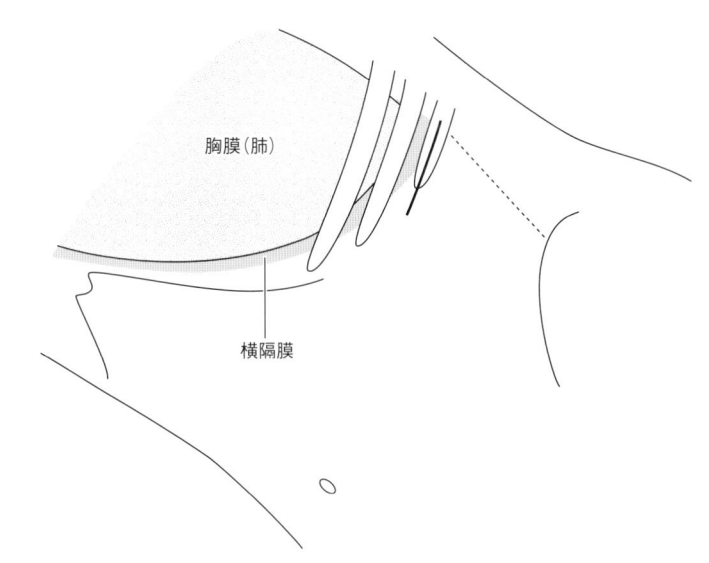

図1-2-6　横隔膜と第12肋骨の位置関係2　横隔膜の位置が高い場合は第12肋骨を除去するとすぐに横筋筋膜が露出する．

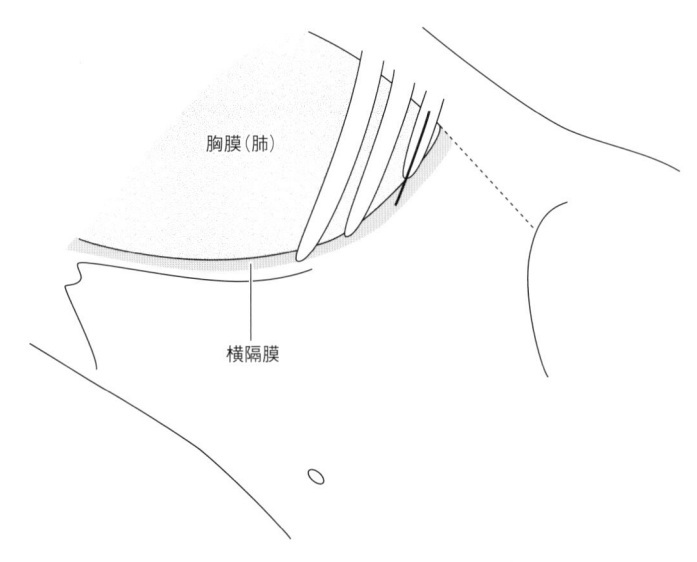

図1-2-7　横隔膜と第12肋骨の位置関係3　横隔膜の位置が低い場合は第12肋骨を除去するとすぐ下に胸膜が露出する．腹腔と見誤りやすいので注意が必要である．

1-3 男性の鼠径部から外陰部の層構造

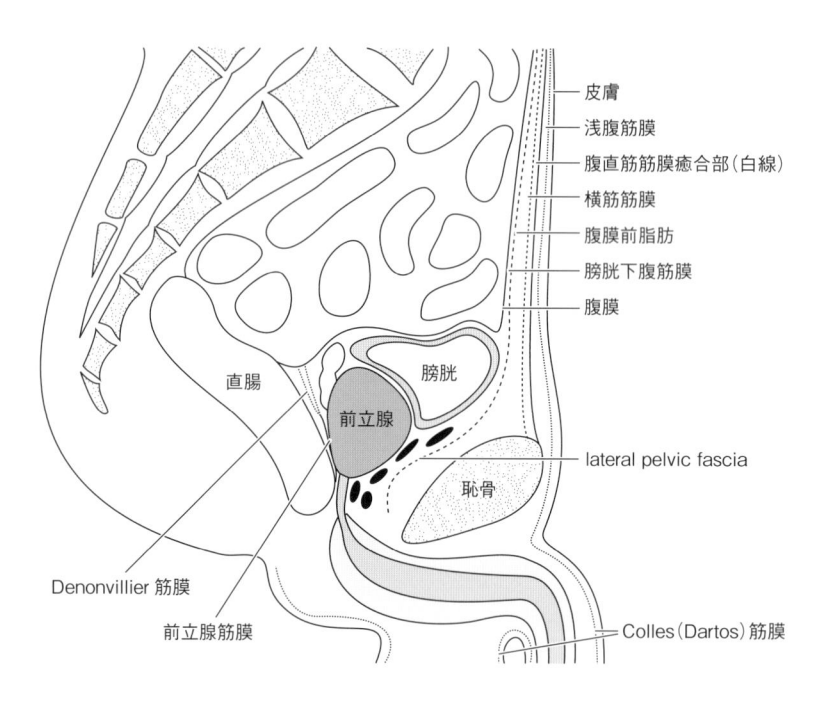

図1-3-1 骨盤部腹壁の層構造（縦断像） 外陰部や鼠径部も腹部の層構造と関連付けてみると理解しやすい（図1-1-1再掲）.

1. 鼠径部の層構造（図1-3-2）

　男性の鼠径部の層構造も腹壁と基本的に同一であり，皮膚（表皮，真皮）の下に皮下脂肪層，その一部が厚くなった筋膜様構造に覆われている．ただし，鼠径リンパ節郭清の術野となる大腿三角は筋層がないのでリンパ組織に簡単にアクセスできる．

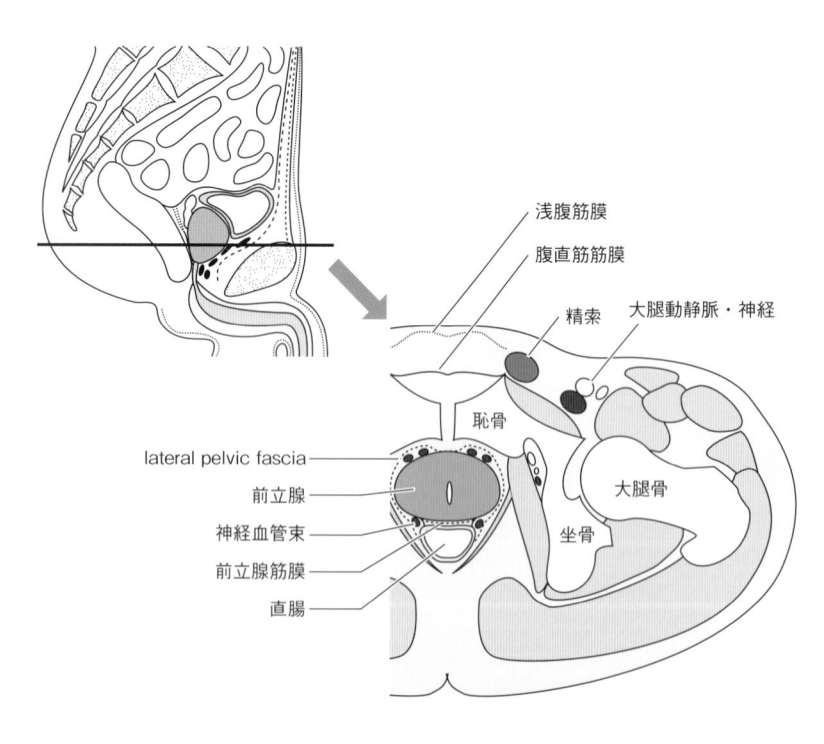

図1-3-2 鼠径部を通る横断面での層構造　大腿動静脈が存在する大腿三角も基本的に腹壁の層構造と同じであるが，表面に筋層が介在しないので皮膚と皮下組織の切開だけで直接アプローチできる．

2. 陰茎の層構造(図1-3-3)

　陰茎の横断像をみると，ここでも腹壁でみられる基本的層構造が守られているのがわかる．皮膚(表皮，真皮)の下に皮下組織が厚くなったDartos筋膜，そして，その下に海綿体を包むBuck筋膜が存在する．下腹壁の皮膚(表皮，真皮)，浅腹筋膜，腹直筋筋膜という層構造に近いと考えられる．

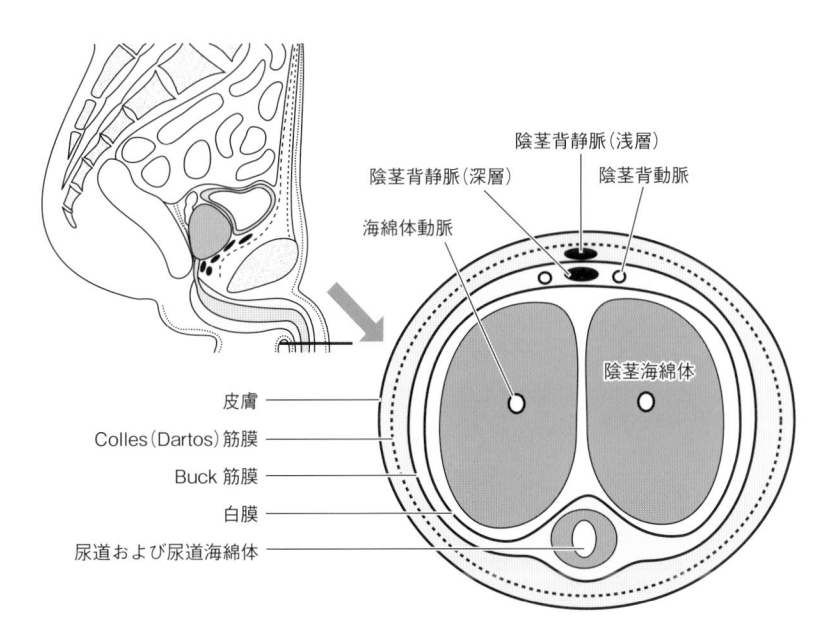

図1-3-3　陰茎の断面図　陰茎の層構造も下腹壁の層構造と関連付けて考えると理解しやすい．手術を行う上では白膜とBuck筋膜は一体の膜構造と考えても差し支えない．

column よりよい手術をするためのアドバイス1

手術中冷静さを保つために

　優れた技量をもっていても，あるいは最先端の器具を揃えたとしても，それだけではよい手術はできません．手術室はコンサートホールのようなものです．コンサートではそれぞれのパートを担当する演奏者がもてる力を最大限に発揮し，それが調和したときに初めて観客を納得させるよい演奏ができるのです．手術も全く同じです．スタッフ全員が気持ちよくリズムに乗って動いているときに最もよい結果を出すことができるのです．

　術者は指揮者です．自分を含めて手術に参加するすべてのスタッフの状態を察知して，全体としての調和を保つように気遣う必要があります．自分もスタッフも機械ではなく感情をもった生き物です．体調や気分は刻々変化します．疲れ，怒り，焦り，眠気，怠惰などのよくない気分がそれぞれのスタッフの心に生まれては消えます．よくない感情は周囲に伝染します．そして共鳴し合ってエスカレートし，判断を誤らせます．

　リーダーとして全体の調和を保つためにはまず自分が山のように動じない心をもつことが理想です．しかし実際には難しい場面も多く，油断しているとあっという間に自分や周囲の感情の変化に引きずり込まれてしまいます．ですから手術を始める前に自分なりの対処法をいくつも用意しておくことが実際的です．

　まずは手術の目的をはっきりさせておくことです．当たり前ですが，われわれを信頼し，すべてを任せきって目の前に横たわる患者さんの身体の問題を取り除くことが最大の目的です．そのためにはいかなる状況でも落ち着いて対応する決意，どんな言葉を浴びせられても，どんな理不尽な対応をされても耐える覚悟が必要です．

　誰でも失敗したり思うような結果が出なかったりすれば，うろたえ，動揺し，怒りを感じるものです．しかし，感情に任せて荒々しい言葉を発したり，粗野な態度をとったりすれば事態はよい方向に向かうでしょうか．あなたがよくない感情をあからさまにすれば周囲の人間もその影響を受けて，動揺し，うろたえ，怒りを感じるでしょう．また，問題解決に大事な冷静さがその場から消え去ってしまうでしょう．勇気をもって悪い感情の連鎖を断ち切るべきです．

　時には誰かが感情に任せてあなたの尊厳を傷つけるような言葉を浴びせてくることもあるでしょう．なぜこんなことを言われなければならないのかと，カッと胸が熱くなり，仕返ししたくなるのが普通ではないかと思います．でも怒る前によく考えてみましょう．粗野な言動は実はそれを発した人自身を傷つけているのです．あなたがそれに反応してしまえば，あなたも相手と同じように品位を落とし傷ついてしまいます．逆にあなたが反応しなければ相手が傷つくだけで，あなたは何の損もしません．このように考えて感情の応酬のばかばかしさをよくわきまえておくことも大事です．

　また，どうしても感情がコントロールできないこともあると思います．しかし，どのような感情も一時的で永続しません．だから時間をかせぐのも1つの方法です．具体的には何かが原因でカッとなったらまず10数えます．ただ数えるだけでは効き目がなければ，花の名前を10個挙げてみるのもよいかもしれません．要は冷静さをなんとか取り戻したいという強い気持ちがあるかどうかです．

　人の頭は同時に複数のことを考えられません．楽しいことを考えているときは暗い気分にはならないはずです．これを応用するのもまたよい方法です．意識的に楽しいことを思い出したり，考えたりするようにすれば，気分の流れは変わり，同じ言葉でも受け止め方は随分と変わったものになります．急場をしのぐために普段から爽やかな気分に戻れるような思い出を作っておくのもよいと思います．具体的には人のためになること，人の役に立つことを率先して実行するようにします．席を譲ったり，ゴミを拾ったり，なんでもよいのです．ささやかな行為でも思い出せばさっと暗い気分が晴れるはずです．

　最後に人間関係を健全に保つためのコツをご紹介します．私たちはとかく他人が自分にかけた迷惑ばかりを大きく取り上げて，非難しがちです．自分がしてもらったこともたくさんあるはずなのに，そのことは全く忘れて自分の欲求を満たしてくれない相手を責め立てます．そこで1日のうち数分でもよいので，現在自分に最も近い人々，家族，上司，職場の同僚，部下，友人などを対象にして，「自分がその方にしてもらったこと」「迷惑をかけたこと」「自分がその方にしてあげたこと」の3つを調べます．真剣に思い出せば，いかにたくさんのことをしてもらったか，どれほどの迷惑をかけたか，それに対して自分がほとんど何も返していないことに愕然とすると同時に，多くの人間の寛容と支えがなければ何もできないことがよくわかります．自己中心的な考えは収まり，周囲の人たちに謙虚に接することができるようになると思います．

2

手術を円滑に進めるための膜構造の知識

　体内は様々な膜構造により区画されており，それぞれの臓器が収まるコンパートメントは決まっている．膜構造の知識を駆使し，最短距離で目的のコンパートメントに到達してその中で操作を行い，他のコンパートメントには不必要な操作を加えないことが手術の基本である．この原則を守れば手術は自ずから洗練されたものとなり，手術時間の短縮だけでなく侵襲を最小限に抑えることができる．特に小さな切開で手術を行う場合は全体像をつかむことが難しい場合が多く，膜構造を正確に把握することが不可欠である．

Surgical anatomy of fascial structures

2-1 膀胱・前立腺周辺の膜構造
A 前立腺周辺の膜構造

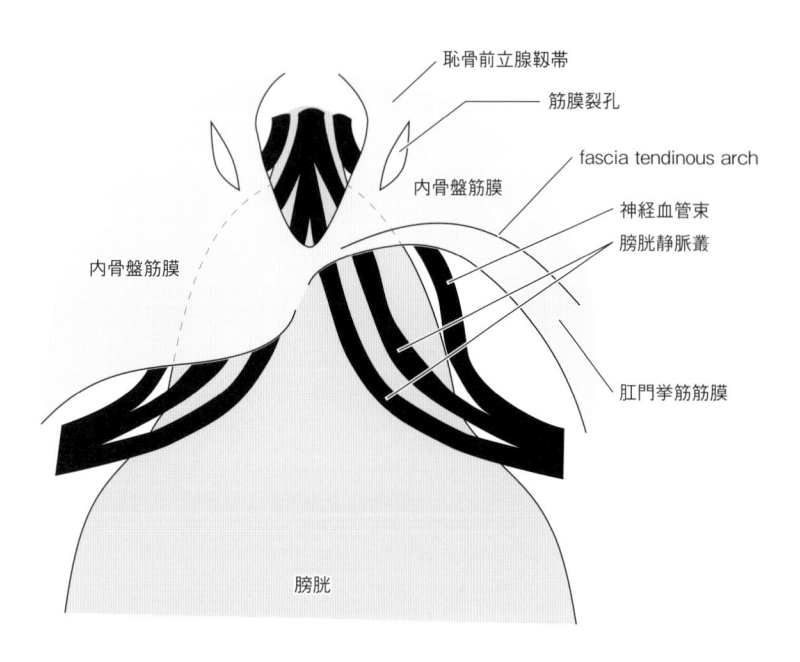

図2-1-1 前立腺周辺の筋膜構造（上方より） 肛門挙筋筋膜，内骨盤筋膜，恥骨前立腺靱帯は一続きの膜構造（骨盤底筋膜群）としてとらえたほうが理解しやすい．肛門挙筋筋膜を前立腺側面（lateral pelvic fascia）からはがした際に明らかとなる肛門挙筋筋膜，内骨盤筋膜の移行部は fascia tendinous arch と呼称されている（右側）．なお，恥骨前立腺靱帯の脇にはほとんどの症例で筋膜裂孔があり，この付近を副陰部動脈が貫通する場合がある．

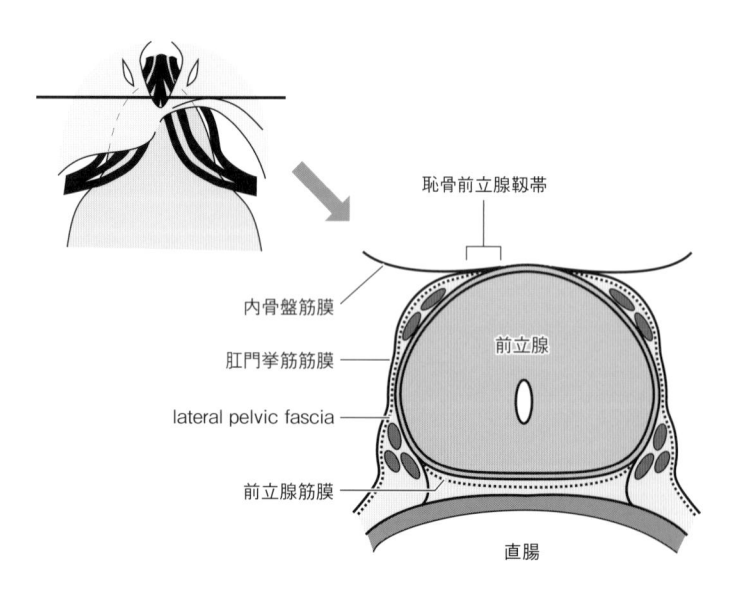

図2-1-2 前立腺周辺の筋膜構造（横断像） 肛門挙筋筋膜，内骨盤筋膜の移行部が恥骨前立腺靱帯に相当する．前立腺正中腹側面では筋膜構造が一体化しており，層構造に分けることは困難である．

前立腺摘除，特に海綿体神経を温存する場合には，前立腺がどのような膜構造に囲まれているかを把握していることが円滑に手術を進めるための鍵となる．前立腺全摘において特に留意しなければならないのは前立腺・直腸間の膜構造であり，成書によって記載がまちまちで，名称も一定しておらず，初心者は混乱をきたしやすいと思われる．今自分の目の前にある構造物が何であるかを同定できないと，直腸損傷への懸念から中途半端な剝離となり，根治性を損ねるばかりでなく，神経血管束への切り込みにより大量出血の原因となりえる．

1. 骨盤底筋膜群──筋膜構造を面としてとらえる（図2-1-1，2-1-2）

前立腺前面から側方を覆う膜構造は，膜同士の癒合などによって錯綜しており，単純に理解するのが難しい．手術書の多くは前立腺周囲の膜構造をきわめて曖昧に書いており，実際の手術においてはあまり役に立たないものが多い．

最近神戸大学の武中らによる新鮮凍結解剖体を用いた精力的な研究[*]により，肛門挙筋筋膜が前立腺から剝離できる，すなわち内骨盤筋膜を切開しなくても前立腺側方が展開できることが示された．われわれもこの知見をもとに，内骨盤筋膜を切開しない手術方法で前立腺全摘を行っているが，ていねいに剝離すると**内骨盤筋膜と肛門挙筋筋膜はひと続きの膜構造であり，さらに恥骨前立腺靱帯もこの膜構造の一部に過ぎない**（図2-1-1，2-1-2）ことが明瞭に理解でき，それぞれを分けて考えるよりも「骨盤底筋膜群」として一括してとらえたほうが手術操作を進めやすいとの印象をもっている．

[*] Takenaka A, Hara R, Soga H, et al : A novel technique for approaching the endopelvic fascia in retropubic radical prostatectomy, based on anatomical study of fixed and fresh cadavers. BJU Int 95 : 766-771, 2005

従来混沌としていた lateral pelvic fascia と肛門挙筋筋膜，内骨盤筋膜との関係も単純な層構造として理解することができ，理論的に操作を進めることが可能になる．ある臓器があってその周囲を栄養血管が走行してこれを膜が包むという，基本的な構造が前立腺にもあてはまることになり，すっきりと理解することが可能となる．すなわち前立腺の周辺を前立腺静脈叢（前立腺被膜静脈群）が取り囲み，これを lateral pelvic fascia が包み，肛門挙筋を覆う筋膜群がこれに接するという構造になっているのである（図 2-1-2）．以下にそれぞれの筋膜の特徴を簡単に示す．

(1) 内骨盤筋膜（図 2-1-1，2-1-2）

前立腺の側方に位置し骨盤底を覆う筋膜構造で泌尿器科医にとってはなじみの深い構造であるが，解剖学的な名称ではない．標準的な前立腺全摘・膀胱全摘においてはこれを切開し，前立腺側面を展開，前立腺表面静脈群（前立腺静脈叢）から背静脈群の処理へと進む．骨盤リンパ節郭清を行うときの遠位端が内骨盤筋膜であることに象徴されるように，基本的には骨盤の底を覆う膜構造であり，骨盤内と骨盤壁の境界ととらえることができる．

われわれは骨盤底筋膜群を可能な限り温存しているが，肛門挙筋筋膜を切開する標準的な手術法でも何の問題もない．ただし，肛門挙筋が存在する層には内陰部静脈など止血困難な深い静脈群が錯綜しており，特に尿道周辺で操作を誤ると大量出血の原因となる．骨盤底筋膜群を温存した場合は深部の静脈に操作が加わることがないので，背静脈群をていねいに取り扱えば前立腺尖部周辺で大量出血をきたすことはほとんどない．なお，後述する恥骨前立腺靱帯の脇に筋膜裂孔があいている症例も多い（図 2-1-1）．筋膜裂孔付近の恥骨靱帯裏を前立腺に向う静脈が走行していることがあり，不用意な操作で出血させてしまうことがあるので注意する．

(2) 肛門挙筋筋膜（図 2-1-1，2-1-2）

内骨盤筋膜を切開する方法では肛門挙筋筋膜を意識することなく操作を進めることが可能なので，最近までほとんど注目されることはなく，成書でも lateral pelvic fascia と一体化して説明されているものが多い．しかし，前述のように最近になって肛門挙筋筋束を露出することなく前立腺側面を剝離することが可能であることが示され，剝離の指標ととらえる術者が増えている．ただし，lateral pelvic fascia と肛門挙筋筋膜が癒合している症例も少なくなく，剝離が困難な場合は従来通り内骨盤筋膜を切開して肛門挙筋筋膜を前立腺側につけてその後の操作を行っても全く差し支えない．ただし，剝離面が肛門挙筋筋束という一段深い部分に入っていることを忘れないようにし，特に前立腺尖部では骨盤壁深部を走行する静脈群を損傷しないように留意する必要がある．なお，lateral pelvic fascia と肛門挙筋筋膜が癒合した症例で肛門挙筋筋膜を温存する場合は lateral pelvic fascia の内側〔lateral pelvic fascia と前立腺表面静脈群（前立腺静脈叢）との間〕で剝離することになる．その場合，静脈表面からの出血に留意が必要であるが，ていねいに操作を行えば大量出血につながることはほとんどない．

(3) 恥骨前立腺靱帯（図 2-1-1，2-1-2）

成書では恥骨から前立腺尖部に伸びる帯状の構造物として描かれているものが多いが，実際には靱帯というより複数の膜が重なった立体的な構造をしている．注意深く観察すると，帯状構造と思って鉗子を裏に通そうとしても抵抗があることや，表面部分を切断してもその脇に膜状構造が残りそれが前立腺尖部側面の奥へと連続していることから，独立した構造物ではないことがわかる．

内骨盤筋膜を切開せずに肛門挙筋筋膜を温存して剝離すると，内骨盤筋膜と肛門挙筋筋膜の移行部が前立腺尖部で厚くなったものが恥骨前立腺靱帯と呼ばれているものに相当することがわかる．前述した内骨盤筋膜の裂孔（図 2-1-1）の存在によりいかにも独立した靱帯様にみえる場合が多いが，裂孔がみられない症例では恥骨前立腺靱帯を明瞭に指摘できない場合もある．

このいわゆる恥骨前立腺靱帯の前立腺付着部は尿道背面から前立腺尖部背面へと伸びる括約筋の位置にあたり，これをあえて切断しない（つまり恥骨前立腺靱帯の付着部より尿道側には手をつけない）と手術直後の尿禁制は明らかに向上する．しかし，同部に存在する前立腺癌も少なくないため，発見される腫瘍容積が欧米

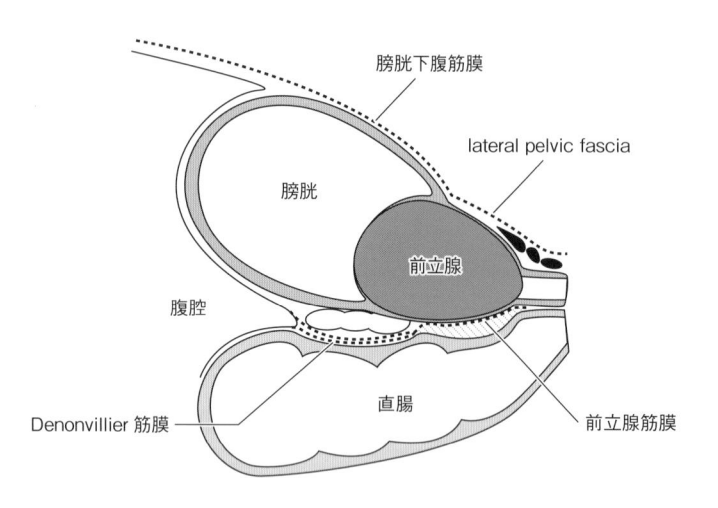

図 2-1-3 lateral pelvic fascia と前立腺（縦断像） lateral pelvic fascia と膀胱下腹筋膜は連続した構造で，膀胱・前立腺表面の血管を覆っていると考えると理解しやすい．

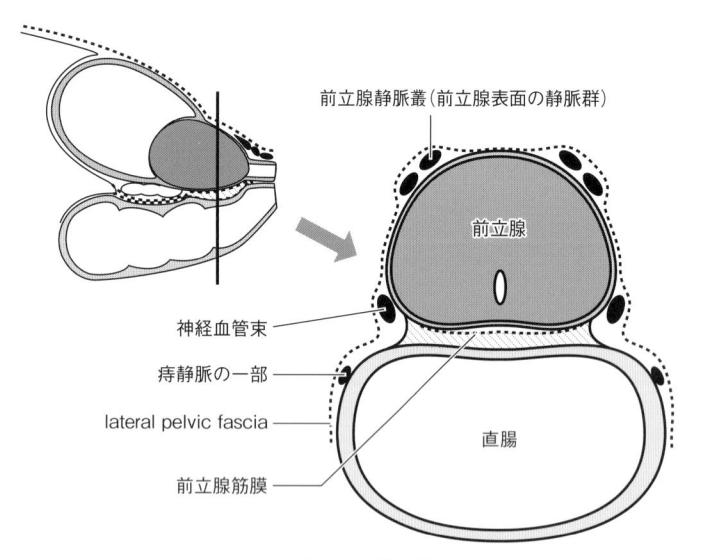

図 2-1-4 lateral pelvic fascia と前立腺（横断像） lateral pelvic fascia は直腸表面へと連続している．なお，前立腺腹側正中では膜構造が一体化しており，実際は層別に剝離することは困難である．

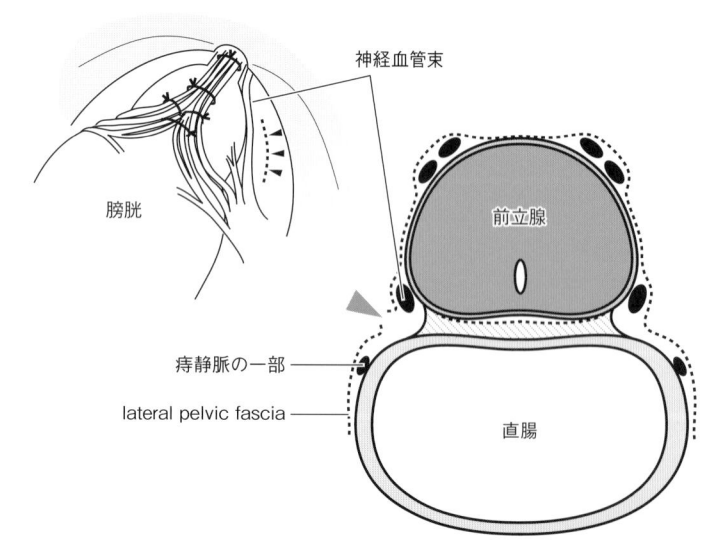

図 2-1-5 lateral pelvic fascia の切開（神経温存しない場合） 神経血管束と直腸の血管（痔静脈の一部）の間の無血管野で lateral pelvic fascia を切開し直腸表面を露出，直腸表面を内側にたどり，直腸・前立腺境界にまたがる膜構造を露出する．

に比して大きい日本の現状では尖部での断端陽性の危険性が高まると考えられる．したがって，根治性の観点から考えると，少なくとも現状では恥骨前立腺靱帯の前立腺付着部を切断するべきであると考える．

2. Lateral pelvic fascia—神経血管束取扱いの要（図 2-1-2～2-1-4）

従来は神経温存をする場合以外は lateral pelvic fascia に注意を払うことは少なかったと考えられる．薄く，脆弱な膜であるが直腸から前立腺側面，前面を広く覆っている．また，膀胱前面から腹膜の下部前面を覆う膀胱下腹筋膜とも連続していると考えられ，膀胱・前立腺周囲の血管を包み込むような構造となっている（図 2-1-3，2-1-4）．

肛門挙筋筋膜と lateral pelvic fascia の間を剝離すると，怒張した前立腺表面の静脈群（前立腺静脈叢）が薄い膜（lateral pelvic fascia）1 枚で露出される（図 2-1-1 右側）．慣れないと不安を覚えるかもしれないが，膜構造を壊さない限り静脈表面をなぞっても出血することはほとんどなく，大胆な操作も可能である．

神経血管束を切除する場合は前立腺側方の直腸表面で lateral pelvic fascia を切開し，その下に露出されてくる直腸表面の脂肪組織を圧排して直腸そのものを明らかにする（図 2-1-5）．

直腸表面に沿って神経血管束の下を潜るように前立腺方向へと剥離を進めると前立腺・直腸間にまたがる膜構造に遭遇する．その厚さは様々で，単なる鈍的圧排操作のみで前立腺・直腸間の剥離面（仮想の閉鎖腔：後述）に入ってしまう場合もあれば，膜が強固でハサミで切開しないと剥離が進まない場合もある．いずれにしても前立腺と直腸の境界は容易に判別できるので，直腸損傷に気を遣う必要はあまりない（図2-1-6）．ただし，T3症例で直腸前立腺間の癒着がある場合は無理をしないようにする．

なお直腸前面のどこでlateral pelvic fasciaを切開するかは重要で，外側に寄りすぎると直腸の側面へ剥離が進んでしまうし，逆に前立腺側に寄りすぎると神経血管束を傷つけて出血をきたす．1つの目安として神経血管束の外縁から5～10 mmほど離れた場所に肛門方向に向かって神経血管束と並走する細い静脈（おそらく痔静脈の一部）が同定できるので，これと神経血管束の間を切開すると間違いが少ないという印象をもっている（図2-1-5）．

神経温存の場合は，神経血管束の内側でlateral pelvic fasciaを切開することになる（図2-1-7）．この部分でのlateral pelvic fasciaはきわめて薄く，ハサミで「切開」しようとするとほとんどの場合，前立腺の実質に切り込んでしまう．前立腺実質が比較的しっかりしている膀胱に近い部分で鉗子の開閉により根気よく神経血管束を前立腺から選り分けるのが賢明と考えられる．ひとたび正しい剥離面（神経血管束と前立腺実質との間）に入れば，後は大胆に鈍的剥離を進めても前立腺実質を壊すことはまずない．正しく剥離されれば，神経を温存しない場合と同様に直腸・前立腺にまたがる膜構造が露出されるので，これを切開して前立腺・直腸間の疎な剥離面（safe zone：後述）に到達する（図2-1-8）．

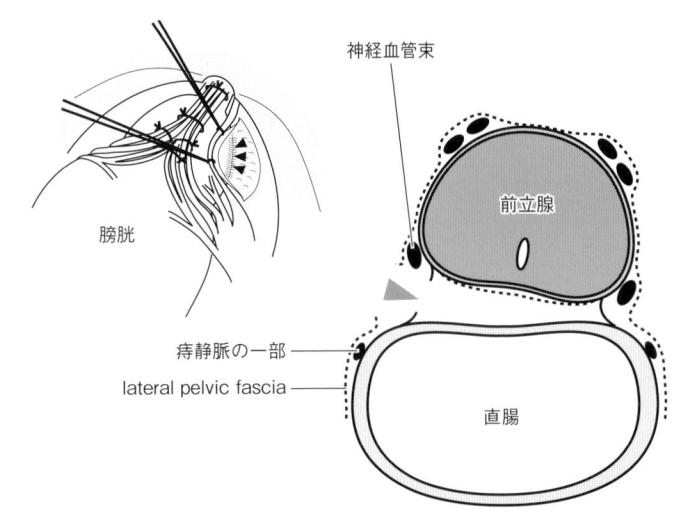

図2-1-6　前立腺・直腸間剥離面への到達（神経温存しない場合）　図2-1-10の操作で露出された前立腺直腸間の膜構造を切開し，前立腺・直腸間剥離面へ入る．前立腺と直腸の境界を確認しながら操作を行えば危険はない．わかりにくい場合はハサミや指の感触で境界を確認する．

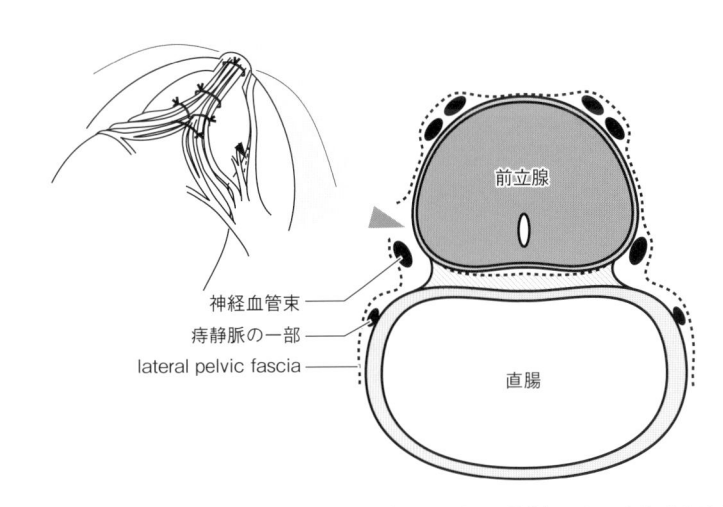

図2-1-7　lateral pelvic fasciaの切開（神経温存の場合）　前立腺被膜を壊す可能性が少ない膀胱寄りの部分で神経血管束の内側と前立腺との間を剥離する．メスやハサミを使用すると多くの場合被膜を損傷するので，鉗子の開閉操作で根気よく選り分けるようにしたほうが安全である．

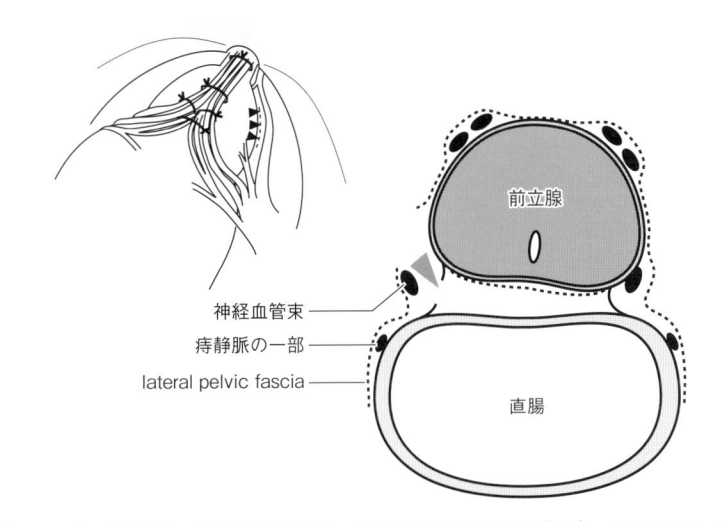

図2-1-8　前立腺・直腸間剥離面への到達（神経温存の場合）　神経温存しない場合と同じ前立腺直腸間の膜構造を切開し，前立腺・直腸間剥離面へ入る．膜構造を把握してしっかりと切開することが肝要で，中途半端に剥離を進めると前立腺被膜の内側に入ってしまう恐れがある．

3. 前立腺・直腸間の疎な剥離面（safe zone）の認識

手術操作の観点からは精嚢付着部の遠位と近位に分けて考えたほうが手術操作の理解が容易となる．精嚢付着部の遠位には腹側を前立腺，背面を直腸，遠位端を尿道とし，神経血管束の内側にある前立腺・直腸間の癒合膜で両側を覆われた閉鎖空間（正確には疎な結合組織のみで容易に剥離できる剥離面）が存在し，ここに到達できれば根治性を損なわず，かつ直腸損傷の危険を最小限に抑えて一気に前立腺裏面を展開することができる（図2-1-9）．この閉鎖空間は女性の腟を思い浮かべると理解しやすい．ここでは便宜上 safe zone と呼ぶことにする．

4. Safe zone への到達方法

膀胱全摘や順行性の前立腺全摘では精嚢を剥離した後，精嚢基部と直腸間の膜構造を切開することでこの safe zone に入る処理が一般的に行われているが（図2-1-10），逆行性前立腺全摘の場合は時としてこの閉鎖腔の遠位（尿道と直腸が密に接し，剥離が最も困難な部分）から剥離操作を進めなければならず，直腸損傷の危険が比較的高い．

われわれは，神経血管束の外側で lateral pelvic fascia を切開し，神経血管束を前立腺につけて腹側へ牽引し，直腸・前立腺間の膜状構造物を切開，側方から上記の safe zone に入る方法をとっている（図2-1-6，2-1-8）．直腸前面をみながら処理できるため安全性も高く，慣れてしまえば最も簡単に前立腺裏面へ到達できる便利な方法である．ただし，直腸前立腺間に癒着がある場合はこのスペースが消失していることがあるので，T3 症例などあらかじめ癒着が予想される症例では無理せず順行性ないし逆行性のアプローチをとったほうが無難である．なお，順行性前立腺全摘では精嚢基部の動脈（精嚢動脈，前立腺動脈）や前立腺・膀胱間を走行する静脈群を先に処理しなければならないため，手際よく操作を進めないと前立腺裏面の処理の前に大量出血をきたすことも少なくない．前立腺静脈叢（前立腺被膜静脈）からの出血は時として止血困難で，血管処理に慣れていない初心者ではその後の操作がきわめて困難になる可

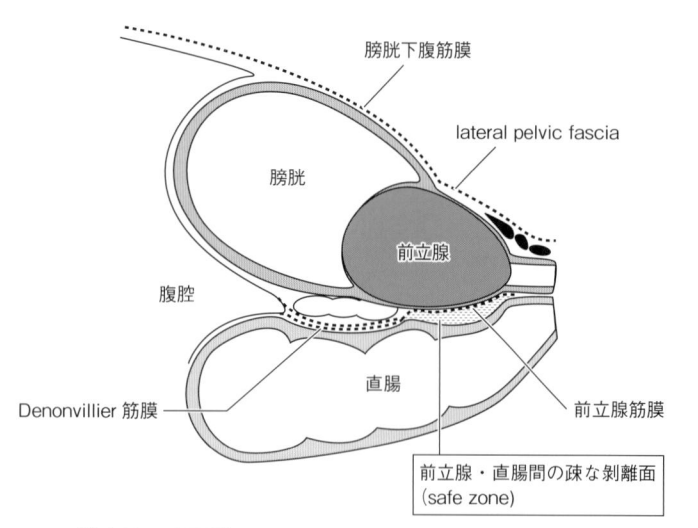

図2-1-9 前立腺・直腸間の safe zone 精嚢より遠位，尿道より近位の直腸・前立腺間（正確には直腸と前立腺筋膜の間）には疎な剥離面（スペース）が存在する．順行性前立腺全摘や標準的膀胱全摘では精嚢側からここに到達する．逆行性前立腺全摘では前立腺尿道移行部からここに到達することになるが，尿道・直腸間はきわめて近接しており，時に剥離しがたいことがあり直腸損傷を起こしやすい．

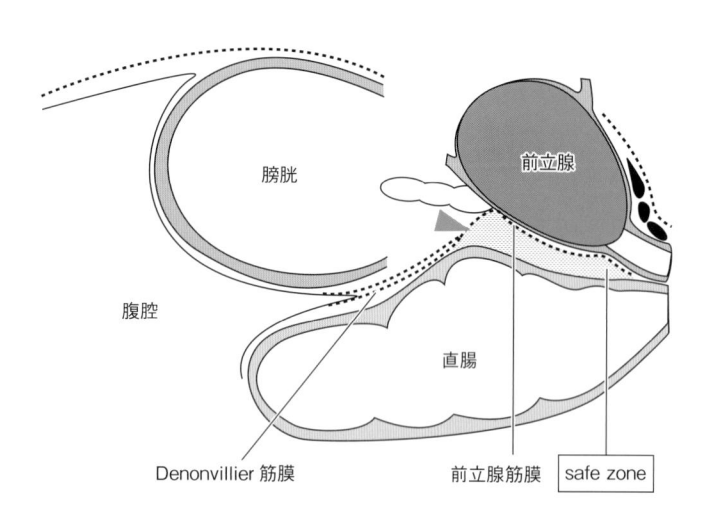

図2-1-10 順行性前立腺全摘での safe zone へのアプローチ 精嚢の基部で前立腺筋膜の一部を切開そして前立腺・直腸間の疎な剥離面へと到達する．

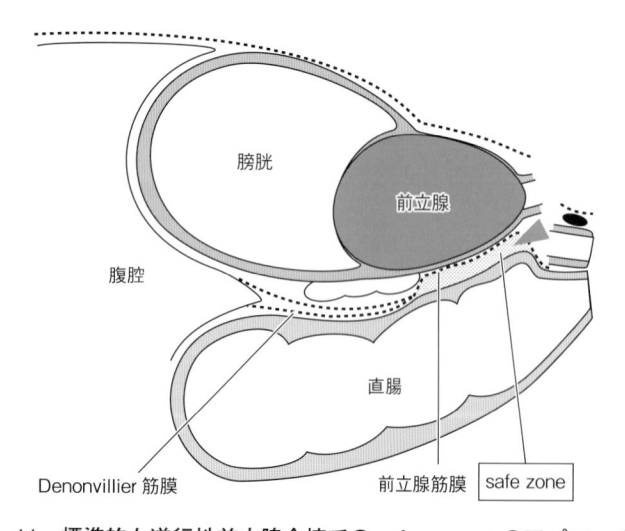

図2-1-11 標準的な逆行性前立腺全摘での safe zone へのアプローチ 尿道方向から safe zone へ到達するためには尿道直腸間のスペースに入らなければならないが，ここは剥離が比較的難しい場所であり，不用意な鉗子操作を行うと直腸損傷を起こしやすい．

能性がある.

5. Denonvillier筋膜をめぐる混乱

　一口にDenonvillier筋膜と言っても術者によって思い浮かべるものは必ずしも同じではない．解剖学的には腹膜が骨盤底（直腸前面）で癒合して1つの膜状になったものがこれに相当すると考えられる．これが前立腺尖部から尿道下面まで伸びているというように解説している成書もみられるが，精嚢の基部までをDenonvillier筋膜と考えたほうが理解しやすいと思われる（図2-1-11〜2-1-13）．前述のように精嚢基部より末梢側では前立腺と直腸の間に比較的強固な膜構造に囲まれた閉鎖空間が存在する．一方，精嚢の基部より頭側では腹膜の翻転部から伸びる薄い膜が精嚢を覆っており，注意深く剥離すれば2枚の膜構造が重なったものであることが認識できる．逆に言えば，逆行性前立腺全摘の際に精嚢を露出する場合は薄い2枚の膜を切ることになるのであるが，よくみるとその末梢端が折り返し構造になっていて，精嚢基部で終了しているのが確認できる（図2-1-13）．

　実際の手術に当たってはDenonvillier筋膜がどれであるかと議論しても意味がなく，逆行性前立腺全摘であれば前立腺尖部の処理が終わって前立腺を引き起こした後に，2枚の薄い膜を切らないと精嚢に至ることができないこと（図2-1-13），順行性前立腺全摘ですでに精嚢が露出された状態であれば，精嚢基部・直腸間にまたがる強固な膜構造を切開することで前述の直腸・前立腺間の閉鎖腔へ入ることができること（図2-1-10）などを，実感として知っていれば十分ではないかと考える．

6. 前立腺・直腸間の脂肪組織についての誤解：尖部で直腸損傷が起こる1つの理由

　前立腺・直腸間にはどこも豊富な脂肪があるようなイメージを抱いている術者も少なくないと思われる．実際，一部の手術解説書にはそのように記載されており，前立腺尖部側方で直腸前脂肪を露出させこれに沿って剥離を進めれば尿道後面が安全に剥離可能であるとされている．しかし，実際に豊富な脂肪組織が存在する

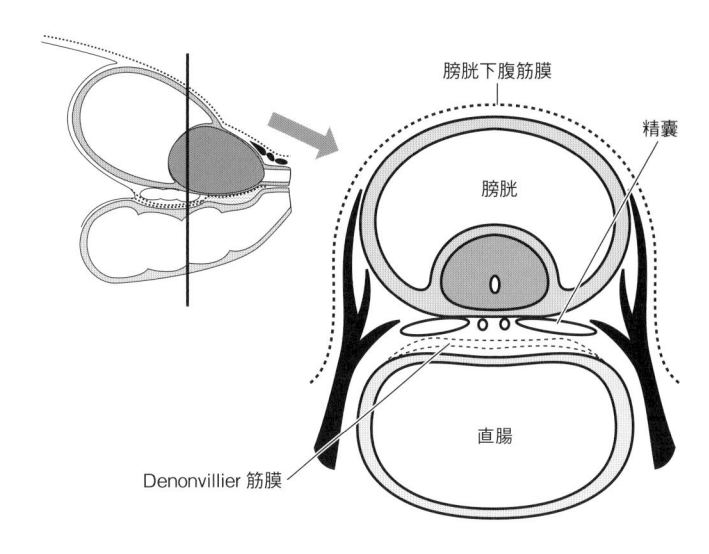

図2-1-12　膀胱頸部の周辺構造　精嚢と直腸間に2葉の膜構造が存在し，Denonvillier筋膜と呼称されている．これは精嚢基部で折り返す形となっている．

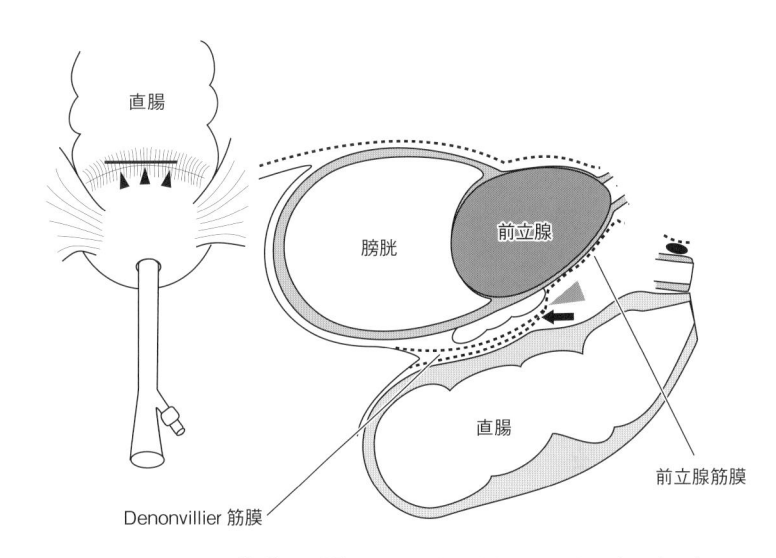

図2-1-13　Denonvillier筋膜の切開　逆行性前立腺全摘の場合，前立腺・直腸間の剥離終了後，前立腺を引き起こしてDenonvillier筋膜を切開(左図：切開線，矢頭，右図：矢印)，精嚢を露出する．注意深く観察すれば，膜構造が精嚢基部で折り返しているのが確認できる（矢頭）．

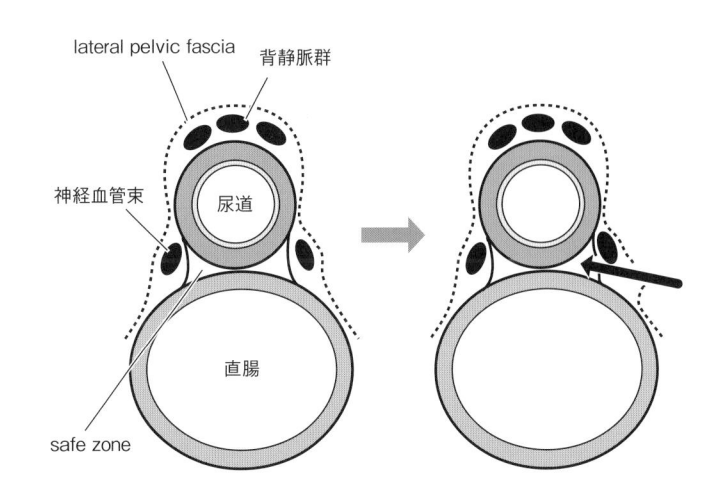

図2-1-14　標準的逆行性前立腺全摘での尿道・直腸間の剥離(横断像)　尿道・直腸間の膜構造が薄ければ，鉗子操作でも問題なくsafe zoneに到達できる．

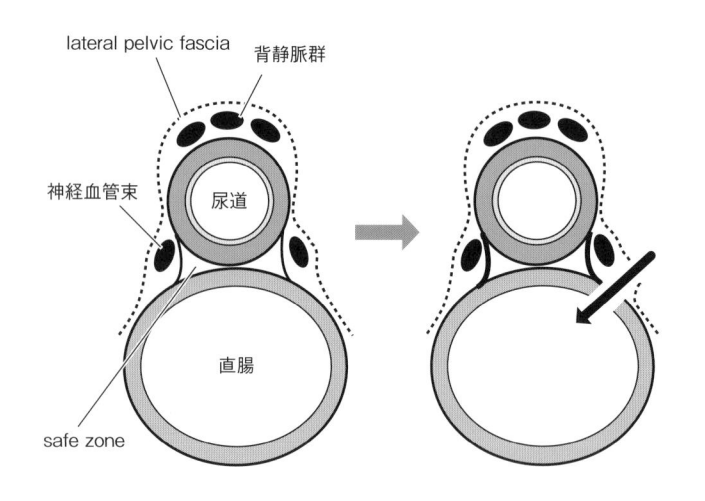

図2-1-15 標準的逆行性前立腺全摘尿道処理時の直腸損傷（横断像） 尿道・直腸間の膜構造が厚い場合は不用意な鉗子操作（右図：矢印）により直腸壁を貫通する危険性がある．

のは前立腺側方の直腸前面と精囊周辺（特に精囊基部より手前）のみであり，肥満例を除けば前立腺尖部から尿道後面と直腸の間には厚い脂肪組織はほとんど存在しないと考えてよいと思われる．

前立腺裏面の閉鎖空間の項で説明したように側方から前立腺裏の安全な剝離腔（safe zone）に入るためには前立腺・直腸間に立ちはだかる膜構造を切開しなければならない（図2-1-14）．直腸前面に厚い脂肪組織が存在するのはそこまでであり，脂肪に沿って鉗子を滑らせたつもりでもこの膜構造が強固であれば鉗子は簡単には尿道後面へと通過しない．鉗子を無理に通過させようとすればより軟らかい直腸壁の方向に進んでしまうのは容易に想像できる（図2-1-15）．したがって，安全に操作を進めるためには，尿道より少し手前で前立腺・直腸間の膜構造を切開し，このsafe zoneに入る必要がある．しかし，神経血管束の末端部でこの操作を行うと出血により視野が妨げられ，盲目的な鉗子操作を行いがちである．

われわれが尖部の処理に先立って，前立腺側方の比較的血管の少ない部分から前立腺・直腸間の閉鎖腔へ入り，ネラトンカテーテルを通して前立腺裏面を確保しているのはこのためである．一見難しい手技のような印象を受けるかもしれないが，局所の構造をよく理解していればベテランでなくても十分対応できる安全性の高い方法であると確信している．ひとたび前立腺裏面を確保してしまえば直腸損傷の不安から解放されるので，初心者でも根治性を最大限に生かした効率のよい操作が可能となる．

2-1 膀胱・前立腺周辺の膜構造

B 膀胱周辺の膜構造

1. Denonvillier 筋膜の切開

膀胱全摘の際には精囊間で頭側から Denonvillier 腔を切開し前述の safe zone へと入ることができる (図 2-1-16, 2-1-17).

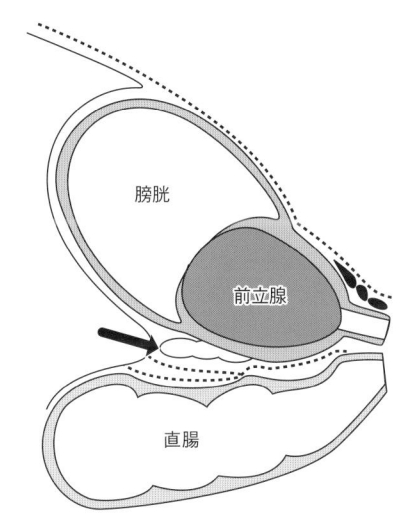

図 2-1-16 膀胱全摘の際の Denonvillier 筋膜切開 切開の部位によって異なる剝離層に入る可能性がある. 矢印は精囊と Denonvillier 筋膜前葉との間への進入路を示す.

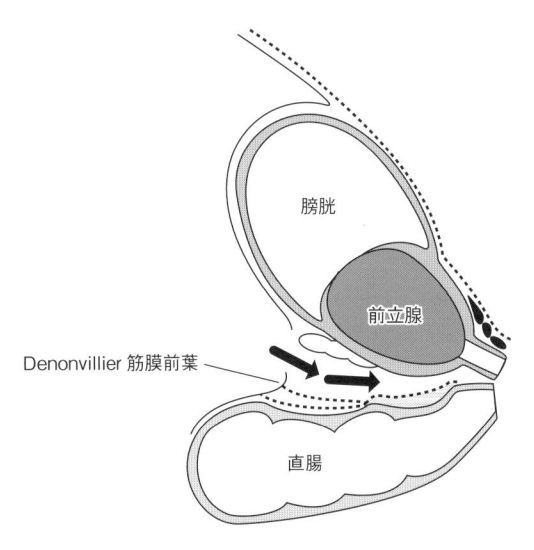

図 2-1-17 精囊と Denonvillier 筋膜前葉の間に入った場合は抵抗なく尿道まで剝離可能である.

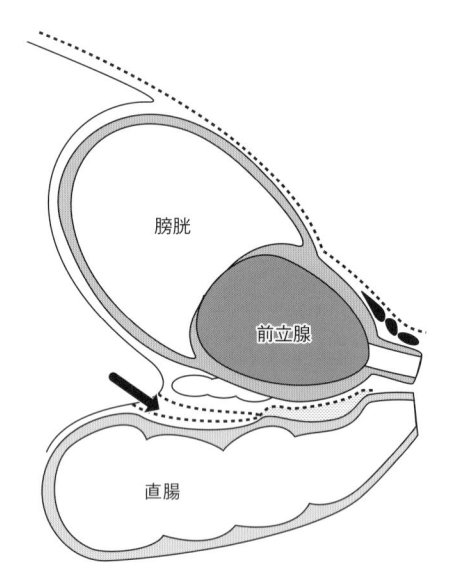

図 2-1-18 進入路が少し直腸側へ寄るとDenonvillier筋膜の前葉と後葉との間の剥離面に入る可能性がある．

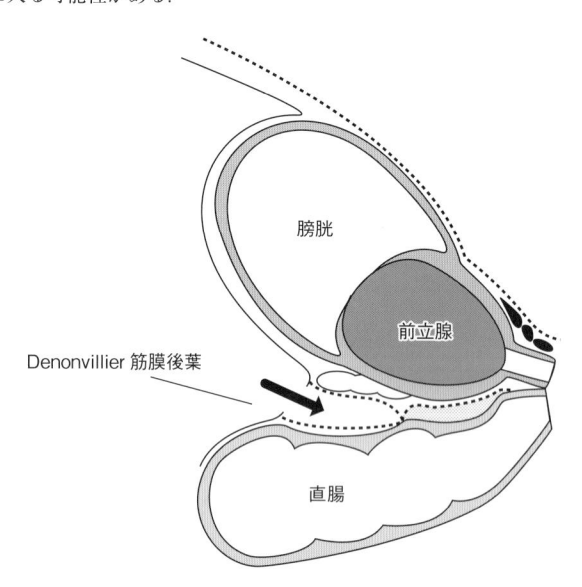

図 2-1-19 Denonvillier筋膜の前葉と後葉の間に入った場合は，精嚢付着部でもう1度膜構造を切開しないと尿道裏へ向かう剥離面へ入ることができない可能性がある．Denonvillier筋膜前葉が比較的強固な場合，無理に剥離を進めると直腸損傷の危険性がある．

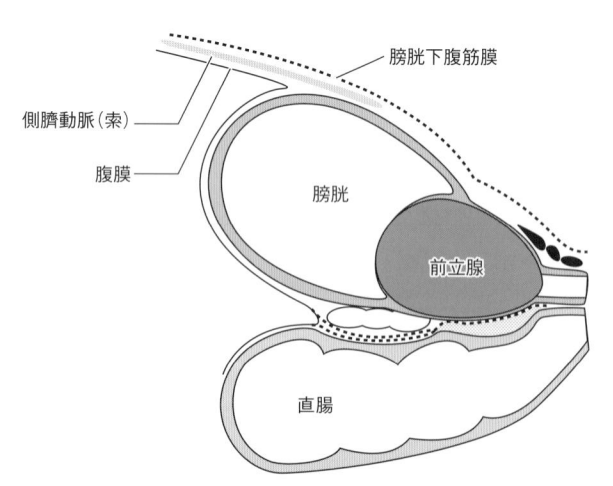

図 2-1-20 膀胱下腹筋膜と膀胱ないし腹膜との間は血管の走行路となっており，脂肪が介在する．膀胱近傍で前側から腹腔にアプローチする際は膀胱下腹筋膜，血管と脂肪の層，腹膜の順に切開することになる．

しかしながら，切開の部位により微妙に剥離面がずれる可能性がある．切開部位が直腸側に寄り，Denonvillier筋膜の前葉と後葉に入ってしまった場合は剥離面が精嚢基部で行き止まりになり，うまく尿道裏へ入れない可能性がある．無理に剥離しようとすると直腸側へ向かい，直腸損傷を起こす危険がある（図 2-1-18，2-1-19）．用手的に剥離することも多いかと思われるが，指に抵抗を感じたら無理せず剥離面を修正するほうが無難と思われる．

2．膀胱下腹筋膜の認識

骨盤展開の際に腹壁下の脂肪層を除去した後に最初に現れる膜構造は腹膜ではなく膀胱下腹筋膜である．これは膀胱，前立腺の一部も含めて下腹部を広く覆う膜構造で，その下は血管の走行路となっている．側臍動脈もこの層を通る（図 2-1-20）．

したがって，膀胱の頭側で腹膜を開放するときは膀胱下腹筋膜，その下の血管および脂肪，そして腹膜の順に切開することになる．

膀胱下腹筋膜は精索を包む膜構造とも連続しており，精管はその中で膀胱と腹膜との間を通り精嚢へと向かう．膀胱全摘で腹膜・膀胱間を剝離する際の指標になる（図2-1-21）．

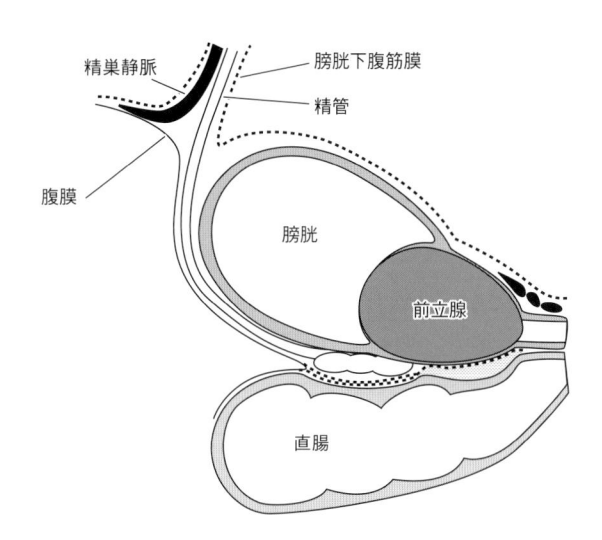

図2-1-21 膀胱下腹筋膜は精索を包む膜構造とも連続している．精巣静脈は腹膜と膀胱下腹筋膜の間を走行する．精管は精索から膀胱と腹膜間に入り精嚢へ向かって走行する．膀胱側方で腹膜・膀胱間を剝離する際には精管をたどるとよい．

2-2 腎臓・副腎周辺の膜構造

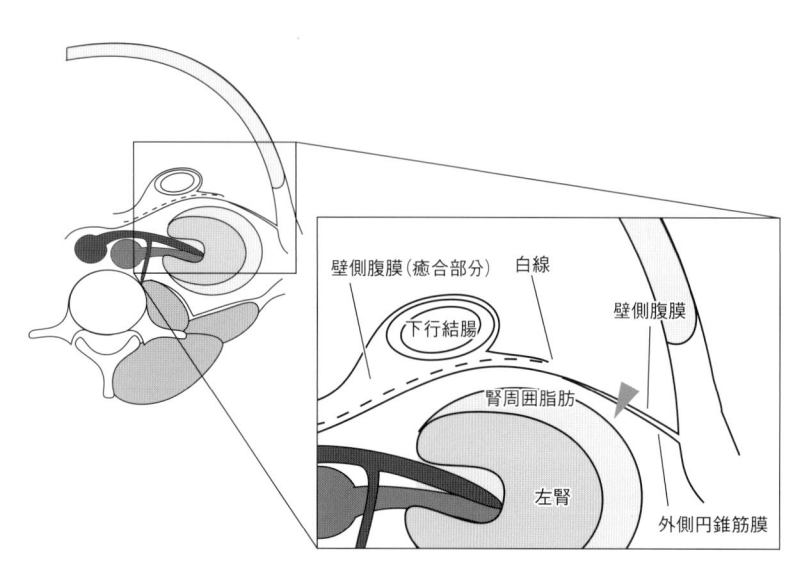

図 2-2-1 腎臓・副腎周辺の膜構造 腎臓の腹側面はやや複雑な膜構造をしている．経腰的にアプローチする場合は，外側円錐筋膜と腹膜は一体の構造と捉えて処理したほうが実際的である．経腹的にアプローチする場合，腎周囲脂肪と腹膜との間の剥離面に入るには切開の部位によって2ないし3枚の膜構造を切開しなければならない．いわゆるGerota筋膜がどの膜構造を指しているかについて統一した見解はないが，外側円錐筋膜のうち壁側腹膜と重複する部分と考えれば理解しやすい．いずれにしても腎臓全体を包む強固な膜構造があるわけではない．根治性の観点からはGerota筋膜にこだわる必要はなく，腎周囲脂肪を十分につけて腎臓を摘出できればそれで目的は達成されていると考える．

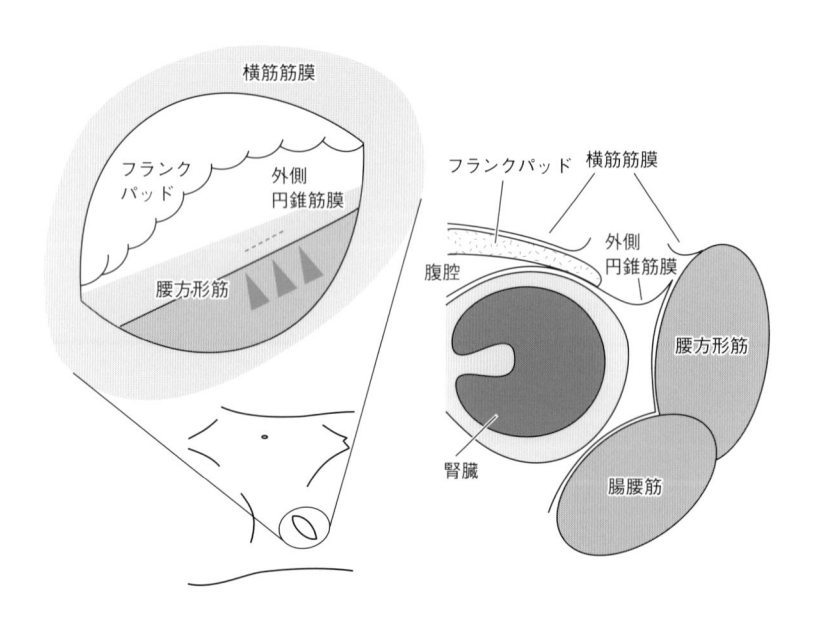

図 2-2-2 経腰的アプローチで腎周囲脂肪と腹膜との剥離面に入る方法 いわゆるフランクパッド(flank pad)と呼ばれる脂肪層を腹側によけて腰方形筋部で外側円錐筋膜の折り返しを確認し，その近傍で外側円錐筋膜を切開する．

1. 経腰的アプローチからみた場合の膜構造の特色 (図 2-2-1～2-2-3)

　経腰的根治的腎摘の際に遭遇する膜構造を理解するためには，経腹膜的アプローチでの展開と比較しながら考えると理解しやすい．経腹膜的根治的腎摘ではいわゆる白線と呼ばれる結腸間膜の折り返しの外側で腹膜を切開し後腹膜に入る．経腹膜的アプローチに習熟した術者であればすでに認識されていることと思われるが，1枚膜を切っただけでは経腰的アプローチと同じ剥離面を作ることはできず，切開部位に応じて腎臓前面を覆う膜をもう1～2枚切る必要がある．この膜構造が残っているかどうかは腎臓前面の組織を2本の鑷子で薄くつまみ左右にゆすってみるとよい．腎臓周囲の脂肪と異なる動きをする膜があればまだ正しい剥離面とはいえず，この膜を切開することで腎周囲脂肪の最外側で安全に剥離を進めることができる．

　一方，経腰的アプローチで切開した外側円錐筋膜の腹側端を牽引しながら前方にたどって行くと腹膜との区別が不明瞭となる．おそらく腎臓前面では外側円錐筋膜と腹膜が癒合しているものと考えられる．条件がよければ経腰的アプローチでも腹膜と外側円錐筋膜の続きと思われる膜構造を分離できることもあるが，現実には2枚の膜構造を剥離しなければ根治性が損なわれることはまずないと考えられる．腹膜・外側円錐筋膜を一体の膜構造として，腎周囲脂肪からはがすと考えて処理を進めたほうがより現実的で安全である．

　根治的腎摘の際によく話題になるGerota筋膜は経腰的アプローチでは同定しにくい．腹膜と重なった外側円錐筋膜の一部がこれに該当する可能性があるが，いずれにしても根治性の面でGerota筋膜にこだわる理由は何もなく，腎周囲脂肪を十分につけて剥離し腎臓を摘出できれば目的は達していると考えられる．

2. 膜構造からみた根治的腎摘のコンセプト(図2-2-4, 2-2-5)

　根治的腎摘は早期の血流遮断，根治性を担保した腎臓周囲の剝離が基本であるが，膜構造からみた実際の操作の流れは単純で，腎臓背面で外側円錐筋膜に覆われた腰方形筋に沿って腎門部を展開，血管を処理し，腎周囲脂肪（必要があれば副腎）から腹膜を外す，ただこれだけである．剝離面と手順を間違わなければストレスが少ない比較的容易な手術になる．

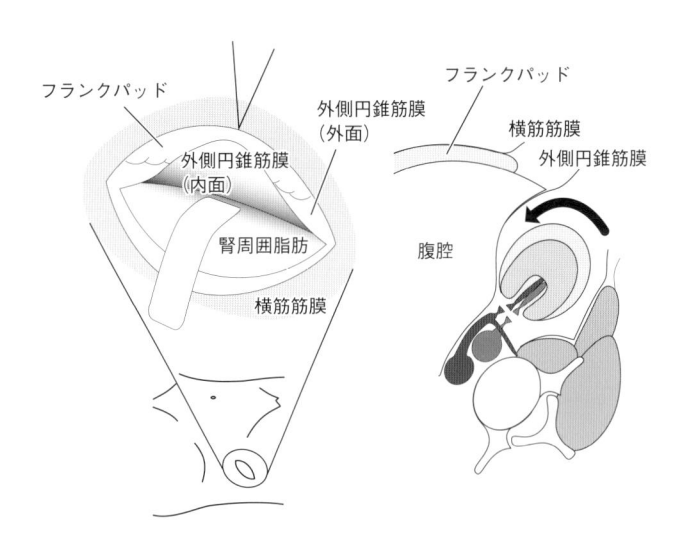

図2-2-3　腎周囲脂肪と腹膜との剝離面への入り方　外側円錐筋膜の切開縁を持ち上げながら，腎周囲脂肪から外側円錐筋膜へと連続する光沢のある膜構造を剝離していく．

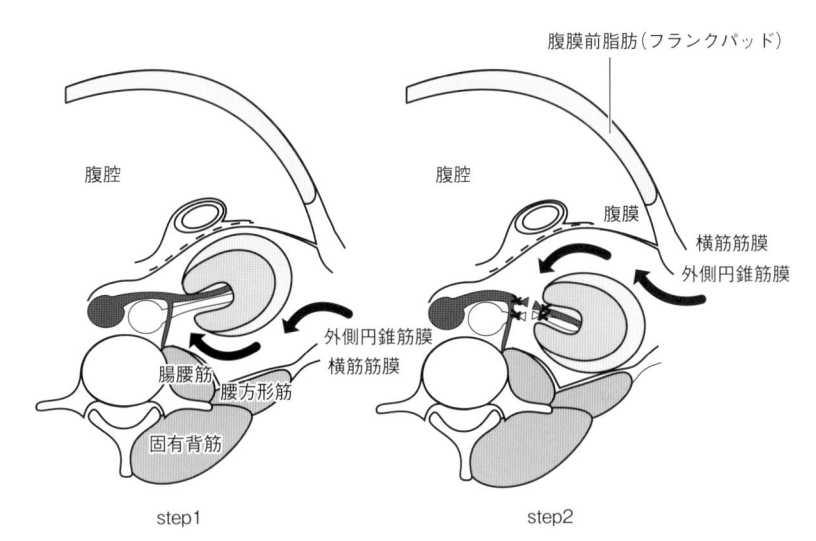

図2-2-4　膜構造からみた根治的腎摘のコンセプト（左側）　外側円錐筋膜を腰方形筋の近傍で切開し，腎周囲脂肪と外側円錐筋膜（前面では腹膜）との間を全周に剝離する単純な作業である．

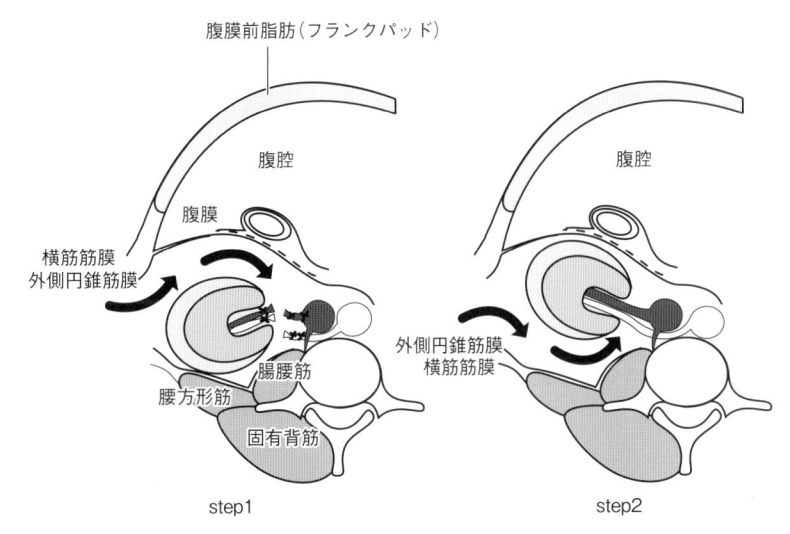

図2-2-5　膜構造からみた根治的腎摘のコンセプト（右側）　左と同様に外側円錐筋膜を腰方形筋の近傍で切開し，腎周囲脂肪と外側円錐筋膜（前面では腹膜）との間を全周に剝離する．

2-3 男性の鼠径部から外陰部の膜構造

1. 鼠径部の膜構造（図2-3-1）

鼠径リンパ節郭清の対象となる大腿三角部の膜構造は比較的単純であるが，浅鼠径リンパ節群と深鼠径リンパ節群を分けるのは大腿筋膜である．浅鼠径リンパ節郭清の際は大腿三角部のリンパ節を含む脂肪組織を大腿筋膜に沿ってその表面からこすり取るようにして大伏在静脈の起始部へと集約させていく．深鼠径リンパ節郭清では大腿筋膜の1層下に入り，大腿動静脈の血管鞘を切開し，血管を裸にするようにして周囲のリンパ組織を除去する．

2. 外陰部の膜構造（図2-3-2）

陰茎，陰囊に手術操作を加える場合はDartos筋膜に注意を払う．これは下腹部の浅腹筋膜と同じレベルの膜構造であり，外陰部を広く覆っている．尿道摘除の際の目安となるのは球海綿体筋で，その内側とBuck筋膜との間に入れば大胆に操作を行っても安全である．球海綿体筋は発達が悪いと確認しにくい場合もあるが，根気よく剥離してその全貌を同定することが肝要である．

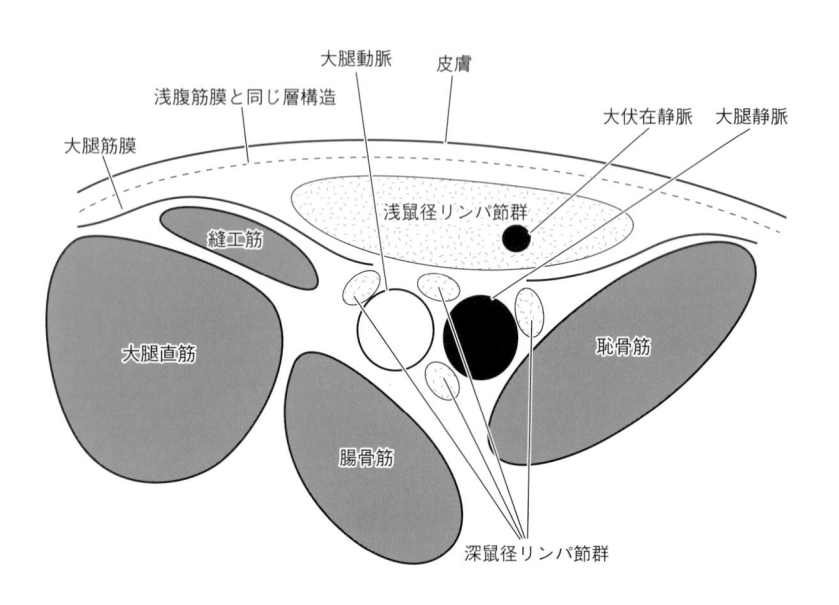

図2-3-1 鼠径部の膜構造（右側を下から見上げたところ）　浅鼠径リンパ節群は皮膚と大腿筋膜の間，深鼠径リンパ節群は大腿筋膜の内側で大腿動静脈周辺に位置する．

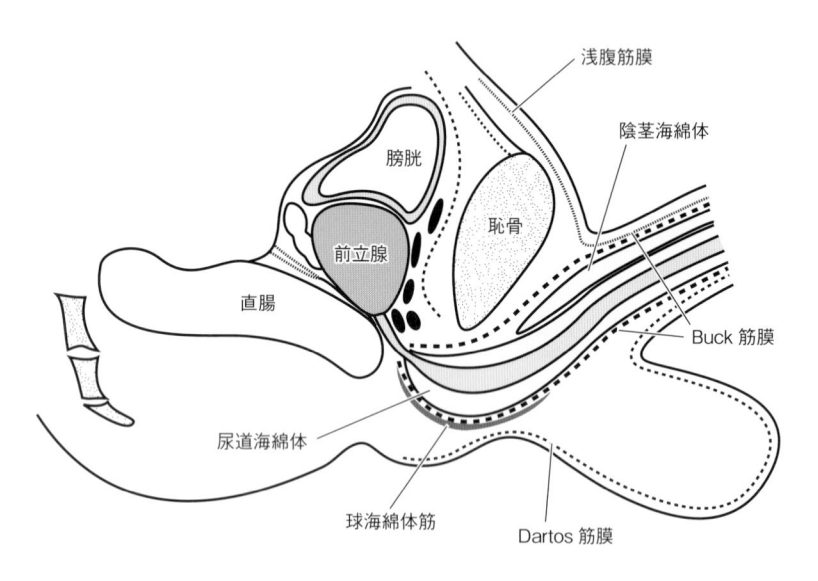

図2-3-2 陰茎根部周辺の層構造　球海綿体筋は球部尿道の剥離の際の重要な指標になる．

column よりよい手術をするためのアドバイス 2

スタッフの力を最大限に引き出すもの

　誰でもそうだと思いますが，楽しい気分，明るい気分のときには仕事の能率は上がり，時には自分の能力以上のよい結果が出ることもあります．手術の場合も同じで，明るい雰囲気を保つことは優れた技術を身につける以上に大切なことです．もちろん自分だけの話ではありません．手術を支えるすべてのスタッフが明るく，気持ちよくそれぞれの仕事をこなせるように配慮する必要があります．また，そのようなよい雰囲気を壊さないように努力しなければなりませんが，これにはちょっとしたコツが必要です．

　まずはスタッフ全員を家族のように大切な存在として心から敬うことです．大袈裟に聞こえるかもしれませんが，スタッフの1人でも欠けたら手術がきわめて難しくなり，場合によっては中断せざるを得ないことを考えれば当然のことです．わが子を愛する親であれば元気でいてくれるだけで嬉しいものです．そのように見返りを期待しない慈しみの心をもてるように普段の人間関係においても努力する必要があります．

　次は誰に対しても寛容の心を養うことです．私たちは他人の欠点ばかりに目を向けがちですが，自分も含めて完璧な人間など世の中には存在しません．悪い面ばかりをみてもきりがないのです．よく引き合いに出される例ですが，コップに半分水が入っていたとします．これを「半分しか水がない」とみるか「半分も水がある」とみるかで，同じ現象が全く違ってみえます．スタッフが自分のために何かしてくれたときも同じです．「これしかできないのか」ではなく「ここまでやってくれた」と感謝の気持ちを示せば，それが潤滑剤となって皆が気持ちよく仕事をこなすことができるでしょう．

　相手の貢献を積極的に認めて評価することも大切です．人間は食べ物だけで生きているわけではありません．自分が役に立っているという実感と充実感が生きる喜びと力を与えてくれるのです．なんでもかんでも褒めればよいというわけではありませんが，相手が一所懸命役に立とうと努力してよい結果が出たら，すかさずその瞬間をとらえて賞賛と敬意を示します．このためには日常から他人の努力を積極的に評価し，成功を自分のことのように喜ぶ習慣をつける必要があります．

　次は笑顔を引き出すユーモアです．笑いをとるために無駄話をするということではありません．また，最初から最後まで同じ調子でユーモアを示す必要もありません．難しい場面や長時間の手術では緊張，疲れなどからスタッフの全体の雰囲気が固く張り詰めてしまうことがあります．賢明な術者であればそのような雰囲気を敏感に察知して，その場の空気を変えようと努力するでしょう．このようなときに笑いはうってつけです．いつでも笑いの種を欠かさないようにするためには，つねに明るい気分を保つ必要があります．このための手っ取り早い方法は，普段から，疲れていても気分が落ち込んでいてもいかにも楽しそうにふるまうことです．また，不平や不満を口にせず，明るい言葉を選んで口にするようにします．

　最後に，最も大事なのは決して怒らないことです．怒りは一瞬でその場の雰囲気をめちゃくちゃにし，スタッフ全員の心にしこりを残します．あなたのイメージも大きく傷つき，どんなに取り繕ってももとには戻りません．目にみえなくともスタッフの能力は著しく低下するでしょう．怒りは猛毒と考えて，いついかなる場合にも怒りに訴えることは避けるようにします．あとから冷静に考えればわかることですが，怒らずに解決できない問題はまずありません．また，怒らないことは決して損ではありません．日頃から勇気をもって怒りを静める訓練をすれば，とっさのときに必ず役に立ちます．

3

出血を最小限にとどめるために必要な血管走行の知識

　泌尿器科手術の大半は対象臓器の摘出が主体となるが，「臓器を摘出する」という意識ではなく，膜構造を理解して正しい剥離面を展開し，「目的臓器の周辺構造を同定して対象臓器から外していく」というイメージで手術を進めると，安全かつ円滑に操作を行うことができる．血管の分布は人によって異なるものの，**膜構造のうちのどの層を走行しているかについては例外がない**．したがって，**血管そのものが今どこを剥離しているかを教えてくれる**ことになる．ここでは主に剥離の指標という観点から，泌尿器科で取り扱う臓器周辺の血管走行を解説する．確実な止血のためにはここで解説する血管走行を十分に理解しておく必要がある．

Surgical anatomy of vessels

3-1 膀胱・前立腺（膀胱・子宮・腟）周辺の血管走行

　骨盤内は狭いスペースに実質臓器が密集しており，血管支配も複雑である．特に静脈群は血流が豊富な上に変異も多く，ちょっとした血管損傷でも思わぬ大量出血につながる場合が少なくない．また1度出血させてしまうと，視野が血液で覆われてその後の操作が困難となる．しかし，血管走行のパターンをよく理解し，手順を追って処理していけば，たとえ不慮の出血がみられたとしてもどこを押さえれば有効に止血ができるかを想定できるので，慌てることなく対処することができるようになる．

　動脈系は分岐の位置に個人差がみられるものの，周囲の構造物との関係は安定しており，剝離操作の指標になる場合が多い．動脈の場合は剝離操作による血管損傷の可能性は少ないので個々の血管を同定したら，個別に剝離して処理を行うことを原則にする．男性の骨盤内手術で留意すべきは精管，精囊へ分布する小動脈である．径が細いため剝離の際に損傷しやすい．たとえ損傷してもしばらくは目立った出血がみられず，手術終了時点，場合によっては終了後に大量出血を起こすことがある．精囊・精管の剝離にあたっては確実にこれらの動脈を同定し，処理しておくとより安全である．

　静脈系は動脈と異なり静脈間のネットワークが密に発達しているため，個別に同定できるものは少ない．特に尿道，前立腺，膀胱，腟，子宮などの骨盤内臓器表面を走行する**静脈群は静脈叢として面でとらえて対応したほうが，処理が容易**である．動脈と異なり血管壁が弱いため，個々の静脈枝を個別に処理しようとすると，出血をきたしやすい．また，1度出血させてしまうと簡単には止血できない場合も多い．したがって，たとえば前立腺全摘で膀胱前立腺間の静脈群を縫合止血するような手順（4-1参照）で，**これから処理しようとする部分に流入・流出する静脈群にあらかじめ止血処理を行っておくのが大量出血を避けるためのコツ**である．

　なお，血管走行の基本は男女とも大きな差はないが，子宮動脈の存在，腟周辺の血管走行には特別の配慮が必要である．

1. 動脈系（図3-1-1，3-1-2，3-1-6，3-1-7）

(1) 下腹壁動脈

　外腸骨動脈の末端から分岐し，下腹壁静脈とともに腹壁（腹直筋）の内面を頭側へ向かって走行する．鼠径管の内側に存在し，**内鼠径ヘルニアと外鼠径ヘルニアを区別する指標**となるのは周知の事実である．腹壁筋内面を広く覆う**横筋筋膜**（第1，2章参照）と腹直筋との間を走行する．したがって，この下腹壁動静脈が膜を介さずに直接露出された場合は剝離面が1層外側に入ってしまったことを意味する．

　腹壁を切開したら横筋筋膜に覆われた腹直筋の内面をたどり，下腹壁動静脈を探す．これを起始部に追いかければ内外腸骨動静脈を簡単に同定することができる．また，**下腹壁動静脈と内外腸骨動静脈で挟まれた部分が内鼠径輪であり，精索を同定するための指標**でもある．肥満症例では指標となる構造物が脂肪に埋もれて時に骨盤展開が困難に感じられる場合がある．無理をして展開しようとすると剝離層を誤って血管損傷から思わぬ出血をきたすことがある．このような場合でも，最も浅い部分にある構造物である下腹壁動静脈を指標にして剝離を進めることで安全にかつ大胆に展開することができる．

(2) 側臍動脈

　内腸骨動脈からは後方に向かって上殿動脈，下殿動脈が分岐するが，側臍動脈は前方の臓器側へ向かう血管群のうちの最初の枝である．尿

管と交差した後，2つに分岐し下方の枝は上膀胱動脈として膀胱へ分布，上方の枝は臍動脈索（側臍靱帯）として臍方向に向かって腹膜前面を走行する．第2章で解説したように，膀胱および腹膜は膀胱下腹筋膜と呼ばれるひと続きの膜構造に覆われており，上膀胱動脈を含む膀胱前面の血管，そして臍動脈索はその内面を走行することになる．言いかえれば，**上膀胱動脈は膀胱と膀胱下腹筋膜の間を**，そして臍動脈索は腹膜と膀胱下腹筋膜の間を走行することになる．

側臍動脈はまた**骨盤展開の指標**となる．骨盤を展開し術野を確保する際の剝離層は膀胱下腹筋膜と横筋筋膜（ないし腸骨血管の血管鞘）との間の脂肪層（これは上腹部で腹膜前脂肪，側腹部でフランクパッドと呼ばれているものと同じ層に存在する）である．

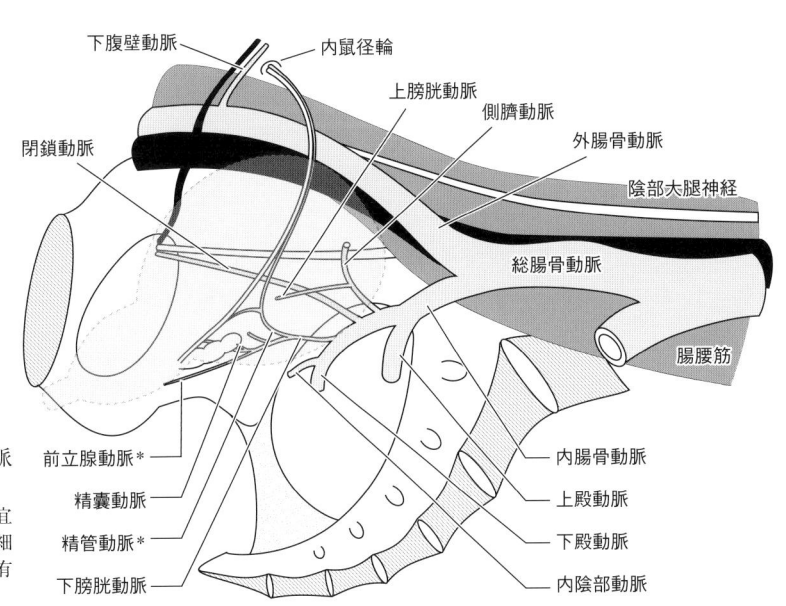

図 3-1-1 男性骨盤の動脈走行（側面より） 閉鎖動脈の起始部は変異が多い．
＊：精管動脈，前立腺動脈の呼称は理解しやすくするために，便宜的につけたものである．下膀胱動脈から精囊，精管，前立腺へ細かい分枝が出ることを理解しておく．側臍動脈は尿管の同定に有用で，下腹壁動静脈，精索は骨盤展開の指標となる．

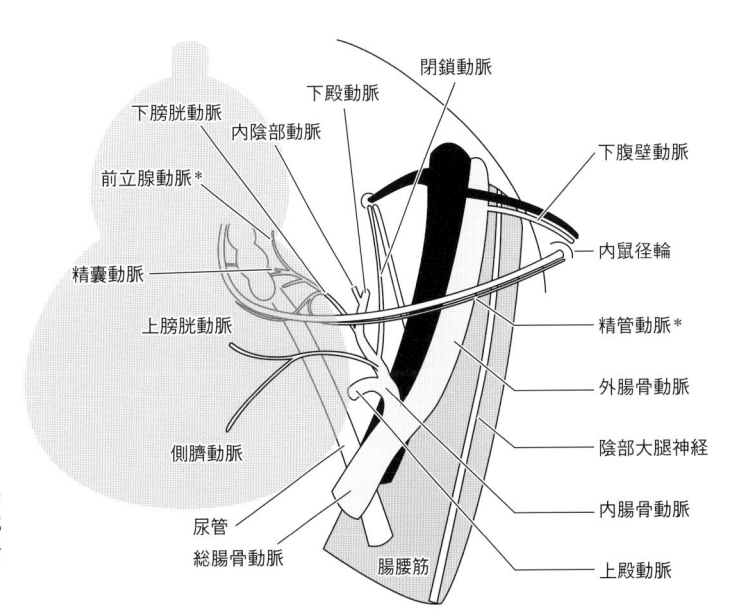

図 3-1-2 男性骨盤の動脈走行（上方より）
＊：精管動脈，前立腺動脈の呼称は理解しやすくするために，便宜的につけたものである．一般的な泌尿器科手術では上殿，下殿，内陰部動脈まで操作が及ぶことはほとんどない．骨盤リンパ節郭清での術野の展開においては内腸骨動脈の起始部を露出することを目標にする．

したがって，側臍動脈と外腸骨静脈の間に入ればそれが正しい剝離面となる．精索は側臍動脈と同様に膀胱下腹筋膜に覆われているので，手順としてはまず下腹壁動静脈をその起始部にたどり，外腸骨静脈を同定し，これと精索の間を鈍的に剝離し，さらに側臍動脈と外腸骨静脈との間へと入っていけば最も効率よく術野を展開できることになる．

側臍動脈は尿管を同定する際の有力な指標でもある．尿管は上膀胱動脈を分岐する前の側臍動脈と交差し，側臍動脈と腹膜との間を膀胱へ向かって走行する．したがって，側臍動脈をその起始部から上膀胱動脈分岐部の間の部分で剝離し，その内側を交差する管状構造物が同定できればそれが尿管である．総腸骨動脈，精巣静脈とともに尿管を同定するための大事な構造物である．

(3) 閉鎖動脈

起始部は変異が多いが，一般に側臍動脈の遠位で分岐している症例が多い．閉鎖神経の下で閉鎖孔へ向って走行する．骨盤リンパ節限局郭清（閉鎖領域郭清）の際の下縁にあたり，閉鎖神経，閉鎖動脈の全貌が露出されていれば必要十分な郭清が行われたことになる．閉鎖動脈が温存しにくい場合は切断しても何ら問題ないが，閉鎖神経と誤らないようによく確認する必要がある．

(4) 下膀胱動脈

閉鎖動脈の末梢で分岐する．膀胱だけでなく，精管，精囊，前立腺へと分枝を出しており，複雑な走行をする．精索の中で精管を剝離するとこれに伴行する細い動脈が現れるが，これは下膀胱動脈から分岐した枝であり径は細いもののかなり長い距離を走行する．精管を剝離する際にはこれを確実に結紮しておく必要がある．

膀胱全摘の際には骨盤リンパ節郭清の際に下膀胱動脈の起始部を処理できるのでその分枝からの出血はあまり問題にならないが，前立腺全摘では精囊剝離の際に精囊動脈，そして精囊動脈から分岐して精管膨大部へと向かう動脈枝を確実に処理する必要がある（4-1参照）．なお，前立腺へ向かう枝も分岐しており，本書では便宜的に前立腺動脈と呼称する．

(5) 内陰部動脈

下膀胱動脈の末梢で分岐し骨盤底筋の内側へもぐり，肛門周辺から会陰部へ血流を供給する．通常の泌尿器科手術で内陰部動脈まで剝離を行う場面はほとんどない．しかし（現在ではほとんど行われていないと思われるが），出血のコントロールがつかずやむを得ず内腸骨動脈の本幹を結紮する場合もあろうかと思われる．この場合，内陰部動脈の血流も遮断されてしまい，血流分布から直腸下部の血行が阻害される恐れがあり，直腸を損傷した場合の創の癒合が不良となる可能性が考えられる．

(6) 副陰部動脈

一部の症例は内腸骨動脈から早期に分岐して前立腺側面，内骨盤筋膜の表面を走行し尿道の側方へと向かう動脈枝がみられ，副陰部動脈と呼ばれている．両側にみられる場合と片側のみにみられる場合がある．内骨盤筋膜を切開して前立腺側方にアプローチする方法では，これが手術操作の邪魔になることがある．もちろん切断しても構わないが，陰茎への血流も担っているため勃起機能が損なわれる可能性がある．性機能温存を希望する症例では極力保存するようにする．なお，4-1で紹介する骨盤底筋膜群温存法で前立腺側方を剝離する場合は内骨盤筋膜が保持されるので，副陰部動脈の温存が容易である．

(7) 子宮動脈

子宮動脈は側臍動脈の近位で内腸骨動脈から分岐しており，内腸骨動脈からの臓側枝では最も起始部に近い位置から出ていることになる．子宮広間膜の下縁で尿管の上を走行し子宮に向かう．後腹膜アプローチで尿管を剝離する場合は子宮への血管に操作が加わることはない．膀胱全摘で子宮を合併切除する場合は切断することになるが，静脈群と一括して結紮切断したほうが処理が容易な場合も多い．

2. 静脈系 (図3-1-3〜3-1-5, 3-1-8〜3-1-10)

　静脈系のうち，単独の血管構造として認識できるのは外腸骨静脈，内腸骨静脈分枝の一部（内陰部静脈，膀胱静脈）だけであり，特に臓器の表面を走行する静脈枝は静脈群としてまとめてとらえたほうが実際的である．

図3-1-3　膀胱・前立腺周辺の静脈ルートの概念図　前立腺尖部の静脈群は複雑に連絡しており，主に陰茎背静脈，内陰部静脈と交通する．痔静脈が神経血管束の脇を走行し，時に神経血管束内の静脈と交通していることがある．

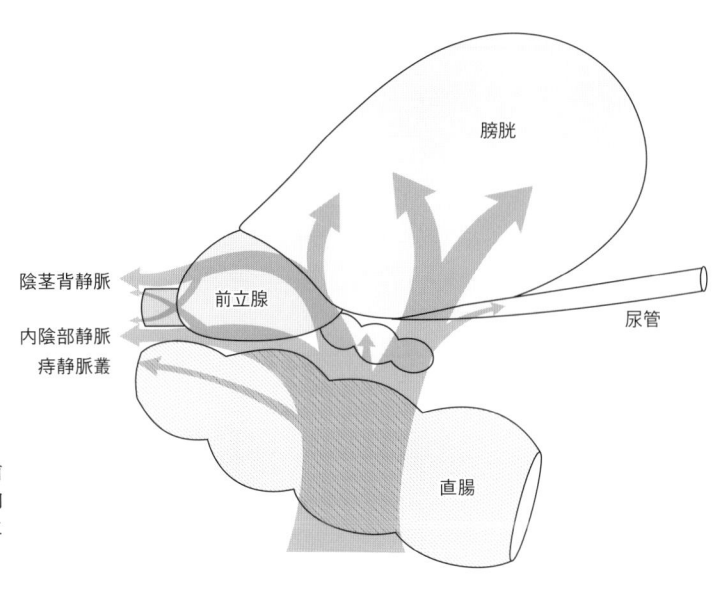

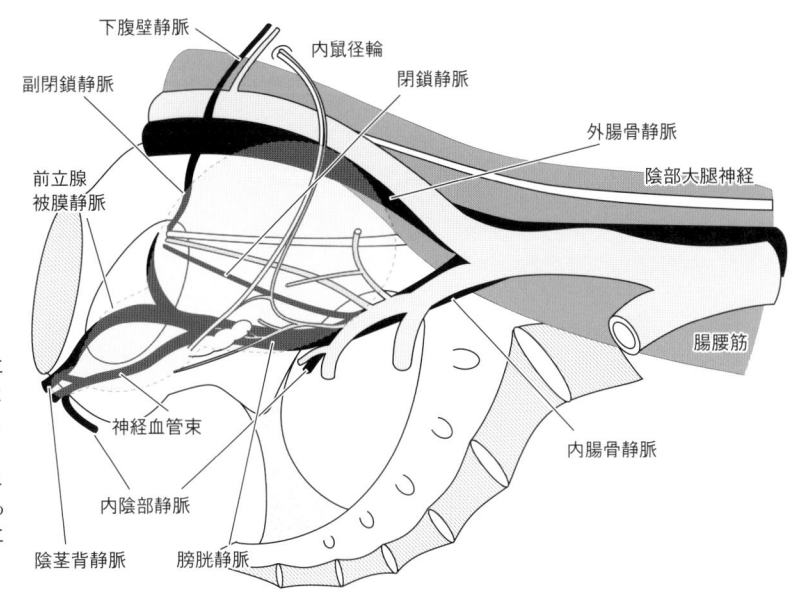

図3-1-4　男性骨盤の静脈走行（側面より）　動脈枝に静脈枝を重ねて描いてある．下腹壁静脈は下腹壁動脈とともに精索，外腸骨静脈の位置を同定する際の指標となる．副閉鎖静脈の起始部の位置，太さは個人差が大きい．Cloquetリンパ節は副閉鎖静脈の遠位に存在するので，これを郭清する場合は副閉鎖静脈を切断したほうが容易である．内陰部静脈への交通枝の損傷は尿道周辺で大量出血につながりやすいので慎重に処理する必要がある．

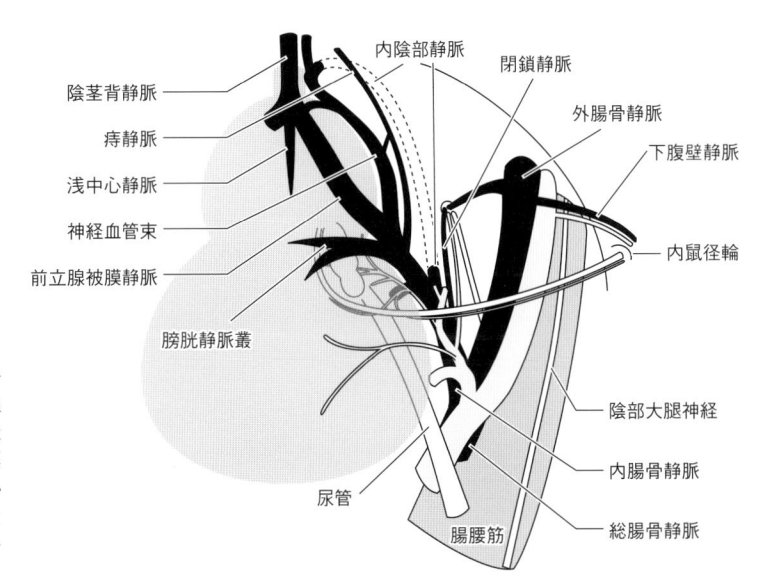

図3-1-5　男性骨盤の静脈走行（上方より）　浅中心静脈は前立腺表面の他の静脈枝と異なり，lateral pelvic fasciaの外側を走行する．神経血管束の外側には痔静脈の一部が走行し，前立腺・直腸間へ側方からアプローチする場合の指標となる．神経血管束，前立腺被膜静脈，痔静脈の間には細かい交通枝が存在するのでこれを損傷しないようにていねいに処理する．なお，前立腺被膜静脈は膀胱静脈叢と連なり，一連の構造として処理したほうが出血が少ない．

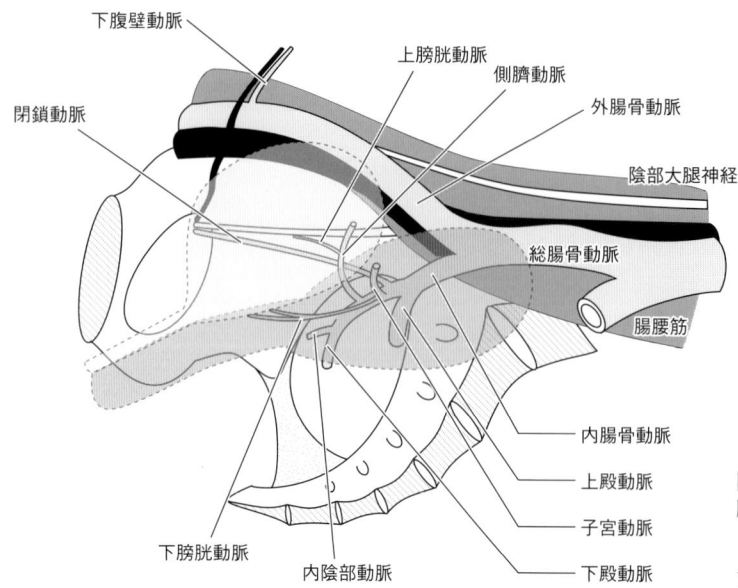

図 3-1-6 女性骨盤の動脈走行（側面より） 内腸骨動脈の臓側枝として最初に子宮動脈が分岐するがそれ以外は男性と大きな違いはない．子宮動脈およびこれに伴行する静脈は尿管の上を走行するので，後腹膜展開で尿管周辺を剝離しても子宮の血管系には影響はない．

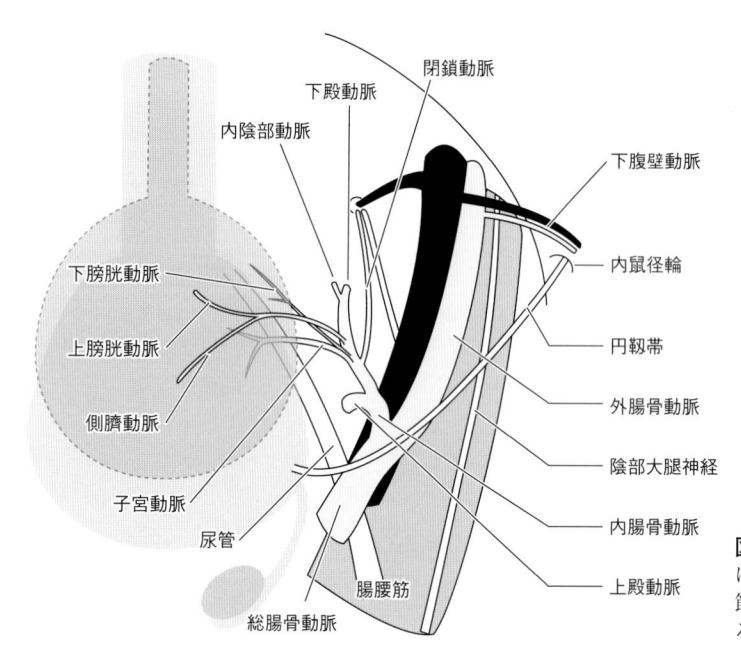

図 3-1-7 女性骨盤の動脈走行（上方より） 子宮動脈以外は男性と大きな違いはない．男性の場合と同様に，骨盤リンパ節郭清での術野の展開においては内腸骨動脈の起始部を露出することを目標にする．

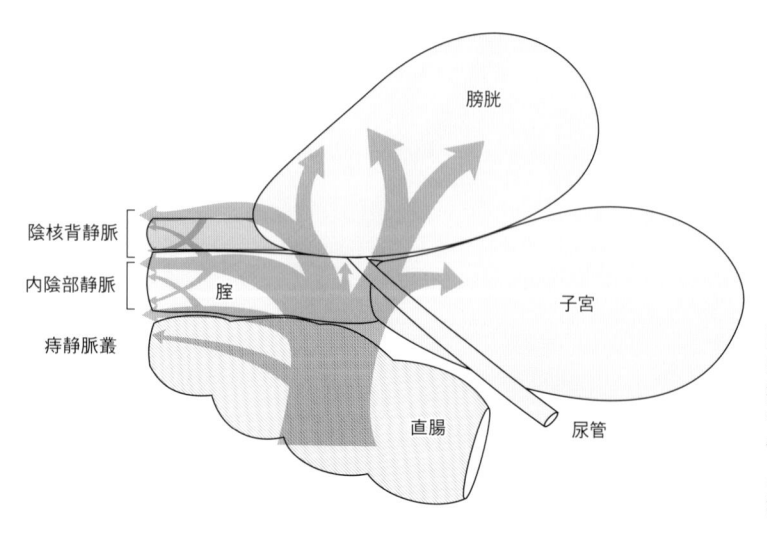

図 3-1-8 膀胱・子宮・腟周辺の静脈ルートの概念図
男性と異なり，尿道背面，尿道と腟の間の溝，腟と直腸の間の溝の3系統の血管走行路がある．これらは相互に交通枝を出してネットワークを形成する．尿道周辺で静脈群が集約し，陰核背静脈，内陰部静脈へ交通するのは男性と同様である．見方によっては女性の静脈走行は男性よりも複雑であり，その処理は決して簡単ではない．

(1) 外腸骨静脈

骨盤内では最も同定しやすい血管であり，その末端から下腹壁静脈と副閉鎖静脈が分岐する．骨盤展開の際には血管鞘に包まれた外腸骨静脈と膀胱下腹筋膜に包まれた精索との間へ入り，鈍的操作にて一気に術野を広げることができる．

副閉鎖静脈の下を通るリンパ管群が閉鎖領域リンパ節群への足側からの主な流入路となっており，ここにいわゆるCloquetリンパ節が存在する．Cloquetリンパ節も含めて郭清する場合は副閉鎖静脈を結紮切断したほうが処理しやすい．損傷しやすく，また損傷したあとの止血がやや難しい静脈なのでていねいに処理するように心がける．

(2) 内腸骨静脈

通常の泌尿器科手術で内腸骨静脈を広く剝離しなければならない場面はほとんどない．動脈以上に分枝が多く，また骨盤最深部に存在するため内腸骨静脈本幹を損傷すると止血が難しい．膀胱・前立腺周辺の網目状の静脈群（前立腺静脈叢，神経血管束，痔静脈の一部）はほとんどがこの内腸骨静脈へと還流する．静脈群の大まかな走行ルートを頭に入れて個々の静脈を分けて処理するのではなくフィールドとして対応するほうが手際のよい手術ができる．

(3) 前立腺静脈叢

前立腺前面を広く覆う静脈群で，lateral pelvic fasciaと前立腺被膜の間を走行する．膀胱部では膀胱静脈叢へと連なり，膀胱下腹筋膜と膀胱壁との間の層（側臍動脈が走行する層と同一）を走行する．2-1で述べたようにlateral pelvic fasciaと膀胱下腹筋膜を連続した膜構造としてとらえると理解が容易で，これが膀胱および腹膜前面を走行する血管群を広く覆っていることになる．前立腺前面を走行する静脈は前立腺被膜静脈と呼ばれることもある．

従来行われてきたbunching操作は前立腺前面の前立腺静脈叢（前立腺被膜静脈）を中央部へまとめあげる作業で，静脈群をまとめて処理する，理にかなった方法である．ただし前立腺被膜静脈と周辺の静脈群（内陰部静脈や神経血管束）との交通枝がある場合はbunchingでこれ

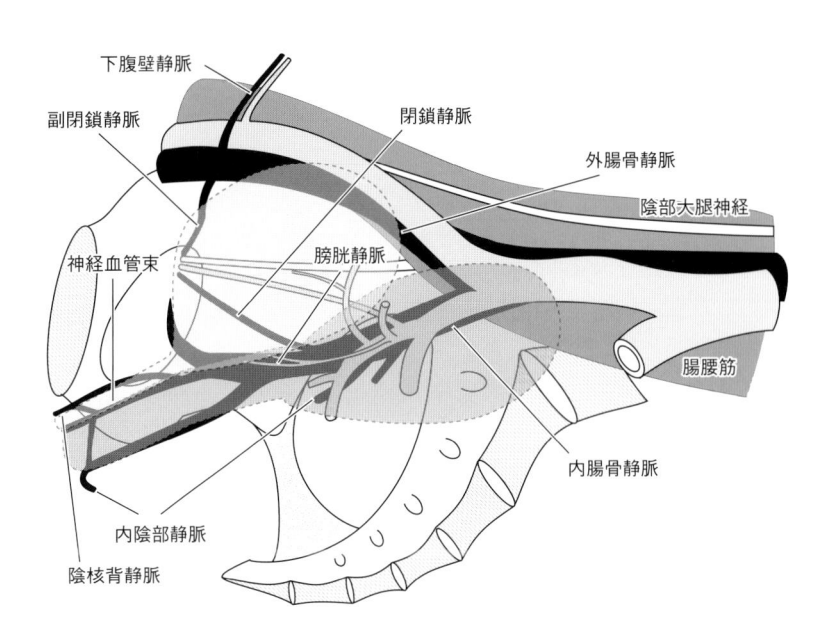

図3-1-9　女性骨盤の静脈走行（側面より）　動脈枝に静脈枝を重ねて描いてある．子宮への静脈群，腟周辺の血管走行以外は男性と大きく相違するところはない．女性の場合も神経血管束，尿道背面の静脈群から内陰部静脈へと向かう交通枝に十分注意する．

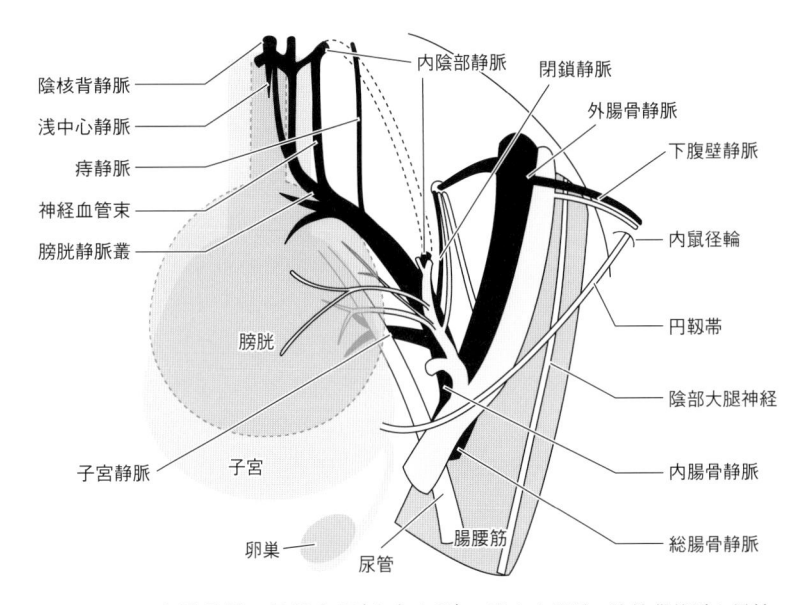

図3-1-10　女性骨盤の静脈走行（上方より）　浅中心静脈，陰核背静脈や男性の神経血管束にあたる静脈，内陰部静脈への交通枝などは男性と基本的に同じ構造をとる．

を損傷してしまうことがあるので注意が必要である．

　前立腺静脈叢（前立腺被膜静脈）は尿道前面で集約して背静脈群（陰部静脈叢）となるが，膀胱・直腸間の溝を走行する神経血管束内の静脈とも交通しており，その交通枝の出方は個人差が大きくまた複雑である．前立腺静脈叢（前立腺被膜静脈）の静脈は血管が怒張していることが多く，小さな損傷でもかなりの出血量となる．また，壁も脆弱で止血が困難な場合が多く，出血が予想される部分の周辺にあらかじめ止血縫合をしておき，血流を減少させておくと安心である．

(4) 背静脈群

　尿道前面は骨盤内外の境界にあたり，外陰部，骨盤壁，前立腺（女性では尿道）からの静脈群の集約点となっており，解剖学的に陰部静脈叢と呼ばれる構造に相当すると思われる．尿道前面を骨盤内から骨盤外へと単純に走行しているのではなく複雑な静脈のネットワークを形成している．

　内骨盤筋膜を切開し，肛門挙筋筋束が露出された層で操作を行う場合，この静脈群のネットワーク，特に骨盤底筋の裏へと潜る内陰部静脈系の静脈群を損傷しないよう注意する必要がある．もし同部で出血させてしまった場合は単純な縫合操作では止血が難しい．この場合，出血点周囲で温存されている筋膜の辺縁を探し，これに大きく縫合糸をかけて出血点を骨盤底筋の中に埋め込んでしまうようにする．筋束だけに縫合糸をかけるとかえって血管損傷をひどくしてしまう可能性があるので注意する．

(5) 浅中心静脈

　背静脈群（陰部静脈叢）から分岐し，左右の恥骨前立腺靱帯の間から出て，前立腺表面へと走行する．前立腺静脈叢（前立腺被膜静脈）や膀胱静脈叢の1層外側の層（膀胱下腹筋膜の外側の脂肪層で腹膜前脂肪へと連続）を走行する．太さはまちまちであるが根部で損傷するとかなりの出血をきたし，また止血が難しい．

　したがって，浅中心静脈を結紮切断する際には背静脈群（陰部静脈叢）から少し離れた位置で行うようにしたほうが無難である．もし根部で損傷してしまった場合は周辺の筋膜構造とともに縫合糸をかけて埋め込んでしまうようにするとよい（4-1参照）．

(6) 神経血管束内の静脈群

　前立腺と直腸の境界部分の溝を走行する静脈でこれも lateral pelvic fascia に覆われている．周辺の血管（前立腺静脈叢，膀胱静脈叢や痔静脈など）と複雑に交通する．神経血管束と呼ばれているが神経網は静脈の走行領域よりずっと広い範囲に分布している．痔静脈と神経血管束の間は比較的血管が少なく，主要血管を損傷せずに，前立腺・直腸間に早期に達することができるルートになっている（4-1参照）．

(7) 痔静脈（直腸静脈）

　泌尿器科では馴染みが薄い血管であるが，直腸壁末端の静脈叢（痔静脈叢）からの還流血管である．左右3か所ずつ，合計6本の静脈ルートが存在するが，このうち泌尿器科手術で遭遇するのは最も背側のルートと考えられる．直腸壁の表面で神経血管束の外側を走行する．側方から前立腺・直腸間にアプローチするときには，この痔静脈（直腸静脈）と神経血管束の間で lateral pelvic fascia を切開，脂肪層を圧排し，直腸の壁を露出させその表面に沿って前立腺方向に剝離を進める．痔静脈（直腸静脈）の外側で lateral pelvic fascia を切開すると剝離面が直腸の側壁に向かってしまうので注意を要する．

(8) 内陰部静脈

　内陰部動脈と同様に骨盤底筋の裏に潜り込んで尿道から会陰部へと走行する．泌尿器科手術ではその起始部に操作が及ぶことはほとんどないが，その末梢端が尿道周辺の静脈群処理の際に重要となる．

　内陰部静脈へは背静脈群（陰部静脈叢），神経血管束内の静脈から交通枝が出ており，これは多くの場合尿道から横方向へ向かい骨盤底筋の裏へと潜り込む．背静脈群（陰部静脈叢）処理の際にこの交通枝を損傷すると思わぬ大量出血をきたす．

　前立腺全摘，膀胱全摘での大量出血の多くはこの静脈の処理に関係しているのではないかと考えられる．陰茎背静脈との交通枝から出血していると考えて尿道の走行と垂直方向に止血縫合を行うと損傷部位が広がってしまう場合があ

る．内陰部静脈からの出血が疑われたら，出血部位周辺で残存する膜構造を探し，これを含めて腹側から背側に向けて大きく運針し，出血部位を骨盤底筋の中に埋め込んでしまうとよい．

(9) 子宮静脈

子宮動脈に伴行して子宮広間膜の下縁を走行する．単一の静脈というよりも静脈叢と考えて大きくまとめて処理したほうが操作は容易である．

(10) 腟周辺の静脈群

腟周辺では直腸・腟間の溝，尿道・腟間の溝の2つが主な血管の走行路となっている．膀胱全摘で腟壁切開の際に大量出血をきたすことがあるが，これは神経血管束や膀胱静脈叢からの枝などを損傷してしまうためと思われる．腟壁処理に移る前に静脈走行を確認し，直腸・腟間でlateral pelvic fasciaを切開し，主な静脈枝の走行を把握したうえでこれを止血縫合しておくと出血量を減らすことができる．

3-2 腎臓・副腎周辺の血管走行

1. 腎門部展開の指標(図3-2-1)

経腰的根治的腎摘では，腎臓周囲腔が展開できたらまず腎門部へアプローチし腎動静脈を処理する．やせている症例では腎動脈の確認に困ることは少ないが，肥満症例では腎門部が厚い脂肪に覆われて腎血管の位置が同定しにくい場合も少なくない．手が入る大きさの切開であれば指の感触で腎動脈の位置を確認することができるが，周辺の構造を知っておくと迷いがなく処理できる．

まず右側で腎動脈の位置を教えてくれる構造物は①**下大静脈**，②**性腺静脈**，③**下横隔動脈**，④**腰静脈**である．腎臓下極の高さであれば下大静脈の表面は薄い膜で覆われているだけで同定は容易である．血管鞘を切開し下大静脈表面を露出させ，これに沿って頭側に剝離を進め(通常数cm)膜構造を切開していく．途中下大静脈の表面を横切る線維性のしっかりした構造に遭遇したらこれが腎動脈に伴行するリンパ管群である．このリンパ管網の表面を鑷子で把持し切開すると腎動脈が現れる．

リンパ節腫大や癒着などにより下大静脈が同定しにくい場合は**性腺静脈**をまず探す．展開に誤りがなければ腹膜面に付着し，足側腹側へと走行する太い静脈が容易に確認できる．これを根元にたどれば下大静脈が同定できる．

性腺静脈が同定しにくい場合は腸腰筋の表面を腎門部に向かってたどっていき，横に走行して筋肉に入り込む**腰静脈**を探す．通常腎動脈が現れる位置の高さ(通常腎動脈のやや下方)で下大静脈から枝分かれするので，腎動脈の位置を

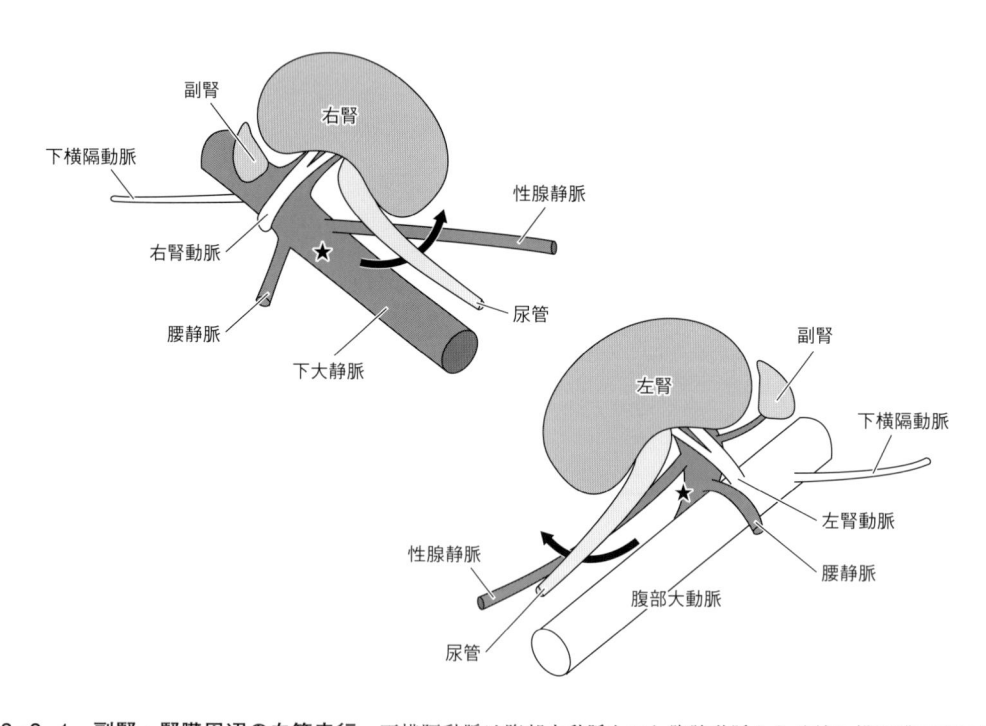

図3-2-1　副腎・腎臓周辺の血管走行　下横隔動脈は腹部大動脈ないし腹腔動脈から分岐し横隔膜下面に沿って走行する．下横隔動脈はおおよそ副腎の高さにあり，腎動脈はこれから約1cm下方に存在する．腎門部がわかりにくい場合は右では性腺静脈起始部の下大静脈壁，左では性腺静脈分岐部付近の左腎静脈の位置(★)をまず同定，そこから静脈壁に沿って展開すると容易である．腰静脈は腎動脈のすぐ足側を走行するのでこれも腎動脈を探すための指標になる．なお根治的腎摘における下極の剝離面は尿管と性腺静脈の間である(矢印)．

見極める目安になる．なお腎門部の処理の際に下大静脈を過度に腹側に牽引すると腰静脈が抜けて大量出血をきたすことがあるので注意する．

腎動脈の位置を教えてくれるもう1つの指標は下横隔動脈である．腎臓の背側の筋肉(腸腰筋，腰方形筋)の表面に沿って頭側に向かって剝離を進めると横隔膜に遭遇するが，腎門部の位置から横隔膜の下縁に向かって斜め上方に走行し，横隔膜内へと入っていく血管がみられ，これが**下横隔動脈**である．これを中枢側に追いかけ下大静脈の辺縁にきたところでその約1 cm下を剝離するとリンパ管網に覆われた腎動脈が同定できる．副腎は下横隔動脈の起始部とほぼ同じ高さにあるので副腎の同定にも有用である．

左側の場合は①**性腺静脈**，②**腰静脈**，③**下横隔動脈**が指標となる．性腺静脈が早期に同定できればそれを中枢側に追いかけることで腎静脈を含む腎門部の位置が明らかとなる．左では最初に腎臓背面を剝離した際に腸腰筋の内側縁あたりで比較的太い静脈(1本の場合もあるし複数の静脈が網目状構造をつくっている場合もある)に遭遇することがあるがこれが左腎静脈から分岐する腰静脈である．

2. 腎動静脈処理の基本コンセプト(図3-2-2)

腎動脈が確認できたらその血管鞘を切開して動脈表面を露出し，腎動脈を結紮切断する．われわれは近位と遠位を1か所ずつ結紮し，その間にやや中枢側で2-0絹糸を用いたtrans-fixing sutureを置いて中枢2本，末梢1本の結紮糸の間で動脈を切断している．次いで腎動脈周囲のリンパ管網を処理し腎静脈を展開する．右側では腎門部に向かって下大静脈を横断する線維組織様の構造がリンパ管網であり，効率よく処理するためリンパ管網の上方と下方で下大静脈の表面を露出，下大静脈の表面を滑らせるように鉗子を通してリンパ管網を一括して結紮切断する．腎静脈が同定できたら光沢をもった腹膜を腎静脈から外すように鈍的に腎静脈周囲を剝離する．腎静脈の処理も動脈と同様で中枢を二重結紮して切断する．

左側でも基本は同じで，下方では性腺静脈が確認できればそれが結合組織に覆われてみえなくなる部分が腎動脈周囲リンパ管網の下縁になる．性腺静脈を追いかけると左腎静脈が露出されるので，その表面を滑らせるようにして鉗子

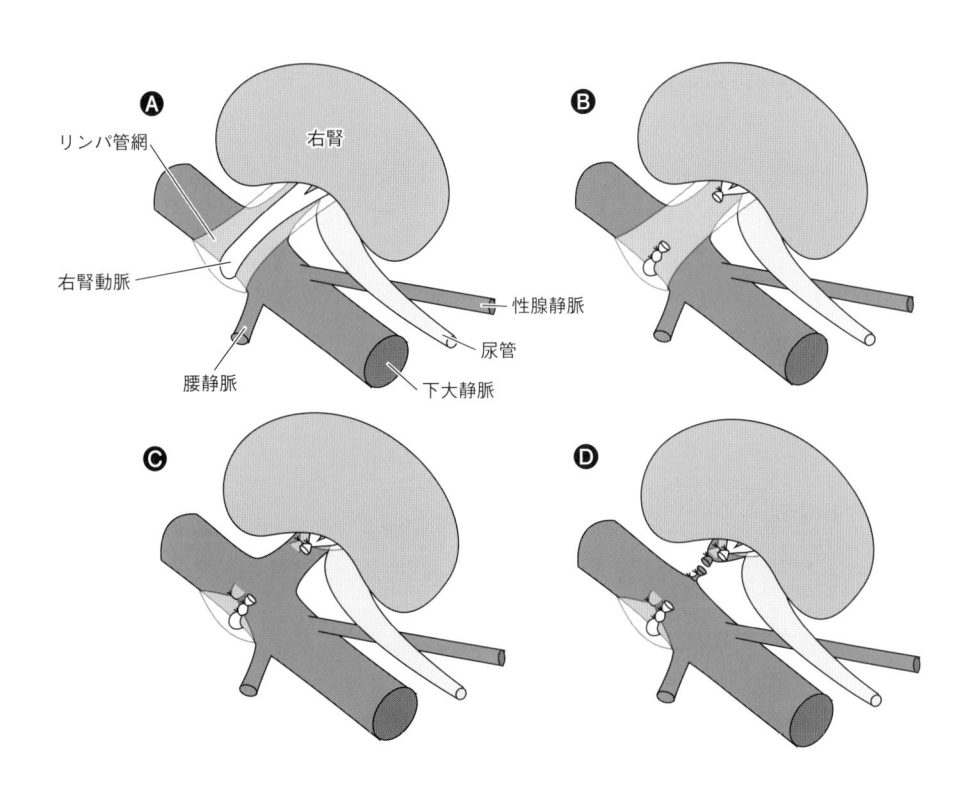

図3-2-2 右側を例とした腎門部処理の基本的コンセプト まず腎動脈を処理し(**B**)，下大静脈の壁に沿って腎門部リンパ管網を剝離，処理する(**C**)．次いで腎静脈を同定，腹膜との間を剝離し結紮切断する(**D**)．

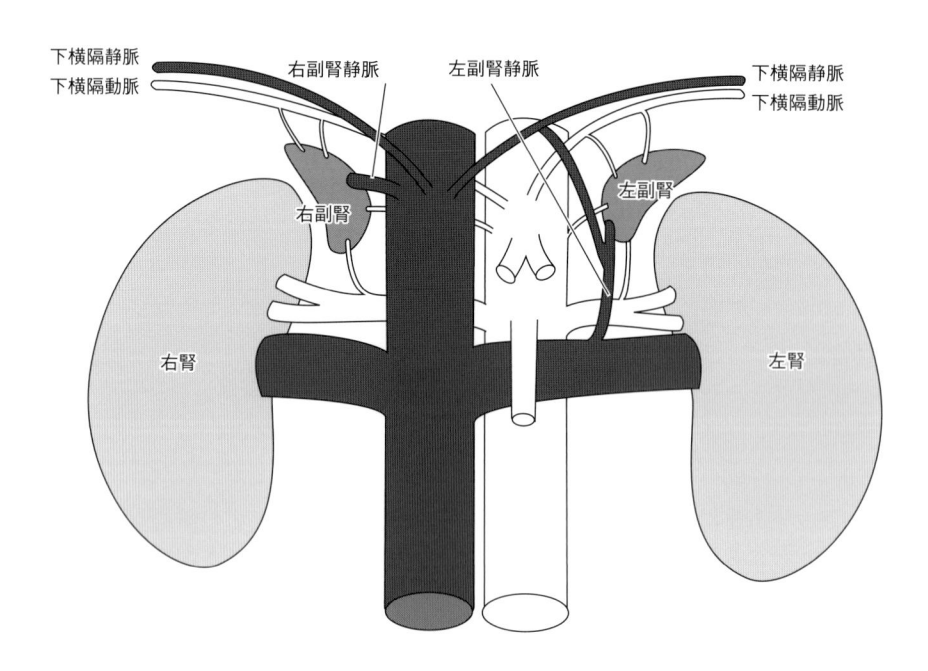

図3-2-3 副腎周辺の血管走行 解剖学書では下横隔動脈，腹部大動脈，腎動脈よりそれぞれ上・中・下の副腎動脈が流入することになっているが実際の手術では動脈を意識することはほとんどない．左副腎静脈は下横隔静脈と連絡していることも多く，処理の際には注意が必要である．

を通し，リンパ管網を右側と同様に処理する．性腺静脈が確認できない場合は先に結紮切断した腎動脈の腎臓側断端を鑷子で引き上げた際に持ち上がってくる線維性組織（リンパ管網）を切開し腎静脈を確認する．左では必要に応じて副腎静脈，性腺静脈を処理し，右側と同様の手順で二重結紮して切断する．

3. 副腎摘除の際の血管処理(図3-2-3)

　副腎の主要血管は上・中・下の3本の動脈と副腎主静脈である．ただし，動脈はきわめて細く，実際の手術場面では動脈として認識されないことも多い．現実的には副腎主静脈を処理し，副腎周囲を少しずつ剥離していく単純な操作になる．なお，左側では副腎主静脈が下横隔静脈と連続していることが多く，副腎主静脈を処理した後に手荒に剥離するとこれを損傷して思わぬ出血をみることがあるので注意する．なお，副腎主静脈は腹膜面と腎周囲脂肪との間を走行することを知っておくとその位置の同定が容易となる．

3-3 男性の鼠径部から外陰部の血管走行

1. 外陰部の血管走行 (図3-3-1〜3-3-3)

　外陰部の血管処理が必要になるのは膀胱全摘の際の尿道摘除，陰茎癌の陰茎部分切除などである．外陰部の動脈血行はそのほとんどを内陰部動脈に依存している．尿道摘除の際には尿道球部に流入する尿道球動脈を処理することになる．血流が豊富であり，また深い部分での操作になるのでていねいに処理しないと出血量増加の原因になる．

　陰茎への動脈も内陰部動脈の枝であり，陰茎動脈から尿道球動脈，海綿体動脈，陰茎背動脈へと分枝する．陰茎部分切除の際にはこれらの位置関係を認識しておく必要がある．

　陰茎からの静脈は陰茎背静脈から陰部静脈叢（いわゆる背静脈群）へと向かい，その後，前立腺被膜静脈，内陰部静脈へと連なっていく．陰部静脈叢は骨盤部の静脈の集約点の1つになっているため，確実に処理しないと大量出血の原因になる．特に内陰部静脈との交通枝は骨盤壁内を複雑に走行するため止血が困難な場合がある．

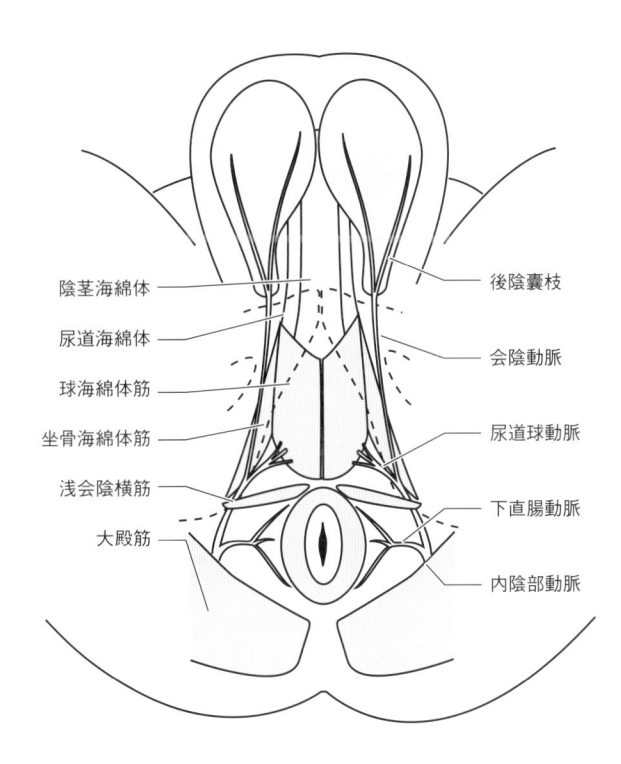

図3-3-1　男性会陰部の動脈走行　陰茎・陰嚢は内陰部動脈から主な血流を得ている．泌尿器科手術で処理を加える可能性があるのは尿道球動脈だけであるが，これが内陰部動脈から分岐していることを知っておくと全体的な理解がしやすい．なお，尿道球動脈の近傍から陰茎背動脈が分岐するが，尿道摘除の際にこれをみることはないのでこの図では省略してある．

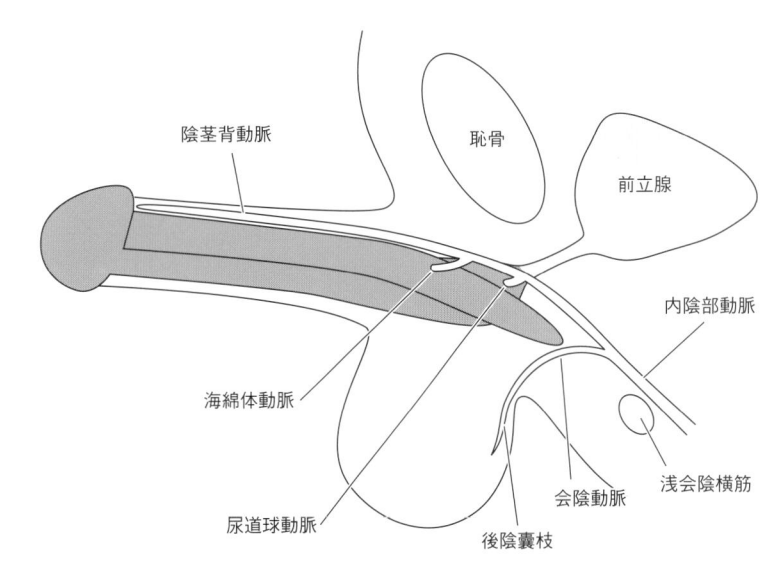

図3-3-2　陰茎周辺の動脈走行　すべて内腸骨動脈の枝である内陰部動脈から分岐する．

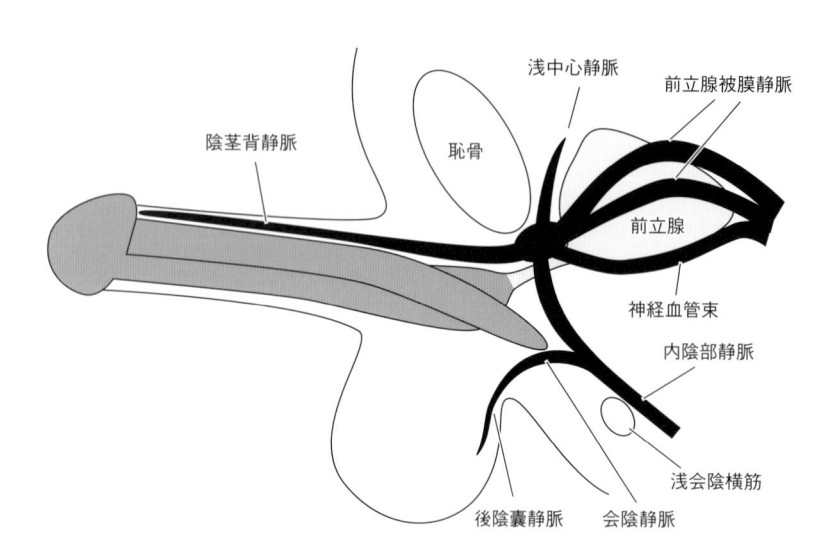

図3-3-3 陰茎周辺の静脈走行 恥骨の裏(膜様部尿道周辺)で会陰静脈叢として集約し，前立腺被膜静脈，神経血管束，内陰部静脈の3ルートを通り最終的にはすべて内腸骨静脈に流入する．

2. 大腿部の血管走行(図3-3-4)

　鼠径リンパ節郭清の際に遭遇する主要な血管は大腿静脈からの分枝であり，大伏在静脈分岐付近の大腿静脈ないし大伏在静脈から分岐して放射状に大腿部，外陰部，下腹部へと分布する．静脈走行は変異が多く，それぞれの名称を覚える必要はないが，その存在を頭に入れて血管処理を効率よく行うのが手術のコツである．なお，外陰部動脈は大腿動脈から直接分岐し，大腿静脈の前面ないし後面を走行して外陰部へと向かう．

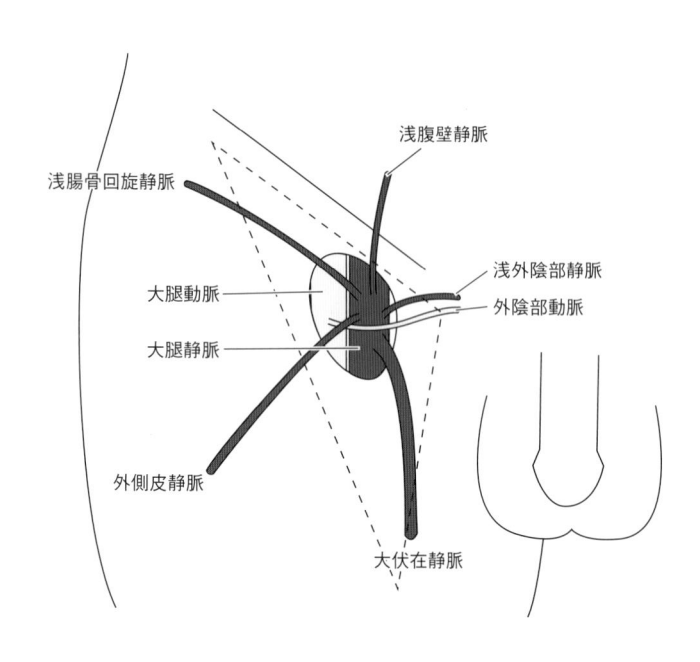

図3-3-4 大腿部の血管走行 大伏在静脈の起始部周辺から主に4方向に静脈枝が出る．静脈の変異は多いが大まかな血管分布を頭に入れておくと迷いなく操作を進めることができる．大腿動脈から分岐する外陰部動脈にも注意する．

column　よりよい手術をするためのアドバイス3

不測の事態に対して…

　臓器損傷，大血管損傷，大量出血，…手術はいつも危険と隣り合わせです．危険な状況を乗り切るための最大の対策は冒険をしないことです．あらかじめイメージトレーニングをして予測される事態に対する準備を十分行ってからひとつひとつの操作を確実にこなしていきます．たとえば，前立腺全摘での静脈叢の操作においては，操作を加える部分の周辺で血管群の縫合止血をして血流の大半を遮断しておくことで，たとえ出血がみられても落ち着いて対応できるレベルにとどめることができます．

　次に大事なのは，危険の芽を早い段階で摘み取ってしまうことです．ボヤのうちなら簡単に消火できますが，火が広がってしまえば手に負えなくなるのと同じです．わずかな出血でもそれを放置して複数の部分から出血するようになると，得てして止血困難な状況となります．面倒なようでもこまめに対応して手術の展開を立て直すことにより結局は無駄の少ない安全な手術を行うことができるのです．

　自分がどの剝離面を操作していてその周辺がどのような構造になっているかを理解しておくことも大変重要です．臓器損傷のほとんどは剝離面を正しく把握できていないことが原因と考えられます．剝離の指標となる膜構造は断崖絶壁の存在を教える標識のようなもので，これを壊さないように，ていねいな剝離を行うことで安心して手術を進めることができます．また予期せぬ事態が生じても膜構造を頼りにして何が起こったかを的確に判断することができます．

　しかしながら，事前に予測はしていたとしても，緊急事態が生じると胸は高鳴り，頭の中は後悔，焦り，恐怖などのよくない感情で一杯になり，冷静な判断が難しくなります．日頃から不測の事態は起こるものとして，いかなる事態でも冷静な判断が下せるように心を訓練しておく必要がありますが，とりあえずは冷静さを取り戻すための時間をかせぐのが賢明です．最低限必要な応急処置をほどこし，あとは深呼吸しながら自分の感情の嵐が収まるのを待ちます．

　いついかなる場合も個人の責任追及は無用です．自分であれ他人であれ責任を押しつけてそれを責めても何の解決にもなりません．特に周囲の人間のせいにするのは簡単ですが，スタッフの調和を乱して事態をより深刻なものにしてしまうだけです．いかなる事態も必ず相応の原因があり，それを客観的事実としてとらえて最善の解決法を探すことが肝要です．

　冷静さが戻ったら，事態が生じる前の状況を思い出します．どのような術野で，どのような操作が行われたかを客観的な目でつぶさに検証します．事実関係をはっきりさせることで原因を絞り込みます．次に事態がどの程度のものであるかを見定めます．自分だけで回復できるか，手を変えたほうがよいか，さらなる応援医師は必要か，他科の助けは必要かなどをよく考えます．後悔や恥などの感情は全く必要ありません．事態を好転させることだけを考えて判断を下します．

　冷静さを保ち無事に難局を乗り越えることができたら，それだけ自分が磨かれたことになります．思わぬ事態は，上手に対処すれば自分の成長に大きく貢献します．手術が終わってからはいつも以上に仔細に手術内容を検討し，詳細に記録を残すようにします．自分を卑下する必要は全くありません．うまい，下手と言ったところで所詮たいした違いはありません．良かれ悪しかれ自分の経験の中で積み上げたものを次の世代につなげていけばそれでよいのです．

　起こった出来事は誠実に患者さんご本人，ご家族に告げます．時には怒りや落胆の感情をぶつけてくることもあるでしょう．それは当然のこととして正面から受け止めます．あなたが自分の力を最大限に発揮して，誠意をもって行ったことなら引け目を感じることはありません．くよくよ嘆いてみても益はありません．何が悪かったかを検証し，それを未来に生かすことで償うべきです．

4

臨床解剖学的知識に基づいた主な泌尿器科手術の実際

　第1〜3章まで手術操作の手掛かりとなる臨床解剖学的事項を解説したが，ここではわれわれの行っている主な泌尿器科手術の流れを紹介する．文章を読まなくてもイラストを見るだけで大体の流れが理解できるように，個々のステップを省略することなく可能な限り細かく示してある．これまでの内容を地図とするならば，ここからはドライブのモデルルートのようなものであり，ここに示された術式どおりに手術を進める必要はない．それぞれの術者が自ら体得した臨床解剖学的知識をもとに，自分に最適な旅のルート（術式）を工夫していただきたい．

　内視鏡の補助については結論から言えば必ずしも必要はないと考える．**術野の照明さえ十分にとれれば内視鏡の使用なしに低侵襲手術を完遂することは十分可能である．**後腹膜臓器の手術では深部での操作が多いため，時として他の手術器具と干渉し，術者の視野の妨げになる場合もある．また現状では腹腔鏡手術のように内視鏡画面だけを見ながら操作を進めるのは困難な場合が多い．したがって，内視鏡の使用にこだわらず，必要に応じて使い分けるなど柔軟に対応するのが最善の策と考えられる．ただし，内視鏡には介助看護師などの周辺スタッフが手術の経過を観察できるのでよりスムーズな手術が行えるという利点はある．また，手術操作を記録することができるため，自分の手技を後日確認してその後のスキルアップの材料にできるという利点もある．

Atlas of urologic surgery based on surgical anatomy

4-1 前立腺全摘術

骨盤の底にあり豊富な静脈叢に囲まれる前立腺の摘出は難易度の高い手術である．根治性だけでなく術後の尿禁制，勃起機能の保持にも配慮しなければならないため，臨床解剖に基づいたきめ細かい対応が必要となる．皮膚切開は7 cm程度，手術時間は骨盤リンパ節郭清を含めて2時間半から3時間，出血量は尿を含めて平均900 mL程度，自己血輸血，同種輸血もほとんど必要ない．

1．術前準備

手術前日の夕方に下剤（プルゼニド®2錠など）を内服させ，当日朝より絶食，グリセリン浣腸®にて腸管内を空虚にしておく．

2．腹壁切開

(1) 体位と必要な皮膚切開長

前立腺全摘は仰臥位ですべての操作を行っている．必要と感じれば腰枕を使用してもよい．皮膚切開は標準的な体型であれば7 cm前後で十分である（図4-1-1）．伸縮性に富んだ皮膚は小さな切開とし，強固な腹直筋筋膜を十分長く切開するのがコツである．ただし小切開にこだわる必要はなく，術者の技量，患者さんの体型により調節することに何の問題もない．大切なのは解剖学的構造を十分理解してていねいに手術を進めることである．小切開は低侵襲の1つの側面にすぎないのであり，切開創を延長することでよりていねいでスムーズな操作ができるのであればトータルでみた場合の侵襲はむしろ低いものとなる．

(2) 腹壁切開の手順

皮膚切開から骨盤展開までの腹壁切開は単純なようであるが，複数の膜構造を越えて異なる

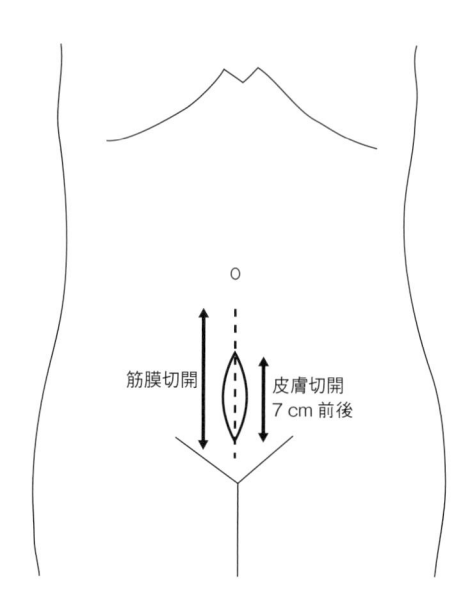

図4-1-1　小切開前立腺全摘での皮膚切開

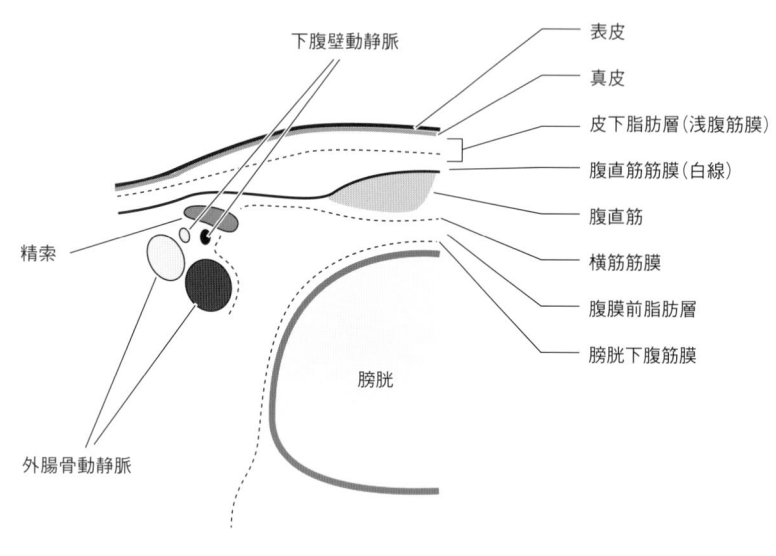

図4-1-2　下腹壁の層構造

剥離層を次々と進む操作は，膜の層構造を確認しながら操作を進める訓練のよい材料となる．実際の切開の流れは①〜⑦のようになる（図4-1-2〜4-1-7）．

①表皮切開（円刃メス）
②真皮切開（電気メス）
③皮下脂肪組織切開（電気メス）
④浅腹筋膜切開（電気メス）
⑤腹直筋筋膜表面の露出（鉤による牽引など）
⑥腹直筋筋膜正中（白線）切開（電気メス）：恥骨〜臍下近くまで
⑦横筋筋膜切開（メッツェンバウム）

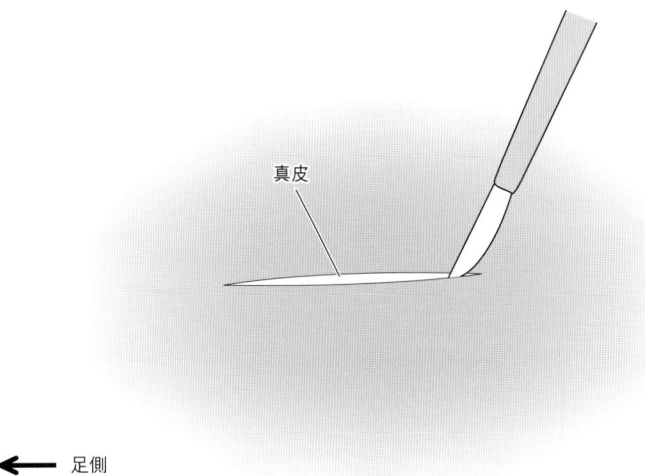

図4-1-3　表皮切開（円刃メス）

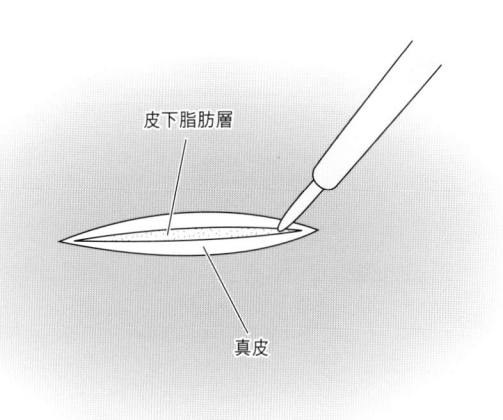

図4-1-4　真皮切開（電気メス）

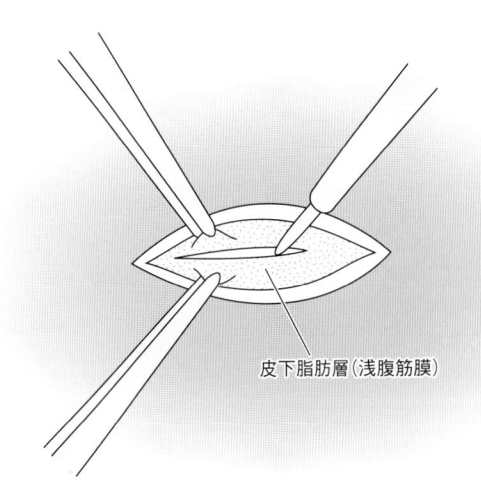

図4-1-5　皮下脂肪組織切開（電気メス）　途中，筋膜様に厚くなった皮下組織（浅腹筋膜）に遭遇する．腹直筋筋膜と誤らないようにする．

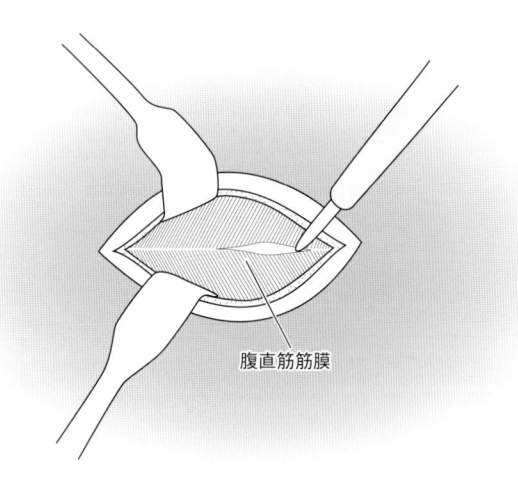

(3) 術野の展開

術野展開のための剝離面は膀胱下腹筋膜と横筋筋膜の間であり，横筋筋膜の内面に沿ってこれをなぞるように広げていくのがコツである（図4-1-8）．

図4-1-6　筋膜切開（電気メス）　脂肪組織を圧排して腹直筋筋膜表面を広く露出する．腹直筋筋膜正中（白線）がわかりにくい場合，筋膜線維の走行などを参考にする．恥骨上から臍下近くまで大きく切開する．

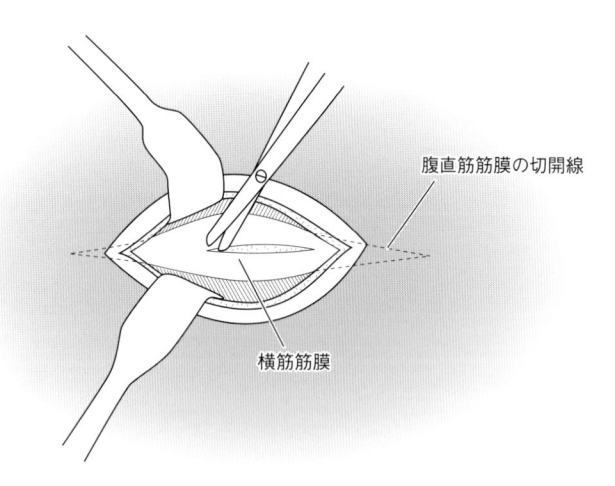

図4-1-7　横筋筋膜切開（メッツェンバウム）　腹膜前脂肪を覆う薄い膜を確認して切開する．

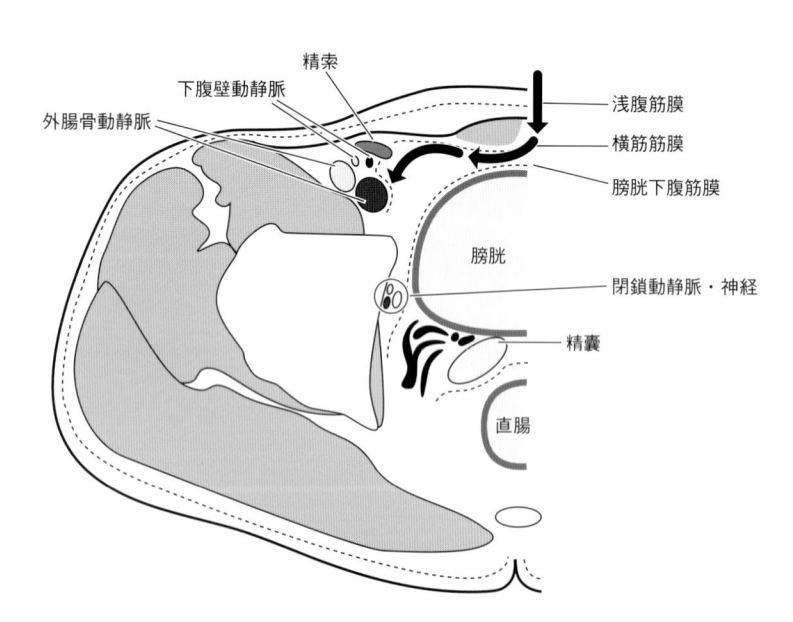

図4-1-8　骨盤展開　横筋筋膜を同定し，その内面に沿って鈍的に剝離すると一気に展開できる．横筋筋膜の外側で剝離すると下腹壁動静脈がむき出しとなりこれを損傷する可能性がある．

この層には脂肪組織(腹膜前脂肪)が存在するがその厚さには個人差がある．脂肪が厚い症例では脂肪層表面と横筋筋膜との間を剝離することになるが，この場合も横筋筋膜の内面をたどっていくことでスムーズに展開できる．剝離にあたってはまず膜構造が比較的強固な足側から開始する(図4-1-9)．

　外腸骨静脈の位置を想定し，そこに向かって剝離を進めていくのは骨盤リンパ節郭清(4-2参照)と同様である．腹直筋内面を走行する下腹壁動静脈が同定できれば，これをその近位に追いかけるように剝離を進めることで自然と目的の位置(下腹壁動静脈の起始部)に到達する．精索(これも膀胱下腹筋膜に包まれていると考えてよい)と外腸骨静脈の間を分け入るように剝離(図4-1-10)すれば術野は大きく展開され十分な操作腔を得ることができる．なお，内鼠径輪部で精索を剝離しておくことで術後の鼠径ヘルニアの発症を軽減することができる(図4-1-11)．

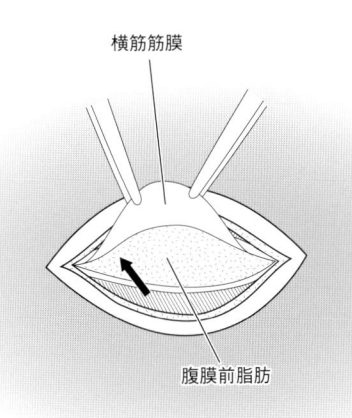

図4-1-9　骨盤展開の開始点　膜構造が比較的強固な足側から開始する．腹膜前脂肪と横筋筋膜との間を横筋筋膜の内面に沿って(矢印)剝離する．

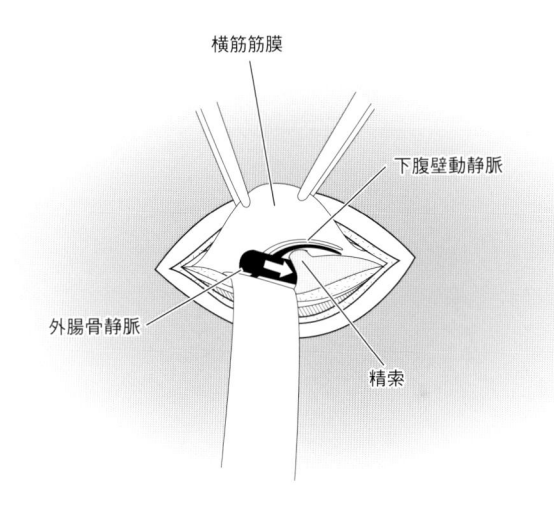

図4-1-10　頭側への展開　下腹壁静脈を同定しそれを起始部へと追いかけ外腸骨静脈，精索を同定する．精索と外腸骨静脈の間(矢印)を鉤の牽引などの鈍的操作で大きく剝離する．

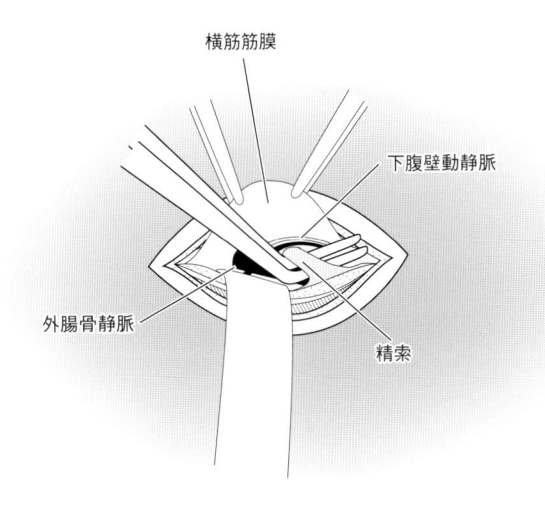

図4-1-11　精索剝離　内鼠径輪部で精索を剝離しておくことで術後の鼠径ヘルニアの発症を軽減することができる．

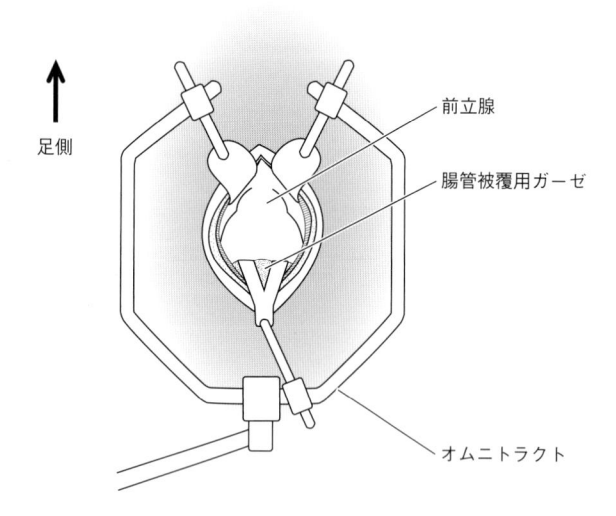

図 4-1-12　開創器具による術野の確保　3方向からの牽引で十分な術野が得られる．腹膜および腹腔内容が術野に干渉しないように腸管被覆用のガーゼで頭側方向をパッキングしておく．

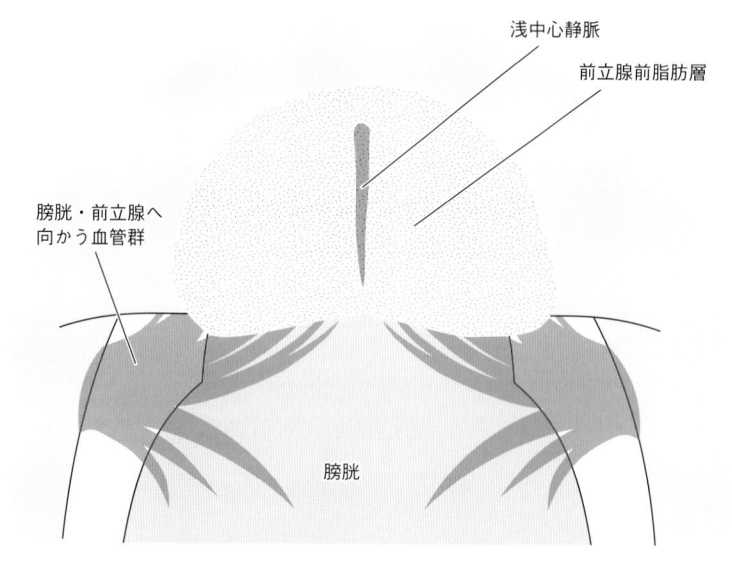

図 4-1-13　骨盤展開後の骨盤内景　前立腺は脂肪組織に覆われてその中を浅中心静脈が走行する．実際は膀胱から腹膜前面まで脂肪組織が連続している．

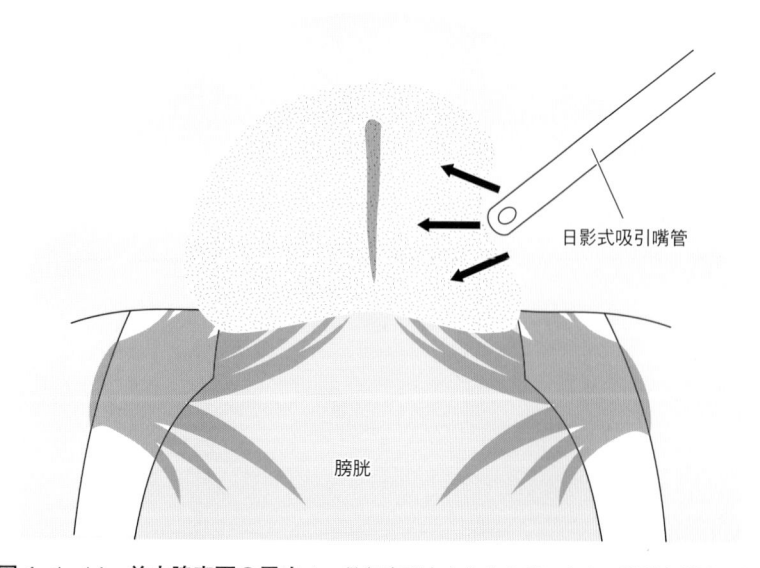

図 4-1-14　前立腺表面の露出 1　骨盤底側方から中心部に向かい脂肪組織を圧排する．

（4）術野の確保

助手の手による牽引では効率が悪いため固定型のリトラクタが必須である．われわれはオムニトラクトを用いており，3方向からの牽引で十分な視野が得られている（図 4-1-12）．円滑な手術のためには良好な操作腔を確保することがきわめて重要である．納得がいきストレスを感じない術野が得られるまで，時間をかけて何度でも固定し直すようにする．ここでいかによいスペースを確保できるかがその後の手術の難易度を大きく左右する．

頭側は腸管処置用の大きめのガーゼを折りたたんで前立腺周辺操作の最大の障害となる腹膜を包み込み，これを2爪型の鉤（マーシャル鉤）で抑え込んで牽引固定する．足側の2点は鞍状の鉤を用いているが，横方向ではなく下方（足側）に引く要素を強くすると視野が良好となる．なお創縁を上方に吊り上げるような形で鉤を固定してしまうと術野が相対的に深くなり操作が難しくなるため，極力水平方向へ牽引するようにしておく．

3. 前立腺腹側面脂肪組織の処理（浅中心静脈の処理）

前立腺の腹側面は通常比較的厚い脂肪組織に覆われており，これは腹膜前脂肪，フランクパッドと同じ層に存在する脂肪組織と考えられる（図 4-1-13）．いわゆる浅中心静脈がこの脂肪層の中を走行する．まず前立腺尖端部側方で脂肪組織をかき分けて内骨盤筋膜とこれに続く前立腺前面の膜構造を露出させ，そこから脂肪組織を正中方向に圧排して浅中心静脈へとまとめ上げていく（図 4-1-14，4-1-15）．

浅中心静脈は結紮，切断する（図4-1-16〜4-1-19）が，末梢側（尿道背面）に脂肪組織を多く残すと恥骨前立腺靱帯の取り扱いが難しくなるので注意する．

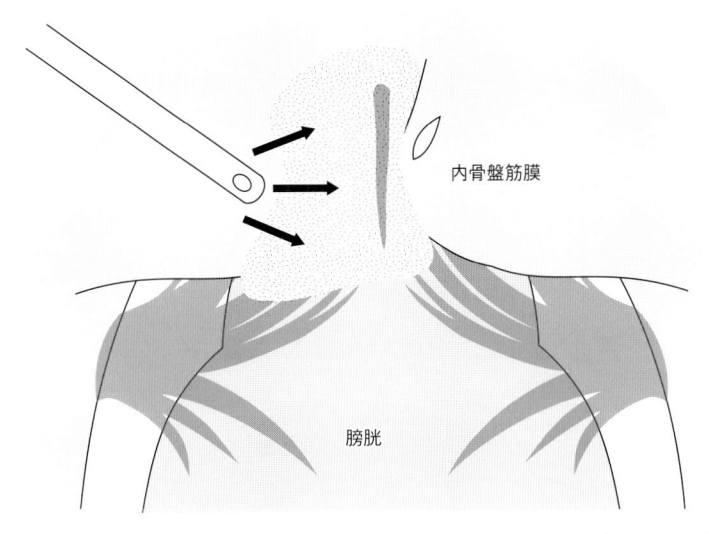

図4-1-15　**前立腺表面の露出2**　左側も右と同様に骨盤底側方から中心部に向かい脂肪組織を圧排する．

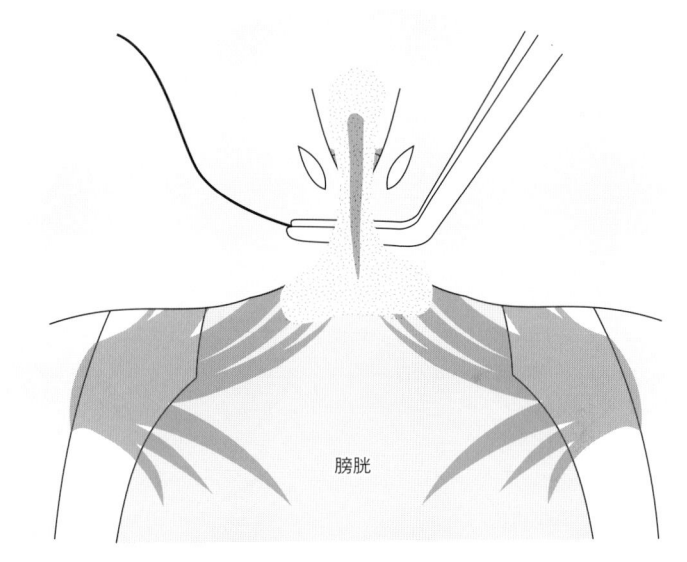

図4-1-16　**浅中心静脈の処理1**　浅中心静脈の裏で血管のない部分を選び，鉗子を通して結紮する．浅中心静脈は脆いので引き抜かないように注意する．

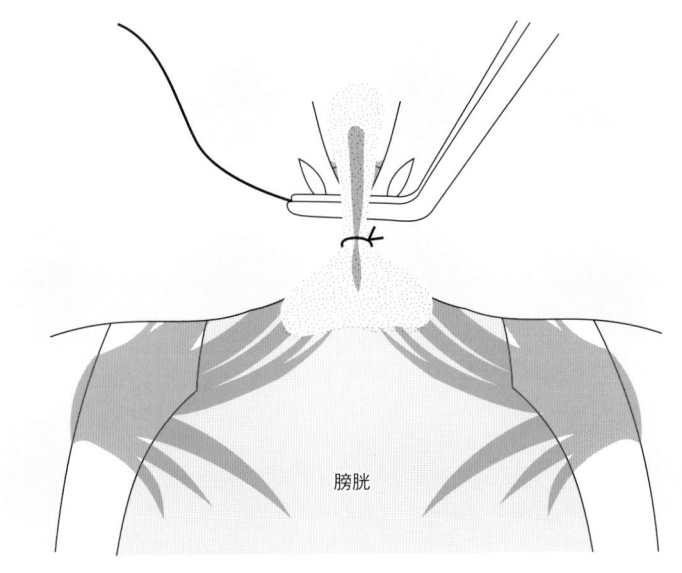

図4-1-17　**浅中心静脈の処理2**　同様の操作を遠位でも行う．

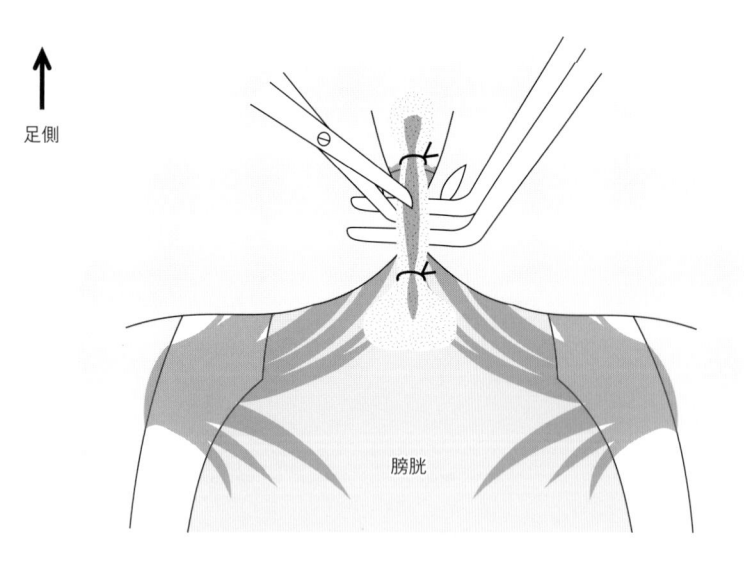

図4-1-18 浅中心静脈の処理3 2本の結紮糸の間で浅中心静脈を切断する.

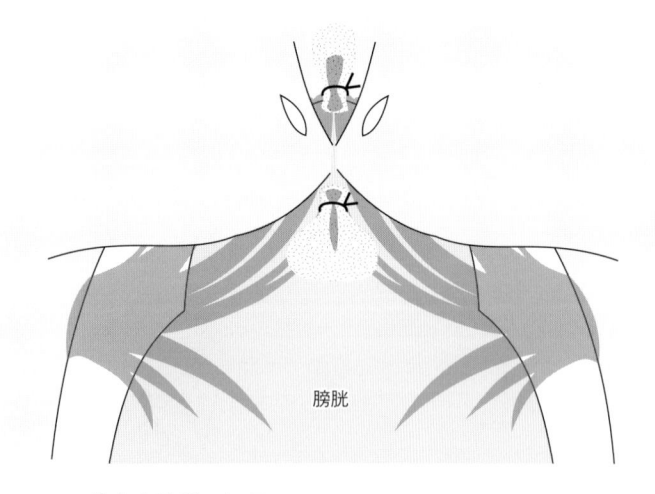

図4-1-19 浅中心静脈の処理4 浅中心静脈を切断すると内骨盤筋膜に覆われた前立腺が明瞭となる.

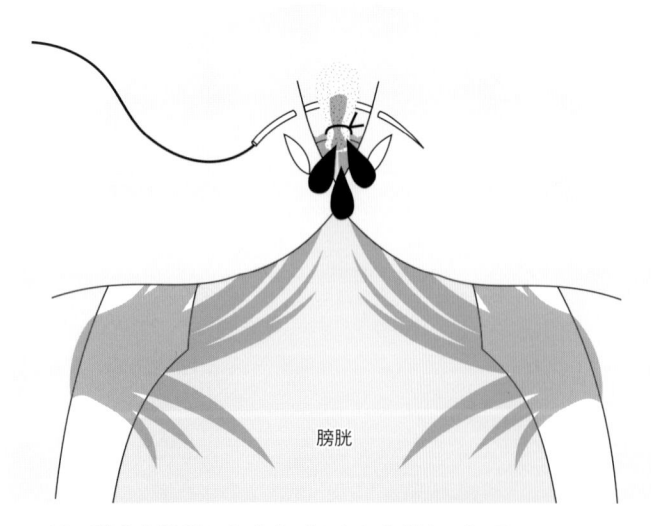

図4-1-20 浅中心静脈から出血がみられた場合の処理1 浅中心静脈が断裂して出血した場合,不用意に鉗子をかけると静脈損傷が広がり,止血が困難となる.浅中心静脈周辺の膜構造(恥骨前立腺靱帯ないし恥骨骨膜とともに運針し,埋め込むようにする.

また浅中心静脈周辺をていねいに処理しないと断裂してしまうのでていねいに取り扱う.浅中心静脈が断裂して出血した場合,不用意に鉗子をかけると静脈損傷が広がり,止血が困難となる.浅中心静脈周辺の恥骨前立腺靱帯ないし恥骨骨膜とともに運針し,埋め込むようにするとうまく止血できる(**図4-1-20, 4-1-21**).

4. 前立腺外側面—腹側面の露出

上記の術野展開により膀胱下腹筋膜(前立腺前面では lateral pelvic fascia)に被覆された膀胱,前立腺が露出されるが,前立腺はこの段階ではその大部分が骨盤底の隔壁構造(骨盤底筋)の中に埋まり込んでいると考えられる.したがって,まず前立腺の側面を剥離,展開し,前立腺の大半を術野に露出する.言葉を変えれば「前立腺を骨盤底から掘り出す」必要がある.

標準的に行われている内骨盤筋膜の切開は確保されたスペースの1層外側である骨盤底筋の層に入り,肛門挙筋筋膜が前立腺側に付着した状態で前立腺を処理する方法である.

一方,われわれは内骨盤筋膜を切開せずに肛門挙筋筋膜と前立腺(正確には lateral pelvic fascia)の間を剥離し,**骨盤底筋の層には入らないで前立腺周辺を処理する方法**をとっている(骨盤底筋膜群温存法).どちらのアプローチでも問題ないが,尿禁制に深く関係する筋構造,神経などの主体がこの層に存在する.また,時に大量出血の原因になる内陰部静脈などの血管が走行すると考えられる.したがって骨盤底筋膜群を温存して操作を終えることができれば尿禁制回復の向上,出血量の減少が期待できる.ただし,肛門挙筋筋膜と前立腺間は時に癒合しており,鈍的剥離が難しい場合は肛門挙筋の層に入ってしまったほうが安全な場合も多く,筋膜構造を温存することに固執する必要はない.

(1) 骨盤底筋膜群温存法

まず内骨盤筋膜の頭側，直腸と前立腺で形成される三角点でその折り返し部分を確認し，そのやや足側から始めて前立腺側面の静脈群の壁をなぞるように金属式吸引嘴管などで圧排する（図4-1-22～4-1-25）．慣れるまでは剥離の開始点の同定が難しいが，金属吸引管を前立腺の辺縁に沿って押し当てていると，やがて筋膜構造が少しずつ窪んでいくのがわかる．その陥凹点を少しずつ押し進めるとやがて正しい剥離面が展開されてくる．症例により簡単にはがれてしまう場合もあれば，癒合が強固ではがれにくい場合もある．もちろん筋膜温存にこだわらず，肛門挙筋側へ入っても問題ない．

この段階ではまだ恥骨前立腺靱帯が切断されていないので前立腺の腹側面は露出されていないが，尿道側方付近まで筋膜を温存したまま剥離を進めることができる．ただし前立腺尖部側方で神経血管束と背静脈の間に交通枝が存在する場合，これを損傷すると思わぬ出血をきたし，その後の操作が難しくなるので無理をしないようにする．なお肛門挙筋筋膜と内骨盤筋膜の移行部は稜線状に隆起して観察され fascia tendinous arch（武中ら）*と呼ばれている．

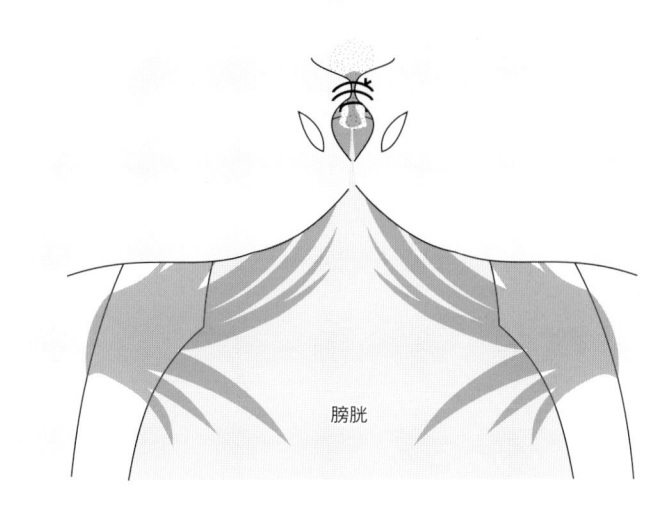

図4-1-21 **浅中心静脈から出血がみられた場合の処理2** 恥骨前立腺靱帯とともに浅中心静脈が縫合されたところ．

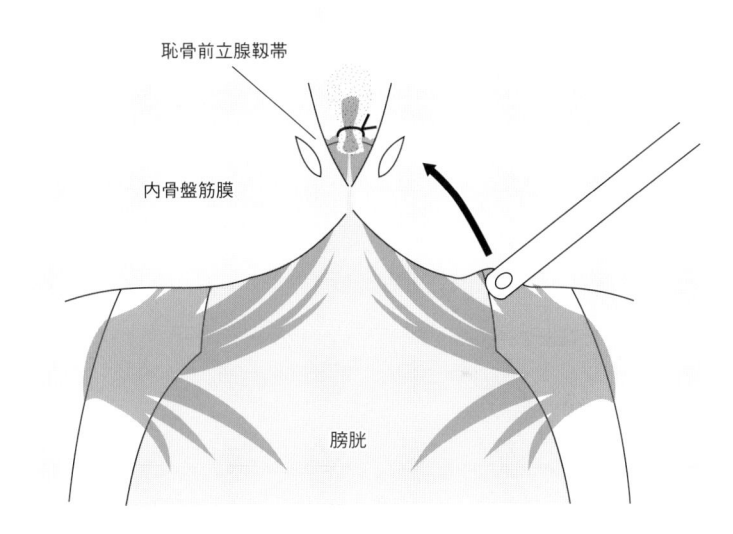

図4-1-22 **骨盤底筋膜群温存法による剥離1** 内骨盤筋膜の頭側でその折り返し部分を確認，そのやや足側から始めて前立腺側面の静脈群の壁をなぞるように金属式吸引嘴管などで圧排する．

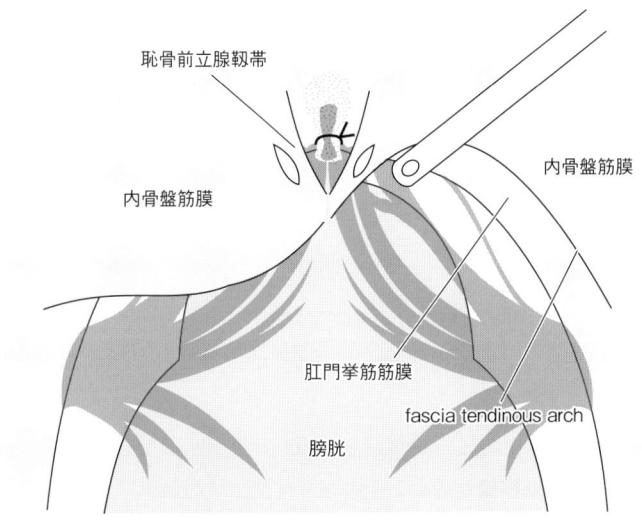

図4-1-23 **骨盤底筋膜群温存法による剥離2** 症例にもよるが，尿道側方付近まで筋膜群を温存したまま剥離することが可能である．

* Takenaka A, Hara R, Soga H, et al：A novel technique for approaching the endopelvic fascia in retropubic radical prostatectomy, based on anatomical study of fixed and fresh cadavers. BJU Int 95：766-771, 2005

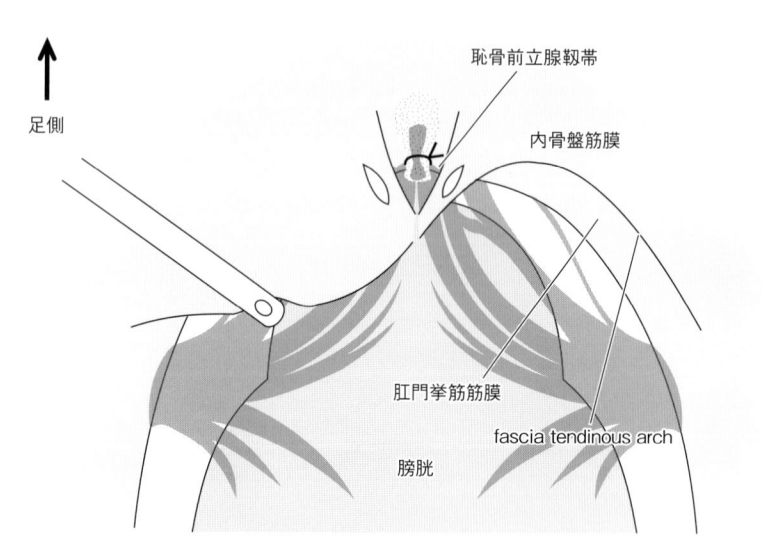

図4-1-24 骨盤底筋膜群温存法による剝離3 左側も右と同様に前立腺側面の静脈群の壁をなぞるように金属式吸引嘴管などで圧排する.

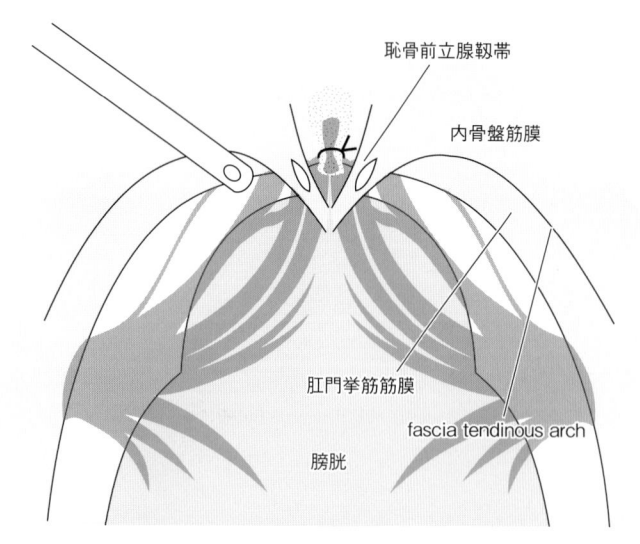

図4-1-25 骨盤底筋膜群温存法による剝離4 筋膜群の剝離が終了したところ.肛門挙筋筋膜と内骨盤筋膜の移行部は稜線状に隆起して観察されfascia tendinous arch(武中ら)といわれている.

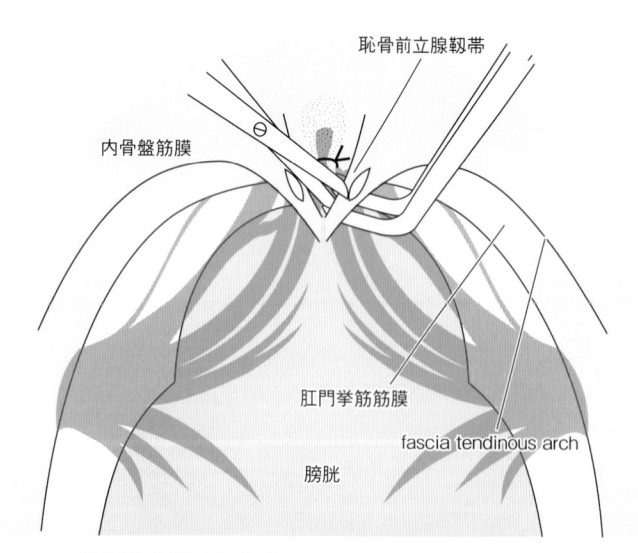

図4-1-26 骨盤底筋膜群温存法での恥骨前立腺靱帯処理1 恥骨前立腺靱帯の前立腺付着部を切開する.帯状ではなく立体的な膜の折り返し構造であるため簡単には鉗子は通過しない.静脈表面に沿って内側,外側から鉗子の開閉操作を行いすくいあげるようにする.

(2) 骨盤底筋膜群温存法での恥骨前立腺靱帯前立腺付着部の取り扱い

　第1章で述べたとおり,恥骨前立腺靱帯は独立した構造ではなく肛門挙筋筋膜と内骨盤筋膜の移行部(折り返し)が肥厚して靱帯様の構造を呈するようになったものと考えられる.恥骨前立腺靱帯の前立腺付着部は前立腺尖部背側にある線維筋組織の豊富な部分であり,おそらく括約筋機能に大きな役割を果たしているものと考えられる.実際に恥骨前立腺靱帯前立腺付着部を切開せずに背静脈群を収束結紮し,前立腺から背静脈群を切離すると明らかに術直後の尿禁制は向上する.しかし,尖部背側は前立腺癌の好発部位でもあり,発見される腫瘍容積が欧米に比して大きいわが国の現状では切除断端陽性率が上昇し,根治性を損ねてしまうことが懸念される.実際にわれわれの経験でも恥骨前立腺靱帯の前立腺付着部を切開し,背静脈群の切離面をより遠位にもっていくと,術直後の禁制はやや劣るものの切除断端陽性率は明らかに低下する.現状では**恥骨前立腺靱帯の前立腺付着部は切開して背静脈群を処理するほうが安全である**と考える.

　恥骨前立腺靱帯は帯状ではなく立体的な膜の折り返し構造であるため,簡単には鉗子は通過しない.静脈表面に沿って内側,外側から鉗子の開閉操作を行いすくいあげるようにする(**図4-1-26～4-1-28**).前立腺から少し離れた位置で筋膜と血管群との境界を見極め,鉗子を通し,これを中央へと滑らせてできるだけ前立腺に近い部位で切断すると血管損傷の危険が少ない.左も同様の操作をすると前立腺の尖部腹側面が露出され,いわゆる背静脈群も明瞭に確認することができるようになる.

(3) 内骨盤筋膜を切開する場合

　内骨盤筋膜を切開する場合は従来の標準開放手術の方法に準じる（図4-1-29～4-1-32）．この場合も前立腺の側面をなぞるようにして尿道近傍まで十分剥離する．剥離面が骨盤底筋膜群温存の場合の1層外側に出ることを十分認識して操作を行う．尿道周辺では前述の神経血管束と背静脈群の交通枝のほか，内陰部静脈へ向かって骨盤壁の筋層内を走行する静脈の存在にも十分な注意を払う必要があり，ていねいに取り扱わないとかなりの出血をきたす．この段階で尿道周辺から出血させてしまうと，その後の操作がきわめて難しくなるので無理はしないようにする．特に内陰部静脈との交通枝は止血縫合の支持となる硬い組織が周辺に存在しないため大量出血につながりやすい．

　肛門挙筋筋束は少なからず尿禁制に関係していると考えられるので，できる限り愛護的に取り扱い，尿道周辺の筋構造を壊さないようにする．

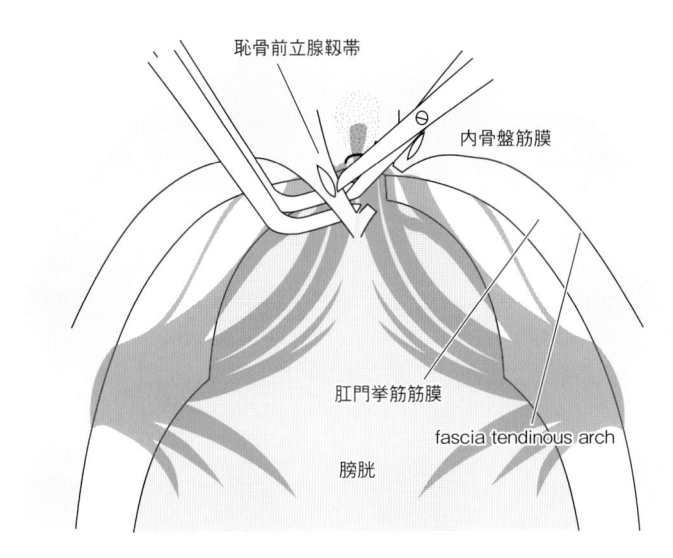

図4-1-27　骨盤底筋膜群温存法での恥骨前立腺靱帯処理2　左側も同様に恥骨前立腺靱帯を切断する．

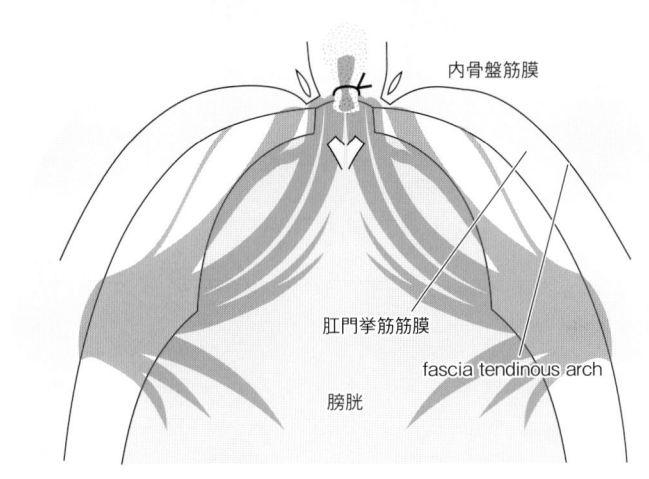

図4-1-28　骨盤底筋膜群温存法での恥骨前立腺靱帯処理3　恥骨前立腺靱帯前立腺付着部が切断されると前立腺尖部の血管群が露出され，その状況が明らかとなる．

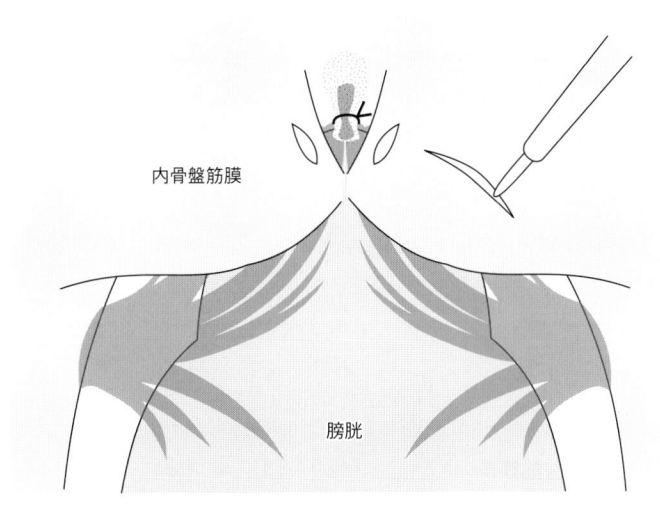

図4-1-29　内骨盤筋膜を切開する場合1　前立腺の前面外側を走行する静脈群（前立腺静脈叢）のやや外側で内骨盤筋膜を切開する．

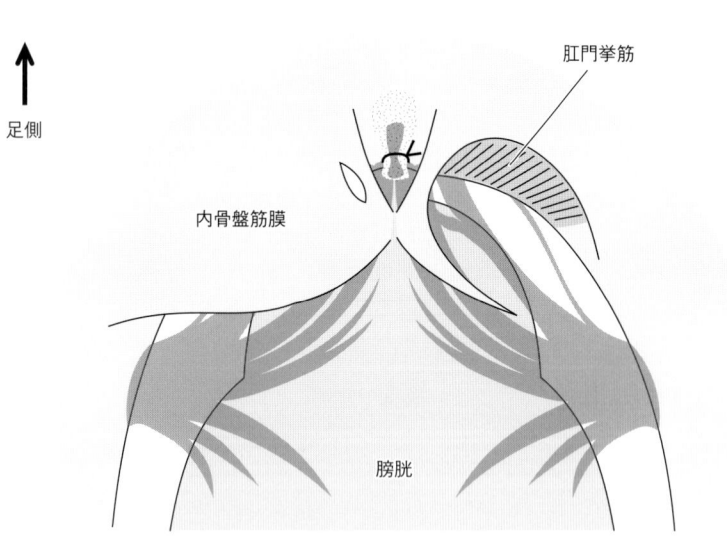

図4-1-30　**内骨盤筋膜を切開する場合2**　肛門挙筋筋束が確認されたら切開を恥骨前立腺靱帯の脇まで大きく広げる．

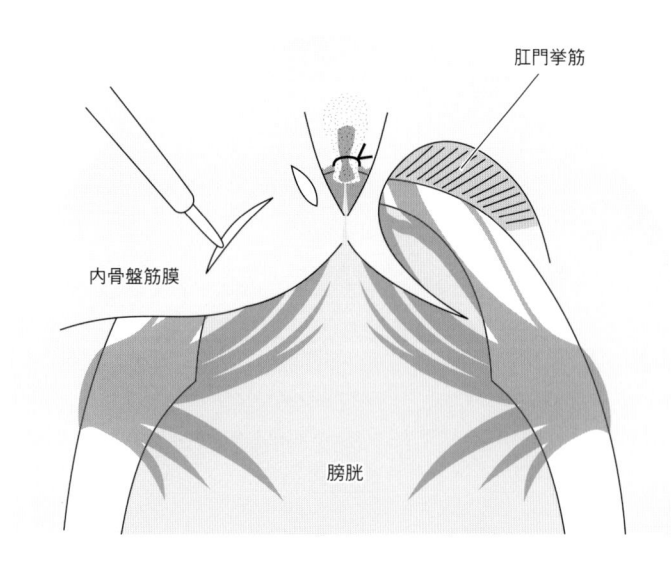

図4-1-31　**内骨盤筋膜を切開する場合3**　左側も同様に内骨盤筋膜を切開する．

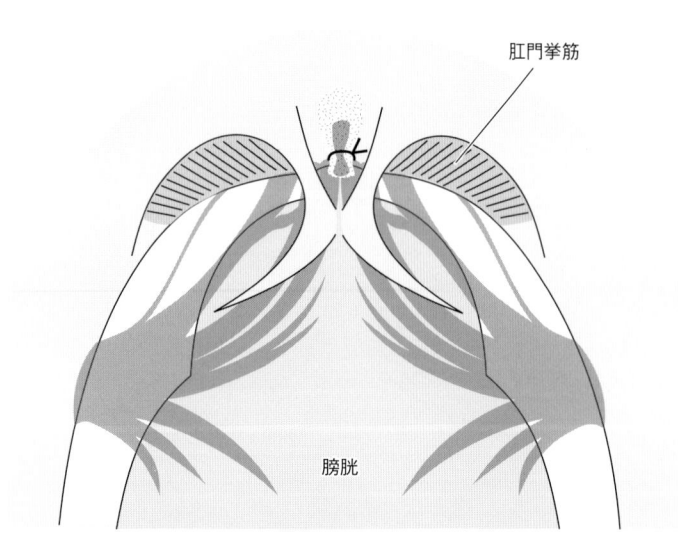

図4-1-32　**内骨盤筋膜を切開する場合4**　内骨盤筋膜の切開が終了すると前立腺尖部の状況が明らかとなる．尿禁制保持の観点から肛門挙筋筋束は可能な限り愛護的に扱う．

（4）内骨盤筋膜を切開する場合の恥骨前立腺靭帯前立腺付着部の取り扱い

　基本的には骨盤底筋膜群を温存する場合と変わりはない（図4-1-33～4-1-35）．ただし前立腺表面の静脈群と筋膜が剥離されていない状態なので，前立腺から少し離れた位置で切断するほうが安全と考えられる．恥骨前立腺靭帯が切断されると尿道周辺が大きく露出されその後の操作が容易となる．剥離面が骨盤底筋膜群温存の場合よりも1層外側に出ていることを自覚し，特に尿道側方の内陰部静脈への交通枝には十分な注意を払うようにする．

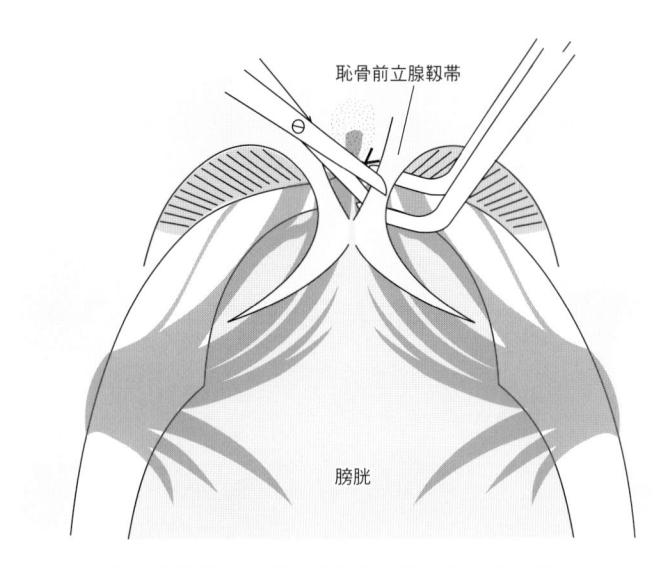

図4-1-33　内骨盤筋膜を切開する場合の恥骨前立腺靭帯の処理1　骨盤底筋膜群を温存する場合と同様であるが，静脈群と筋膜が剥離されていない状態なので前立腺から少し離れた位置で切断するほうが安全と考えられる．

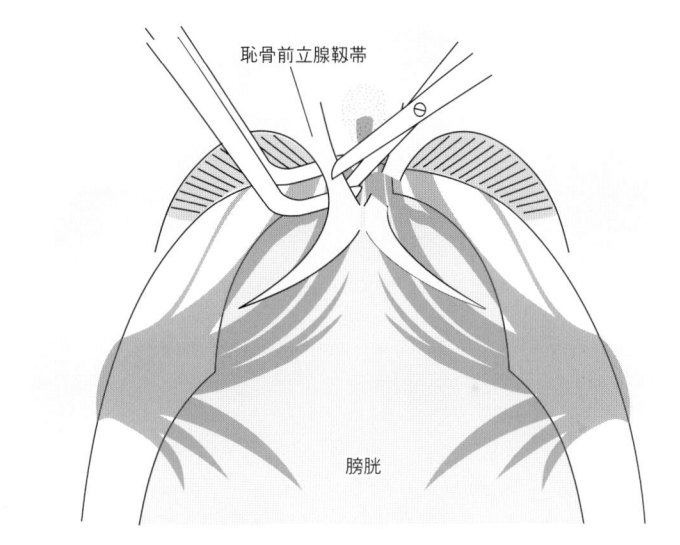

図4-1-34　内骨盤筋膜を切開する場合の恥骨前立腺靭帯の処理2　左側も右と同様に処理する．

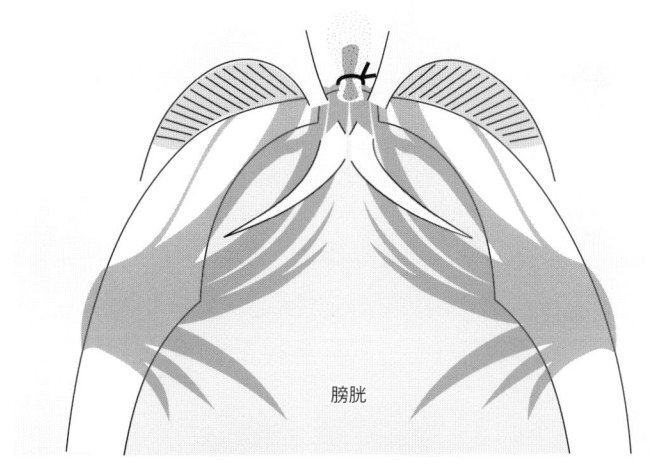

図4-1-35　内骨盤筋膜を切開する場合の恥骨前立腺靭帯の処理3　恥骨前立腺靭帯が切断されると尿道周辺が大きく露出されてくる．剥離面が骨盤底筋膜群温存の場合よりも1層外側に出ていることを自覚し，特に尿道側方の内陰部静脈への交通枝には十分な注意を払うようにする．

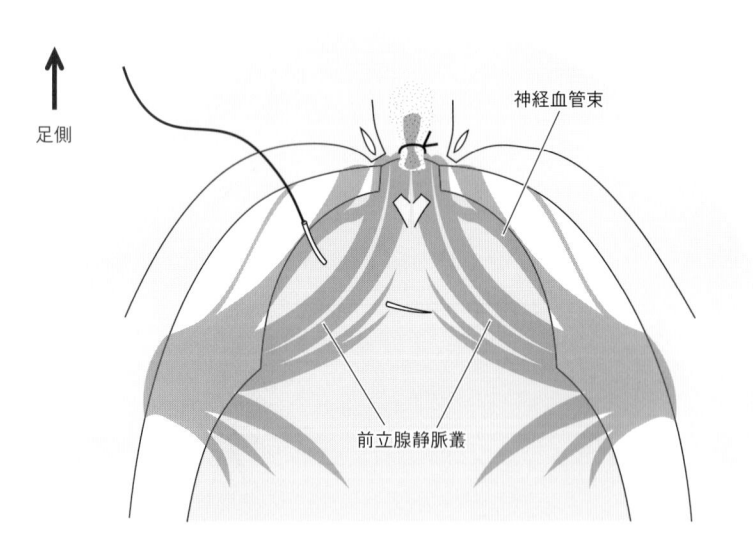

図4-1-36 前立腺静脈叢の止血縫合1 前立腺尖部への血流を減少させるため，早期の段階で前立腺静脈叢を止血縫合する．前立腺側面で神経血管束と前立腺静脈叢との間の血管が疎な部分を同定しそこから2-0針付バイクリルで大きく運針する．

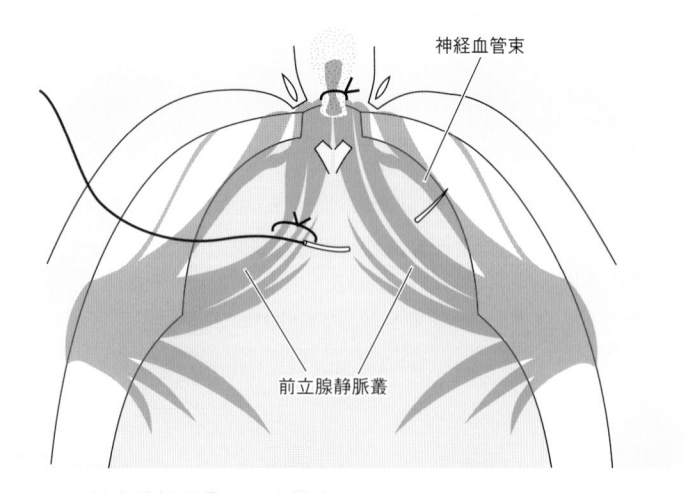

図4-1-37 前立腺静脈叢の止血縫合2 右側も同様に2-0針付バイクリルで止血縫合をおく．

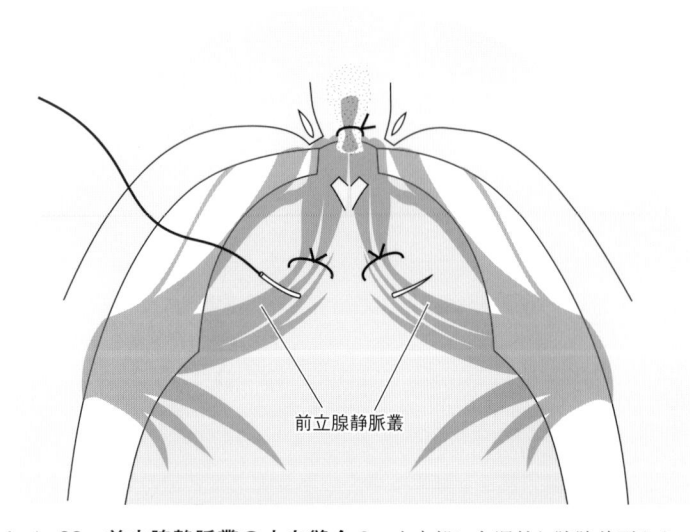

図4-1-38 前立腺静脈叢の止血縫合3 中央部にも運針し膀胱前面からの血流を遮断する．

5. 前立腺被膜静脈群の処理

　前立腺周辺の静脈叢は血流が多く怒張していること，複雑に枝分かれしていること，血管壁が脆いことなどから展開時の鈍的剝離だけでもかなりの出血につながることがある．根治性のあるていねいな手術を安定して行うためには出血をいかにコントロールするかがカギとなる．そのためには，①出血する前に手を打っておくこと，②軽度の出血でも放置せずにこまめに止血すること，の2点が肝要である．

(1) 前立腺静脈叢の収束縫合

　前立腺の側面が展開できたら前立腺周辺の血管走行の全貌を確認する．第3章で述べたように骨盤神経叢に伴って膀胱前立腺移行部の側面から豊富な血管群が流入する．その大半は前立腺の背外側を肛門挙筋筋膜に包まれるようにして前立腺尖部へと向かう．これが別名被膜静脈群とも呼ばれている血管群で，前立腺被膜と

lateral pelvic fascia（膀胱および腹膜前面を包む膀胱下腹筋膜と連続した膜構造）の間を走行する．従来 bunching と呼ばれてきたのはこの静脈叢を中央に引き寄せて止血縫合する操作である．

　もちろん bunching 鉗子を用いてもよいが，前立腺静脈叢は時として神経血管束内の静脈と交通しており，この交通枝が発達していると不用意な鉗子操作で出血をきたすことがある．特に尖部に近い部分では1度出血させると止血が困難になる．われわれは，やや手間がかかるものの静脈走行の全貌をよく観察し，まず膀胱頸部で側方から立ち上がる静脈群を3か所で止血縫合し，血管群がある程度寄ったところで静脈叢全体を bunching の要領で縫合する方法をとっている（図4-1-36〜4-1-40）．ほとんどの血管縫合を2-0針付バイクリルを用いて行っているが，必要に応じ3-0針付バイクリルを用いることがある．

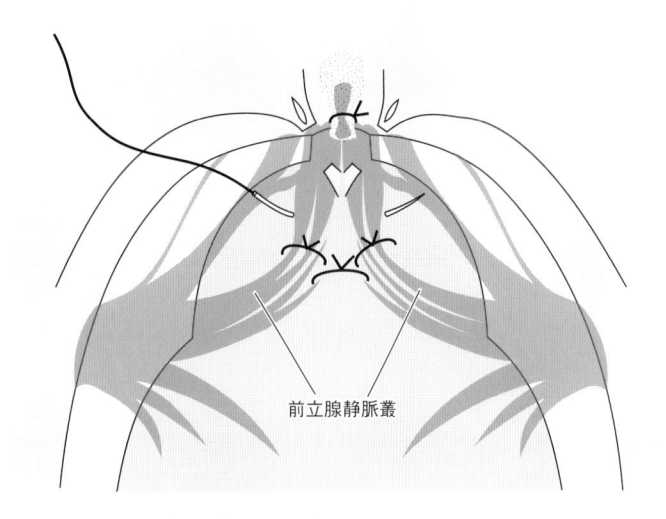

図4-1-39　前立腺静脈叢の止血縫合4　中央部に収束してきた静脈群を一括して縫合する．

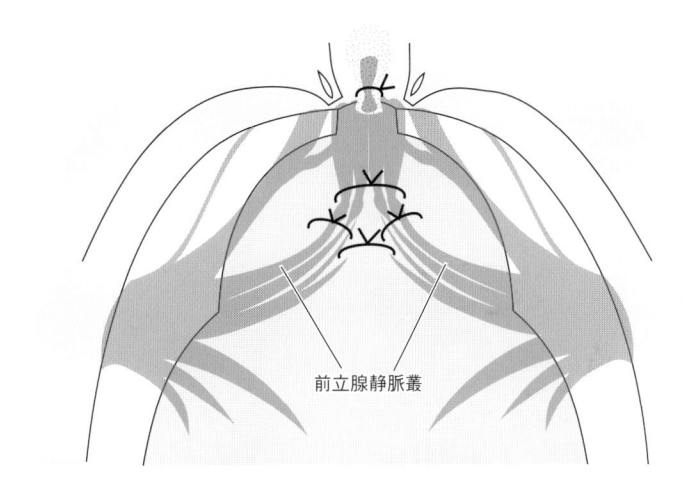

図4-1-40　前立腺静脈叢の止血縫合5　止血縫合が終了したところ．

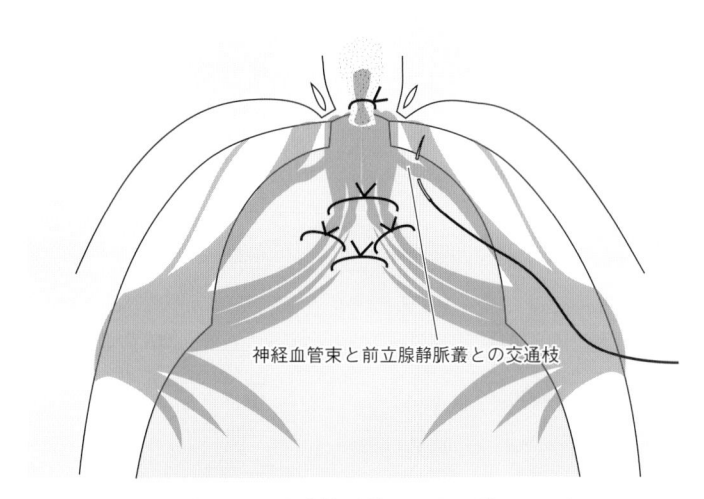

図4-1-41　神経血管束と前立腺静脈叢との交通枝の取り扱い1　背静脈群の処理に邪魔となる場合は3-0針付バイクリルであらかじめ止血縫合，可能であれば切断しておく．

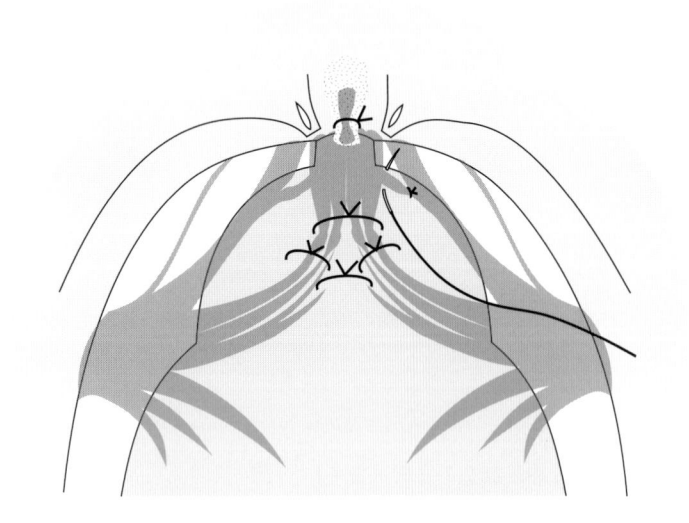

前立腺静脈叢と神経血管束の間に交通枝がある場合はできる限りこれを処理し，可能であれば切断しておくと尖部での止血操作が容易となり，出血の少ない良好な視野で前立腺尖部処理を行うことができる(**図4-1-41〜4-1-47**)．これは尖部での断端陽性率の減少，神経温存における勃起機能温存率の改善につながるものと考えられる．

図4-1-42　神経血管束と前立腺静脈叢との交通枝の取り扱い2　右側交通枝近位部の運針．

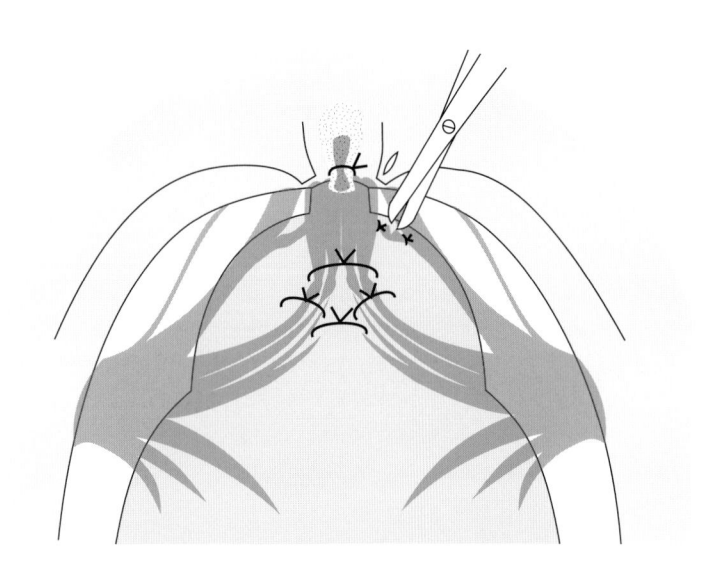

図4-1-43　神経血管束と前立腺静脈叢との交通枝の取り扱い3　右側交通枝の切断．

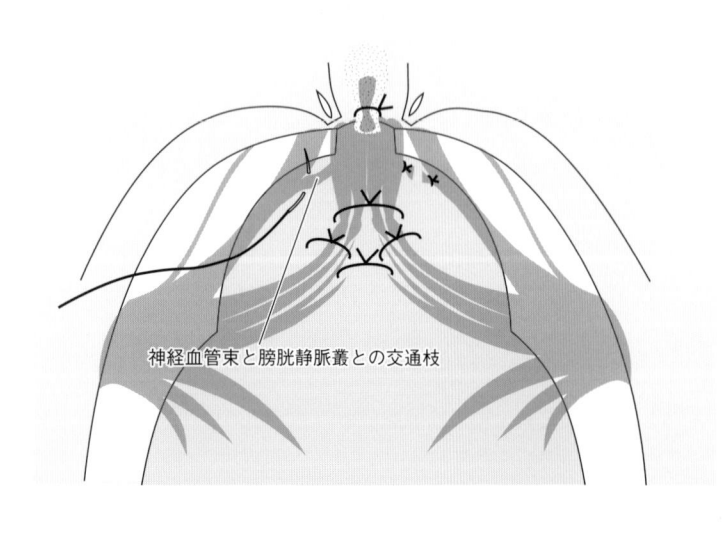

図4-1-44　神経血管束と前立腺静脈叢との交通枝の取り扱い4　左側．遠位部の運針．

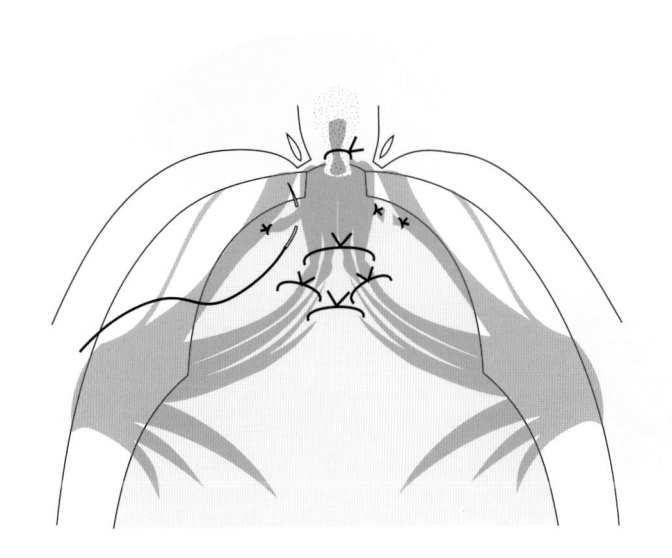

図 4-1-45　神経血管束と前立腺静脈叢との交通枝の取り扱い 5　左側，近位部の運針．

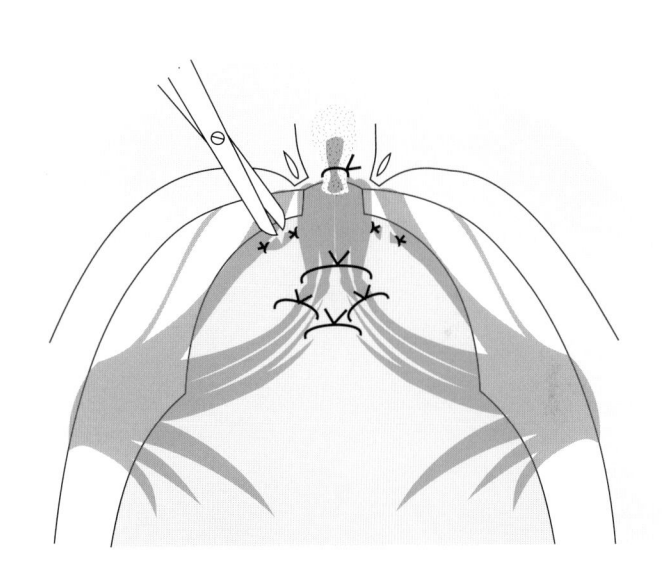

図 4-1-46　神経血管束と前立腺静脈叢との交通枝の取り扱い 6　左側交通枝の切断．

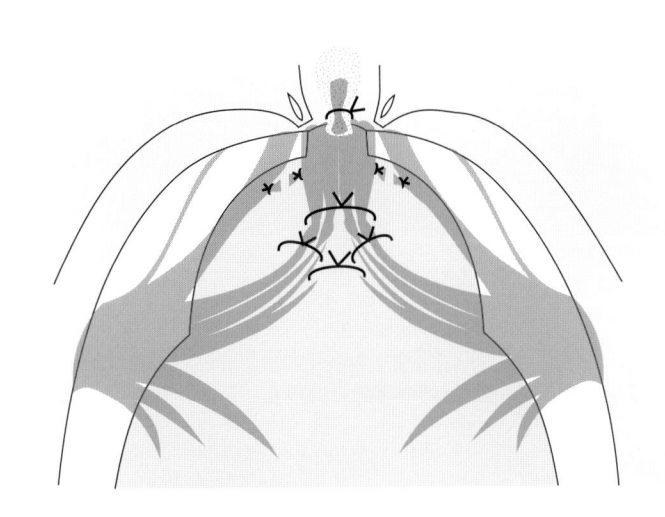

図 4-1-47　神経血管束と前立腺静脈叢との交通枝の取り扱い 7　両側交通枝の処理が終了，これにより背静脈群の処理が安全かつ容易となる．

足側 ↑

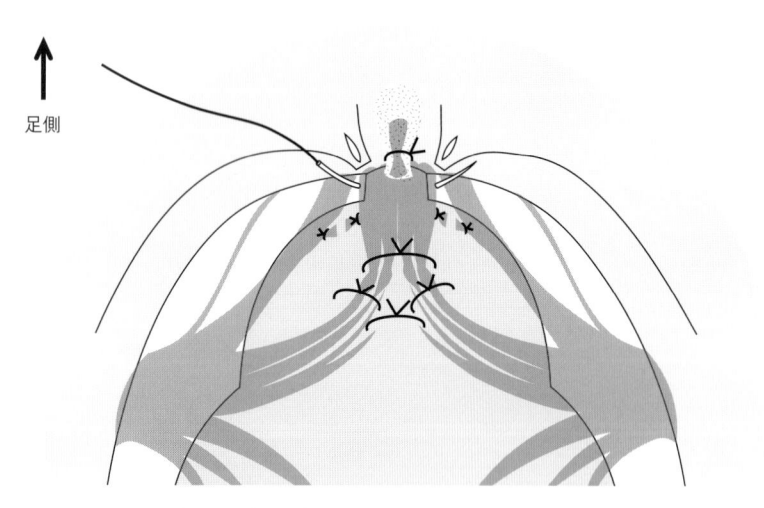

図4-1-48 背静脈群(DVC)の収束縫合 DVCの外側縁を同定し、2-0針付バイクリルでDVC全体を漏らさないように運針、縫合する。骨盤壁に平行に少し深めに運針するのがコツであるが、前立腺尖部と骨盤の間が狭く難しい場合はまずDVC表面を縫合し、DVCを少しずつ切断しながら運針、縫合を繰り返す。縫合糸の針は切らずに残しておき、断端からの止血に使用する。

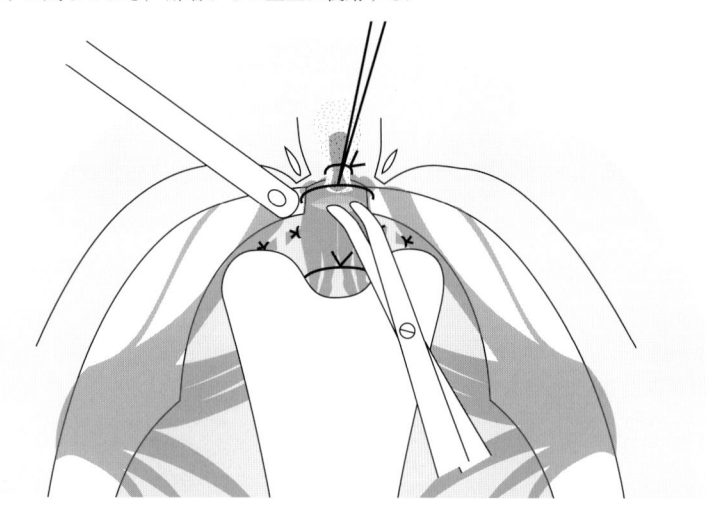

図4-1-49 背静脈群(DVC)の切断 二股形状のスパーテルにて前立腺を背側に押しつけながら頭側に牽引、尖部を展開しつつ先にかけた縫合糸の手前でメッツェンバウムにて少しずつDVCを切断する。吸引管で尿道の側方を展開、保持しておくと切断すべき方向が明瞭となり、前立腺尖部に切り込まずに根治性をもった操作が可能となる。

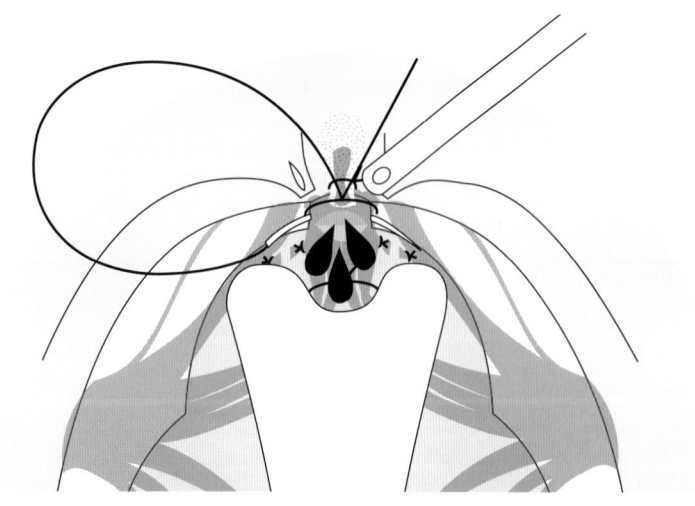

図4-1-50 背静脈群(DVC)切断端の止血縫合 出血がなくてもある程度DVCが切断された段階で断端を縫合しておくと出血を最小限に抑えることができる。多めの出血がみられた場合、慌てずに吸引管の先でDVC遠位を圧迫し視野を確保しつつ、断端を縫合する。

(2) 背静脈群(DVC)の切断および止血処理

まずはDVCの遠位部を2-0針付バイクリルで縫合する(図4-1-48)。根治性を担保するために、遠位部の縫合糸は極力前立腺から離すようにする。状況によっては1度DVCを縫合した後にさらに奥にもう1度運針してもよい。DVCの末梢は単純に陰茎方向に走行するのではなく、扇型に広がって一部は横方向に向かい内陰部静脈と交通する。DVC遠位部の運針の際にはこの横方向への静脈を逃さないように心がける。DVC周辺からの大量出血のほとんどはこの横方向へ広がる静脈枝を損傷したために起こると考えられる。一度出血させてしまうと運針による止血が困難となるので細心の注意を払って取り扱う必要がある。なお遠位部にかけた糸の針は切らずに残しておいてDVC切断端

からの出血を止血縫合に使用する．

DVCの近位部，遠位部の運針が終了したらその間をメッツェンバウムで少しずつ切離していく（図4-1-49）．二股形状のスパーテルを前立腺尖部にかけて前立腺を頭側かつ背側方向に牽引しDVC部を展開すると操作しやすい．DVCは一気に切断せず，断端からの出血の状況を見ながらていねいに操作を行う．

断端から出血がみられたら放置せず先にかけておいた遠位の縫合糸を用い断端を止血縫合する（図4-1-50）．DVCを5～10 mmほど切り込んだところで前立腺の実質に向かって正中を走行する比較的太い静脈に遭遇することが多く，これを確実に止血縫合する（図4-1-51）．

同部を越えれば尿道前面まで血管はほとんどない（図4-1-52，4-1-53）．

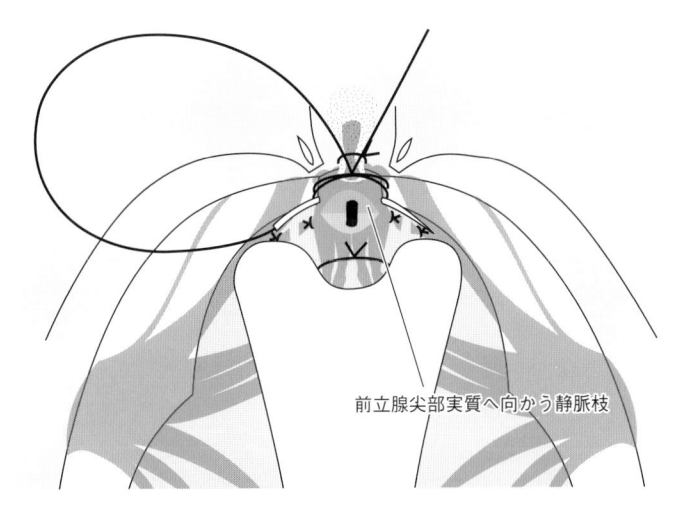

図4-1-51 背静脈群（DVC）切断端深部の止血縫合 DVCを5～10 mmほど切り込んだところで正中に前立腺実質へ向かう比較的太い静脈が現れるのでこれを確実に縫合止血する．

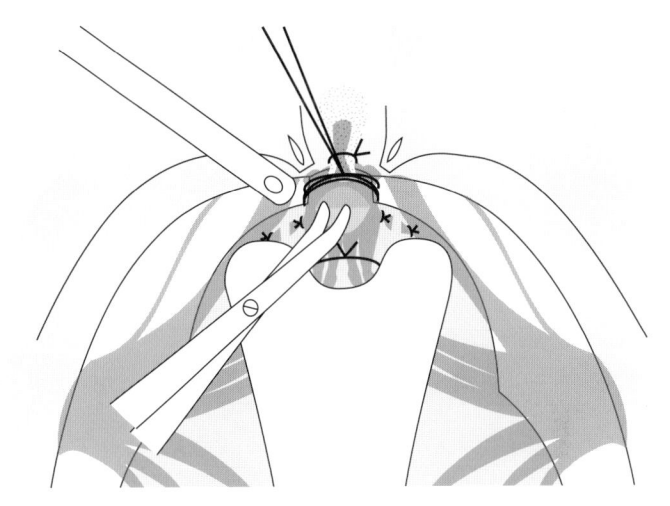

図4-1-52 背静脈群（DVC）深部の切断 浅部と同様に吸引管で前立腺尖部を展開しながら切り進める．必要があれば遠位断端の止血を繰り返す．

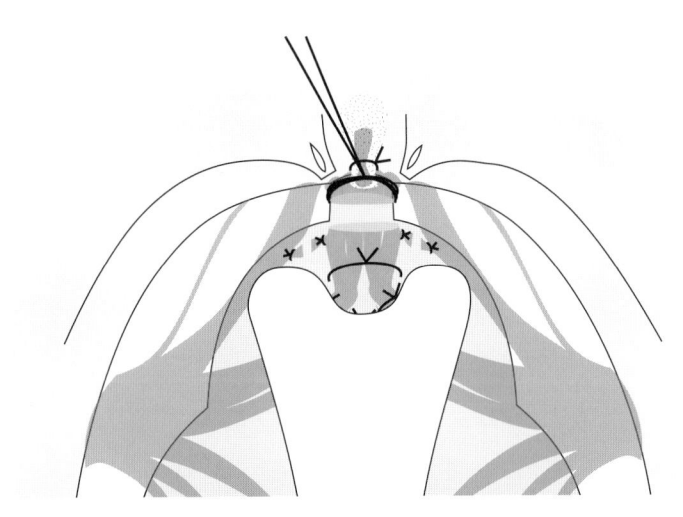

図4-1-53 背静脈群（DVC）深部の切断終了 切断時の抵抗感が減り，軟らかい尿道周辺組織が現れるとDVC（血管と尿道背側の線維筋組織の複合体）の切断が終了する．ていねいに処理すればほとんど出血させることなく処理を終えることができる．

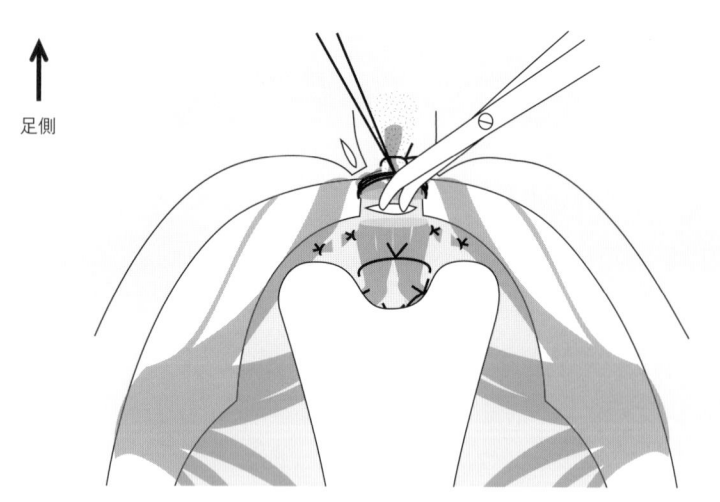

図 4-1-54　尿道前壁の切開　DVC の切断が終了したらカテーテルの触感を頼りに尿道前壁を切開する．展開が悪いようであれば尿道側方前立腺被膜(前立腺尿道移行部)を切開する．この際，近接する神経血管束に切り込むと思わぬ出血をみることがあるので無理はしないようにする．

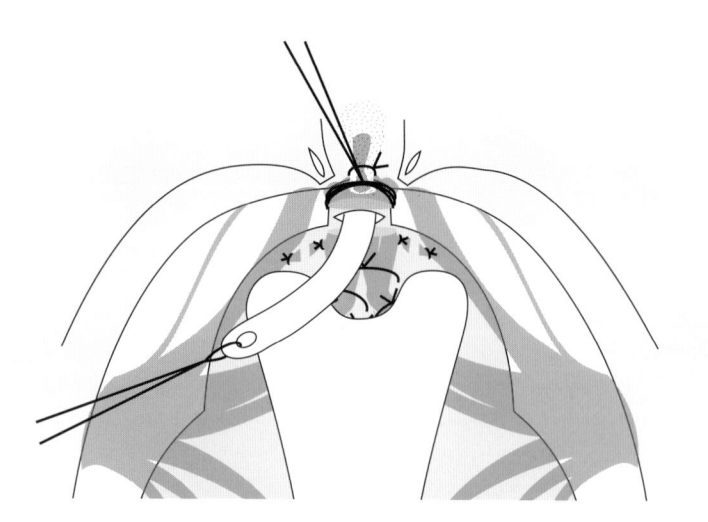

図 4-1-55　尿道留置カテーテルの取り出し　切開した尿道前壁よりカテーテルを取り出し，その先端に 1-0 絹糸を縫合しておく．これはその後の尿道膀胱吻合糸の運針の際に役立つ．

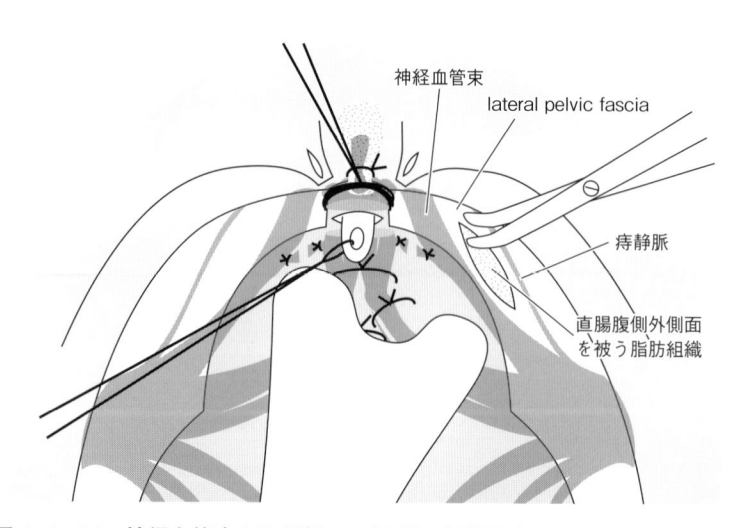

図 4-1-56　神経血管束の取り扱い 1(右側：神経温存しない場合)　神経血管束の外側，痔静脈の内側の血管が疎な部分で lateral pelvic fascia を切開し，直腸腹側外側面を被覆する脂肪層を露出する．痔静脈の外側を切開してしまうと剝離面が直腸の外側に向かってしまうので注意を要する．

尿道の前面が露出されたらこれを切開し(図4-1-54)，カテーテルを取り出す(図4-1-55)．カテーテル先端に 1-0 絹糸を結びつけ鉗子で把持，カテーテル本体は尿道方向へ少々引き抜き，術野に出ないようにしておくとその後の操作がしやすい．

尿道側方の神経血管束は神経温存をしない場合には切断することになるがこの時点で切り込んでしまうと止血が難しいので損傷しないように注意する．もし神経血管束から出血がみられたら 3-0 針付バイクリルで縫合するか，血管クリップにて一時的に止血しておいて操作の邪魔にならないようにする．DVC が切断されると前立腺の可動性は増し，尖部側方が大きく展開されるので，次の神経血管束の処理が容易となる．

6. 神経血管束の処理

(1) 海綿体神経を温存しない場合

神経血管束内の血管は膀胱前立腺移行部側方で骨盤神経叢伴行血管群から分岐して前立腺・直腸間を走行，尿道側方で少し広がって骨盤外へと出る．その外側には直腸の表面を走行する痔静脈が走行する(図 4-1-56)．

前立腺の遠位部，神経血管束と痔静脈の間でlateral pelvic fasciaを切開し直腸前面の脂肪組織を露出する（図4-1-56, 4-1-57）．次いでこの脂肪組織を選り分けると直腸表面が露出するので，その表面に沿って脂肪組織を神経血管束とともに前立腺方向に手繰り寄せる．神経血管束を直腸表面から十分剥離した後，膀胱前立腺移行部，尿道側面の2点で神経血管束を縫合する（図4-1-58〜4-1-60）．深い部分であり，通常の持針器では運針が困難であり，われわれはマニセプスを用いて縫合している．この止血縫合により以後の操作での前立腺尖部での出血は大幅に減少する．

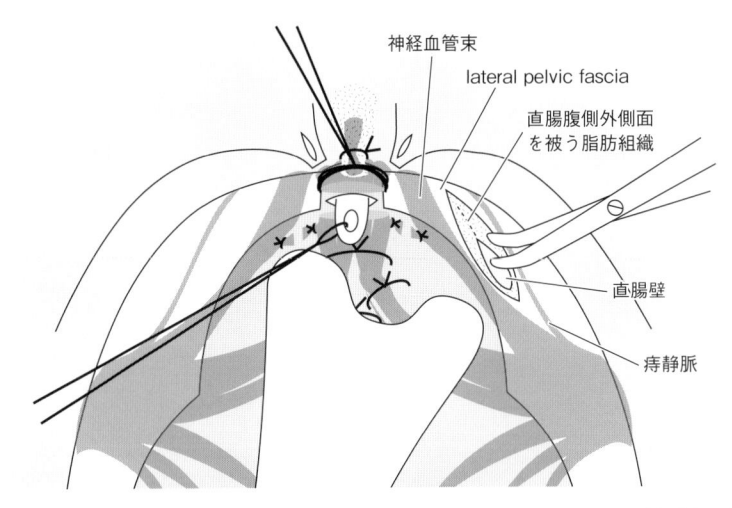

図4-1-57　神経血管束の取り扱い2　露出された直腸腹側外側面を被覆する脂肪層を切開し圧排すると光沢をもった滑らかな直腸壁が現れる．ここで直腸を損傷する可能性はまずないので恐れずに直腸壁が確認されるまでしっかり展開するようにする．

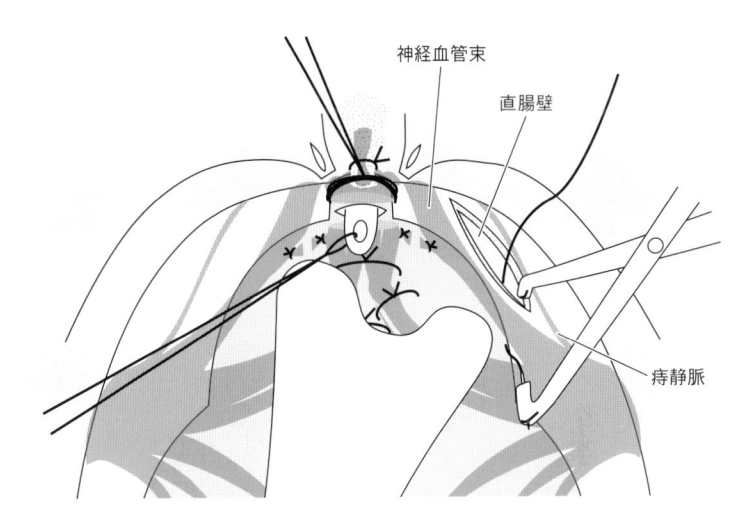

図4-1-58　神経血管束の取り扱い3　直腸壁が十分広く露出されたら神経血管束の近位部をlateral pelvic fascia, 直腸前脂肪層とともに縫合する．これで神経血管束の血流のほとんどが遮断されその後の処理が容易となる．小切開の場合，通常の持針器では操作が難しいのでマニセプスを使用している．

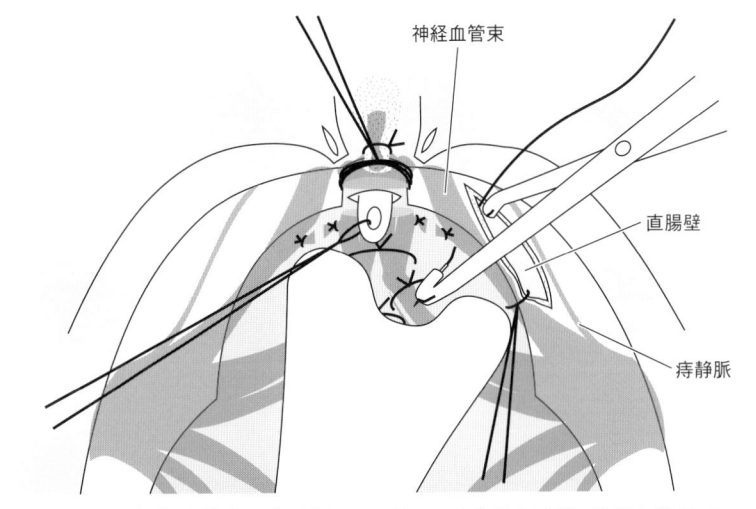

図4-1-59　神経血管束の取り扱い4　続いて遠位部も同様に神経血管束，lateral pelvic fascia, 直腸前脂肪層をまとめてマニセプスにて縫合しておく．

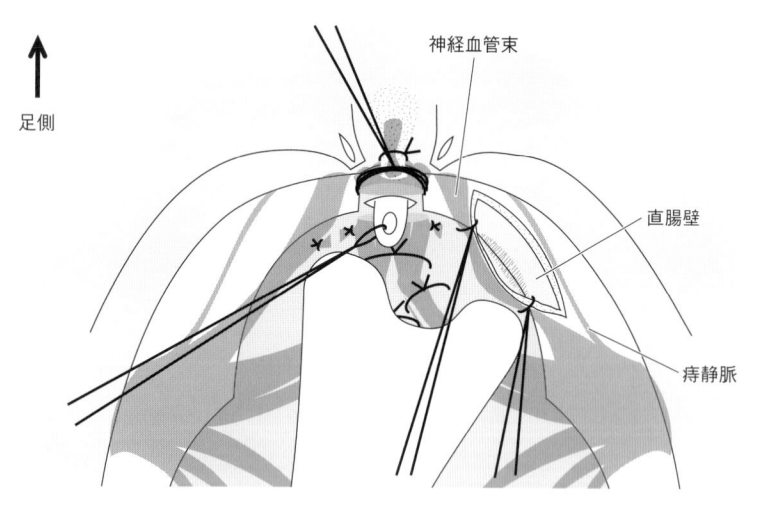

図4-1-60 直腸・前立腺間への側方アプローチ1 神経血管束を縫合した糸を牽引すると直腸と前立腺の境界が明瞭となる．直腸前立腺間は膜状の線維性組織により癒合している．

その後止血に用いた縫合糸を牽引しつつ，前立腺直腸境界を露出（図4-1-60），同部を強彎曲のメッツェンバウムにて切開し，前立腺・直腸間の疎な剝離腔（safe zone）に入る（図4-1-61）．

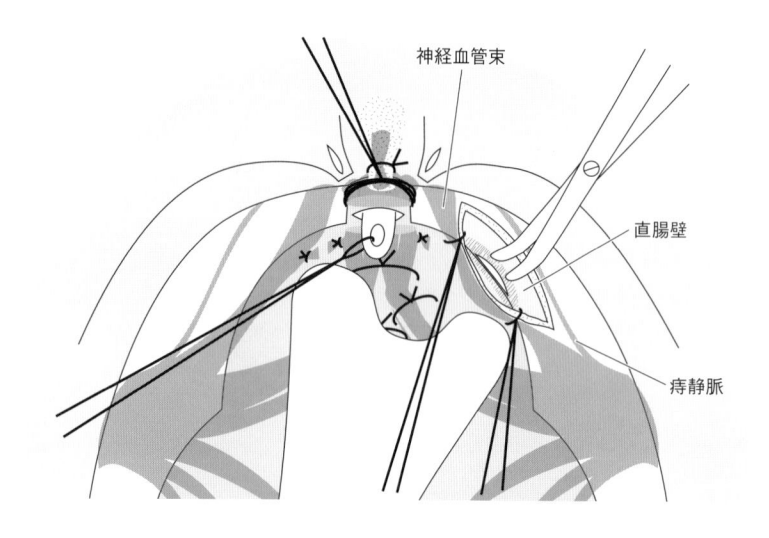

図4-1-61 直腸・前立腺間への側方アプローチ2 直腸前立腺間の膜状癒合組織を切開する．大きく展開するのが難しい部分であり，われわれは強彎曲のメッツェンバウム（通称大曲メッツェン）を使用している．直腸損傷を恐れて前立腺側に切開点が寄ると，前立腺被膜を損傷し剝離面が前立腺側にずれてしまう．1度剝離面がずれてしまうと正しい面に戻るのは困難な場合がある．メッツェンバウムの感触を頼りにして固く触れる前立腺のやや外側を切開するようにし，前立腺に切り込まないように心がける．この部分では直腸壁が厚いので直腸を損傷する可能性はほとんどない．癒合組織の内側の直腸前立腺間はオープンスペース（第2章で説明したいわゆる safe zone）となっており，正しく切開がなされると吸い込まれるようにメッツェンバウムの先端が直腸前立腺間へと進んでいく．

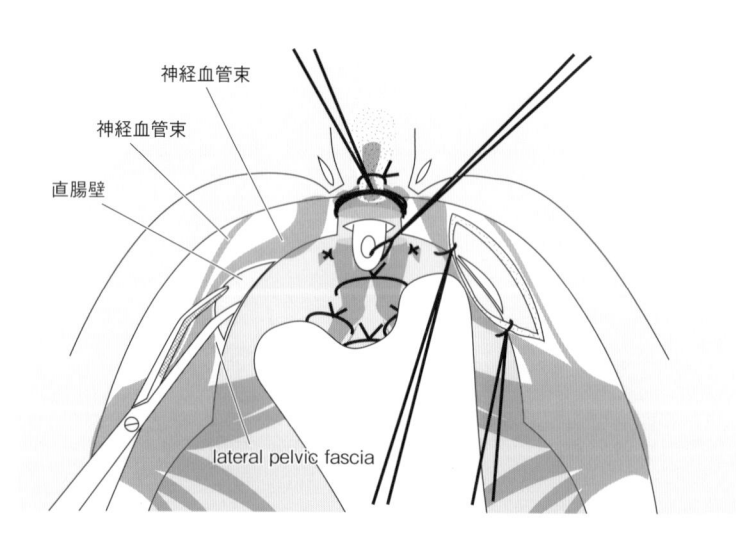

図4-1-62 直腸・前立腺間への側方アプローチ3 神経温存する場合は前立腺被膜を損傷しにくい膀胱近傍で神経血管束の内側面と前立腺間を剝離する．鉗子の開閉操作で根気よく剝離を進めるとやがて lateral pelvic fascia が開き，正しい剝離面が展開されてくる．ハサミやメスを用いると前立腺被膜を損傷する可能性が極めて高いので，時間がかかってもていねいに取り扱うようにする．

(2) 海綿体神経を温存する場合

神経血管束を温存する場合はまず神経血管束の走行を確認し，その内側の陥凹（前立腺表面と神経血管束との間に形成される溝）を鉗子の開閉操作で広げ神経血管束と前立腺被膜との間の剝離面に入る（図 4-1-62）．神経血管束の内側の操作をメスなどで鋭的に行うと，多くの場合は前立腺被膜が損傷され，剝離面が被膜の内側にずれてしまう．したがって，時間はかかってもあせらず鉗子の開閉操作に徹し，根治性を損なわないようにすることが肝要である．正しい剝離面が露出されたら直腸が露出されるまでそれを広げておく．神経血管束から前立腺方向へ向かう小さな血管枝から出血をみることがあるが，軽度の場合は放置しておいてもよい．出血が比較的多く操作の妨げになるような場合は出血点に血管クリップをかけておくとよい（図 4-1-63）．神経温存の場合は神経血管束の血流がそのままとなるので前立腺尖部の処理には細心の注意が必要である．その後，神経温存しない場合と同様に，前立腺直腸境界を露出し，同部を強彎曲のメッツェンバウムにて切開し，前立腺・直腸間の疎な剝離腔（safe zone）に入る（図 4-1-64）．

(3) 直腸・前立腺間の早期剝離：直腸・前立腺間への側方からのアプローチについて

第1章で述べたように，直腸・前立腺間にはまるで腔のような疎な閉鎖腔（safe zone）が存在する．cT2 までの前立腺全摘においてはこのスペースでの剝離にて根治性が損なわれることはまずないと考えられる．この safe zone の辺縁では直腸・前立腺間が膜状に癒合しており，どこかでこれを切開しないと直腸・前立腺間の剝離を進めることができない．safe zone への進入経路としては尿道背面，膀胱前立腺移行部背面，前立腺側方の3つがあり，従来の逆行性術式では尿道背面，順行性術式では膀胱前立腺移行部背面からアプローチすることになる．もちろんどの方向から処理を行ってもかまわないが，尿道背面は神経血管束の末梢端が近接しておりその内側から前立腺尖部に向かって流入する比較的太い血管があるため出血により不明瞭な視野で操作を行わなければならなくなることも多い．また，直腸と尿道背面は密に接してお

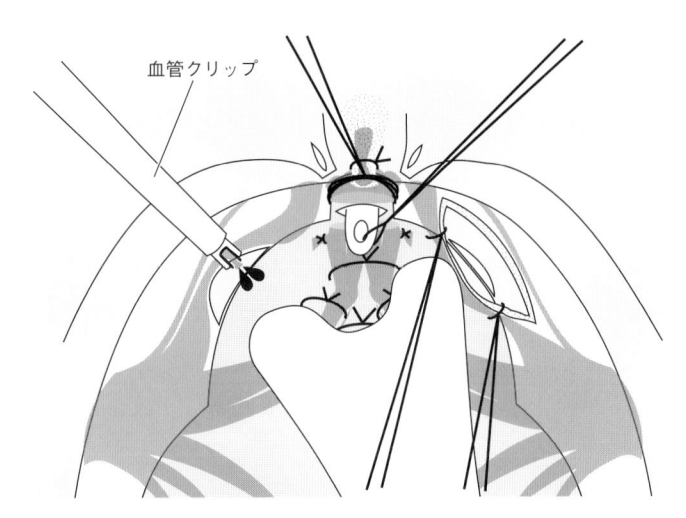

図 4-1-63 直腸・前立腺間への側方アプローチ 4　神経血管束内側からの出血は軽度であれば放置してよいが，操作の妨げとなる場合は血管クリップを浅めにかけて止血する．

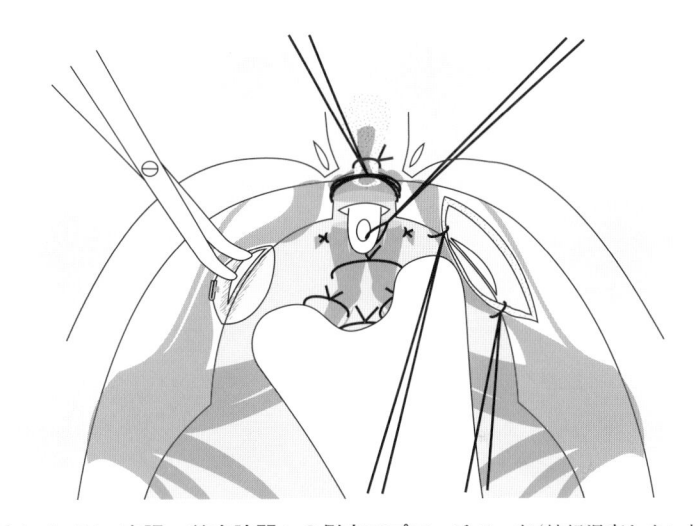

図 4-1-64 直腸・前立腺間への側方アプローチ 5　右（神経温存しない場合）と同様に直腸・前立腺間の癒合組織を切開する．これにより右側から進んだ癒合組織の内側の直腸・前立腺間オープンスペース（safe zone）へ左からも到達したことになる．

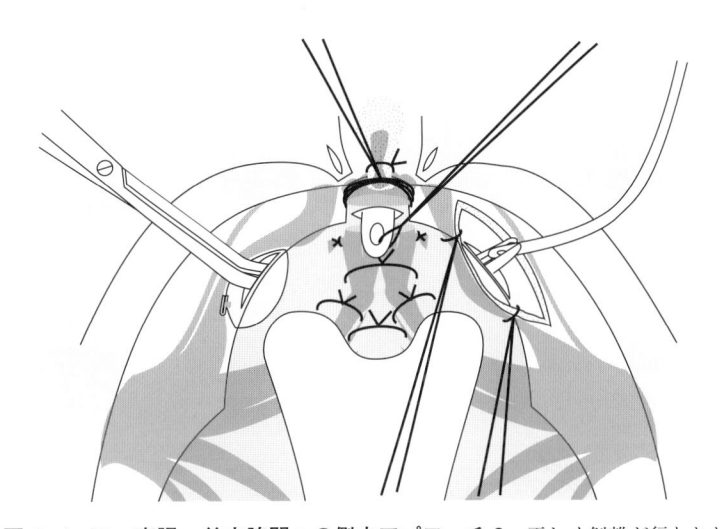

図 4-1-65 直腸・前立腺間への側方アプローチ 6　正しく剝離が行われれば直腸壁の表面に沿って何の抵抗もなく反対側へ鉗子を通すことができる．鉗子は先端部分を長くした特注品を使用しているが，腎鉗子などを用いてもよい．鉗子の先でネラトンカテーテルを把持し，直腸・前立腺間をこのネラトンで確保する．時に尿道直腸間が癒着している場合があり，尿道切断時の直腸損傷を避けるため用手的に尿道裏面まで剝離しておくと安全である．

りていねいに処理しないと直腸損傷の危険性が高い．膀胱前立腺移行部背面からのアプローチの場合は静脈が密集する膀胱前立腺移行部を処理しなければならないこと，膀胱・前立腺の離断が必要であること，精嚢周辺を先に処理しなければならないことなど初心者にとってはストレスの多い操作を経なければならず，時として出血のコントロールが困難となり，ていねいな操作ができにくくなる．

われわれは原則的に前立腺側方からのアプローチを行っているが，①血管が最も疎な部分であり大量出血の危険が少ない，②最短経路で直腸・前立腺間へ到達できる，などの利点がある．慣れないと直腸損傷への懸念から心理的抵抗感が大きいかと思われるが，直腸表面を確認しながら操作を行うことになるので逆に安全性は高いと思われる．

safe zoneの近位端は精嚢基部になるので，側方アプローチの進入部位をそれより遠位(尿道側)にしないと正しい剥離面に入れないことに留意する．感覚としては前立腺の遠位1/2のどこかで操作しやすい場所を選ぶことになる．神経を温存しない側では前述のように，先に神経血管束にかけておいた縫合糸を牽引しながら前立腺直腸移行部を確認，鑷子で直腸を背側に牽引しながら直腸・前立腺間の膜状癒合組織を切開する．狭い部分で視野がとりにくいため，われわれは強彎曲のメッツェンバウム(大曲メッツェン)を使用している．膜状癒合組織を

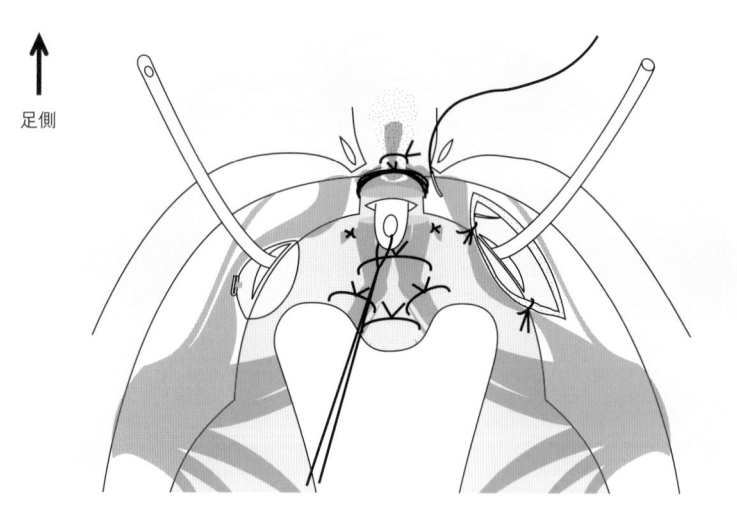

図4-1-66　前立腺尖部外側の処理1　神経血管束を温存しない場合は尿道の脇で3-0針付バイクリルにより縫合しておくと後の操作がしやすい．通常の持針器での操作が難しければマニセプス(3-0オペポリックス)で縫合してもよい．

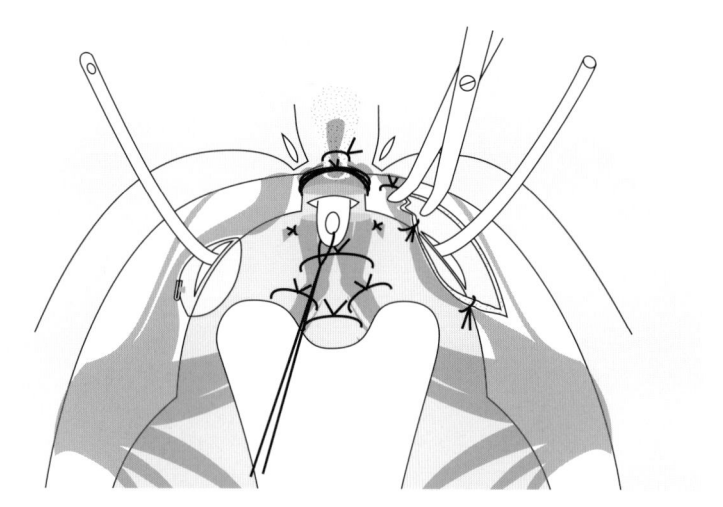

図4-1-67　前立腺尖部外側の処理2　縫合糸の間で神経血管束の末梢端を切断する．すでに直腸・前立腺(尿道)間が剥離されているので安全かつ確実に処理できる．

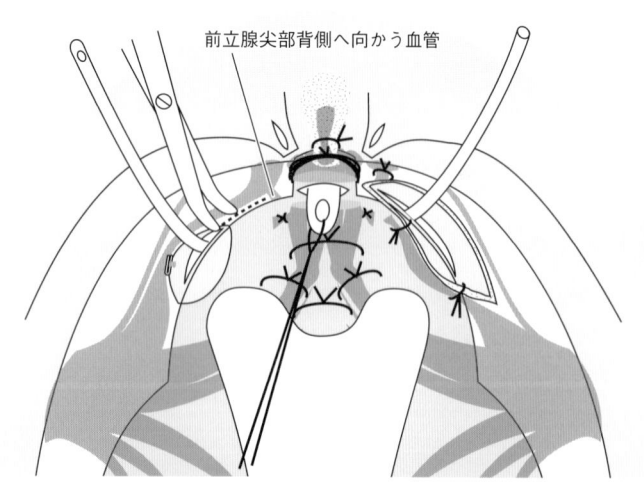

図4-1-68　前立腺尖部外側の処理3　神経温存する場合は神経血管束の内側を前立腺尖部へ向けて切開する．

1度切開するとその内側には癒合部分はないので剥離は容易である．前立腺の両側で同じように操作を行えば前立腺裏面に何の抵抗もなく鉗子を通すことができる（図4-1-65）．われわれは大きな前立腺にも対応できるように先端が鈍で彎曲部分の長い鉗子を特別に作製し使用しているが，同様の形状の器具であれば何でもよい．その後，前立腺の裏をネラトンカテーテルなどで確保し，用手的に前立腺・直腸間の剥離を大きく広げておくと安心である．特に尿道の背面は癒合していることも少なくないので，後の操作で直腸を損傷しないように尿道，直腸間まで十分に剥離しておく．

7．神経血管束末端の処理

　前立腺裏面を確保できたら尿道側方の神経血管束を切断する（神経血管束を温存しない場合）．すでにマニセプスで縫合糸がかけてあるのでそれを指標にして切断点を決める．切断後末梢端（尿道側）は3-0針付バイクリルで縫合止血し（図4-1-66），その後切断する（図4-1-67）．

　神経温存の場合，前立腺と神経血管束の鈍的剥離を尖部に向かって進めていくと（図4-1-68），神経血管束から前立腺尖端部に流入する血管がみられる場合がある．これが明瞭な場合は結紮糸をかけて切断しておく（図4-1-69〜4-1-71）．

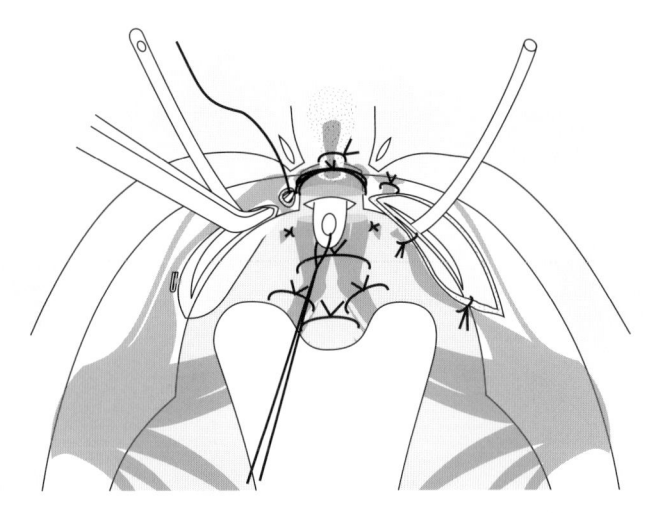

図4-1-69　**前立腺尖部外側の処理4**　神経血管束から前立腺尖部背側へ向かう血管はあらかじめ処理しなくても尿道切断後に容易に縫合止血できる．太い血管が現れた場合は結紮しておく．

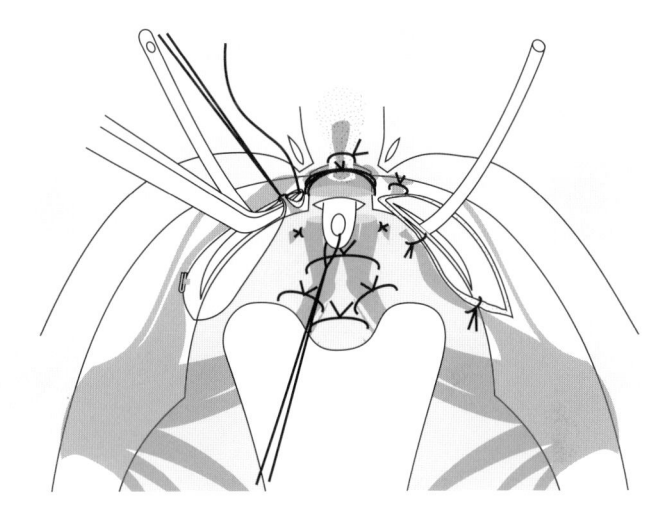

図4-1-70　**前立腺尖部外側の処理5**　縫合糸の間で神経血管束の末梢端を切断する．すでに直腸・前立腺（尿道）間が剥離されているので安全かつ確実に処理できる．

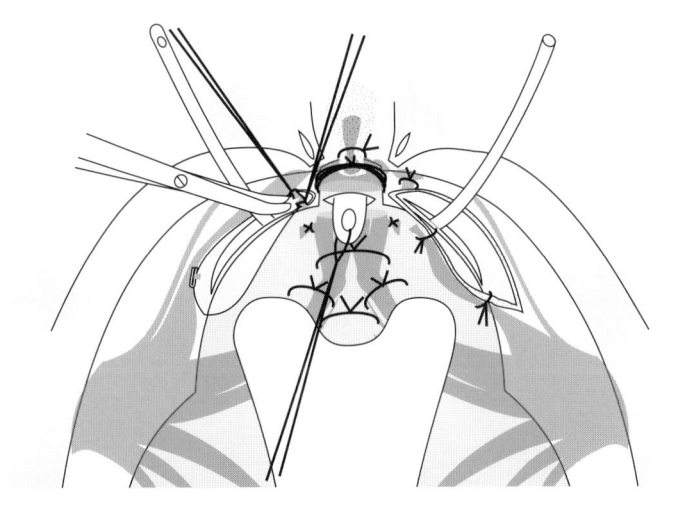

図4-1-71　**前立腺尖部外側の処理6**　結紮糸の間で血管を切断し，尿道方向へ切開を進める．

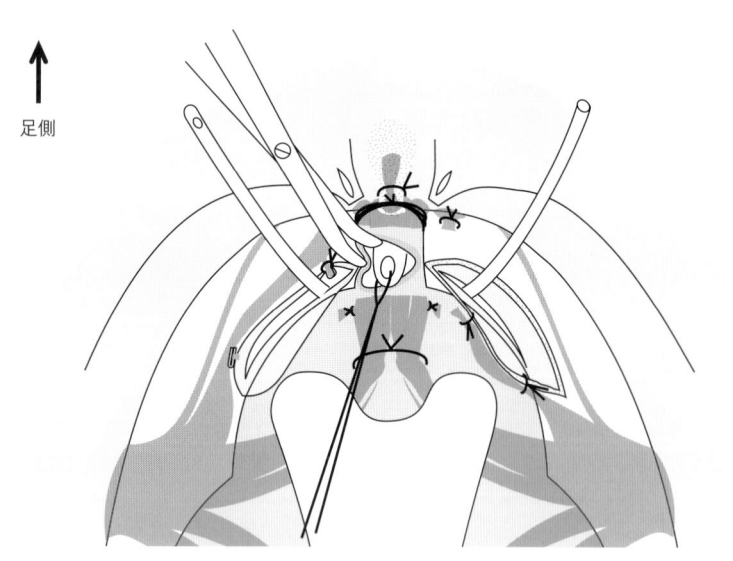

図 4-1-72 前立腺尖部外側の処理 7 ここまで処理が進むと前立腺の可動性は増し,尿道周辺の展開がきわめて良好となる.尿道壁を6時方向の一部を残してていねいに切開する.

神経血管束末端部の処理が終了したら尿道の切開を側方に延長し,尿道膀胱吻合糸運針の準備をする(図 4-1-72).

8. 尿道の運針と切断

その後尿道を6時方向の一部を残して前立腺から離断し尿道膀胱吻合用に3-0針付バイクリルを6か所(1時,3時,5時,7時,9時,11時)にかけておく(図 4-1-73〜4-1-78).尿道運針は先に先端に絹糸をかけておいた尿道留置カテーテルを術野に引き出して尿道の位置を確認しながら行うと確実である.

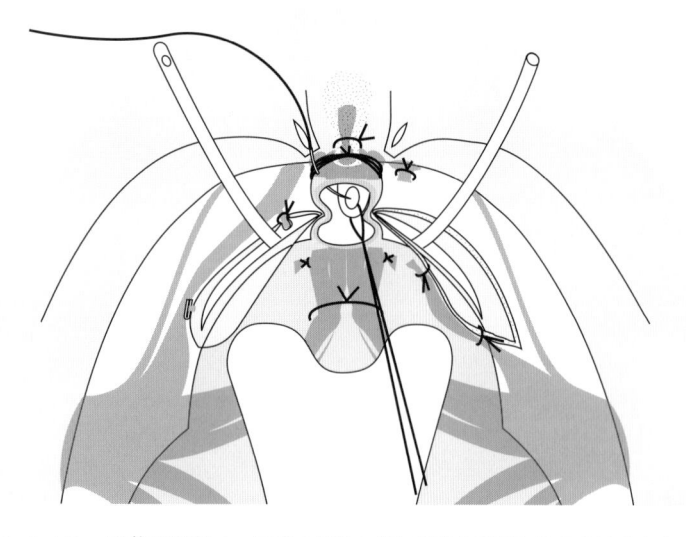

図 4-1-73 尿道の運針 1 尿道の運針の際に粘膜を確実に針をかけることで術後の尿道吻合部狭窄の頻度は著しく減少する.そのためには前立腺がまだ尿道と連続しているうちに運針したほうがよい.

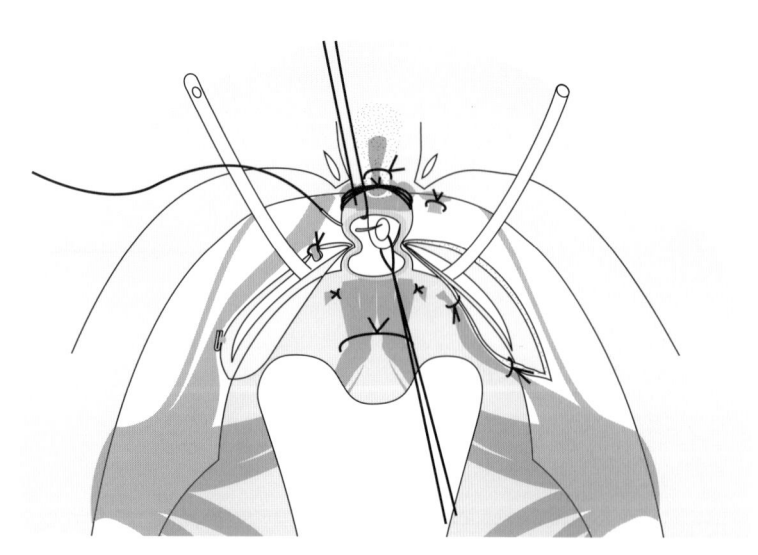

図 4-1-74 尿道の運針 2 11時にかけた糸を牽引しながら9時方向に運針する.

5時,7時の縫合糸は尿道背側の強固な組織（一般に rectourethral fascia と呼称されているが,実際は前立腺被膜に連続した組織構造の一部と考えられる）と尿道とを一緒に運針するようにしないと十分な強度が得られず,吻合部縫合不全の原因となる.縫合糸を尿道粘膜にしっかりかけることが術後の吻合部狭窄を防止するうえできわめて重要である.以前は尿道前立腺を完全に離断してから尿道の運針を行っていたが,術後早期の吻合部狭窄が頻発したので現在は上記の方法をとっている.

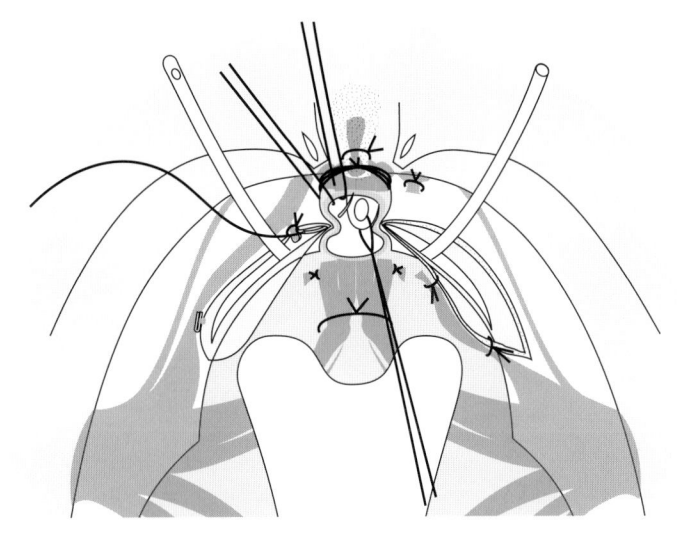

図4-1-75　尿道の運針3　7時の位置では尿道周辺の組織も一緒に運針し,強度を確保するようにする.この位置ではマニセプスを用いたほうが楽な場合が多い.

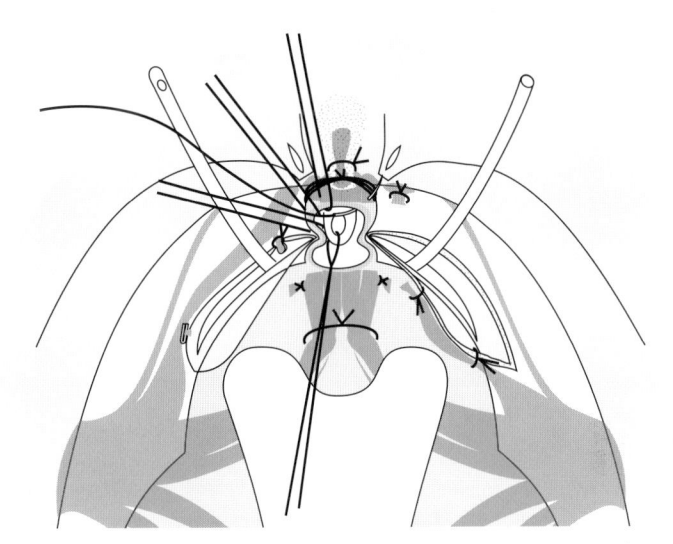

図4-1-76　尿道の運針4　右側も左と同様に粘膜にしっかりかかるように運針する.1時.

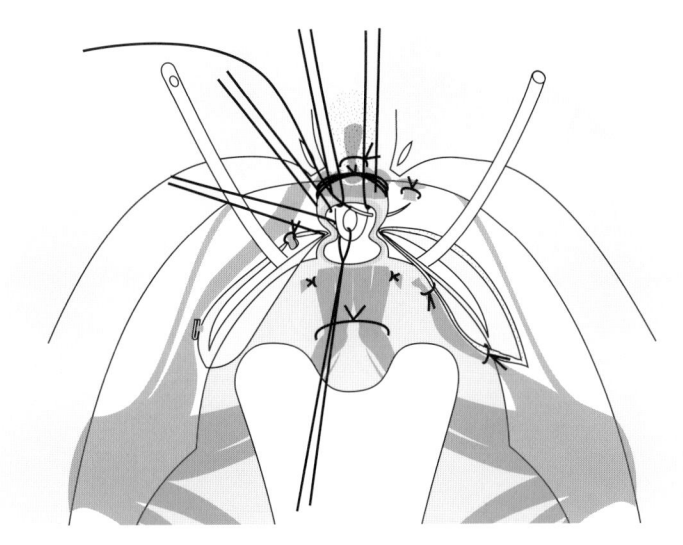

図4-1-77　尿道の運針5　右側も左と同様に粘膜にしっかりかかるように運針する.3時.

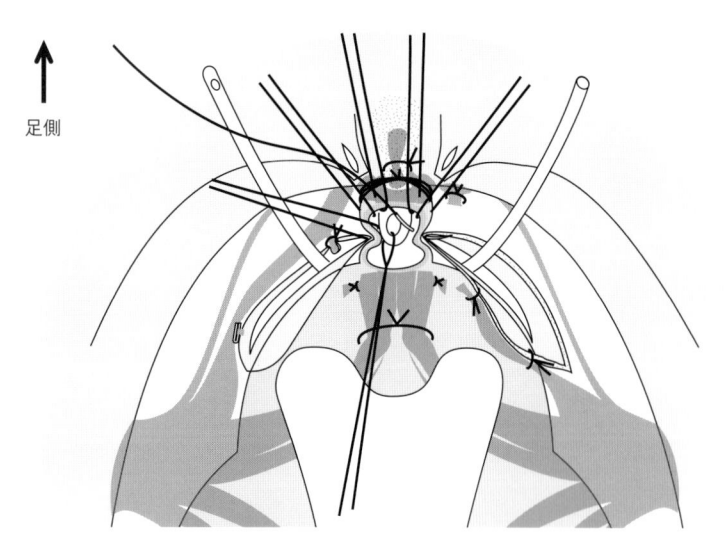

図 4-1-78　尿道の運針 6　右側も左と同様に粘膜にしっかりかかるように運針する．4 時．

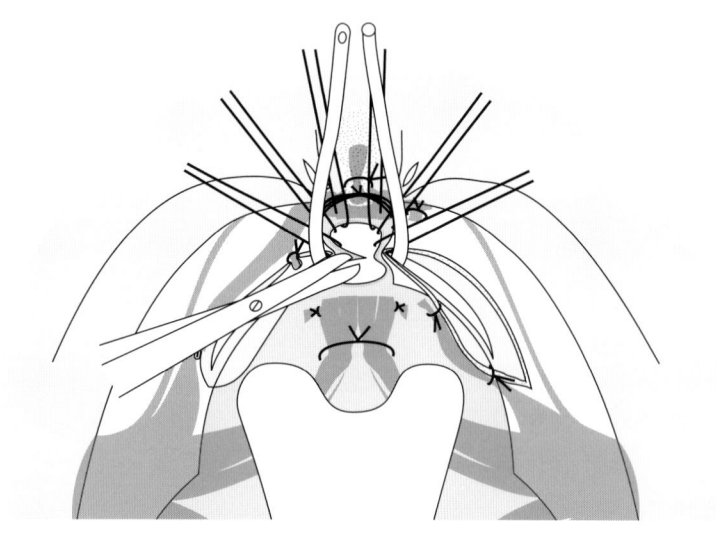

図 4-1-79　尿道 6 時方向の切断 1　前立腺・尿道の裏を確保したネラトンカテーテルを牽引し，前立腺尿道の境界を確認しながら層別に切開していく．まず粘膜と粘膜周囲構造（海綿体の続き）を切開する．

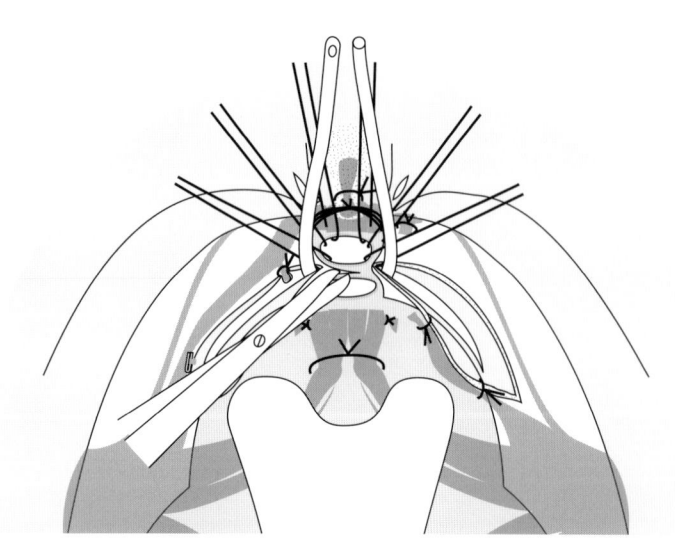

図 4-1-80　尿道 6 時方向の切断 2　次に粘膜背側の強固な膜状構造物を切断する．この構造については成書で recto-urethral fascia と記載されているものがあるが，解剖学的には前立腺被膜の続きと考えたほうが理解しやすい．

尿道の運針が終了したら前立腺の裏面を確保したネラトンカテーテルを牽引し，前立腺の尖端部を確認しながらこれに切り込まないように尿道・前立腺を離断する（図 4-1-79～4-1-81）．まず粘膜と粘膜周囲構造（海綿体の続き）を切開する．次いでその下に現れる強固な膜状構造物を切断する．この構造については成書で recto-urethral fascia と記載されているものがあるが，臨床解剖学的には前立腺被膜の続きと考えたほうが理解しやすい．最後に比較的軟らかい膜状構造（一般に Denonvillier 筋膜と呼ばれているが，外科で前立腺筋膜と呼称されているものと同一であると考えられる）を切断すると尿道と前立腺は完全に離断される．前立腺尖端の形状は症例により様々で，時に尿道側方の組織（いわゆる「アゴ」）が尿道を取り巻くように深く突出している場合があるが，すでに前立腺裏面を確保してあるため，そのような症例でも確実に処理を行うことが可能である．

前立腺尖部と尿道が離断されたら前立腺より新たに 18Fr フォーリーカテーテルを挿入留置する（図 4-1-82）．膀胱内に貯留した尿は吸引除去し，カテーテルは鉗子にてクランプしておく．膀胱が貯留尿で膨張すると操作が難しくなるので必要に応じて尿の吸引除去を繰り返すようにする．

9. 精嚢・精管の処理

　フォーリーカテーテルを牽引しつつ，前立腺の裏面で Denonvillier 筋膜の折り返しを確認する（図 4-1-83）．

図 4-1-81　尿道 6 時方向の切断 3　最後に比較的軟らかい膜状構造（一般に Denonvillier 筋膜と呼ばれているが，外科で前立腺筋膜と称称されているものと同一であると考えられる）を切断すると尿道と前立腺は完全に離断される．

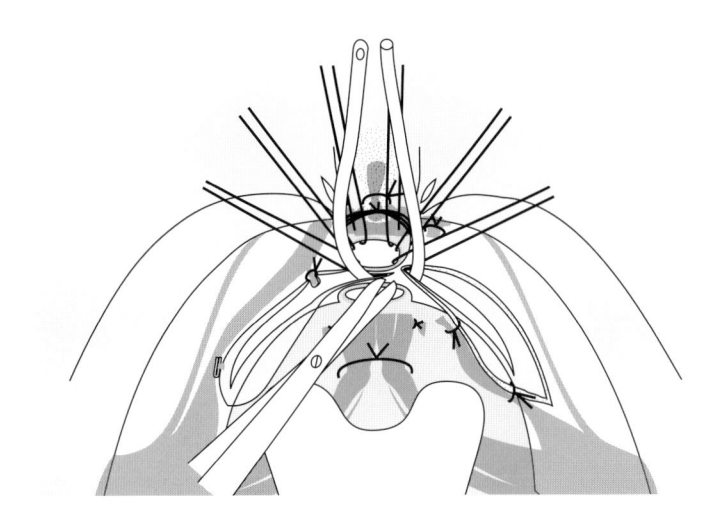

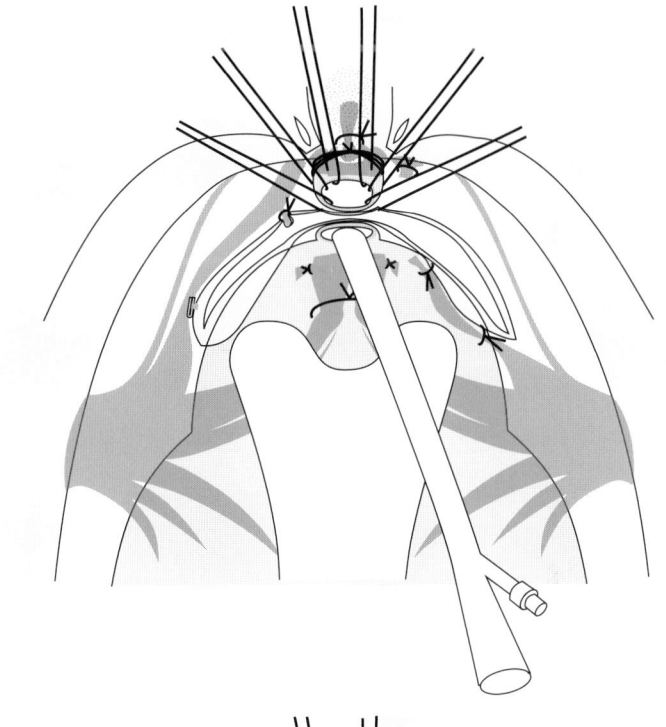

図 4-1-82　尿道 6 時方向の切断 4　尿道・前立腺間が完全に離断されたら図のようにフォーリーカテーテルを留置する．

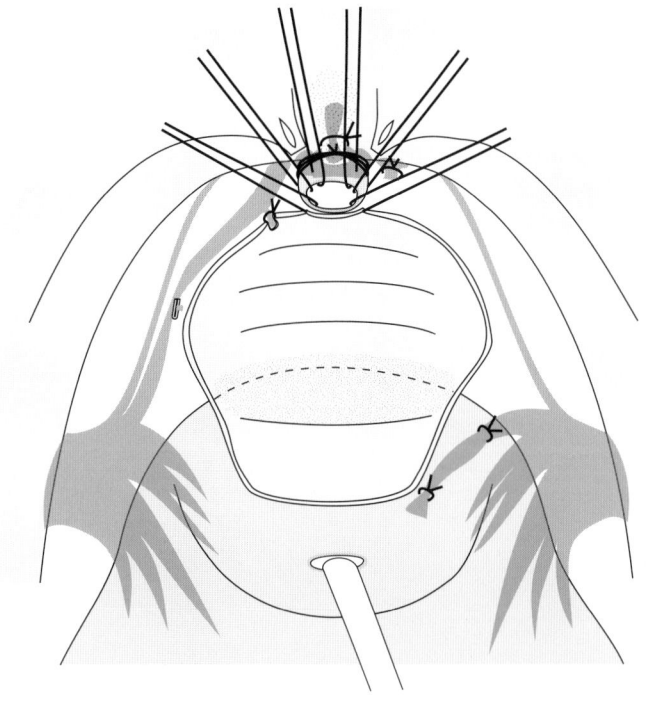

図 4-1-83　精嚢へのアプローチ 1　フォーリーカテーテルを留置し直腸前面を展開する．前立腺尖部からの出血があれば 3-0 針付バイクリルで縫合止血しておく．また神経血管束の断端，辺縁からの出血が顕著な場合も 3-0 針付バイクリルで縫合止血しておく．ただし神経温存側では多少の出血は圧迫による自然止血を試み，機械的な神経損傷を避けるようにする．やむを得ない場合はクリップを浅めにかけて止血する．

前立腺を二股形状スパーテルで頭側に牽引してもよい．2層のDenonvillier筋膜をメッツェンバウムで切開すると薄い被膜に覆われた精嚢，そして豊富な脂肪組織に覆われた直腸が露出されてくる（図4-1-84～4-1-86）．精管をアリス鉗子で把持し，直角鉗子を通して1-0絹糸で確保する（図4-1-87）．

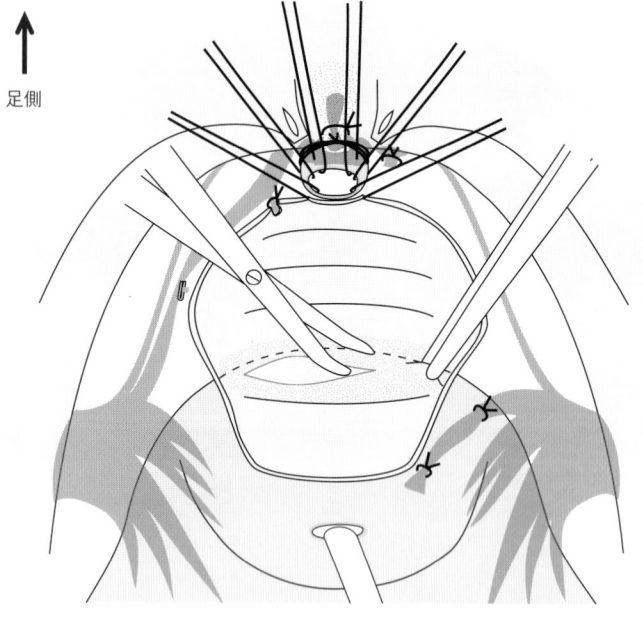

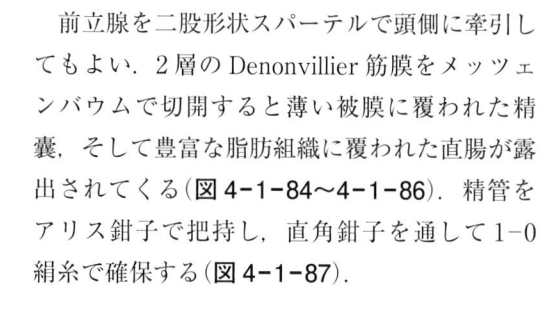

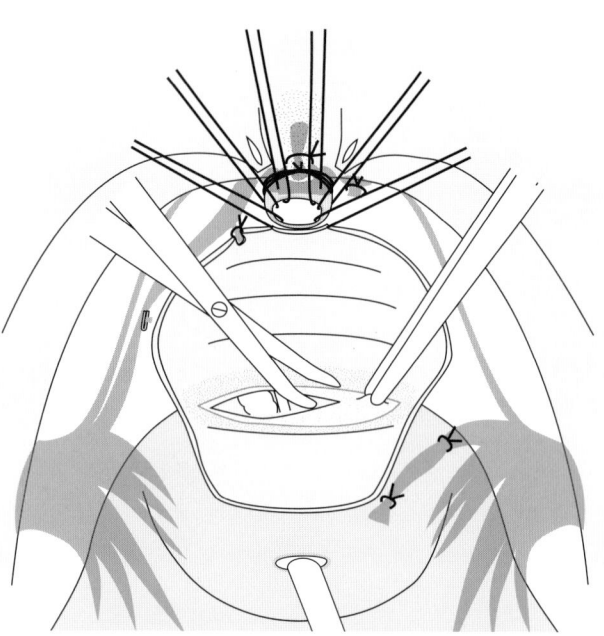

図4-1-84　精嚢へのアプローチ2　前立腺を牽引しながら，Denonvillier筋膜の浅葉を切開する．条件がよければ図のようにDenonvillier筋膜の折り返しを確認できる．通常は2枚のDenonvillier筋膜を切開しないと精嚢が露出されてこないが，この折り返しの遠位（尿道側）で切開した場合には前立腺筋膜を切開することになり，膜構造を1度切開しただけで精嚢が露出される．

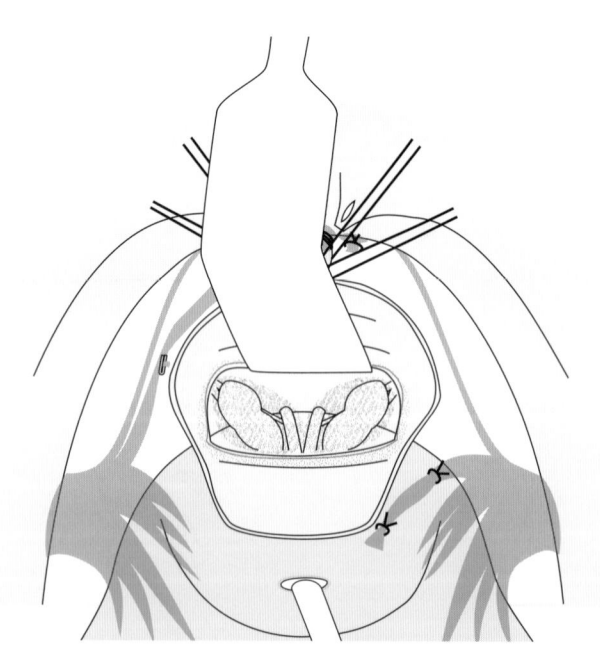

図4-1-85　精嚢へのアプローチ3　Denonvillier筋膜の深葉を切開すると精嚢および豊富な脂肪組織で覆われた直腸が展開されてくる．

図4-1-86　精嚢へのアプローチ4　精嚢が露出されたら図のようにやや深めの鉤をDenonvillier筋膜の切開縁にかけて尿道方向に牽引すると大きな視野が得られる．精嚢・精管はこの時点ではまだ薄い膜構造および周辺の結合組織に覆われている．

精嚢動脈，精管動脈の処理を容易にするため，まだこの時点では精管は切断しないでおく．精管が確保できたら，これを内側に牽引しながら精管・精嚢間を剥離すると精嚢動脈から分岐し精管へ向かう細い動脈が確認できる．結紮糸での操作ではちぎれやすいので，血管クリップをかけて（図4-1-88）切断する（図4-1-89）．細い動脈であるが確実に止血しておかないと出血量がかなり増えるので留意する．

図4-1-87　精管・精嚢の剥離（右）1　精管をアリス鉗子で把持し強彎の鉗子を通して1-0絹糸を通し確保する．精管はこの時点では切断しないでおく．

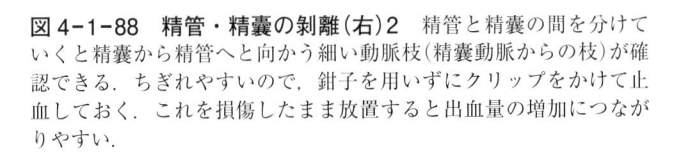

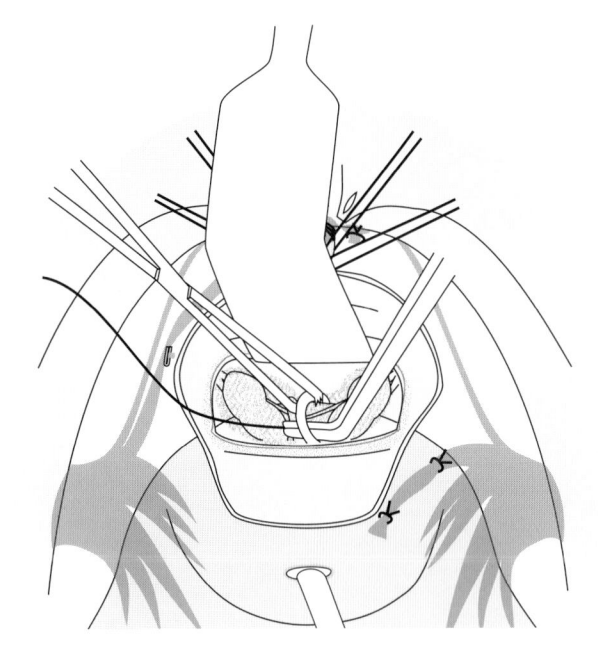

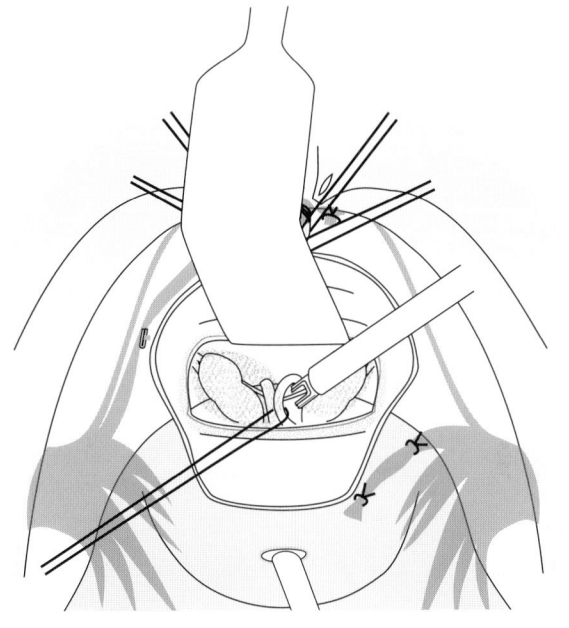

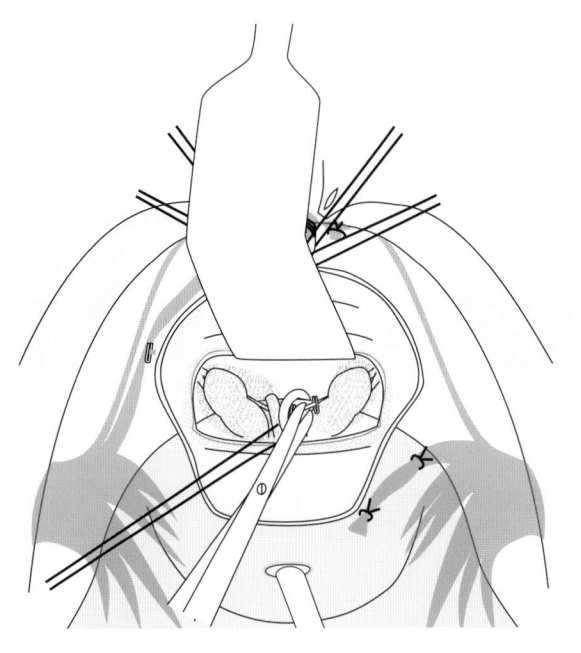

図4-1-88　精管・精嚢の剥離（右）2　精管と精嚢の間を分けていくと精嚢から精管へと向かう細い動脈枝（精嚢動脈からの枝）が確認できる．ちぎれやすいので，鉗子を用いずにクリップをかけて止血しておく．これを損傷したまま放置すると出血量の増加につながりやすい．

図4-1-89　精管・精嚢の剥離（右）3　確実にクリップをかけてから精管への動脈枝を切断する．

精管の剥離が終了したらアリス鉗子で精嚢を牽引しながら，その周囲を内側から精嚢先端そして精嚢外側へと剥離する．精嚢先端外側で神経血管束から流入する精嚢動脈に遭遇するのでこれを確実に結紮し切断する（図4-1-90, 4-1-91）．

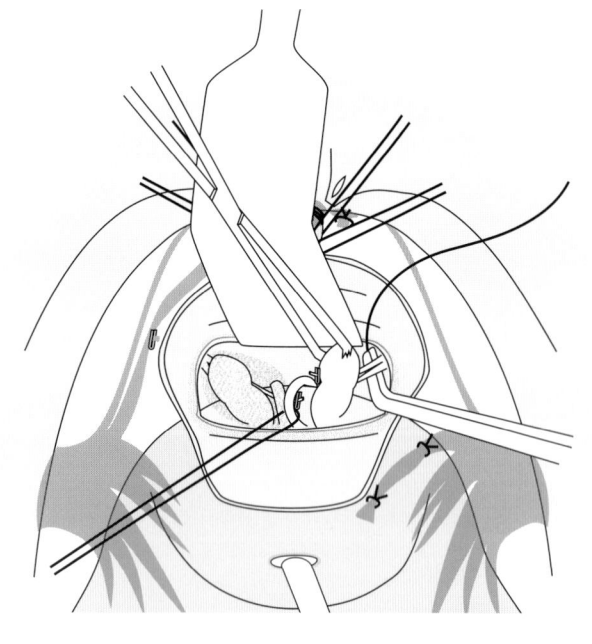

図4-1-90　精管・精嚢の剥離（右）4　精嚢をアリス鉗子で把持しつつ内側から外側へとその辺縁をたどると精嚢先端と神経血管束との間に精嚢動脈が露出される．絹糸ないしクリップで確実に結紮する．

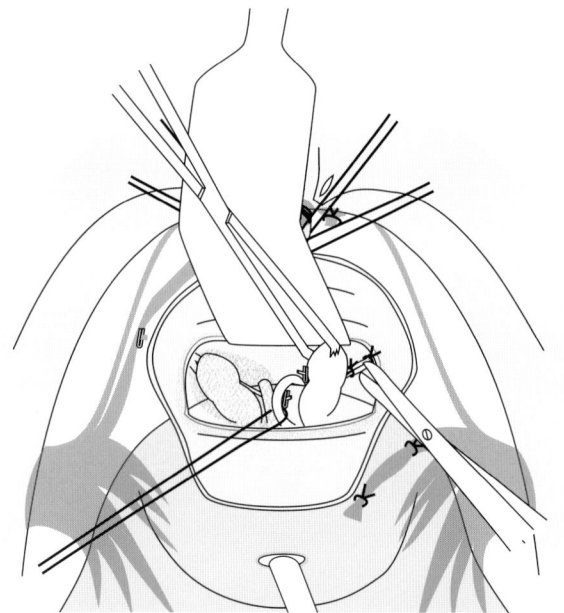

図4-1-91　精管・精嚢の剥離（右）5　精嚢動脈を切断すると精嚢の自由度が増し，精嚢は基部で前立腺と付着するのみとなる．

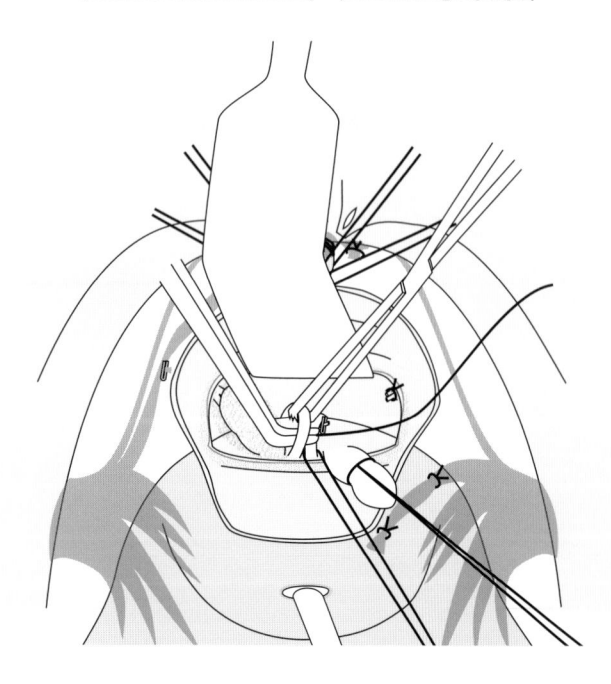

図4-1-92　精管・精嚢の剥離（左）1　左側も同様にまず精管を同定し，確保する．

以上の操作で精嚢はその基部で前立腺と付着するのみとなる．同様の操作を対側にも行う（図4-1-92〜4-1-96）．その後の血管処理の際の目印とするため，精嚢を1-0絹糸で結紮，結紮糸はモスキート鉗子で把持しておく．

図4-1-93　精管・精嚢の剝離（左）2　右側と同様に精嚢動脈から精管へと向かう細い動脈枝を同定しクリップをかける．

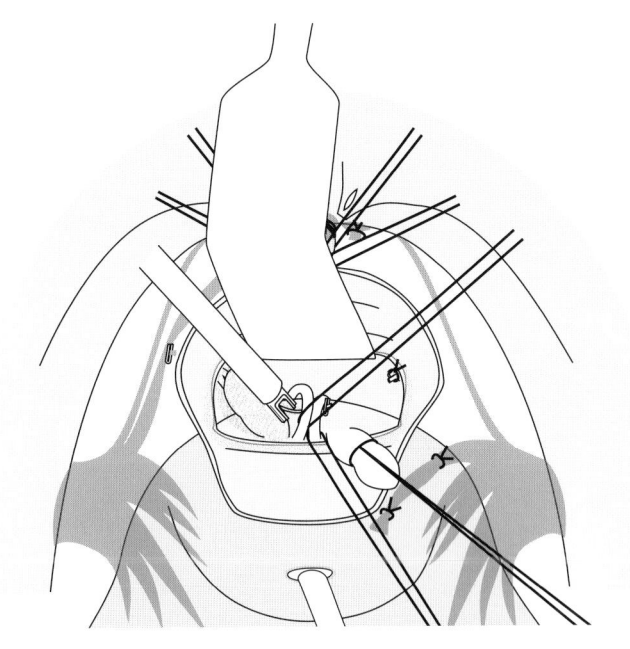

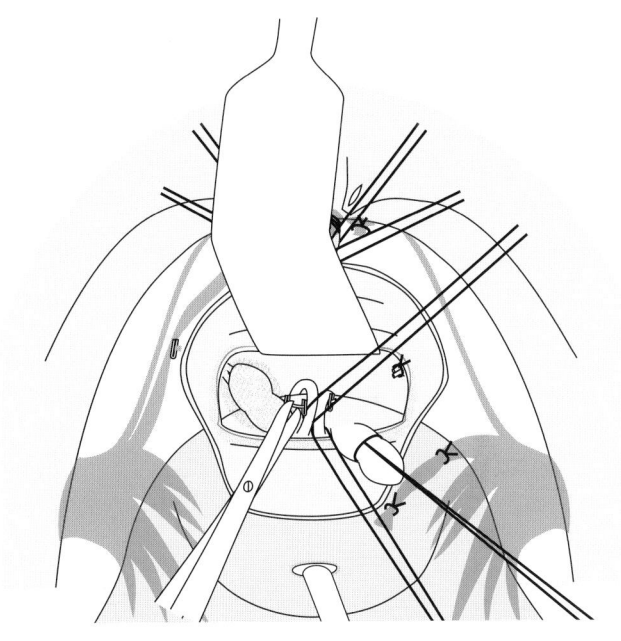

図4-1-94　精管・精嚢の剝離（左）3　精管への動脈枝を切断する．

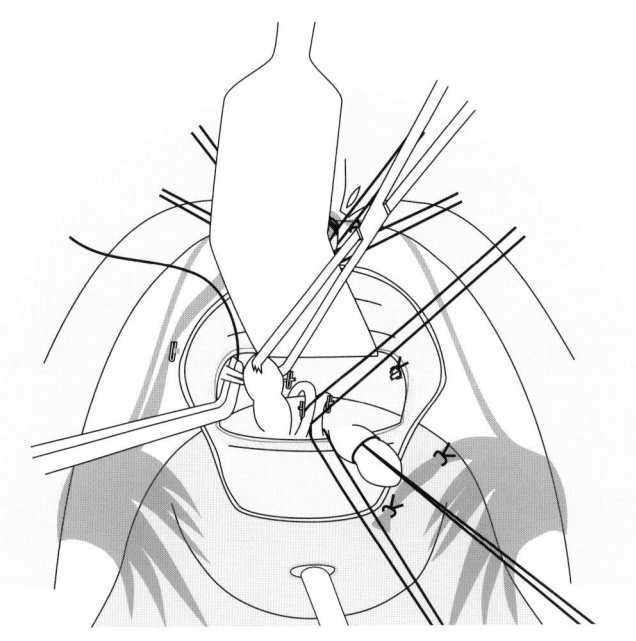

図4-1-95　精管・精嚢の剝離（左）4　右と同様にアリス鉗子で精嚢を把持しその辺縁を内側から先端，外側へとなぞるように鈍的に剝離していくと精嚢動脈に遭遇する．これを絹糸ないしクリップで結紮する．

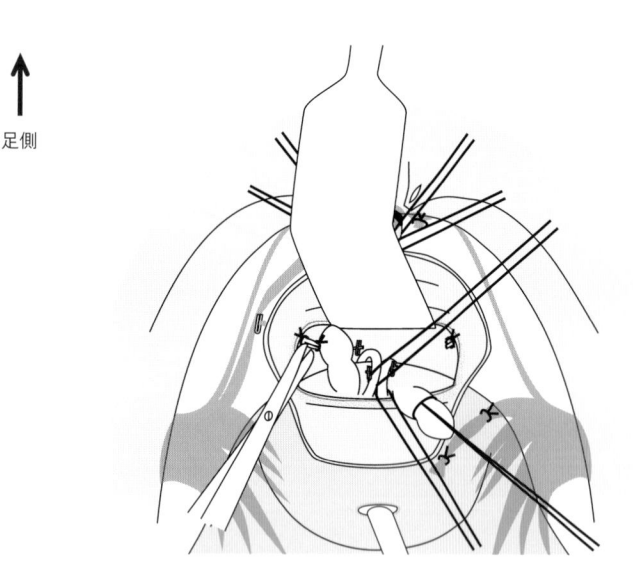

図4-1-96　精管・精嚢の剝離(左)5　精嚢動脈を切断すると左精嚢も可動性が増し，前立腺と基部で連絡するのみとなる．

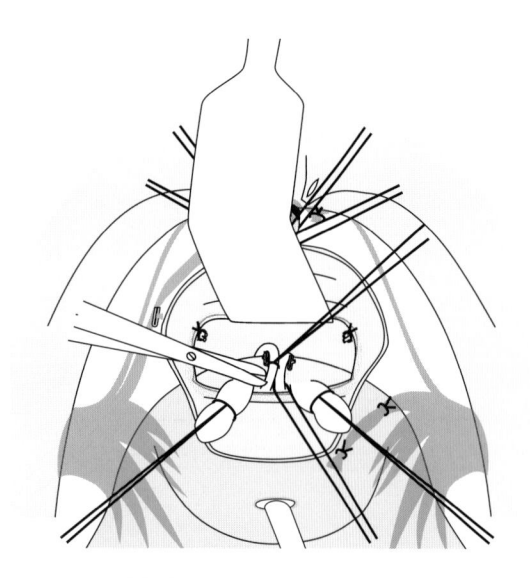

図4-1-97　精管の切断(左)　左精管を結紮し切断する．精管は強く縫合すると断裂してしまうので結紮時の力の入れ具合を少し弱めにし，ゆっくりと操作を行う．切断端の前立腺側は結紮する必要はない．

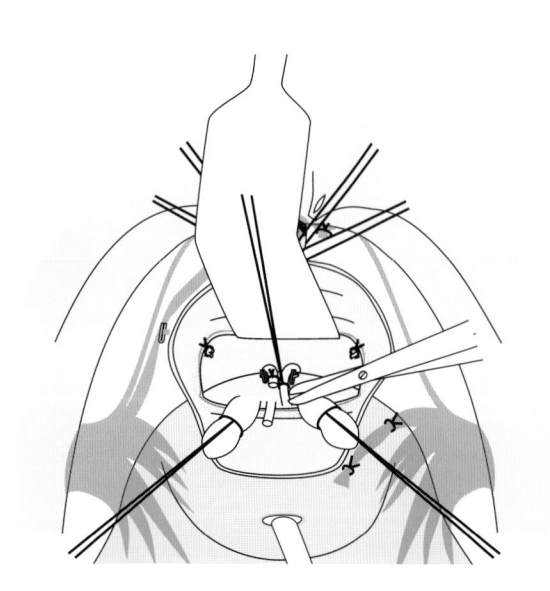

図4-1-98　精管の切断(右)　右精管も左と同様に結紮し切断する．

精嚢の処理が終了したら1-0絹糸を用い精管近位側(精巣側)を結紮，その前立腺側で精管を切断する(図4-1-97，図4-1-98)．前立腺側の精管は摘出の対象なので結紮する必要はない．以上の操作を左右に行い，精嚢と精管の処理が終了すると前立腺は神経血管側の近位部，および膀胱のみでつながった状況になる．

10. 神経血管束近位部の一括処理

これまで何度も述べてきたように膀胱，前立腺へ向かう血管は骨盤神経叢からの神経枝に伴行して膀胱前立腺移行部の側方より進入し，ここから前立腺，膀胱，精嚢，尿管下端などへと分散していく．膀胱・前立腺間の溝は豊富な血管群が走行，分布しているため同部の処理を手際よく行わないと出血量が多くなる．背静脈群の処理の際の尿道側方とともに前立腺全摘での出血量を決める重要な操作となる．従来は血管群を含む組織を鉗子の操作でいくつかの束に分けて結紮切断していく方法がとられていたと思われるが，静脈が怒張しているため不用意な操作で損傷してしまうと止血に手間どり，時に大量出血の原因となる．

前立腺周辺の血管走行を注意深く観察すると前立腺へ向かう血管群と主として膀胱へ向かう血管群の間に比較的血管の疎な部分があることがわかる．精嚢の裏と直腸の間の剝離面からこの血管が疎な部分に向かって先の鈍な鉗子を通すとほとんど抵抗なく貫通させることができる(図4-1-99～4-1-102)．

これによりわずかな出血量で前立腺へ向かう血管群を一気に処理することが可能となる．われわれはまず1-0絹糸で血管茎を一括して結紮した後，前立腺から少し離して鉗子をかけその間で切断，血管茎の近位側は2-0針付バイクリルにて結紮(必要があれば二重結紮)している．なお神経温存の場合は一括して結紮せずに前立腺寄りで少しずつ血管群を切開，断端を縫合していく．

図 4-1-99 神経血管束基部の一括処理(右：神経温存しない場合)1
精嚢の裏から前立腺・膀胱直腸間に鉗子を通し，前立腺へと向かう血管群と膀胱へと向かう血管群の間に出す．膀胱の損傷を避けるため膀胱内を空虚にしておく．また膀胱をスパーテルで押さえておくと処理がしやすい．鉗子の先端が正しく誘導されればほとんど抵抗を感じることなく，また出血させることなく鉗子を通すことができる．

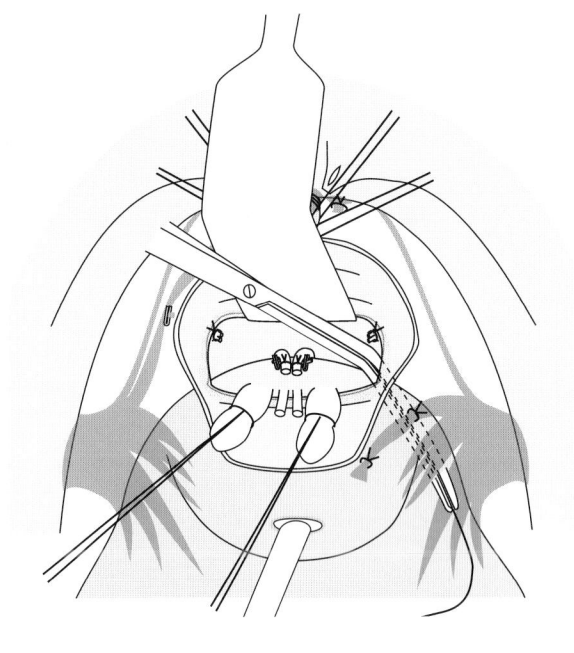

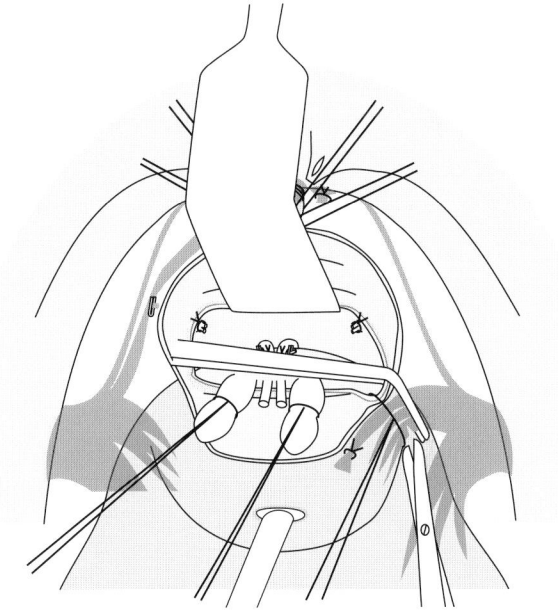

図 4-1-100 神経血管束基部の一括処理(右：神経温存しない場合)2
前立腺側で結紮糸を縫合した後，神経血管束全体に鉗子をかけて神経血管群を一気に切断する．神経血管群の幅が厚い場合は鉗子を2つかけておくと確実に処理できる．切断端は2-0針付バイクリルを用い，いわゆるtransfixing suture にて縫合する．止血が不十分であれば3-0針付バイクリルによる止血縫合を追加する．

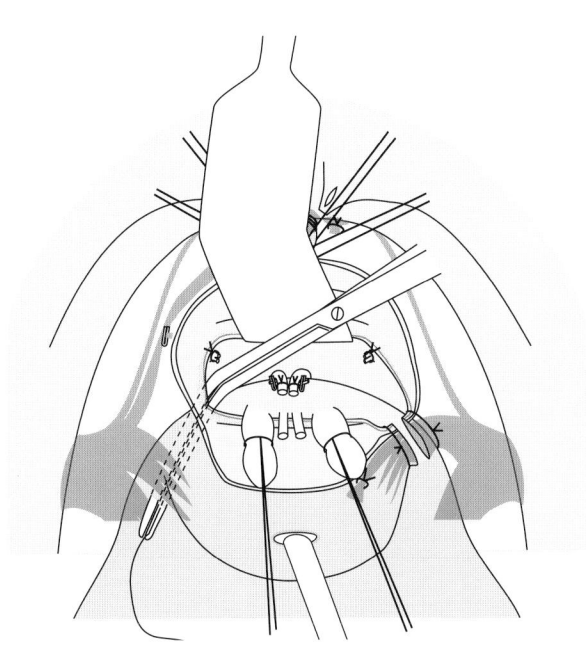

図 4-1-101 神経血管束基部の一括処理(左：神経温存する場合)1
右と同様に精嚢の裏から前立腺・膀胱直腸間に鉗子を通し，前立腺へと向かう血管群と膀胱へと向かう血管群の間に出す．こちらも鉗子の先端が正しく誘導されればほとんど抵抗を感じることなく，また出血させることなく鉗子を通すことができる．

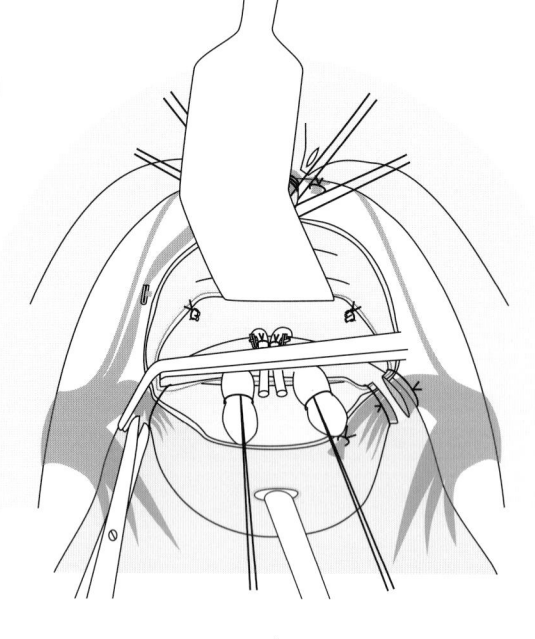

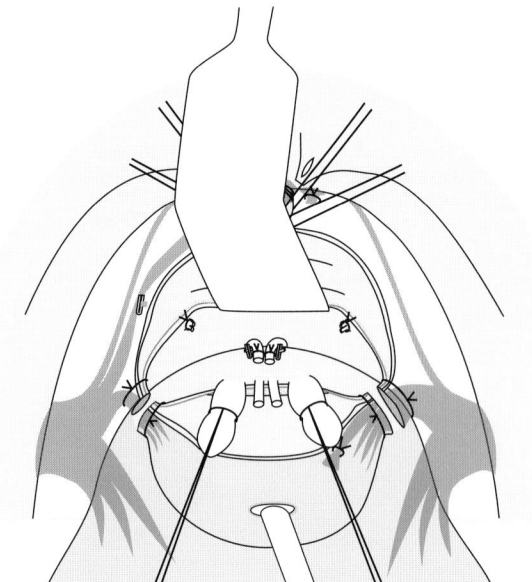

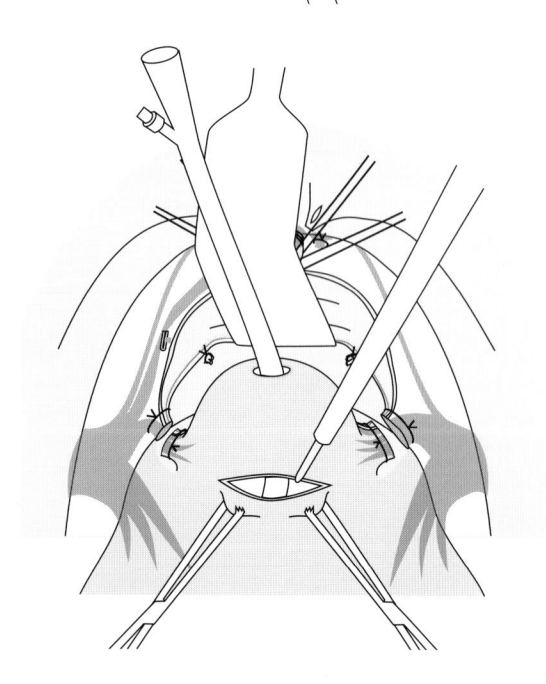

図 4-1-102 神経血管束基部の一括処理(左:神経温存する場合)2
右と同様に前立腺側で結紮糸を縫合した後,神経血管束全体に鉗子をかけて神経血管群を一気に切断する.切断端は 2-0 針付バイクリルを用い,transfixing suture にて縫合する.止血が不十分であれば 3-0 針付バイクリルによる止血縫合を追加する.神経温存の場合はなるべく前立腺寄りで処理するように努めるが,前立腺自体に切り込まないように前立腺の辺縁を確認してていねいに処理する.

図 4-1-103 神経血管束基部の一括処理(終了時) 神経血管束の基部処理が終了すると前立腺は膀胱頸部で膀胱と連続するのみとなり大きく可動性が増す.血管群の切断端からの出血を確認しこまめに縫合しておく.

図 4-1-104 前立腺膀胱の離断 1 膀胱頸部背側で膀胱・前立腺間を電気メスにて切開する.切断面からの出血はこまめに止血しないと出血量の増加につながる.また,腫瘍が膀胱寄りに存在する症例では根治性に配慮して切断位置を前立腺から少し離すようにする.

前立腺血管茎処理後は膀胱に向かう血管群の辺縁から出血していることが多いので，これを3-0針付バイクリルで縫合止血しておく．また，精管を近位側にたどり，精囊動脈が確実に止血されているかを確認する．出血があればていねいに止血縫合する．これまでの操作で前立腺は膀胱とのみつながった状態となる（図4-1-103）．

11．前立腺・膀胱の離断と膀胱頸部形成

膀胱頸部腹側で膀胱壁の一部を切開（図4-1-104）して膀胱内腔を観察し，尿管口から十分距離をとった位置で，内尿動口6時方向の粘膜を切開し前立腺・膀胱間のスペースに入る（図4-1-105）．この際剝離面が膀胱筋層と膀胱粘膜の間に進まないように注意する．また粘膜下に露出された前立腺実質の表面に沿って剝離を進めてしまうと前立腺被膜下での剝離となり，根治性に問題が生じかねない．つねに精囊の位置を確認しその基部に向かって剝離を進めるようにすると間違いがない（図4-1-106，4-1-107）．この部位で切開する層構造は表層から膀胱粘膜，膀胱筋層，筋層の外側の比較的強固な組織（前立腺被膜へ連続）の3層となる．

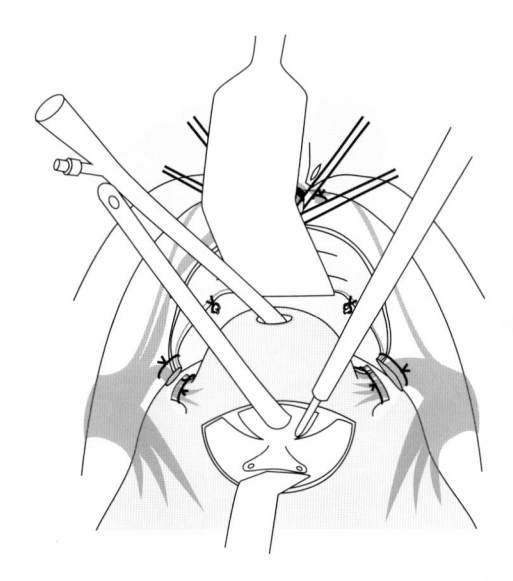

図4-1-105　前立腺・膀胱の離断2　スパーテルにて膀胱内腔を展開し，尿管口の位置を確認．十分余裕をもたせて粘膜を切開する．

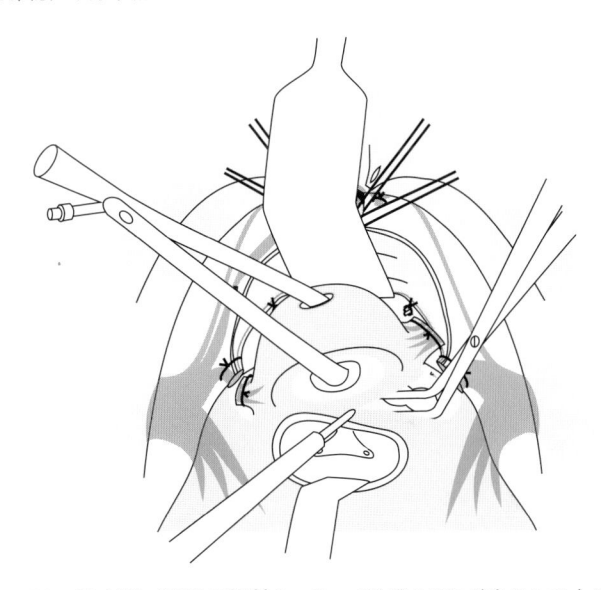

図4-1-106　前立腺・膀胱の離断3　次いで粘膜の下に露出されてくる膀胱筋層，前立腺被膜を精囊の位置を参考にして鈍的，鋭的に剝離切開する．

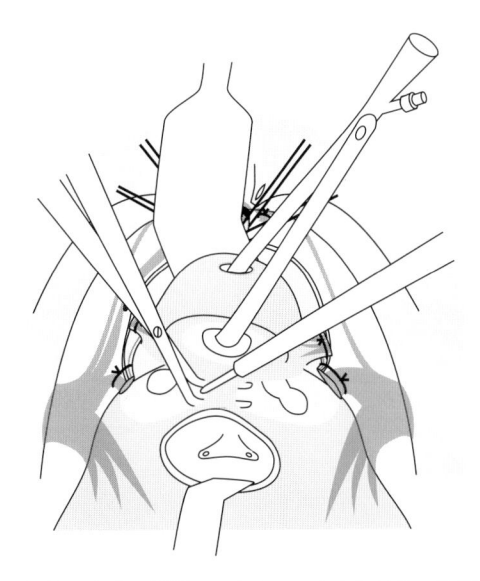

図4-1-107　前立腺・膀胱の離断4　左側からも右と同様に剝離切開を行い中央部に残った組織を切断すると前立腺が摘出される．

膀胱前立腺が離断されたら，膀胱へ向う血管群の辺縁を再度観察し，止血が不十分であれば縫合を追加する（図4-1-108，4-1-109）．次いで膀胱頸部6時方向を3-0針付バイクリル，結節縫合にて縫縮する（図4-1-110）．新内尿道口の大きさは人差し指の先端がかろうじて入る程度にしておく．

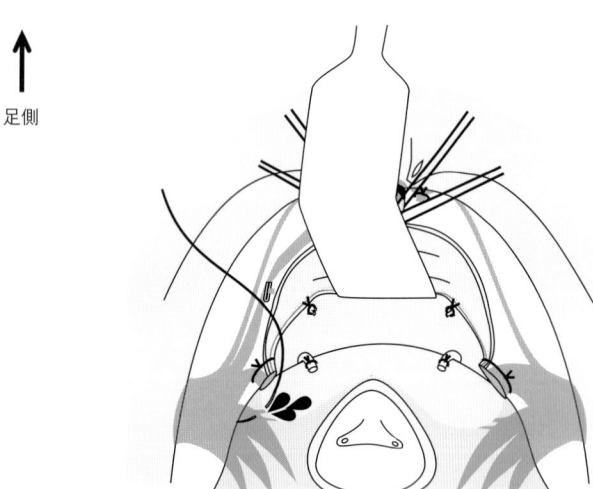

図4-1-108 前立腺・膀胱の離断5 前立腺摘出後，まず膀胱へ向かう血管群の辺縁からの出血を3-0針付バイクリルで止血縫合する．この部位は基本的に止血が必要であると考えていたほうがよい．

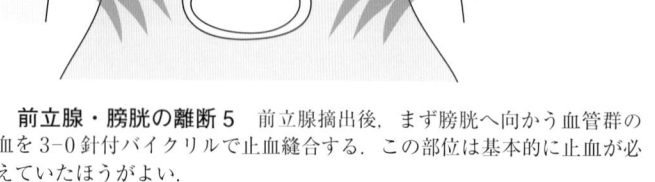

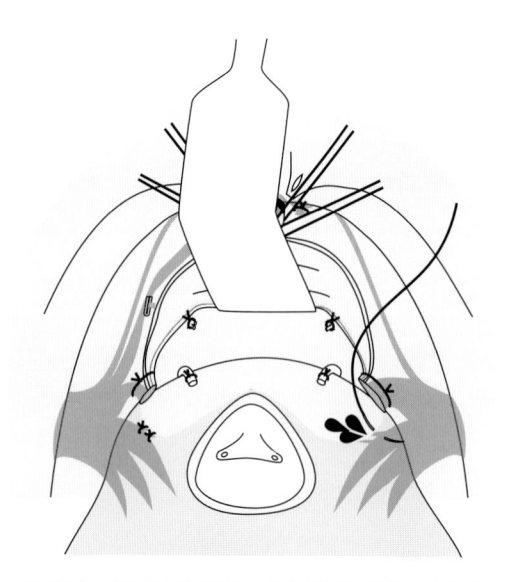

図4-1-109 前立腺・膀胱の離断6 右も同様に膀胱へ向かう血管群の辺縁からの出血を3-0針付バイクリルで止血縫合する．

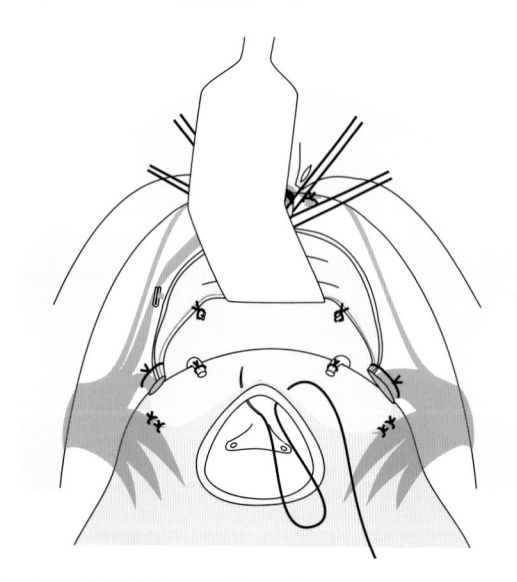

図4-1-110 膀胱頸部形成1 尿管口の位置に留意しながら6時方向から膀胱頸部を3-0針付バイクリルにて縫縮する．

その後粘膜を引き出し，少し離れた位置で膀胱壁に縫合するいわゆる everting を行う（図 4-1-111）．

膀胱頸部の形成が終了したら 18Fr フォーリーカテーテルを挿入，留置し術野に尿が流れ出ないようにしてから止血の確認操作を行う（図 4-1-112）．①膀胱へ向かう血管群の辺縁，②神経血管束近位断端，③精嚢動脈周辺，④神経血管束遠位断端，⑤尿道背側，⑥神経温存の場合は温存した神経血管束の内側縁，の順に観察し，出血点があれば 3-0 針付バイクリルで止血縫合を行う．

神経血管束近位断端，精嚢動脈周辺に関しては精管断端を鉗子で把持し引き上げながら観察すると出血点が見分けやすい．

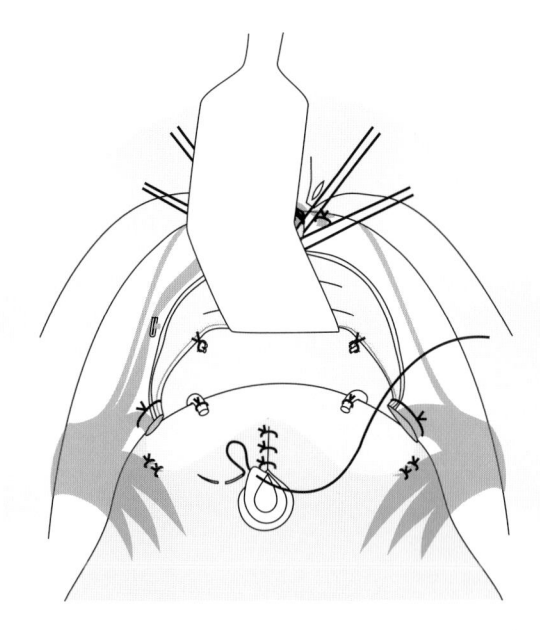

図 4-1-111　膀胱頸部形成 2　6 時方向の縫縮が終了したら粘膜を引き出し新内尿道口から少し離れた位置の膀胱壁に縫合するいわゆる everting を行う．新内尿道口の大きさは人差し指の先端がかろうじて入るぐらいが適切と考える．

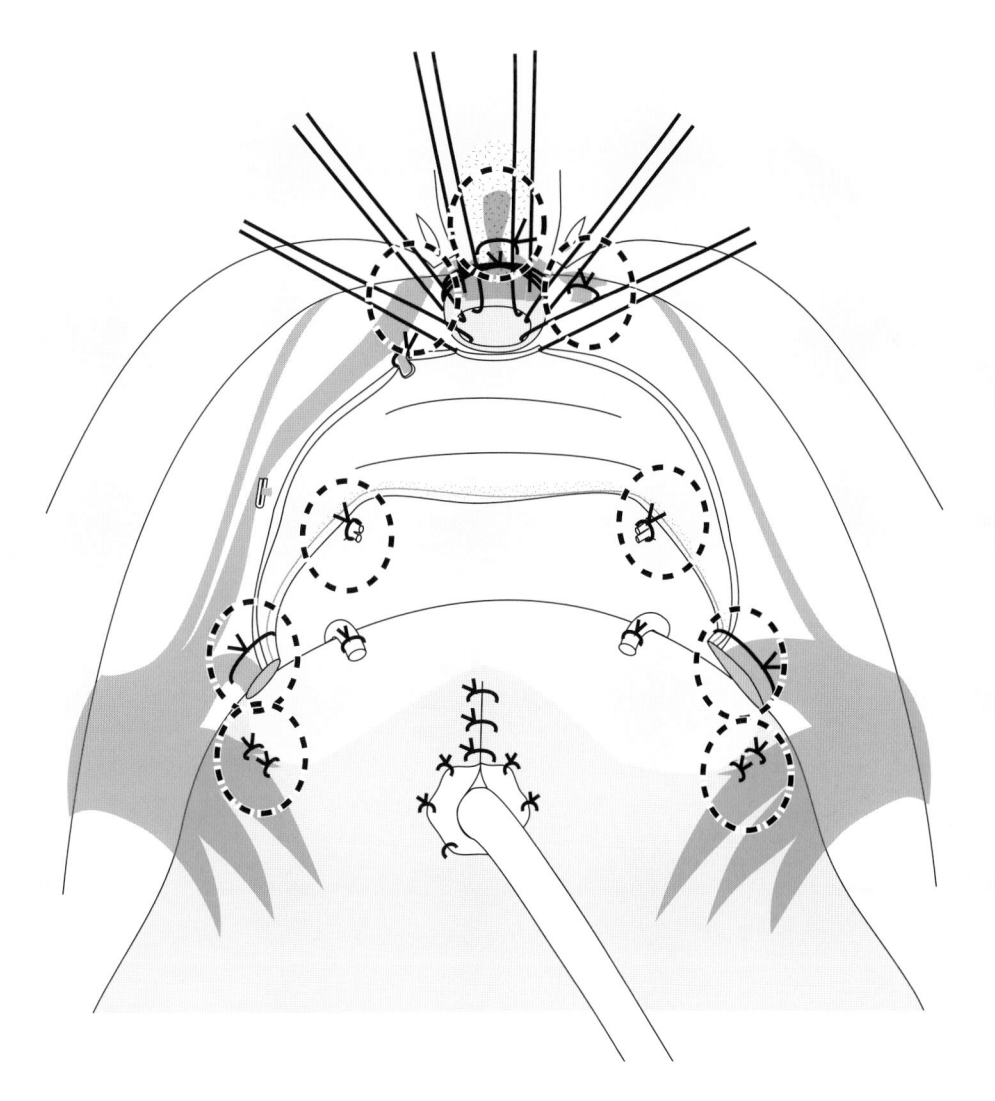

図 4-1-112　膀胱頸部形成 3　頸部の形成が終了したらフォーリーカテーテルを留置し，術野に尿が漏れないようにして，止血を行う．まず膀胱へ向かう血管群の辺縁，神経血管束切断端，精嚢動脈切断端を確認する．精管断端を鉗子で把持して引き上げると操作がしやすい．次いで神経血管束の遠位断端，尿道背側を確認する．神経温存側ではわずかな出血であれば放置し，神経損傷を避けるようにする．ただし，術後血腫形成の原因にもなるので慎重に判断し，止血縫合が必要と思ったら躊躇なく行う．

12. 尿道膀胱吻合

止血が完了したら,先に尿道にかけておいた縫合糸を新内尿道口に運針する.糸が絡まないように注意しながら7時,9時,11時,5時,3時,1時の順に運針していく(図4-1-113〜4-1-119).

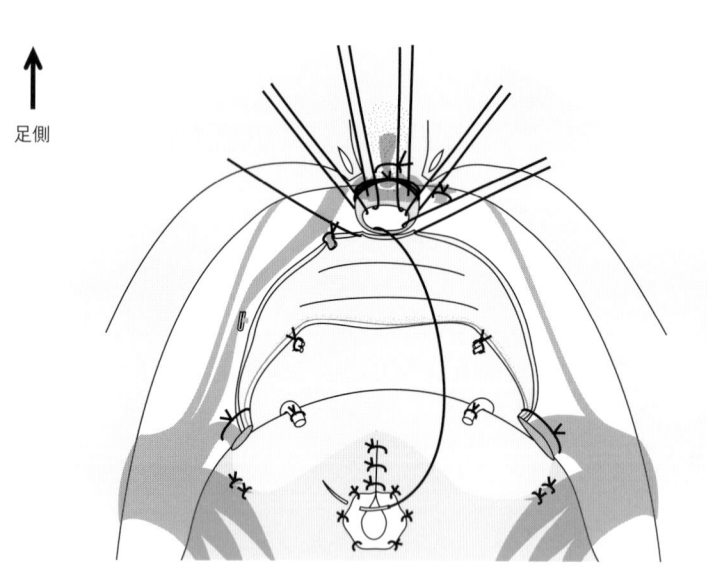

図4-1-113 尿道膀胱吻合糸の運針1　各縫合糸の位置関係のバランスを考えながら尿道にかけておいた縫合糸を新内尿道口に運針する.まず7時から始める.5時,7時の間を離すと6時方向の縫合不全の原因となるので注意する.

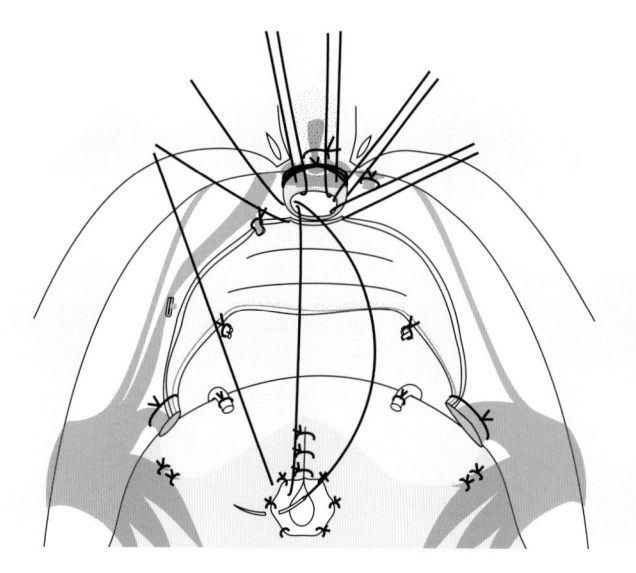

図4-1-114 尿道膀胱吻合糸の運針2　9時方向の運針.

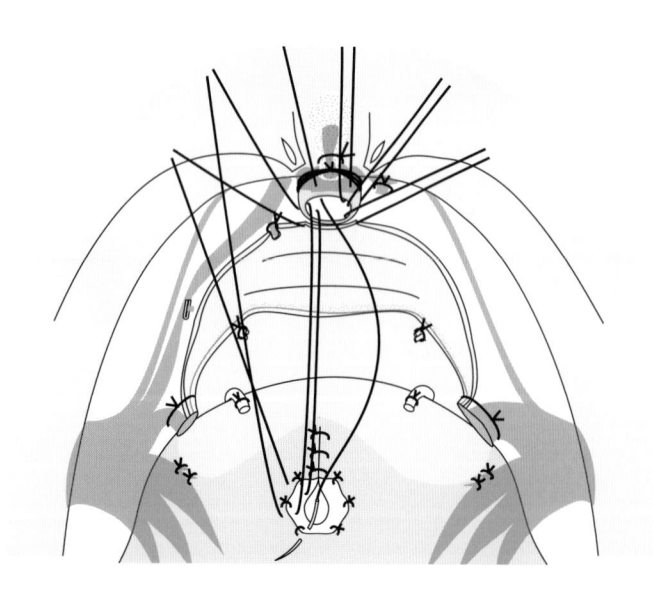

図4-1-115 尿道膀胱吻合糸の運針3　11時方向の運針.

すべて終了したら，腹膜を牽引していたマーシャル鉤と腸管被覆用ガーゼを外し，二股形状のスパーテルで新内尿道口を尿道断端の位置に移動させる．

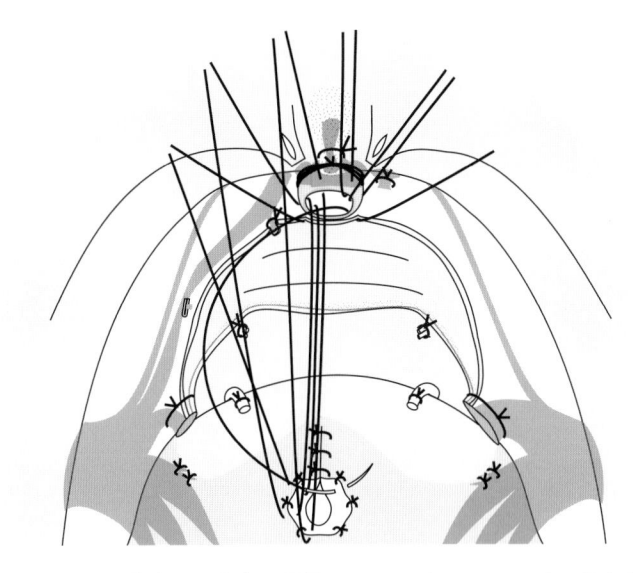

図 4-1-116　尿道膀胱吻合糸の運針 4　5 時方向の運針．7 時の縫合糸とあまり離れないように心がける．

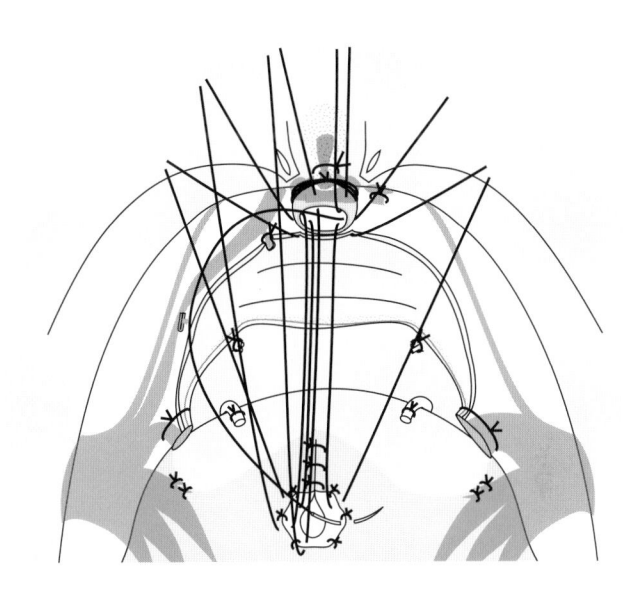

図 4-1-117　尿道膀胱吻合糸の運針 5　3 時方向の運針．

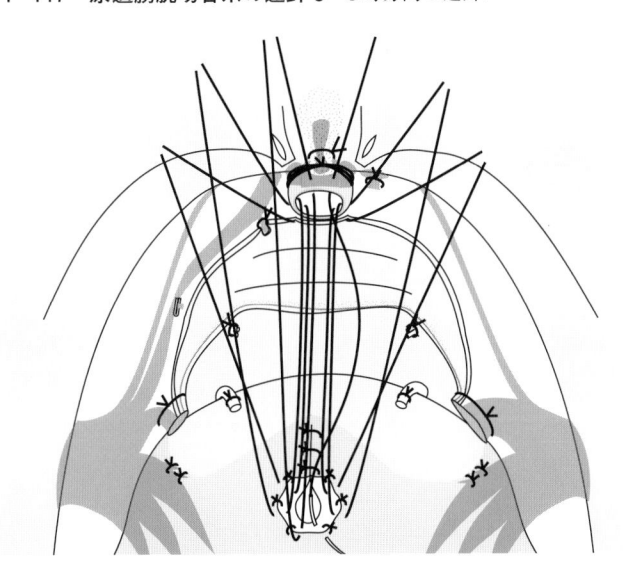

図 4-1-118　尿道膀胱吻合糸の運針 6　最後に 1 時方向の運針を行う．各糸が絡まないように注意する．われわれは柄の部分を色分けしたモスキート鉗子を用意し，各縫合糸の識別が容易になるようにしている．

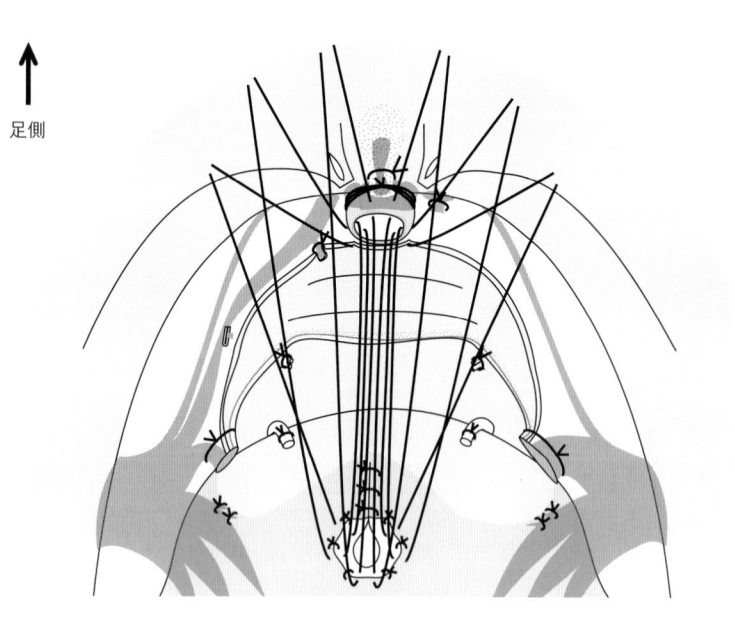

尿道吻合糸を牽引してたわみをとるようにしながら，深部結紮器を用いて7時，5時の糸をまず縫合する(図4-1-120，4-1-121).

その後外尿道口から20Fr前後の金属ブジーを挿入し吻合部の内腔を確保する．この状態で残りの縫合糸を9時，3時，11時，1時の順に縫合していく(図4-1-122〜4-1-125)．縫合する前にそれぞれの糸を牽引しつつゆすってみてスムーズに糸が動くことを確認しておく．

図4-1-119 尿道膀胱吻合糸の運針7 新内尿道口への運針が終了したところ．各糸が絡まないように注意する．

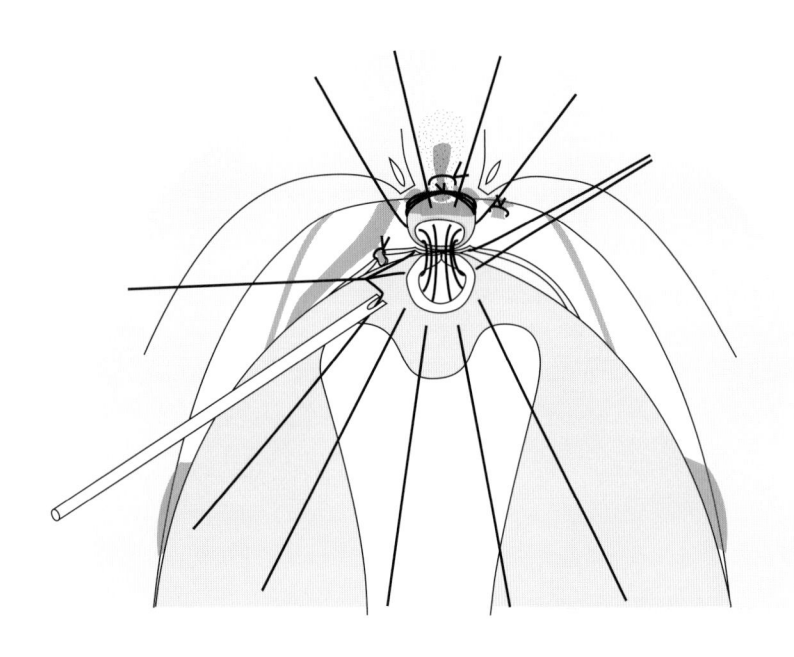

図4-1-120 尿道膀胱吻合1 二股形状のスパーテルにて新内尿道口を尿道断端の位置へ寄せ，まず7時方向の糸を結紮する．深部結紮器を用いているが，腹腔鏡手術用のノットプッシャーなど類似の器具であれば何を使用してもよい．

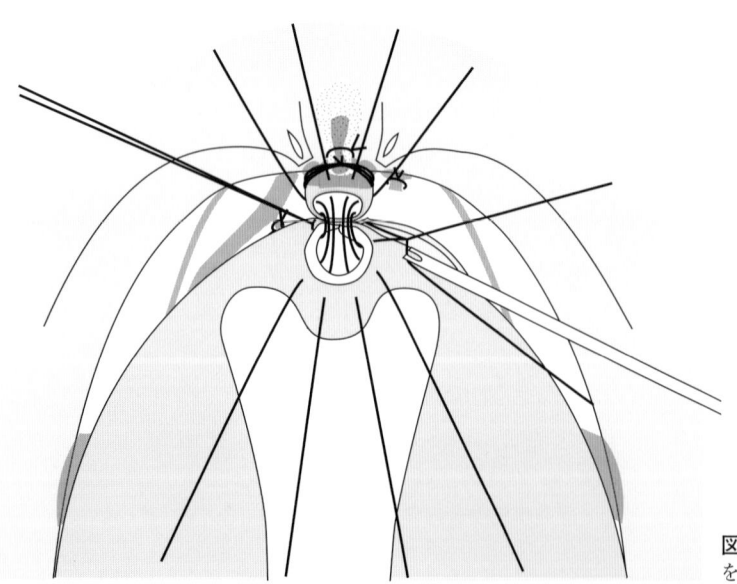

図4-1-121 尿道膀胱吻合2 次いで5時方向の縫合糸を結紮する．

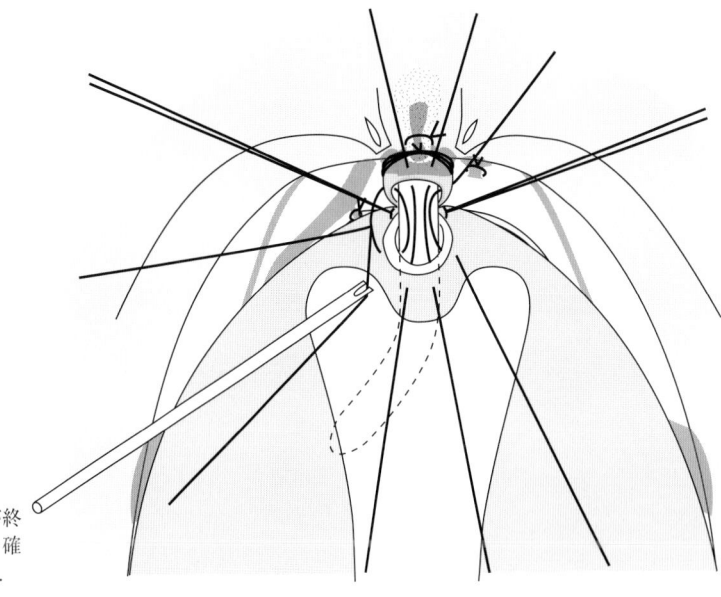

図 4-1-122　**尿道膀胱吻合 3**　5 時,7 時方向の結紮が終了したら尿道より金属ブジー(20 Fr 前後)を挿入,内腔を確保した状態で残りの糸の縫合を行う.図は 9 時方向の結紮.

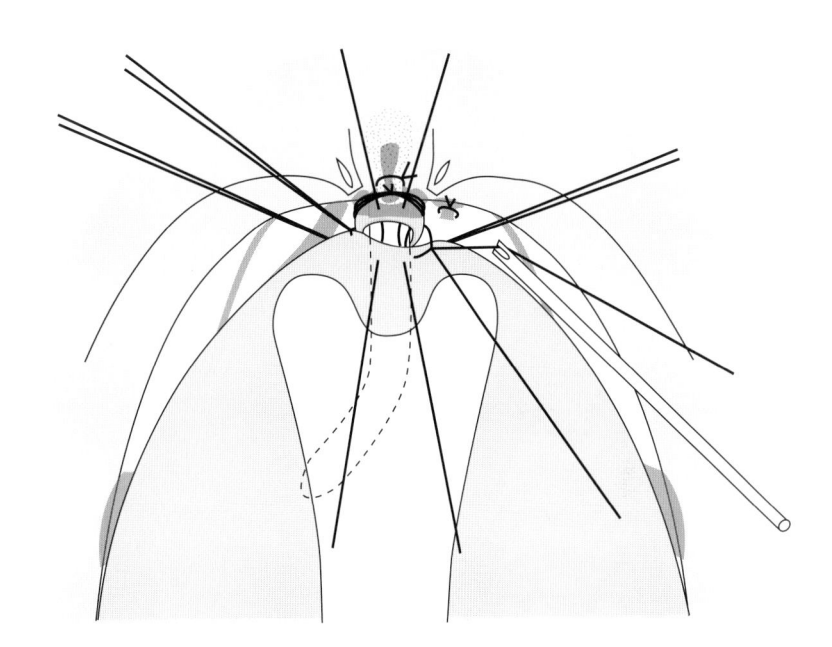

図 4-1-123　**尿道膀胱吻合 4**　3 時方向の結紮.

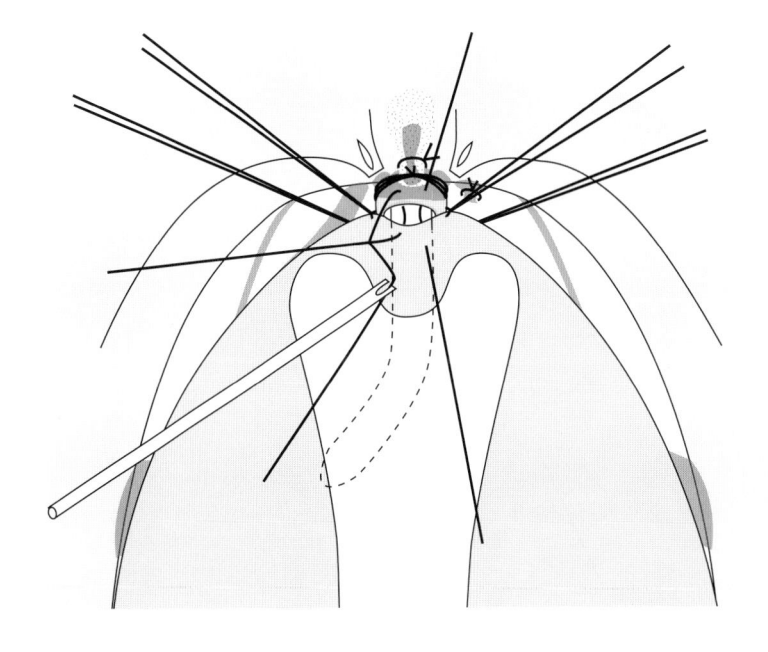

図 4-1-124　**尿道膀胱吻合 5**　11 時方向の結紮.

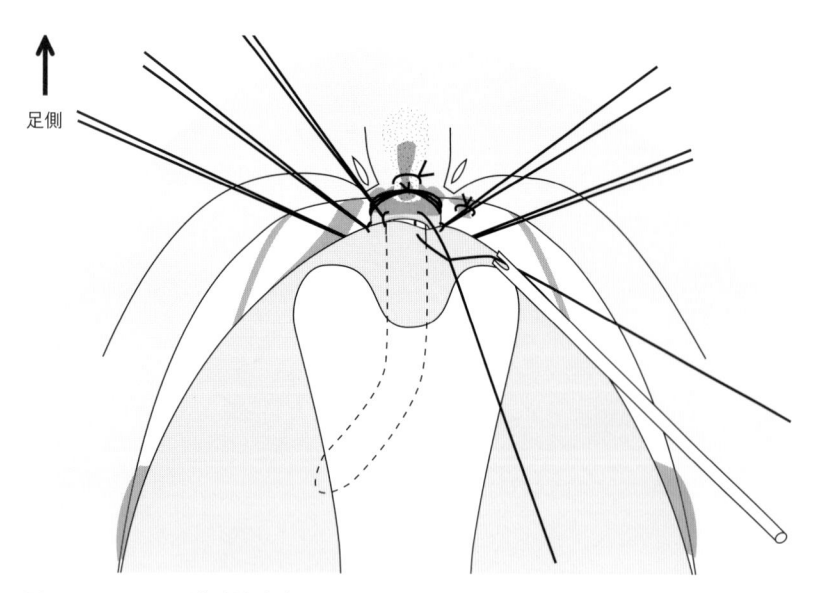

尿道吻合が終了したら金属ブジーを抜去し，外尿道口から18Frフォーリーカテーテルを挿入，留置する(図4-1-126, 4-1-127)．うまく吻合が行われていればカテーテルは抵抗なく膀胱内に達する．ここで生理食塩液50～100 mLを注入し，吻合部からの漏れがないことを確認する．漏出があってもごく軽度の場合はそのまま放置することも可能であるが，一般的には吻合をやり直したほうが術後の経過が良好である．

この場合吻合糸の一部を残しておいて膀胱を牽引すると尿道への運針が容易となる．吻合部を完全に離断しなければ操作が難しい場合は，マニセプス(3-0オペポリックス)を用いるとよい．この場合もなるべく尿道粘膜を引き出し，粘膜欠損による吻合部狭窄の可能性を極力回避するようにする．

図4-1-125　尿道膀胱吻合6　1時方向の結紮．

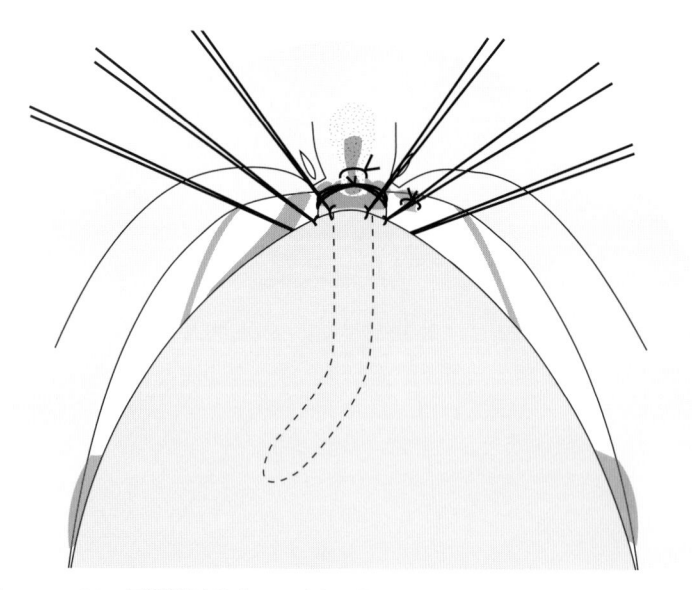

図4-1-126　尿道膀胱吻合7　吻合が終了したら，ブジーを抜去する．

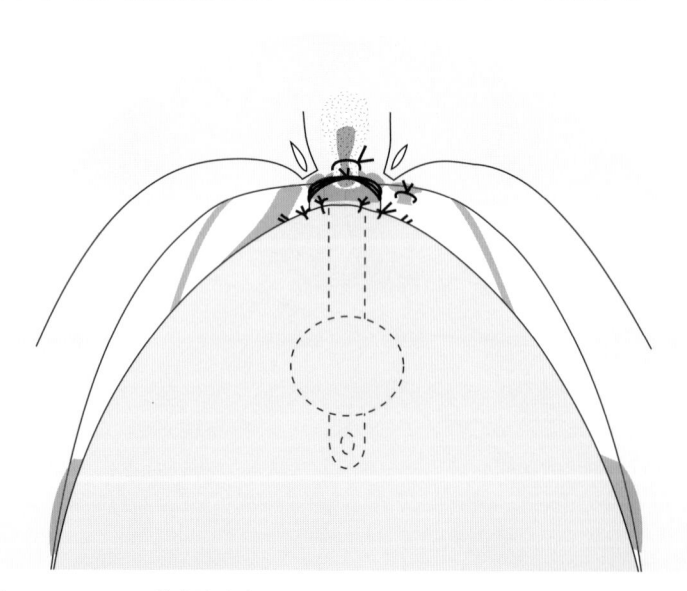

図4-1-127　尿道膀胱吻合8　尿道から18Frフォーリーカテーテルを挿入留置．生理食塩液50～100 mLを注入して漏れがないことを確認する．もし漏れがみられてもわずかであればそのまま終了し，カテーテルの留置期間を少し長めにする．漏れが大量にみられた場合は吻合をやり直したほうがよい．

13. 閉創(図4-1-128)

　尿道膀胱吻合が終了したら，ガーゼ，針のカウントを行いつつ術野を生理食塩液 1,000〜2,000 mL で洗浄する．その後閉鎖式ドレーンを吻合部に置き，腹壁を閉鎖する．

　まず腹直筋筋膜(白線)を 1-0 絹糸で縫合，これが終了したら皮下組織を再度生理食塩液で洗浄し，吸収糸(3-0 針付バイクリル)で浅腹筋膜を縫合する．その後スキンステープラーを用いて皮膚を寄せ，手術を終了する．肥満症例ではスキンステープラーの他に 3-0 絹糸ないしナイロン糸で数か所縫合しておくと段差を生じることが少ない．尿道留置カテーテルの牽引は不要である．手術全体の所要時間は骨盤リンパ節郭清を含めても 2 時間台後半〜3 時間台前半である．

14. 術後管理

　翌朝に酸素吸入を中止し，バイタルサインに問題がなければ離床を許可し，昼より食事を開始する．鎮痛のため硬膜外チューブを用いた場合は，痛みの状況により 1〜2 日目に抜去する．ドレーンは 1 日当たりの排液量が 50 mL を下回ったら抜去する(通常術後 2〜3 日目)．尿道留置カテーテルは 6〜7 日目に抜去，尿道造影は必要ない．失禁の程度をみながらその後数日(入院後 2 週前後)で退院を許可する．まれにカテーテル抜去後早期に排尿困難を呈することがあるが，ブジーによる尿道拡張を数回行うことでほとんどの場合は自然排尿が可能となる．なお，血栓症予防として術中の SCD(メドマーなど)使用とともに，術後ヘパリンナトリウム 1 日 10,000 単位程度を点滴内に追加している．

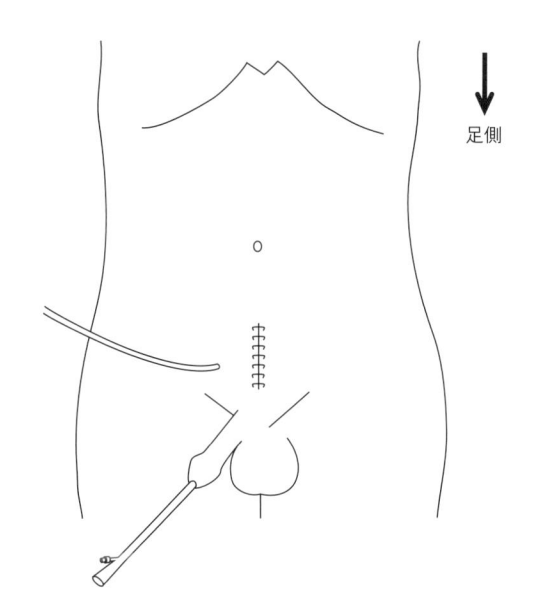

図 4-1-128　手術終了　尿で汚染された術野を生理食塩液 1,000〜2,000 mL で洗浄．尿道膀胱吻合部に閉鎖式ドレーンを置いて創を閉鎖する．筋膜(白線)を 1-0 絹糸で縫合した後，創面を生理食塩液で洗浄，浅腹筋膜(皮下組織)を 3-0 針付バイクリルで縫合し，皮膚をステープラーで合わせて手術を終了する．カテーテルの牽引は不要である．

4-2 骨盤リンパ節郭清

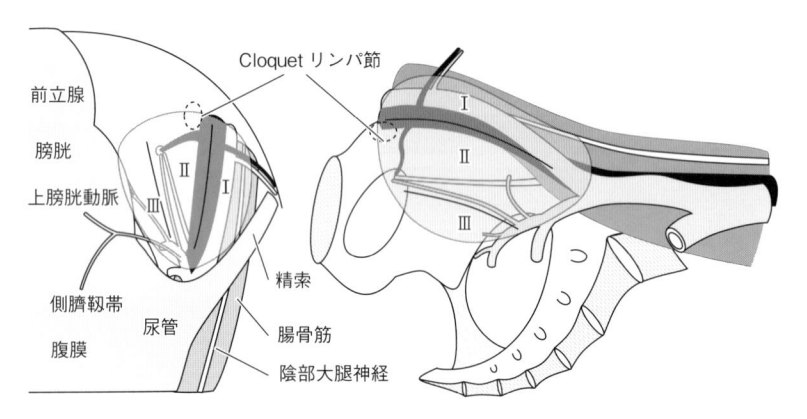

図4-2-1 一般的な標準骨盤リンパ節郭清の範囲 Ⅰ：外腸骨リンパ節，Ⅱ：閉鎖領域リンパ節，Ⅲ：内腸骨リンパ節．
限局郭清の場合はⅡの閉鎖リンパ節のみ郭清する．

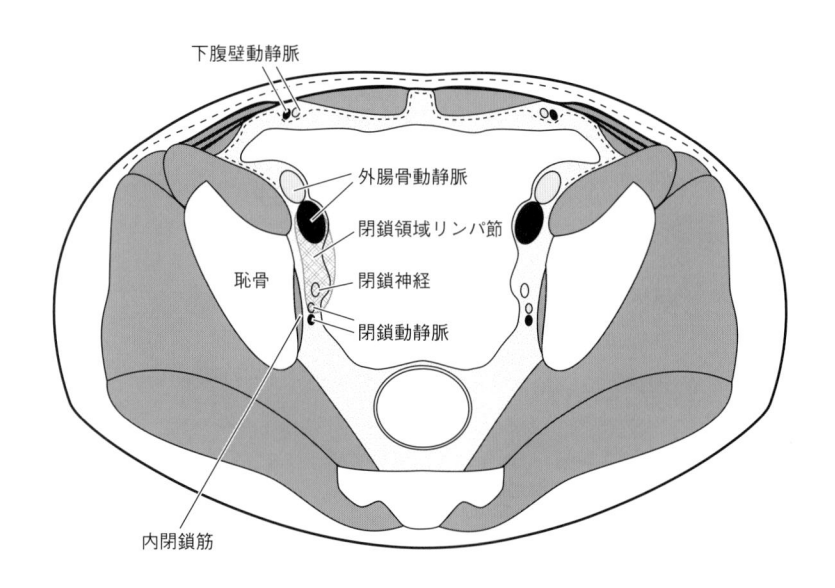

図4-2-2 横断像でみた場合の閉鎖領域リンパ節群 上縁は外腸骨静脈下縁，下縁は閉鎖動静脈となる．郭清範囲の外側は恥骨と内閉鎖筋であり，ここには重要な構造物はない．

骨盤リンパ節郭清は，診断的価値は高いものの治療としての意義はいまだ確立しておらず，またリンパ瘻，リンパ浮腫などの合併症発生の危険もあるため，その適応は慎重に決める必要がある．泌尿器科領域では前立腺全摘，膀胱全摘の際に骨盤リンパ節郭清を同時に行うことが多く，骨盤リンパ節郭清のみを単独で行う機会は少ない．しかし，骨盤の展開，血管走行や膜構造の理解など他の骨盤内手術に必要な技術を学ぶのにふさわしい手術である．また，小切開での操作に慣れるという意味でも意義は大きい．条件がよければ3〜4cmの皮膚切開ですべての操作が可能である．手術時間は両側で30分程度，出血はほとんどない．

1. 骨盤リンパ節郭清での郭清範囲 (図4-2-1)

膀胱癌や前立腺癌に対する骨盤リンパ節郭清の標準的郭清範囲は陰部大腿神経，内外腸骨動脈分岐部，膀胱，内骨盤筋膜に囲まれた部分とされている*．これを外腸骨静脈，そして閉鎖動静脈・閉鎖神経を境として，Ⅰ 外腸骨リンパ節，Ⅱ 閉鎖領域リンパ節，Ⅲ 内腸骨（膀胱側方）リンパ節，に区分し，Ⅱの閉鎖領域リンパ節を郭清する限局郭清もよく行われている．最近ではより多くのリンパ節を摘除したほうが予後がよいという報告も一部でなされており，総腸骨動脈，大動脈分岐部，仙骨前面まで郭清範囲に含める，いわゆる拡大郭清も試みられているが，手術侵襲や合併症のリスクとの兼ね合いから一般化する可能性は低いのではないかと考えている．われわれは前立腺癌の場合は原則として限局郭清を行い，膀胱癌や尿管癌では病状に応じて限局郭清と標準郭清を使い分けてい

---

* Nieh PT, Marshal FF：Pelvic lymphadenectomy, surgery of bladder cancer. Campbell-Walsh Urology, 9th ed, Vol.3. Saunders, 2008, pp2484-2485

る．限局郭清では外腸骨静脈，恥骨および内閉鎖筋，閉鎖動静脈に囲まれた部分（図4-2-2）で脂肪組織に包まれたリンパ節群を摘出するが，「リンパ節を摘除する」というよりも，郭清範囲の「脂肪組織を辺縁から中央部にまとめあげていく」と考えたほうが実際的である．

外腸骨静脈から骨盤深部へは副閉鎖静脈が分岐するだけなので，大胆に操作して差し支えない．また，郭清範囲の外側骨盤壁は恥骨と内閉鎖筋のみが存在し，重要な血管や構造物はないので過度に慎重になる必要もない．リンパ節を取り残さないためにこれらの構造物の表面をなぞるようにして脂肪組織を集めていくのがコツである．

2. 術前準備

骨盤リンパ節郭清のみを行う場合は通常の全身麻酔下，開腹手術の準備でよい．膀胱全摘，前立腺全摘などと一緒に行う場合はそれらの手術の術前準備に準じる．

3. 皮膚切開の位置と大きさ
（図4-2-3）

骨盤リンパ節郭清のみであれば，3～4 cmの切開長で十分である．恥骨上の正中部に切開線を置く．

4. 腹壁の切開と郭清範囲への到達

骨盤内手術に共通であるが，表皮，真皮，皮下脂肪層，浅腹筋膜（皮下脂肪層の組織が厚くなって筋膜様になったもの），白線（腹直筋筋膜），横筋筋膜（腹壁筋の内面を広く覆う膜構造），の順に切開を進める（図4-2-4～4-2-9）．

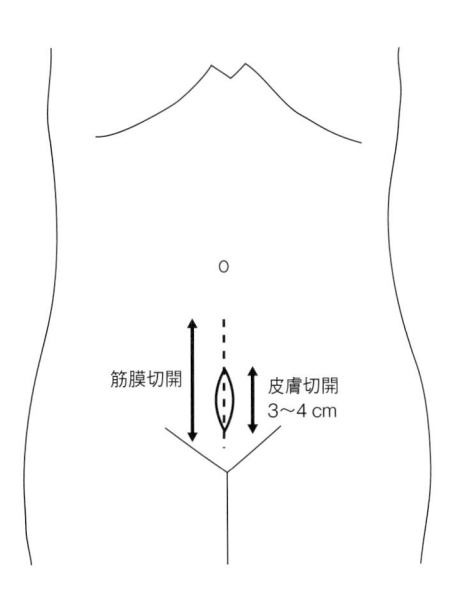

図4-2-3 皮膚切開 骨盤リンパ節郭清だけであれば3～4 cmの皮切で十分である．小切開手術に共通であるが，筋膜は十分切開する．

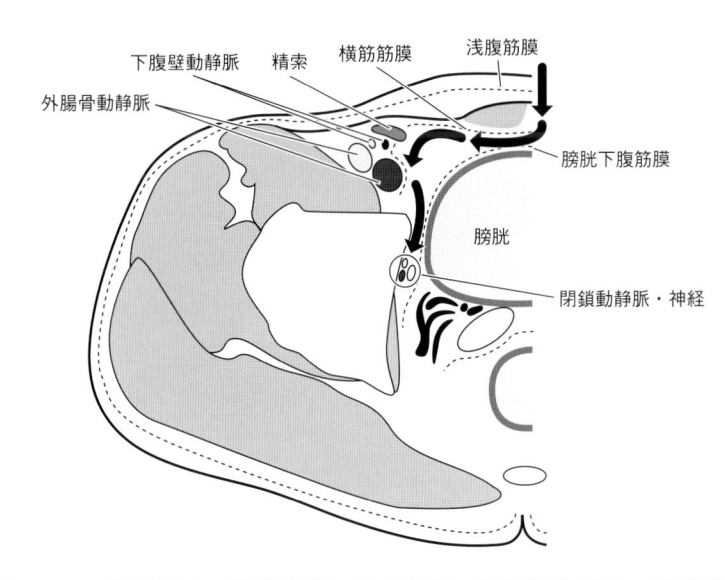

図4-2-4 郭清範囲への到達経路 腹壁切開後，横筋筋膜を切開して腹膜前脂肪に覆われた膀胱下腹筋膜を同定．横筋筋膜と膀胱下腹筋膜の間を分け入っていく．正しい剝離面に入れば鈍的操作のみで簡単に郭清範囲が露出される．

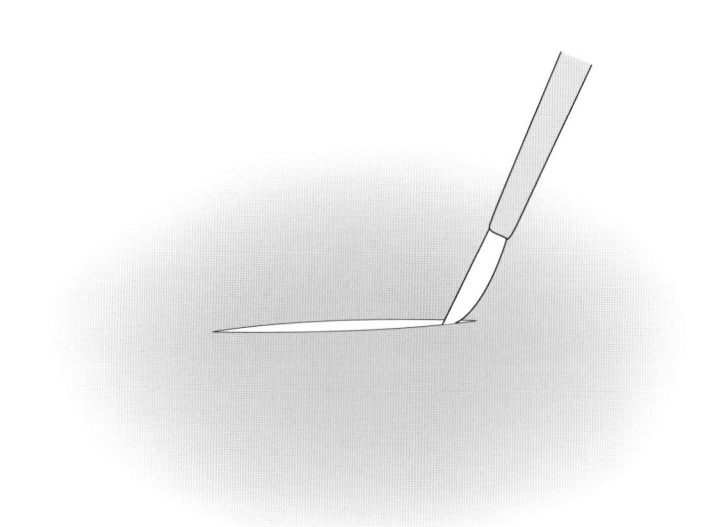

図4-2-5 表皮切開

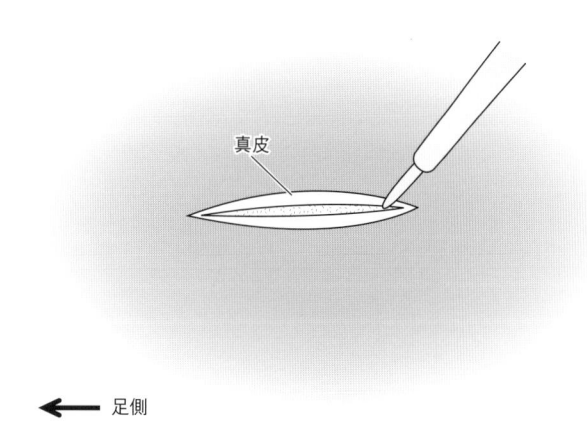

図 4-2-6　真皮切開

←足側

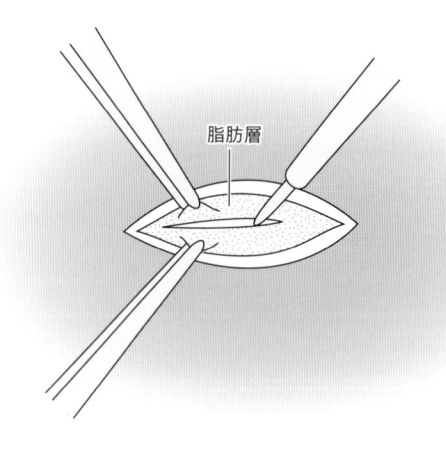

図 4-2-7　皮下脂肪および皮下脂肪組織の一部が厚くなった浅腹筋膜を切開して腹直筋筋膜の表面を露出する．

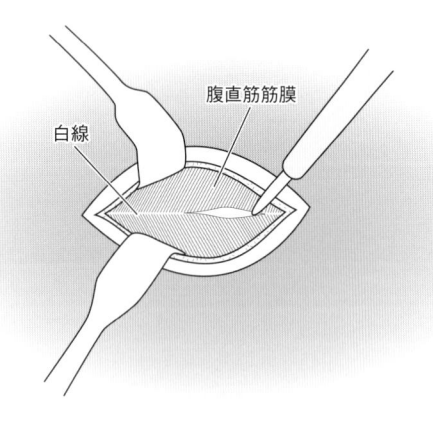

図 4-2-8　白線（左右の腹直筋筋膜の癒合部分）を同定し切開する．

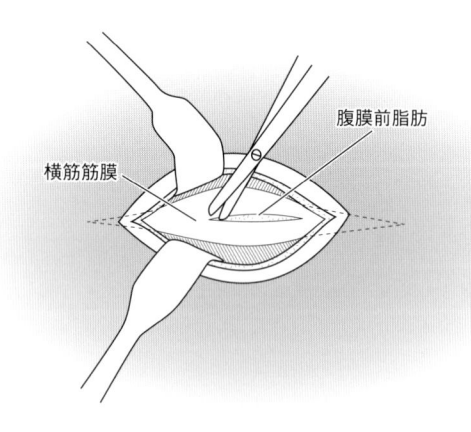

図 4-2-9　筋膜下に露出された薄い膜構造（横筋筋膜）を切開すると脂肪層（腹膜前脂肪）とその下の膀胱下腹筋膜が露出される．

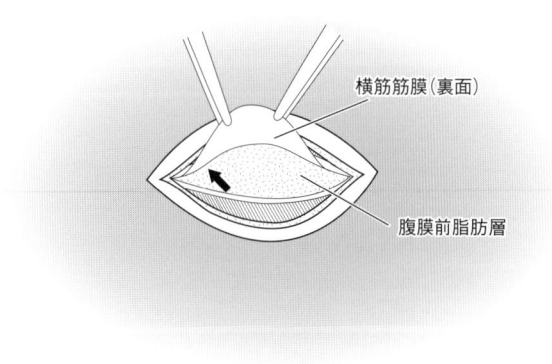

図 4-2-10　横筋筋膜の内面に沿って（矢印）これと膀胱下腹筋膜・腹膜前脂肪との間で剥離を進める．足側から剥離を進めると操作が容易である．

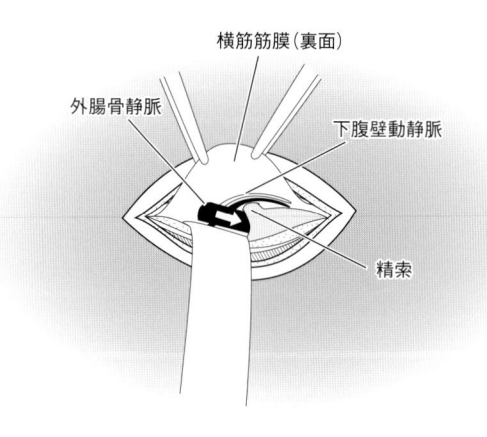

図 4-2-11　下腹壁動静脈の起始部を同定し，精索，副閉鎖静脈などを同定する．外腸骨静脈の走行に沿って（矢印）膀胱下腹筋膜に覆われた精索と外腸骨静脈血管鞘の間を鈍的に剥離する．

腹膜前脂肪層（正確には膀胱下腹筋膜前脂肪層）が露出したらこれと横筋筋膜との間を鈎の牽引操作などで鈍的に剥離し，外腸骨静脈から閉鎖孔の周辺へと進んでいく（図4-2-10〜4-2-14）．肥満症例では厚い脂肪に覆われて血管その他の構造物が確認しにくいが，まず腹直筋の裏で下腹壁動静脈を同定し，これを起始部へとたどって外腸骨静脈を探す．下腹壁動静脈のすぐ外側に精索が存在するのでこれと外腸骨静脈との間に鈎をかけて牽引すると一気に展開される．なお，下腹壁動静脈が直接露出されてみえた場合は横筋筋膜を損傷して剥離層が1つ外側にずれてしまっている可能性がある．そのまま剥離を進めると血管損傷から出血をきたすことが多いので，もう1度横筋筋膜を探し，正しい剥離面に戻るようにする．

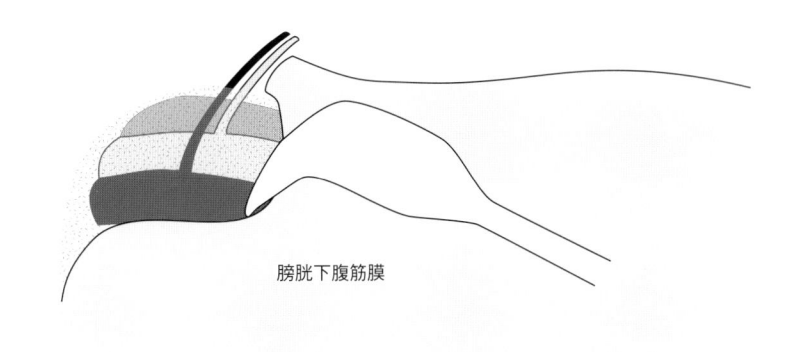

図4-2-12 下腹壁動静脈起始部付近で膀胱下腹筋膜と外腸骨静脈血管鞘の間の剥離面を見出し，そこに鈎をかけて牽引する．剥離にハサミなどは不要である．

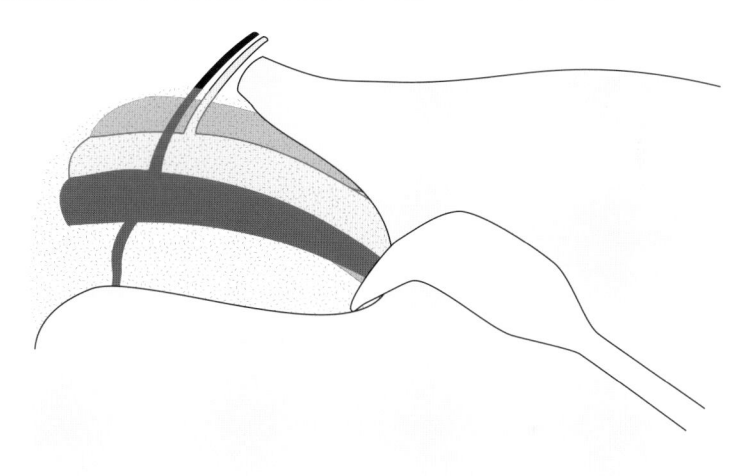

図4-2-13 腸骨血管の表面をなぞるように鈎を頭側方向に牽引するだけで術野が大きく展開されてくる．

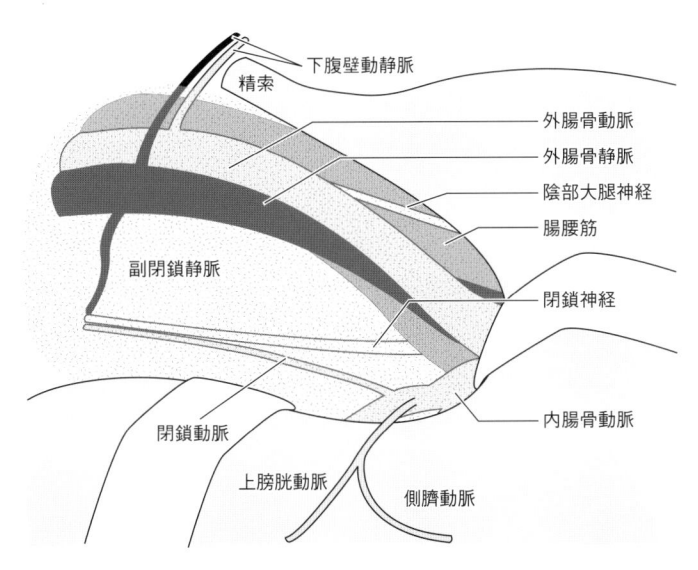

図4-2-14 内腸骨動脈の起始部がみえるところまで十分剥離する．脂肪が厚い場合は一部の構造物が確認しにくい場合もあるが，つねに頭の中に構造物の地図を思い浮かべてていねいに操作を進める．

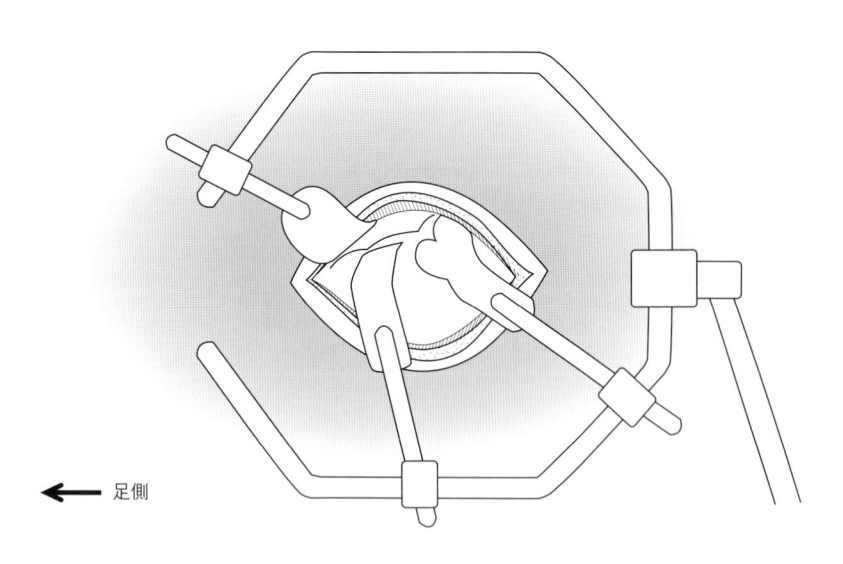

図4-2-15　鉤をうまく使えば右側の腹壁縁を含めた3点での固定で十分な視野が得られる．オムニトラクトなどの開創補助器具を用いれば術者1人での手術も可能である．

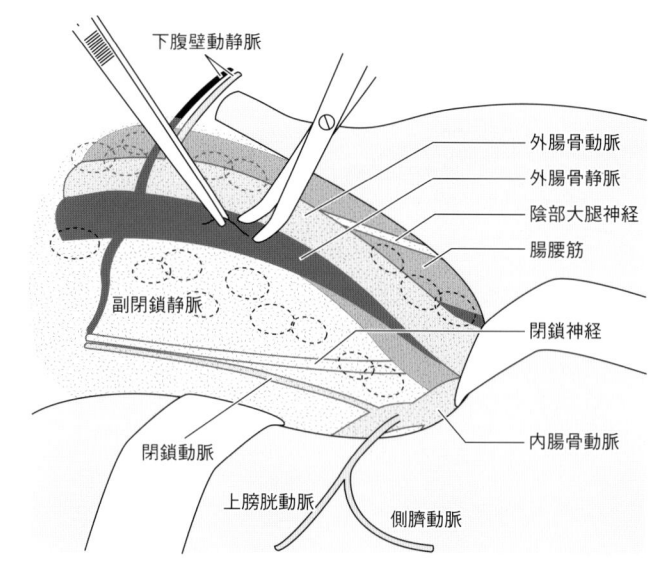

図4-2-16　まず外腸骨静脈の血管鞘を切開して外腸骨静脈の表面を露出する．

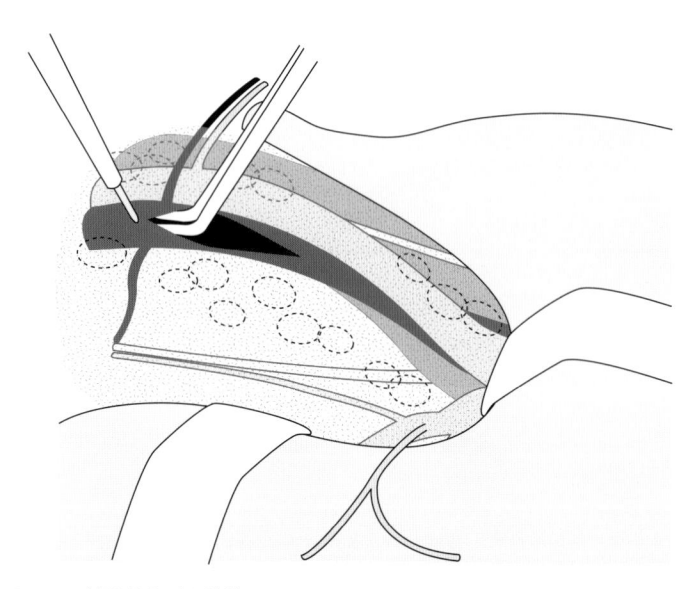

図4-2-17　外腸骨静脈血管鞘の切開を足側に広げる．

5. 術野の展開，固定(図4-2-15)

われわれはオムニトラクトを用いて術野を展開，固定し手術を行っている．内腸骨動脈の起始部が確認されるまで剥離が進んだら，術者の反対側の腹壁を鞍状の鉤で足側，外側に牽引，扁平の鉤で膀胱を術者側に牽引，腹膜を深めのハート鉤で頭側，術者側に牽引固定する．上手に固定すれば極端な話，術者1人で手術が可能である．

6. 外腸骨静脈の露出

まず最初に最も同定しやすい外腸骨静脈から処理を開始する．血管鞘を先の細い鑷子でつまみあげメッツェンバウムでこれを切開し外腸骨静脈の壁を直接露出する(図4-2-16)．先にも述べたとおりこの部分は分枝がほとんどないので慎重になりすぎる必要はない．外腸骨静脈の血管壁が露出されたら強彎曲の鉗子を用いて血管鞘をすくいあげ，遠位，近位へと切開を広げていく(図4-2-17〜4-2-19)．

この際，脂肪組織に切り込むとその中の微細な血管を損傷し，思わぬ出血をみることが多く，脂肪がなく外腸骨静脈壁が透けてみえる部分を探して切開を進めるようにする（図4-2-18）．外腸骨静脈の下で脂肪組織を分け，郭清範囲外側の壁（恥骨，内閉鎖筋）を十分露出する（図4-2-20）．危険な構造物はないので大胆に剝離して構わない．

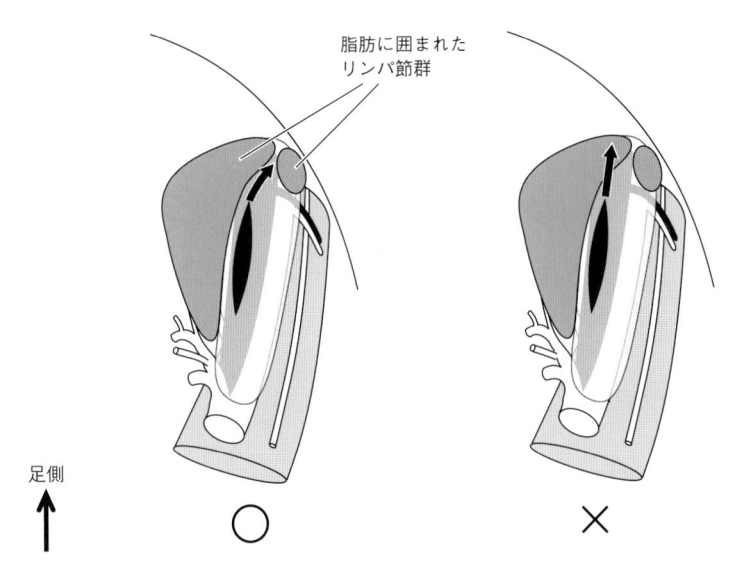

図4-2-18 血管鞘の切開にあたっては静脈が透見できる場所を選んで切開を進めるようにする．血管の走行にこだわって脂肪組織に切り込むと隠れていた血管を損傷して思わぬ出血をきたすことがある．

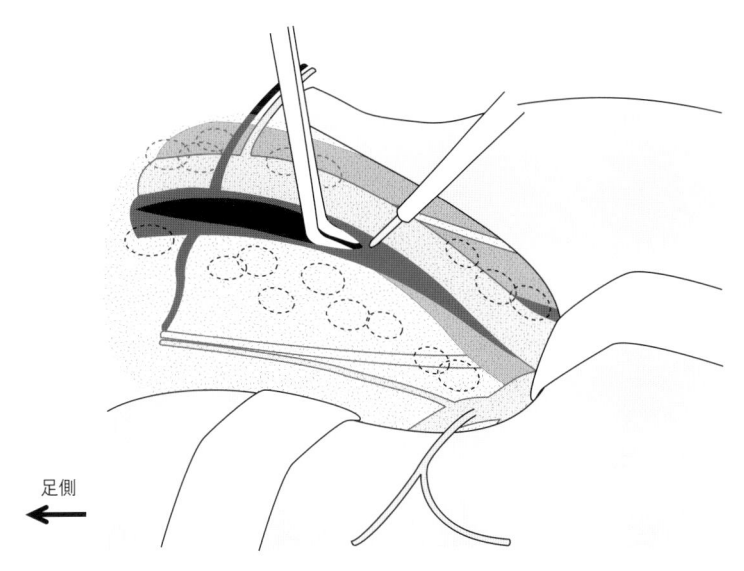

図4-2-19 外腸骨静脈血管鞘の切開を頭側へと広げる．

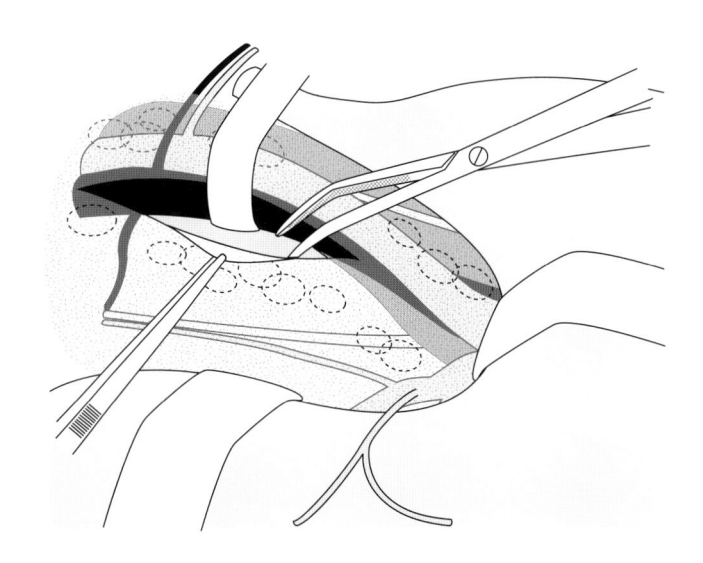

図4-2-20 外腸骨静脈の下縁とリンパ節群との間を剝離し，郭清範囲の外側（奥）の壁（恥骨，内閉鎖筋）を露出する．血管の分枝はないので大胆に操作を進めてよい．

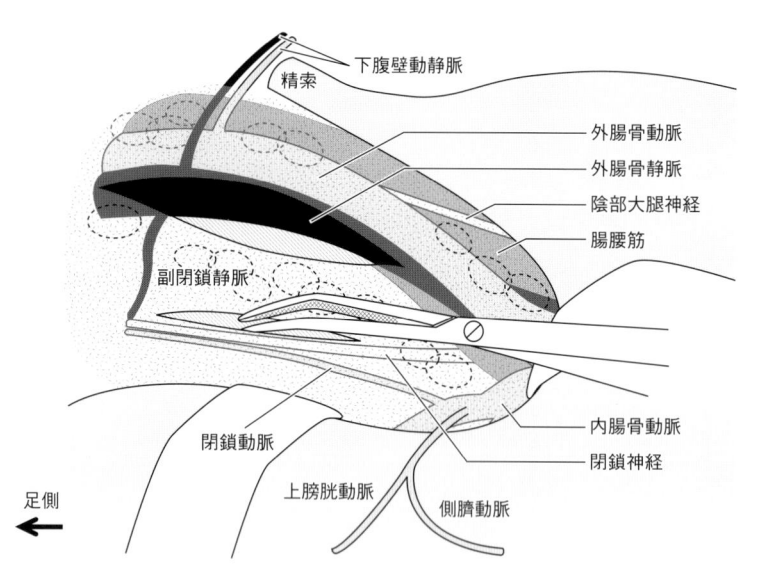

図4-2-21 閉鎖神経，閉鎖動静脈を同定．これと摘出するリンパ節群下縁との間を剥離する．内閉鎖筋が露出されるまで十分深く剥離する．

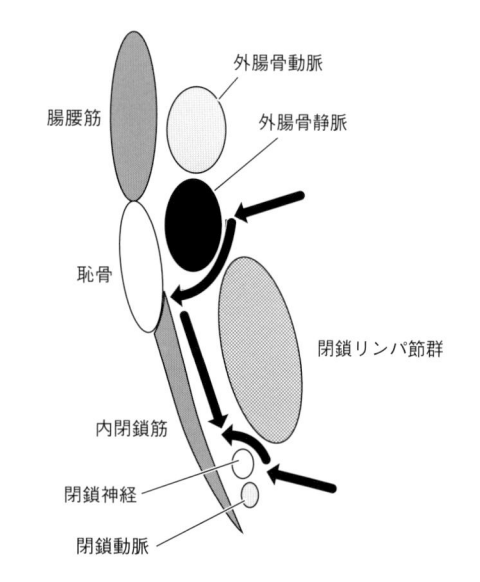

図4-2-22 実際の感覚としては，郭清するリンパ節群を外腸骨静脈，恥骨，内閉鎖筋，閉鎖神経，閉鎖動脈（静脈）からはがすような感じとなる．

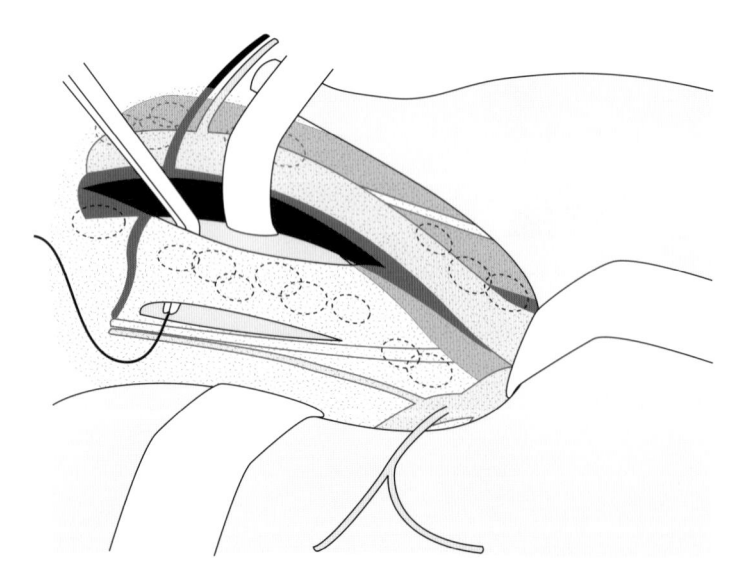

図4-2-23 リンパ節群の周囲が十分剥離できたら鉗子を通して1-0絹糸をかけ，リンパ節群を一塊として確保する．

7. 閉鎖神経の露出（図4-2-21）

次に閉鎖神経の位置を同定しその上縁から鉗子を挿入して脂肪組織を分け，郭清範囲下縁を剥離する（図4-2-21）．閉鎖神経の位置を同定する方法としては，①副閉鎖静脈を末梢に追いかけて閉鎖孔の位置を推定しその周辺で神経を探す，②内腸骨動脈から分岐する閉鎖動脈を確認しこれを末梢に追いかけてこの上方を走行する神経を探す，③内外腸骨動脈分岐部を起点として，外腸骨静脈から約30°の位置で神経を探す，の3通りの方法がある．慣れてくれば閉鎖神経がどのような場所にあるかおおよその見当がつくので直接アプローチしてもよい．時に閉鎖動脈が閉鎖神経と紛らわしい場合があるので誤って切断しないように十分注意する．

8. 恥骨，内閉鎖筋の露出（郭清範囲外面の剥離）（図4-2-22）

郭清範囲の上縁と下縁の剥離が終了したら外腸骨静脈の下縁から潜り込むようにして骨盤の壁である恥骨，内閉鎖筋を露出する．ここには血管などの構造物はほとんどないので大胆に剥離を進めてよい．恥骨，内閉鎖筋の表面をなぞるようにして脂肪に包まれたリンパ組織を収束させていく．

9. リンパ節群の一括確保（図4-2-23）

郭清範囲の上縁から下縁へと組織を取り残さないようにして鉗子を通し1-0絹糸をかけてリンパ節群を一括確保する．絹糸はここで縫合してもよいが，その際には閉鎖神経が巻き込まれていないことを十分に確認する．

10. 副閉鎖静脈の処理(図4-2-24～4-2-26)

　副閉鎖静脈の太さや起始部の位置は個人差が大きいが，遠位部まで十分に郭清を行うためにはこれを処理したほうがよいことが多い．副閉鎖静脈の起始部を損傷すると止血に手間どることが多いので剝離操作は慎重に行う．損傷のほとんどは不十分な剝離操作が原因であり，乱暴に取り扱うと周囲の結合組織とともに副閉鎖静脈を根元から引き抜いてしまう場合もある．起始部を含めて副閉鎖静脈の全貌が直接確認できるまで根気よくていねいに血管剝離を行うようにする(図4-2-24)．なお，もし副閉鎖静脈起始部を損傷してしまった場合は慌てずに出血点を確認，損傷部を鑷子でつまみ血管クリップをかける．損傷がひどい場合はプロリーンなどの血管縫合糸を用いた止血が必要になることもある．十分に剝離ができたら血管クリップをかけて(図4-2-25)その間を切断する(図4-2-26)．

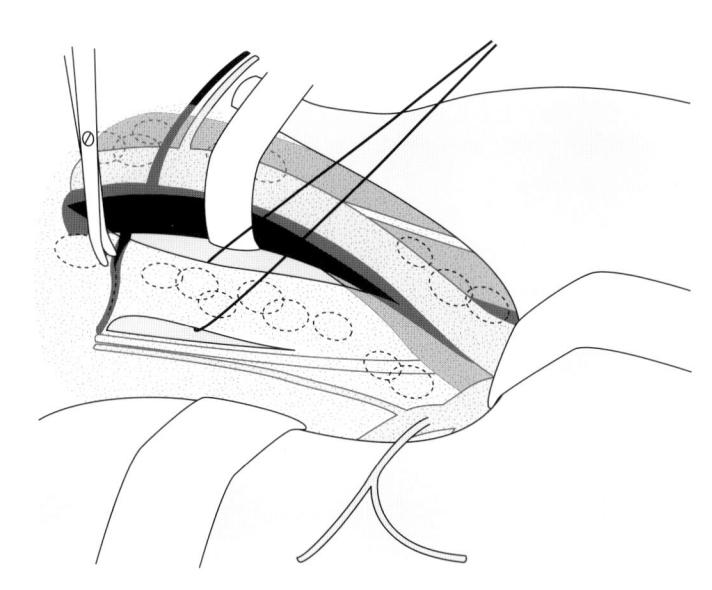

図4-2-24　次いで副閉鎖静脈表面の脂肪組織，血管鞘を切開し副閉鎖静脈を起始部を含めて十分に露出する．副閉鎖静脈の位置によっては処理しなくても済む場合もあるが，いわゆるCloquetリンパ節まで十分に郭清するときは副閉鎖静脈の切断が必要な場合が多い．

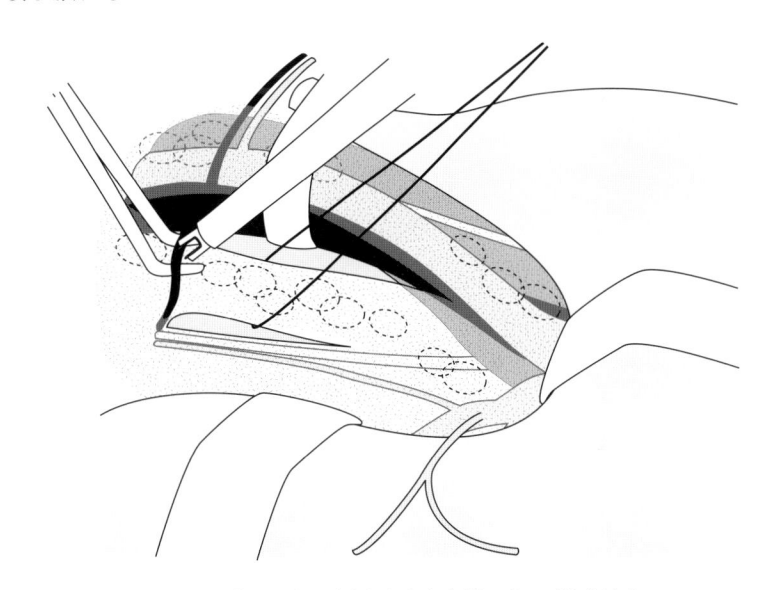

図4-2-25　副閉鎖静脈が十分に露出されたら血管クリップをかける．

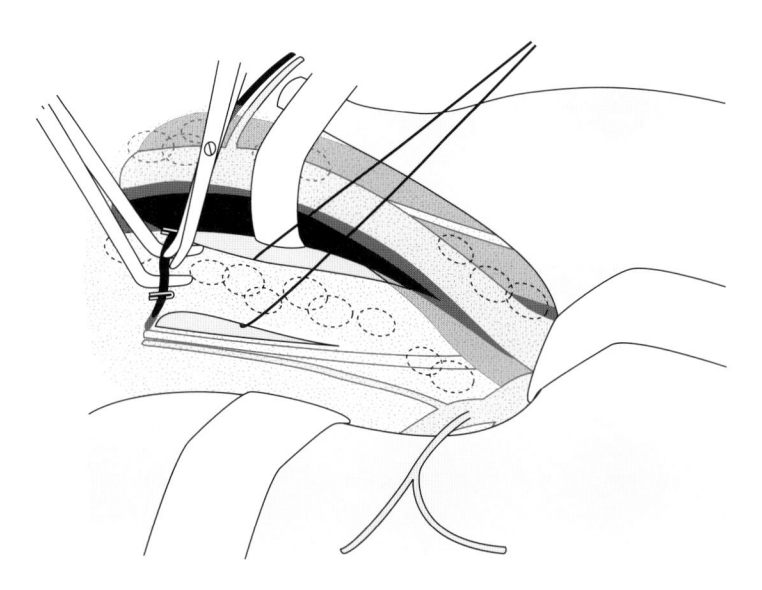

図4-2-26　副閉鎖静脈を切断している．

11. 閉鎖領域リンパ節群遠位部の処理(図4-2-27〜4-2-34)

　副閉鎖静脈の処理が終了したら閉鎖神経，閉鎖動脈を確認し，リンパ組織を確保しておいた絹糸を縫合する(図4-2-27)．これにより組織がまとまって操作が容易となり，また切断端からの不用意な出血を避けることができるが，閉鎖動脈が巻き込まれていないことを確認していれば必ずしも必要ではない．

　次に閉鎖孔と外腸骨静脈遠位端との間を鉗子で剝離し，閉鎖孔から流入するリンパ管群と外腸骨静脈の内側に沿って流入するリンパ管群を分ける(図4-2-28)．そして閉鎖孔から流入す

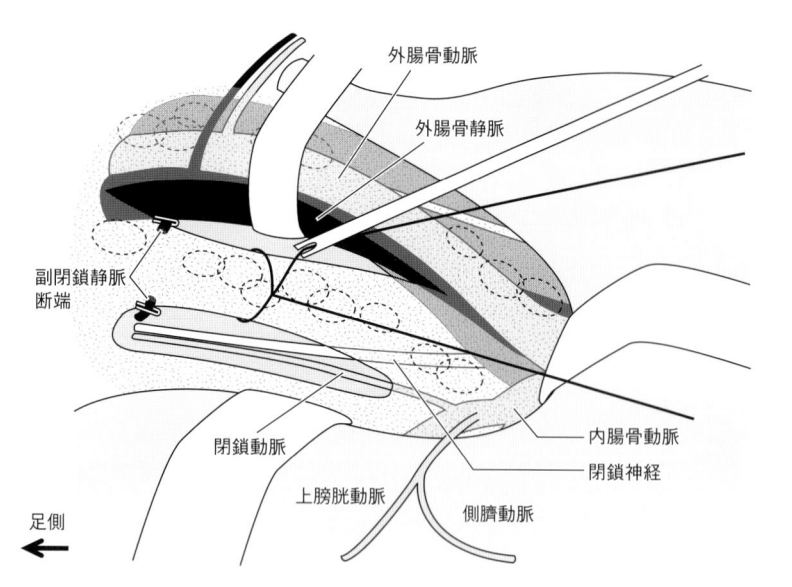

図4-2-27　ここから郭清範囲遠位端の処理に移る．まずリンパ節群にかけておいた1-0絹糸を結紮し，リンパ節群を集約させる．

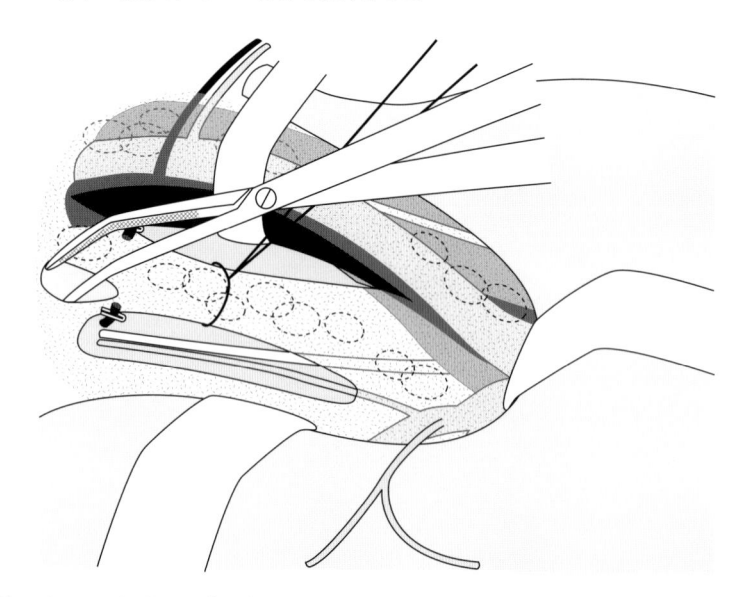

図4-2-28　閉鎖孔へ向かうリンパ管群を，外腸骨静脈内側を通り足側へ向かうリンパ管群から分ける．

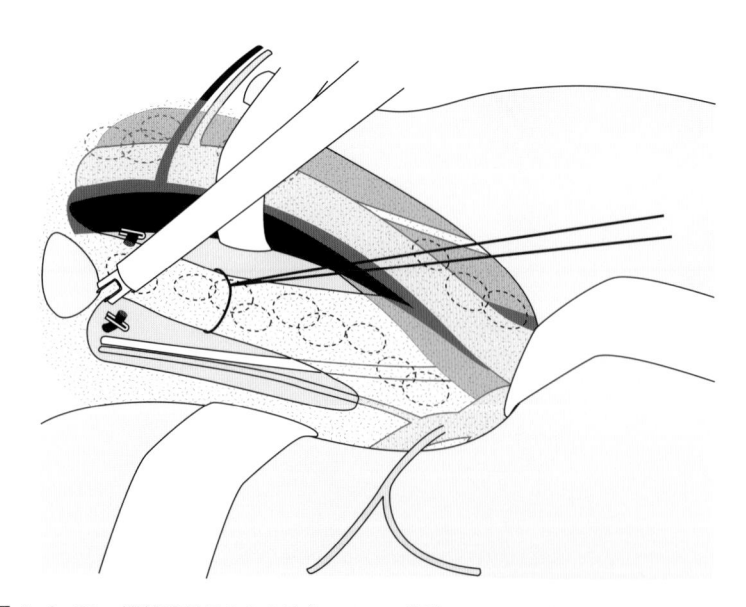

図4-2-29　閉鎖孔周辺から合流するリンパ管群にクリップをかける．

るリンパ管群にクリップをかけて(図4-2-29)これを切断し(図4-2-30),いわゆるCloquetリンパ節が存在する外腸骨静脈の内側に沿って流入するリンパ管群に集約させる.

これに1-0絹糸をかけ(図4-2-31),結紮し(図4-2-32),結紮糸脱落防止用の血管クリップをかけ(図4-2-33),それから切断する(図4-2-34).遠位端に鉗子をかけてまず切断し,その後結紮する方法もあるが,この場合,時として結紮糸が外れてしまうことがある.この部分でリンパ管がしっかり結紮されないと往々にしてリンパ瘻の原因となることから,現在では安全を期すためまず結紮しそれから切断する方法をとっている.

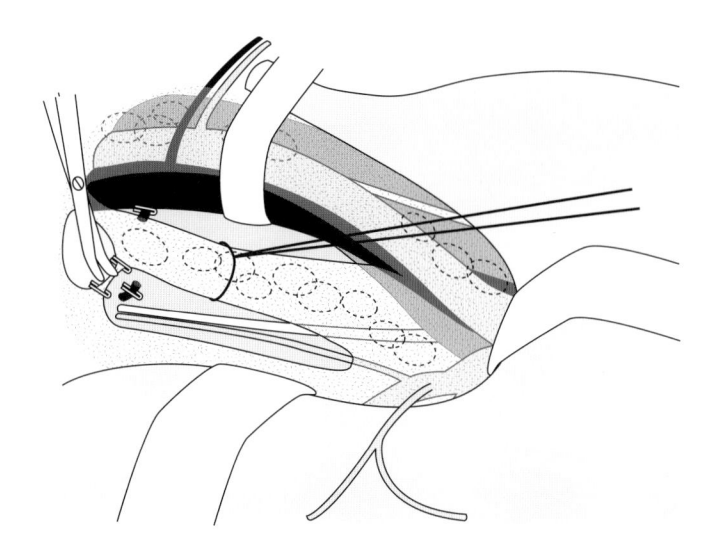

図4-2-30 閉鎖孔周辺から合流するリンパ管群を切断する.

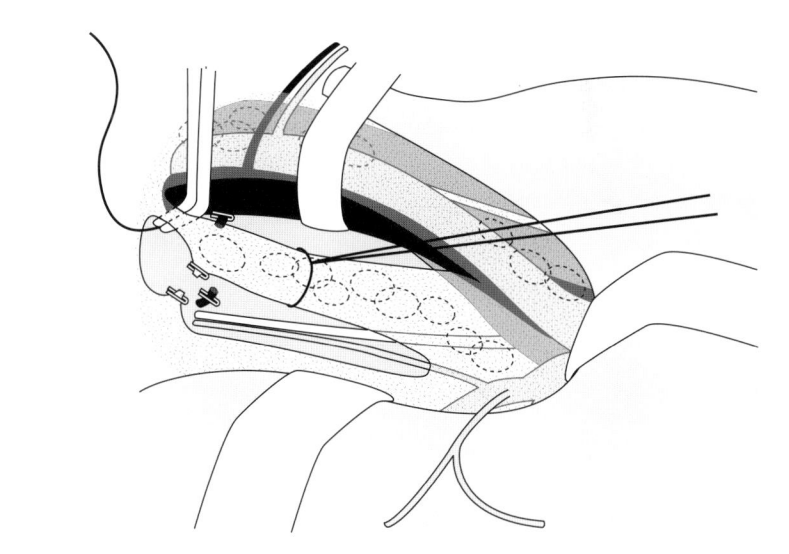

図4-2-31 外腸骨静脈の内側を通る太いリンパ管群に1-0絹糸をかける.

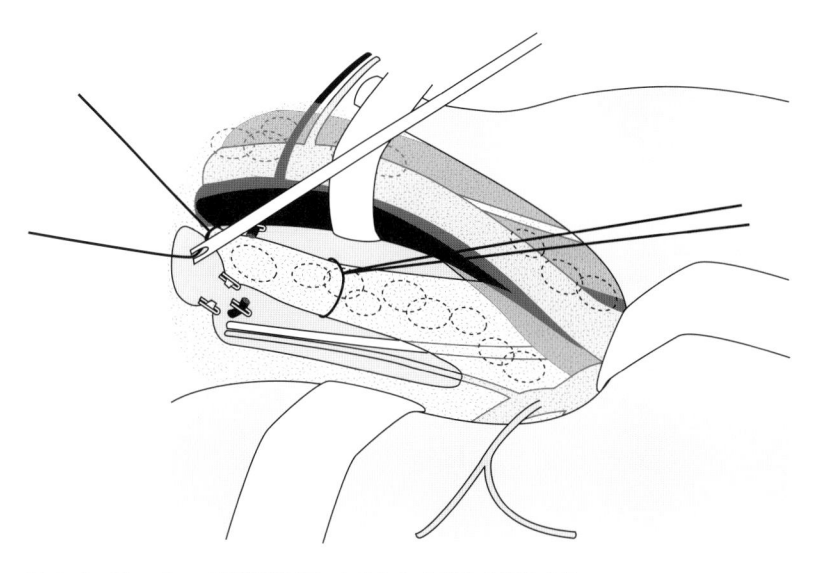

図4-2-32 リンパ管群遠位端にかけた1-0絹糸を結紮する.

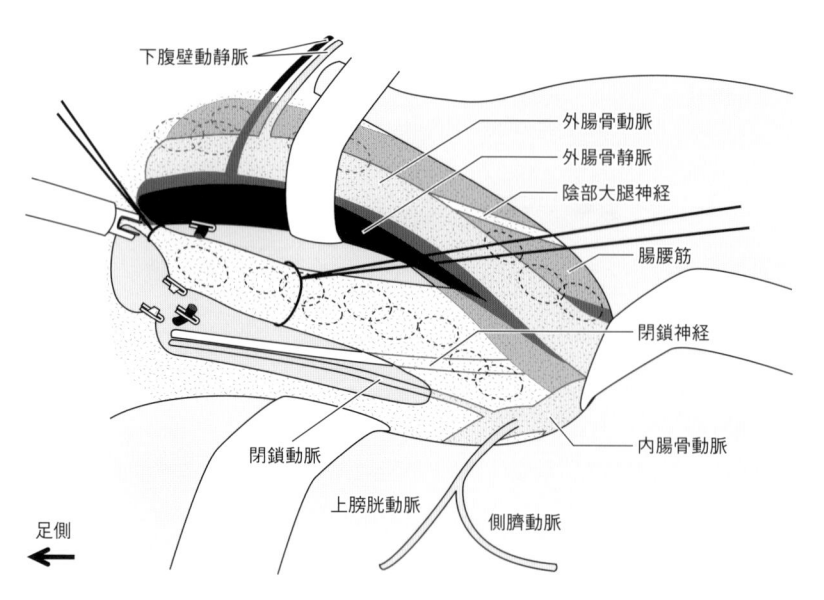

図4-2-33 血管クリップをかけて結紮糸の脱落を予防する.

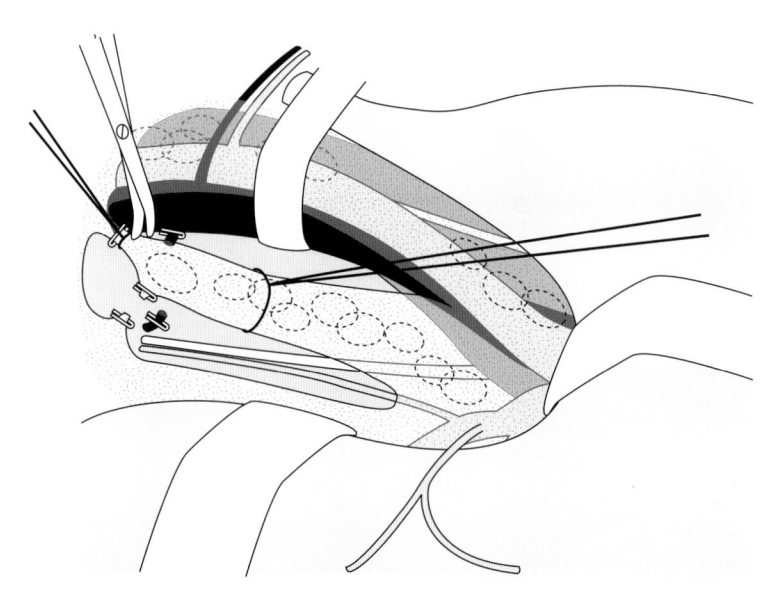

(図中ラベル:下腹壁動静脈, 外腸骨動脈, 外腸骨静脈, 陰部大腿神経, 腸腰筋, 閉鎖神経, 内腸骨動脈, 閉鎖動脈, 上膀胱動脈, 側臍動脈, 足側)

図4-2-34 摘出するリンパ節群の遠位端を切断する.

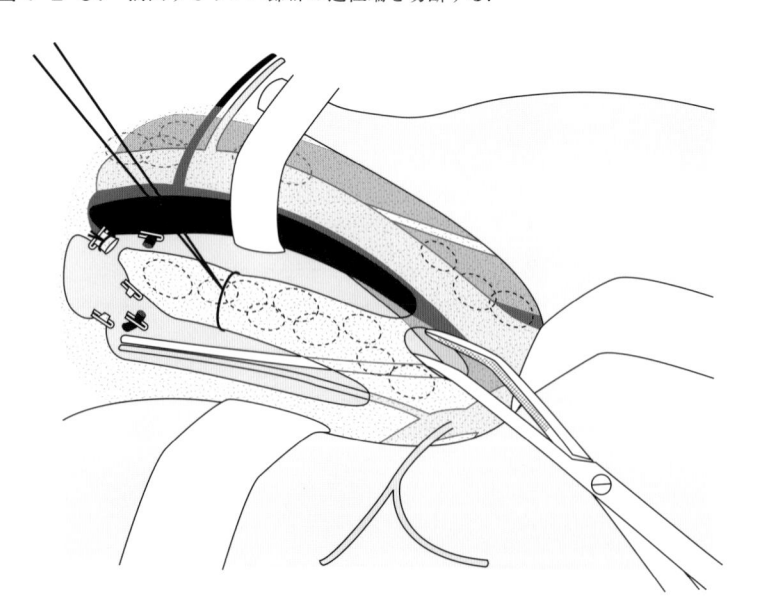

図4-2-35 摘出リンパ節群の近位部で外腸骨動脈方向から合流するリンパ管群を選り分ける.

12. 郭清範囲近位部の処理
(図4-2-35〜4-2-42)

近位部は遠位部と異なり,はっきりとしたリンパ管の集約点が確認できないことが多い.したがって,不用意に郭清組織を牽引したり,過度の鈍的操作を行うと結紮処理をする前に組織がちぎれてしまうことも少なくない.リンパ組

織を内腸骨動脈の起始部に向かって集約させていくという感覚で剝離するとよい．まずは外腸骨動脈に沿って走行するリンパ管群と内腸骨動脈起始部のリンパ管群を鉗子で分ける（図4-2-35）．

これにクリップをかけて（図4-2-36），切断する（図4-2-37）．残ったリンパ管群に1-0ないし2-0の絹糸をかける（図4-2-38）．

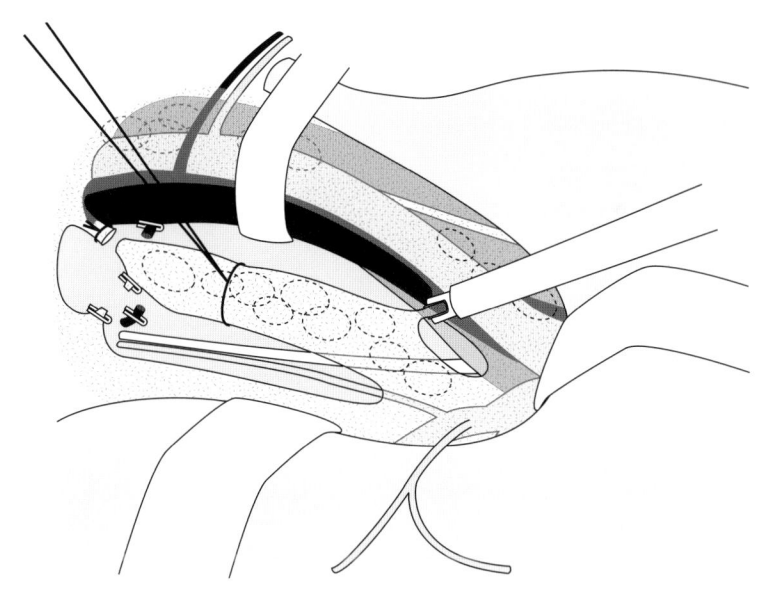

図4-2-36　外腸骨動脈方向から合流するリンパ管群にクリップをかける．

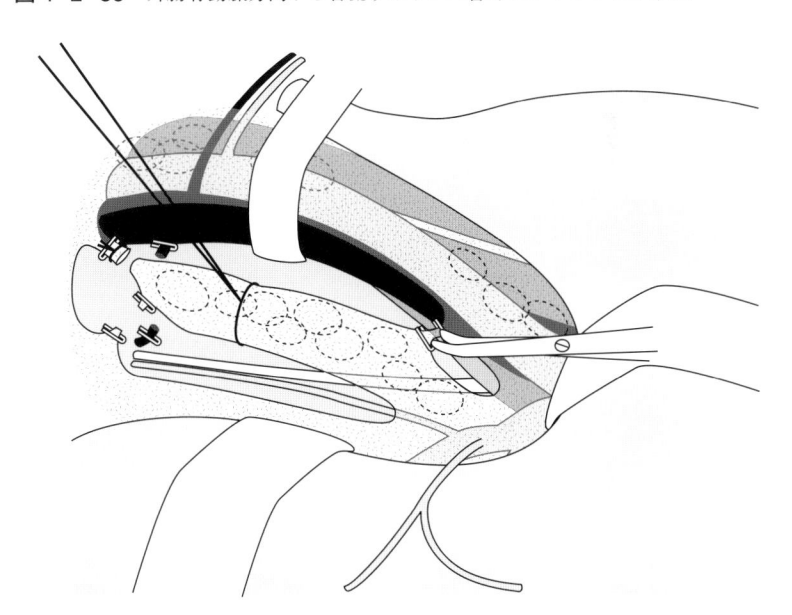

図4-2-37　外腸骨動脈方向から合流するリンパ管群を切断する．

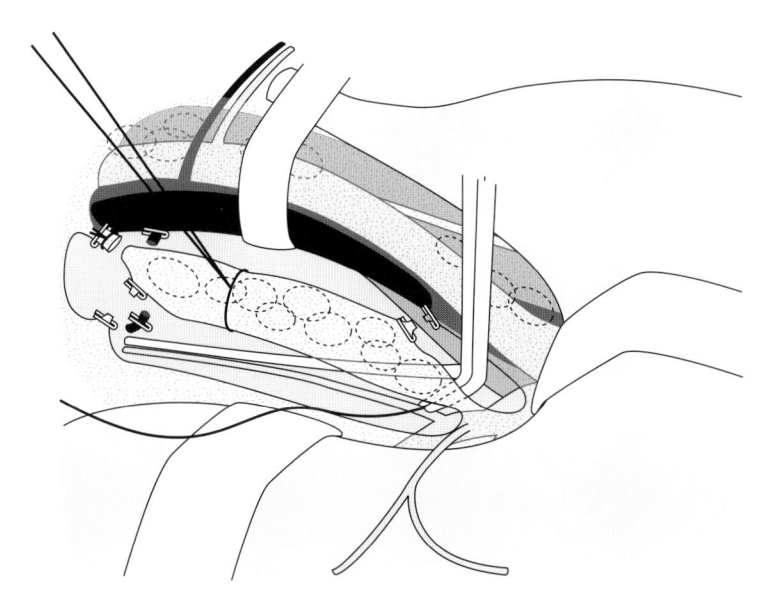

図4-2-38　残った内腸骨動脈起始部へ向かうリンパ管群に1-0絹糸をかける．

摘出するリンパ節組織を必要以上に牽引しないように留意しながらこれを縫合する(図4-2-39)．その後，遠位の処理の場合と同様に結紮糸脱落防止用の血管クリップをかけて(図4-2-40)切断し(図4-2-41)，リンパ組織を一塊として摘出する．リンパ節腫大が明らかな症例は別として，内腸骨領域リンパ節はまとまったリンパ節群ととらえにくい場合が多い．通常は閉鎖領域リンパ節郭清の際に膀胱脇から内腸骨動脈始部まで含めるようにすれば内腸骨領域も同時に処理されると考えられ「閉鎖・内腸骨リ

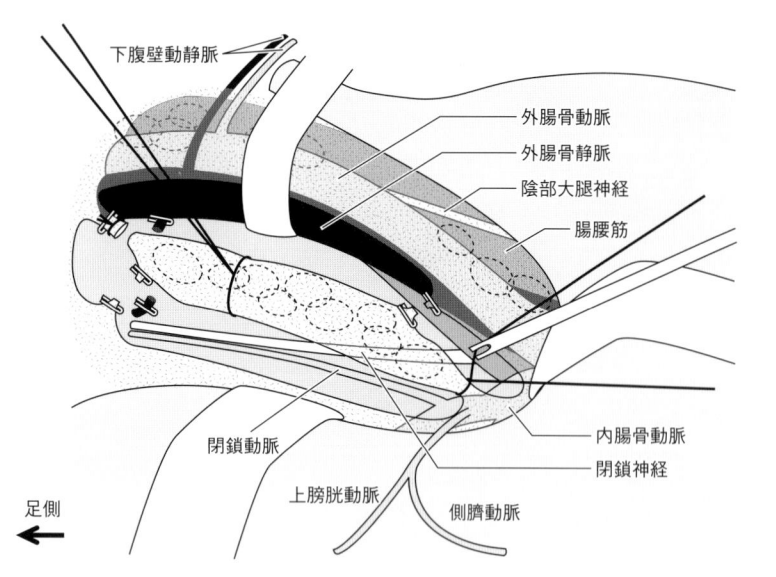

図 4-2-39　残った内腸骨動脈起始部へ向かうリンパ管群にかけた1-0絹糸を結紮する．遠位部と異なりまとまったリンパ管構造がないため過度に牽引して組織をちぎらないようにする．

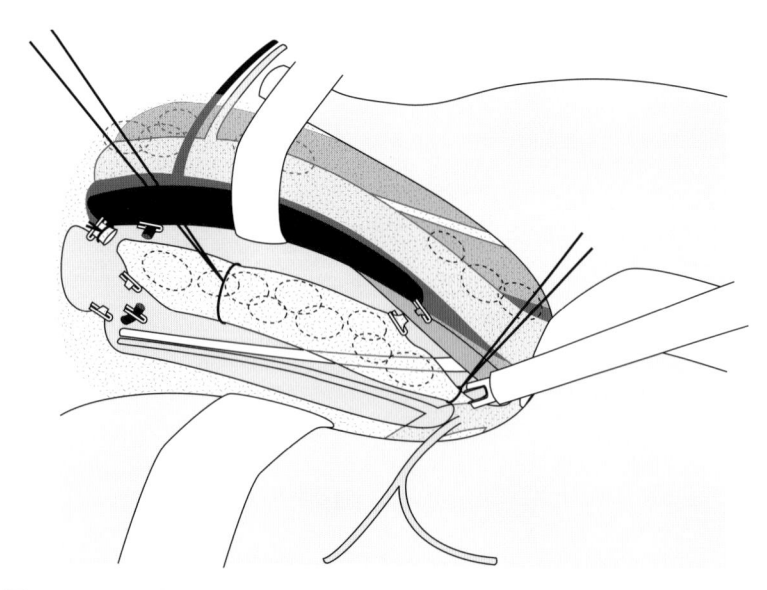

図 4-2-40　遠位の処理と同様に結紮糸脱落防止のためのクリップをかける．

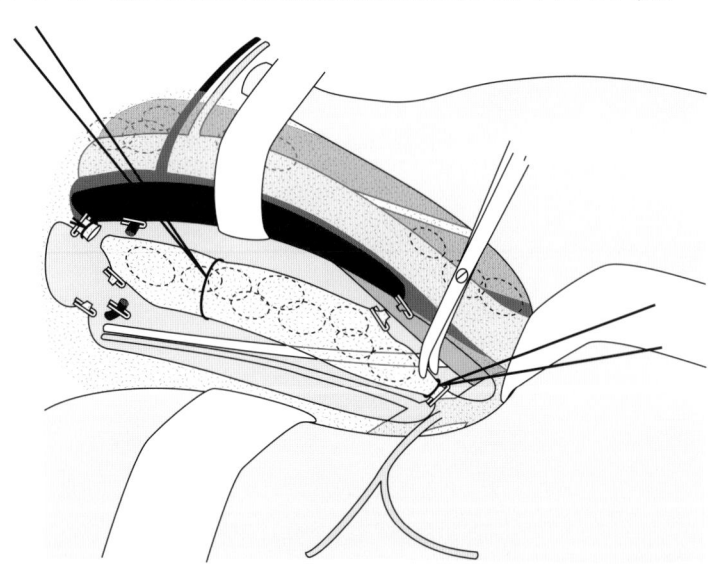

図 4-2-41　結紮されたリンパ管群を切断する．

ンパ節」として扱えばよいと思われる．止血を確認し（図4-2-42），次いで外腸骨領域リンパ節郭清に移る．

13. 外腸骨動脈血管鞘の剥離
（図4-2-43，4-2-44）

外腸骨動脈を同定し，その表面で血管鞘をつまみあげメッツェンバウムで切開する（図4-2-43）．切開孔から直角鉗子を挿入し，血管鞘の切開を広げる（図4-2-44）．

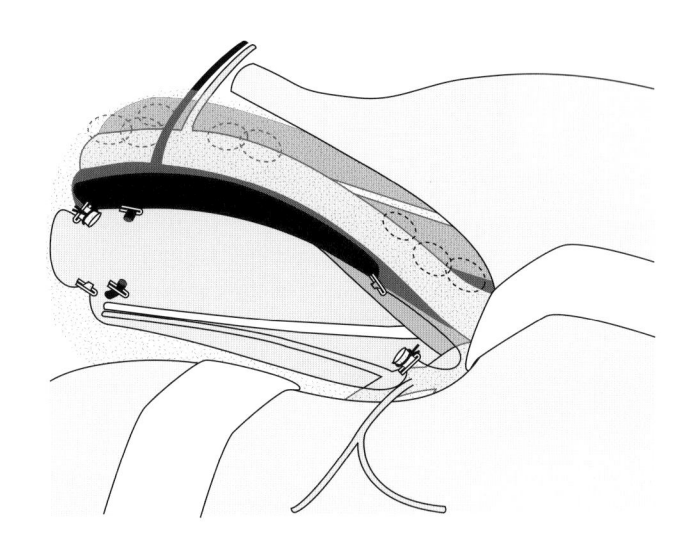

図4-2-42　閉鎖・内腸骨領域リンパ節群の郭清が終了したところ．取り残したリンパ節があれば追加切除する．

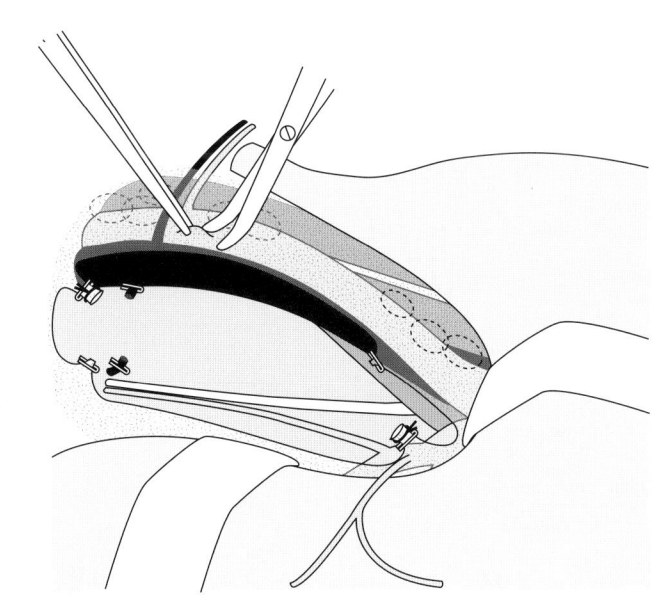

図4-2-43　次に外腸骨リンパ節の郭清に移る．まず外腸骨動脈の血管鞘を鑷子でつまみあげメッツェンバウムで切開する．

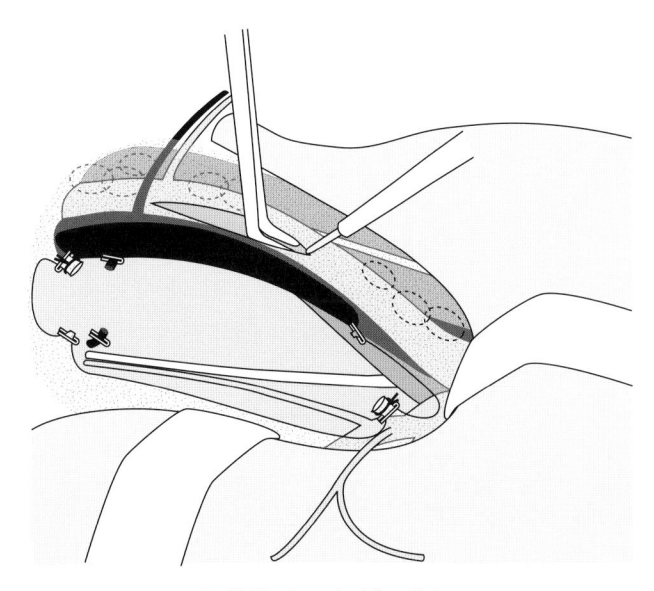

図4-2-44　外腸骨動脈血管鞘の切開を近位へ進める．

14. 腸腰筋，陰部大腿神経の露出

次いで郭清対象となるリンパ節群の外側で腸腰筋，陰部大腿神経を露出する．陰部大腿神経がおおよその郭清範囲の外側縁になる（図4-2-45）．陰部大腿神経周辺を広く剝離する（図4-2-46）．

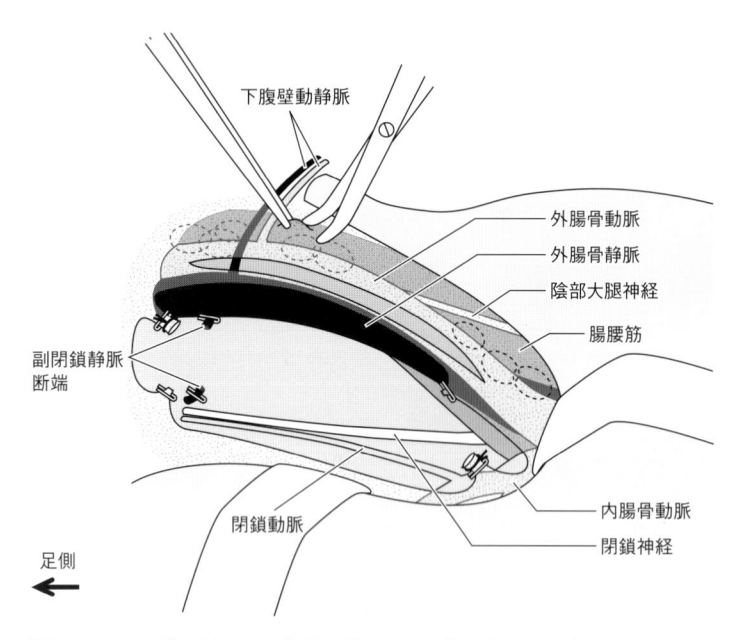

図4-2-45　外腸骨リンパ節群の外側，腸腰筋の表面で脂肪組織を切開する．

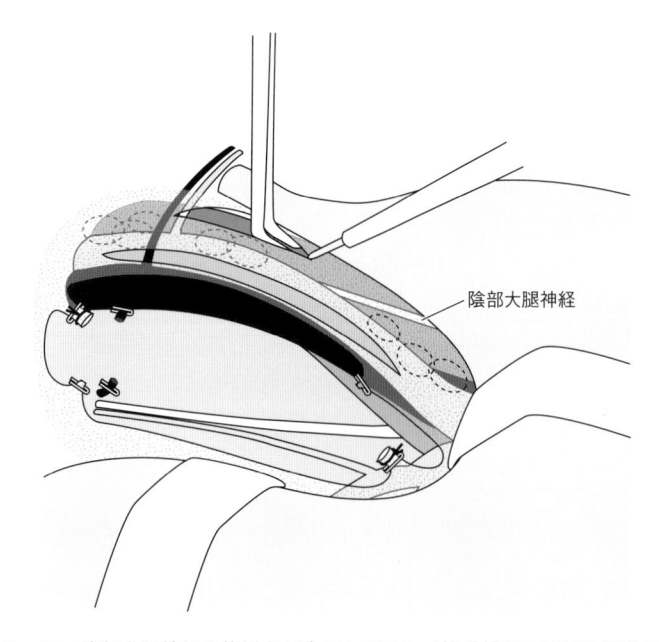

図4-2-46　陰部大腿神経の位置を目安にしてリンパ節群外側の剝離を進める．

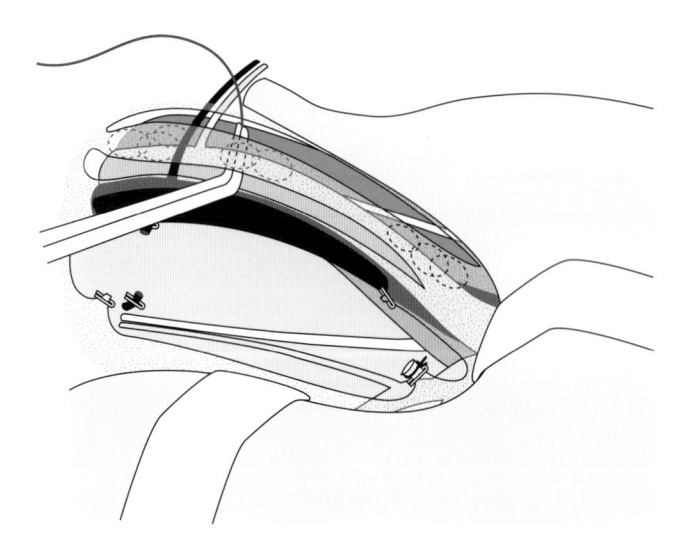

図4-2-47　1-0絹糸で外腸骨リンパ節群を確保し，糸を結紮する．

15. 外腸骨リンパ節群遠位・近位の処理

外腸骨リンパ節群に1-0絹糸をかけて確保し（図4-2-47），

外腸骨リンパ節群遠位端を剥離，1-0絹糸で縫合し，クリップをかけて切断する（図4-2-48〜4-2-50）．

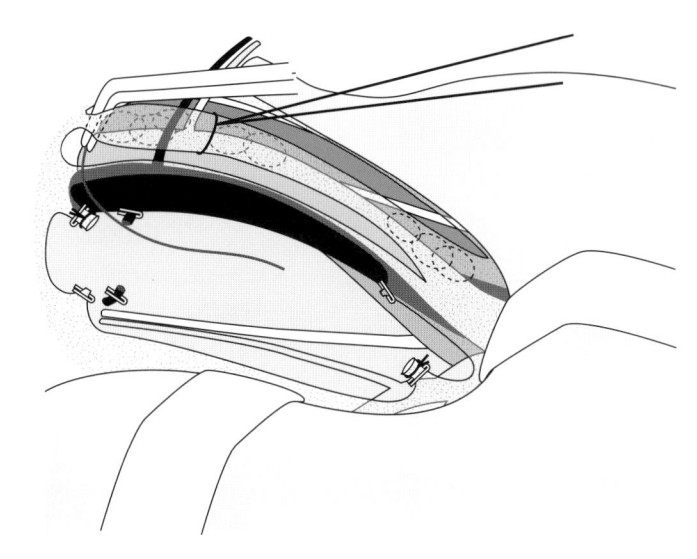

図4-2-48　結紮糸を牽引しながらリンパ節群の末端に1-0絹糸をかける．

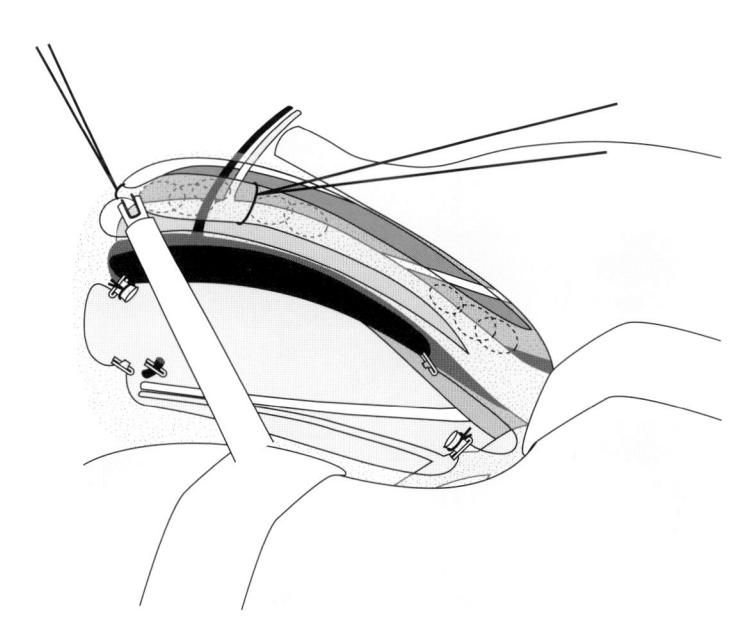

図4-2-49　リンパ節群末端の結紮糸滑脱防止にクリップをかける．

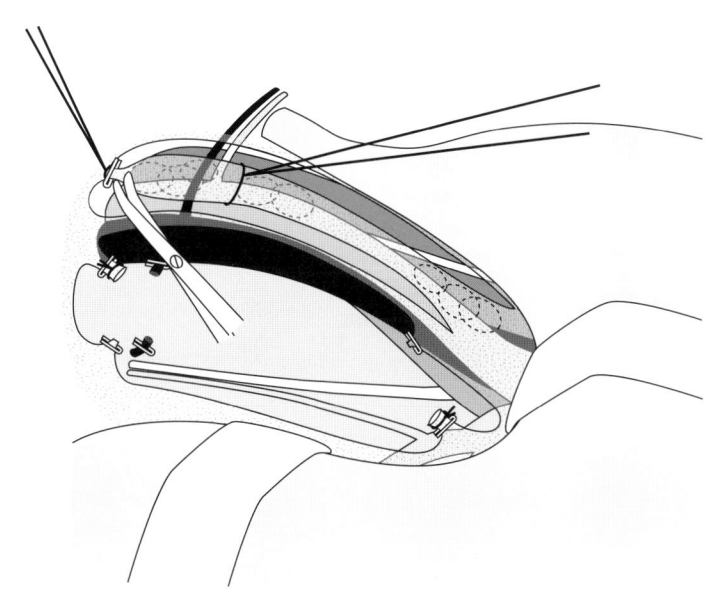

図4-2-50　リンパ節群末端をメッツェンバウムで切断する．

外腸骨リンパ節群近位端も同様に剥離，1-0絹糸で縫合し，クリップをかけて切断（図4-2-51〜4-2-54），リンパ組織を一塊として摘出する．

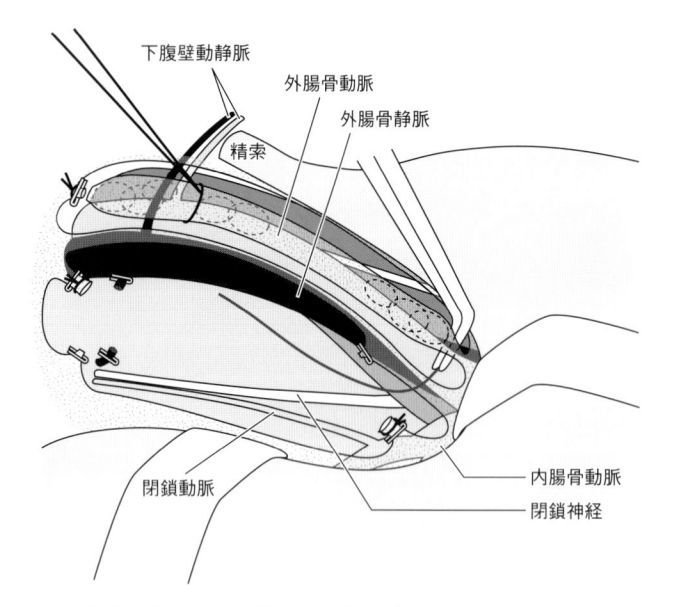

図4-2-51 リンパ節群近位端に1-0絹糸をかけ，結紮する．

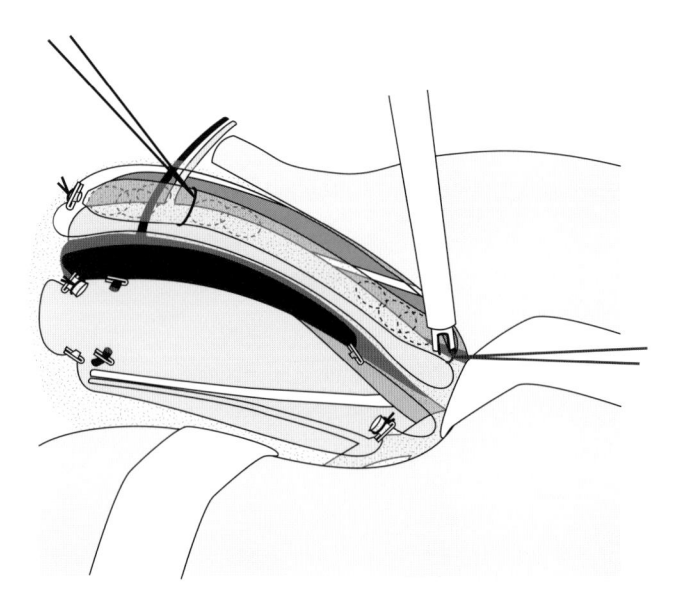

図4-2-52 リンパ節群近位端の結紮糸に滑脱防止のクリップをかける．

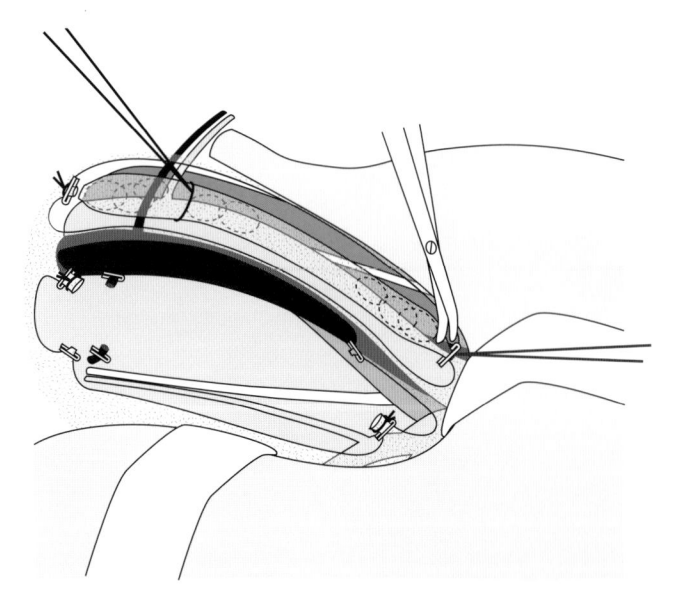

図4-2-53 リンパ節群の近位端をメッツェンバウムで切断する．

16. 郭清終了

リンパ組織の取り残しがないことを確認後，閉鎖神経，閉鎖動脈の全貌を観察し，これらが損傷されていないかどうかチェックする(図4-2-55)．通常，止血処理を要する出血はほとんどみられないが，もし止血が不十分であれば閉鎖動脈，閉鎖静脈の走行に沿って出血点を探し，必要に応じて結紮，縫合する．内腸骨静脈系は走行が複雑で損傷すると止血が困難になる場合が多いので深追いはしないようにする．軽度の出血であれば，しばらくガーゼで圧迫しておくことによりほとんどの場合は止血可能である．止血が確認できたら，創内を生理食塩液で洗浄し，閉鎖式のドレーンを郭清部分に置いて創を閉鎖する(図4-2-56)．ドレーンは左右に1本ずつ留置するのが理想的である．

17. 術後管理

翌日から食事歩行を開始してよい．ドレーンは排液量が50 mLを下回ったら抜去して構わないが，心配であれば数日延ばしてもよい．血栓症予防として術中のSCD(メドマーなど)使用とともに，術後ヘパリンナトリウム1日10,000単位程度を点滴内に追加している．

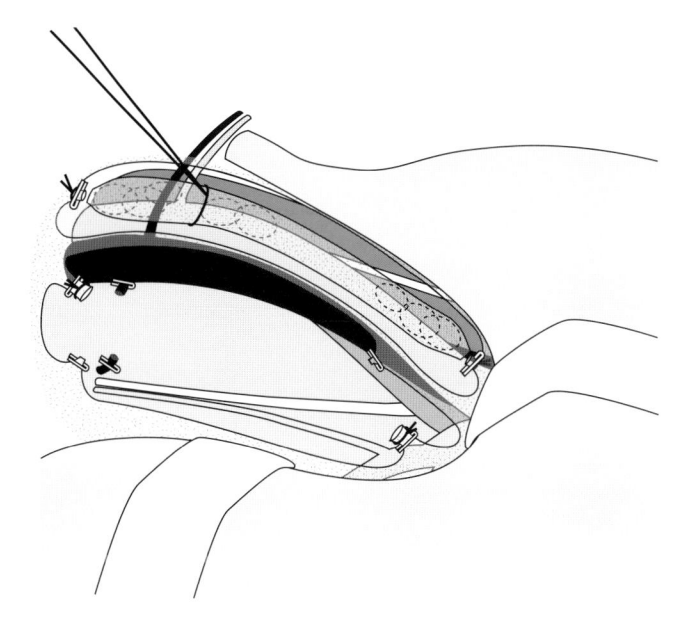

図4-2-54 遊離した外腸骨リンパ節群を創外へ取り出す．

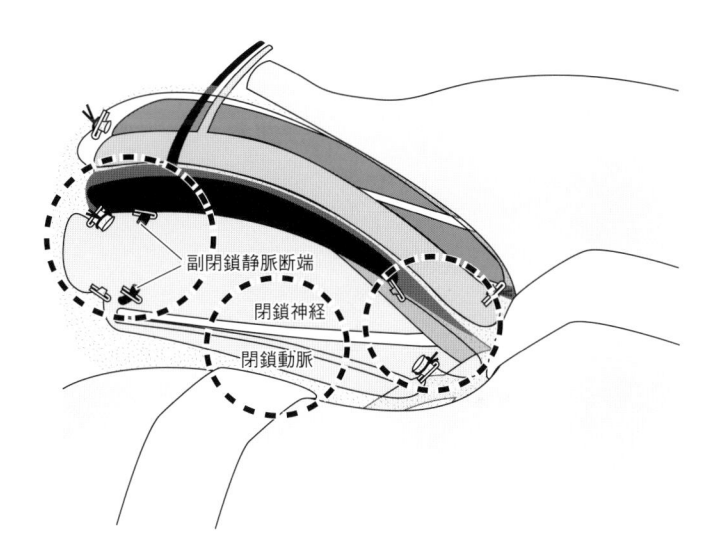

図4-2-55 取り残したリンパ節があれば追加切除する．郭清範囲の遠位端，近位端で止血を確認，閉鎖神経の損傷がないことを確認して郭清を終了する．

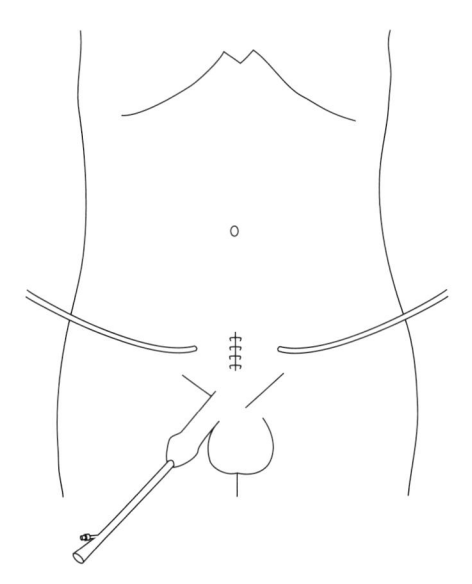

図4-2-56 ドレーンは両側に留置するのが理想的である．腹壁を閉鎖し，ステープラーで皮膚を寄せて手術を終了する．

4-3 根治的膀胱尿道全摘術：男性

前立腺全摘と比較して手順は多くなるが，側方から膀胱前立腺へと分布する血管群をまとめて処理できるので，出血のコントロールはむしろ容易である．また，前立腺癌と異なり前立腺周辺での切除断端陽性の懸念がほとんどないので，海綿体神経の温存も理想的に行うことができる．皮膚切開は 8〜10 cm，手術時間は骨盤リンパ節郭清，尿道摘除，尿路変向を含めて 8 時間程度，出血は尿を含めて 1,000 mL 程度，自己血採取が困難な貧血症例でも無輸血での手術が十分可能である．

1. 術前準備

腸管処置は通常の開腹手術に準じて行う．具体的には前日の緩下剤の内服と当日朝の浣腸のみで十分であり，過度の下剤や抗生物質の投与は行っていない．時間に余裕があれば事前に中心静脈ルートを確保しておくと手術当日の処置がスムーズに進行する．

2. 腹壁切開

骨盤展開は下腹部正中切開で行い，基本的に前立腺全摘でのアプローチと変わるところはない．皮膚切開長は膀胱を取るだけであれば 7〜8 cm で十分と思われるが，回腸導管など腸管を利用した尿路再建を行う場合は 10 cm 程度の切開で余裕をもたせたほうがストレスは少ない（図 4-3-1）．

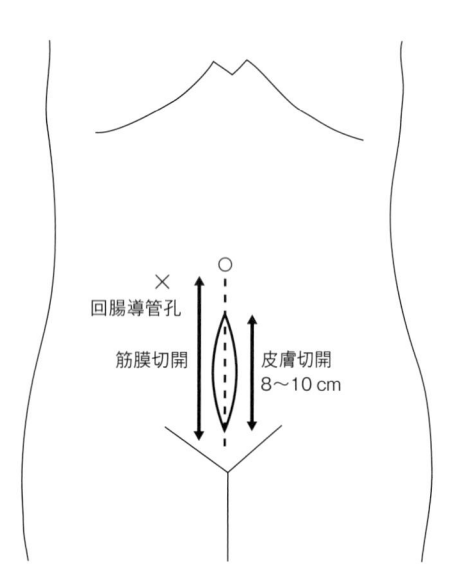

図 4-3-1 **皮膚切開** 8〜10 cm の下腹部正中切開をおく．白線は皮切よりも長めに切開すると十分な展開が得られる．

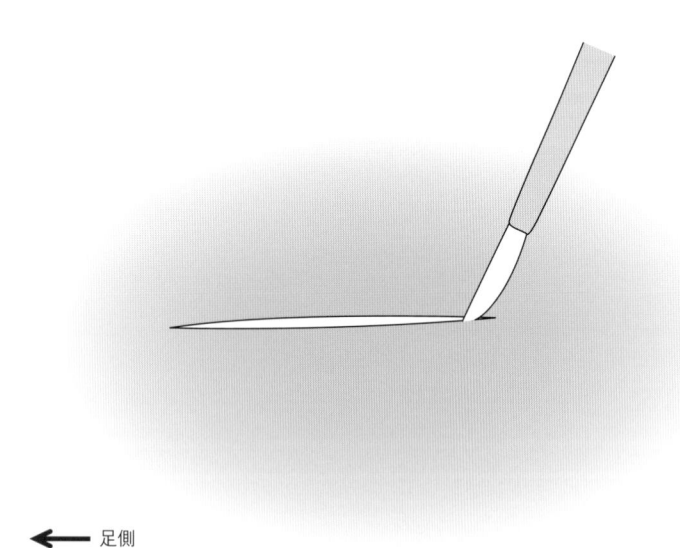

図 4-3-2 表皮をメスで切開する．

前立腺全摘の場合と同じように表皮をメスで切開した後，真皮，皮下脂肪，浅腹筋膜，その下の皮下脂肪の順で腹壁浅層を処理する．その後白線（腹直筋筋膜の正中癒合部）を切開し横筋筋膜，腹膜前脂肪層の順に切開して膀胱下腹筋膜に覆われた腹膜表面を露出する（図4-3-2〜4-3-6）．

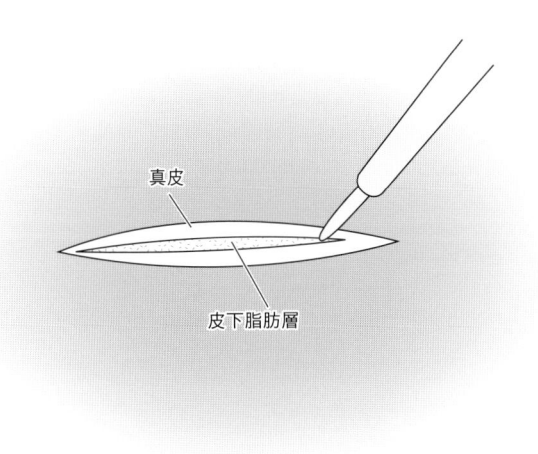

図4-3-3　真皮を電気メスで切開する．

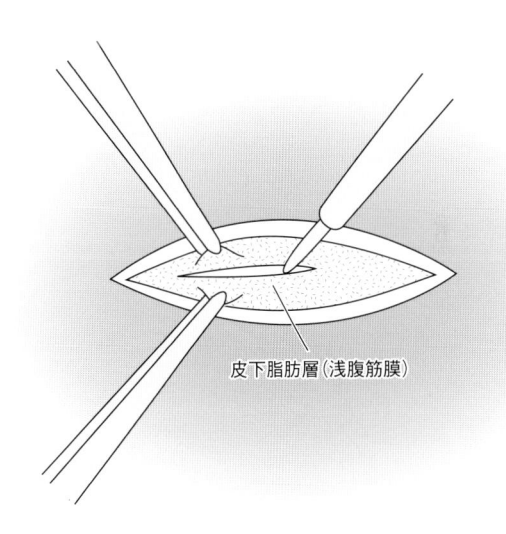

図4-3-4　皮下脂肪層を切開する．下腹部では皮下脂肪層の一部が肥厚して筋膜様構造（浅腹筋膜）を呈する．

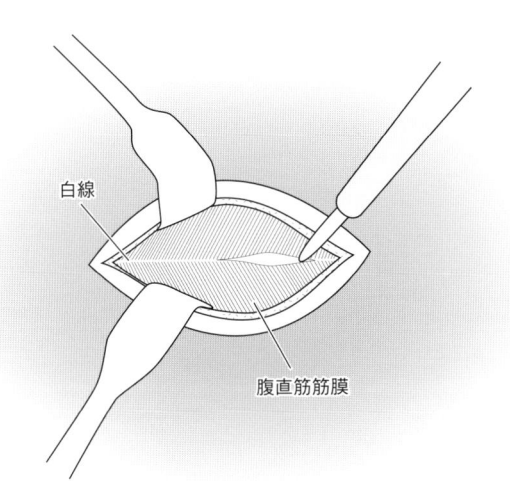

図4-3-5　脂肪組織を圧排して腹直筋筋膜表面を広く露出する．腹直筋筋膜正中（白線）がわかりにくい場合，筋膜線維の走行などを参考にする．恥骨上から臍下近くまで大きく切開する．

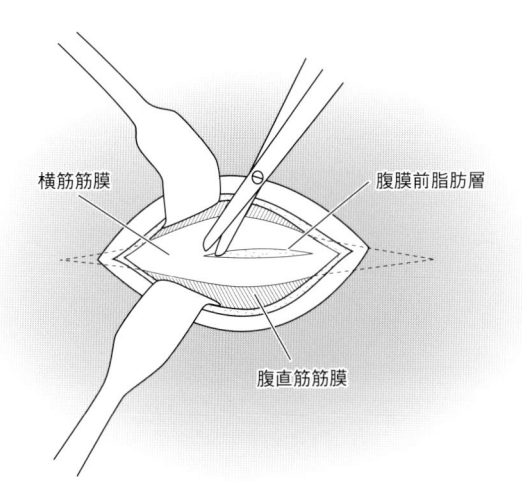

図4-3-6　横筋筋膜をメッツェンバウムで切開しその下の腹膜前脂肪（正確には膀胱下腹筋膜を覆う脂肪層）を露出する．

この膀胱下腹筋膜表面に沿って腹壁裏面および骨盤壁の間をスパーテルの牽引などで鈍的に大きく剝離し，骨盤内を大きく展開する（図4-3-7～4-3-9）．

剝離の途中で精索を剝離し血管テープで確保しておく（図4-3-10）．

外腸骨静脈，下腹壁動静脈を同定する．これらの構造の相互関係を頭に入れておけば，一部の構造物を同定することですぐに全体像が把握できる．外腸骨静脈と精索の間を開始点として血管鞘と膀胱下腹筋膜との間を外腸骨静脈の走行に沿って押し分けると術野の側面が大きく展開される．以上の操作で内外腸骨動脈，分岐部から骨盤底までが展開される．その後術野をオムニトラクトで展開・固定する（図4-3-11）．

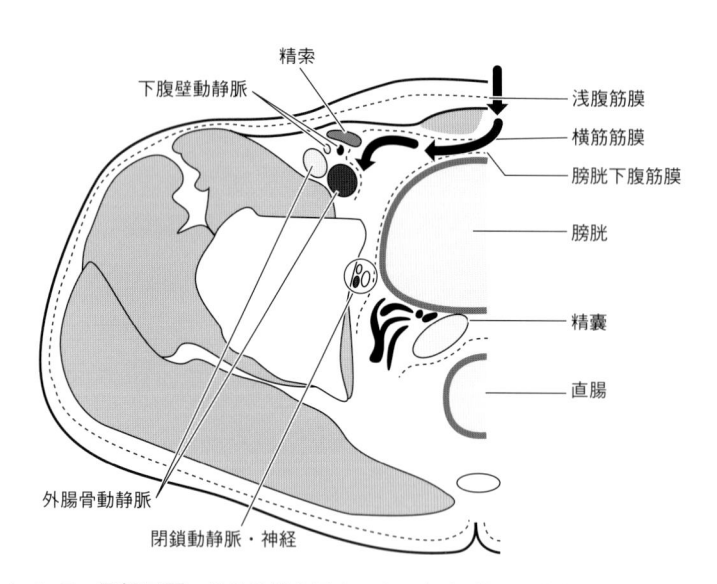

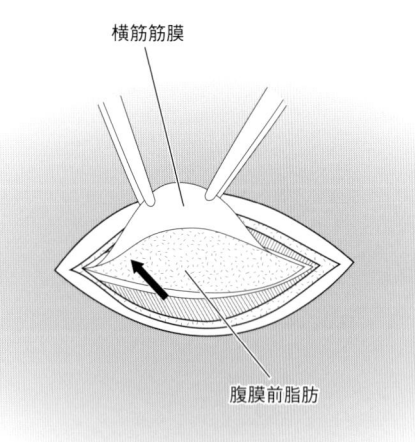

図4-3-7　骨盤展開　横筋筋膜を同定．その内面に沿って鈍的に剝離すると一気に展開できる．横筋筋膜の外側で剝離すると下腹壁動静脈がむき出しとなりこれを損傷する可能性がある．

図4-3-8　骨盤展開の開始点　膜構造が比較的強固な足側から開始する．腹膜前脂肪と横筋筋膜との間を横筋筋膜の内面に沿って（矢印）剝離する．

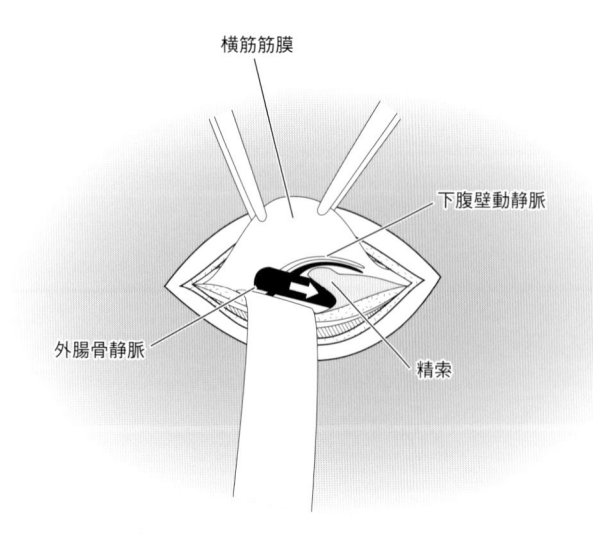

図4-3-9　頭側への展開　下腹壁静脈を同定しそれを起始部へと追いかけ外腸骨静脈，精索を同定する．精索と外腸骨静脈の間（矢印）を鉤の牽引などの鈍的操作で大きく剝離する．

3. 骨盤リンパ節郭清

まず骨盤リンパ節郭清を行う．標準的には閉鎖領域，外腸骨動脈領域，内腸骨動脈領域の3領域の郭清を行う．郭清の基本手順は4-2を参照されたい．簡単に要点をまとめれば，閉鎖領域郭清では外腸骨静脈の下縁から閉鎖神経上縁まで，外腸骨動脈領域郭清の場合は陰部大腿神経内側から外腸骨静脈上縁まで，内腸骨動脈領域郭清の場合は閉鎖神経下縁から膀胱外側までの脂肪組織を集約させ，近位・遠位で結紮切断して一塊としてリンパ節群を摘出する．

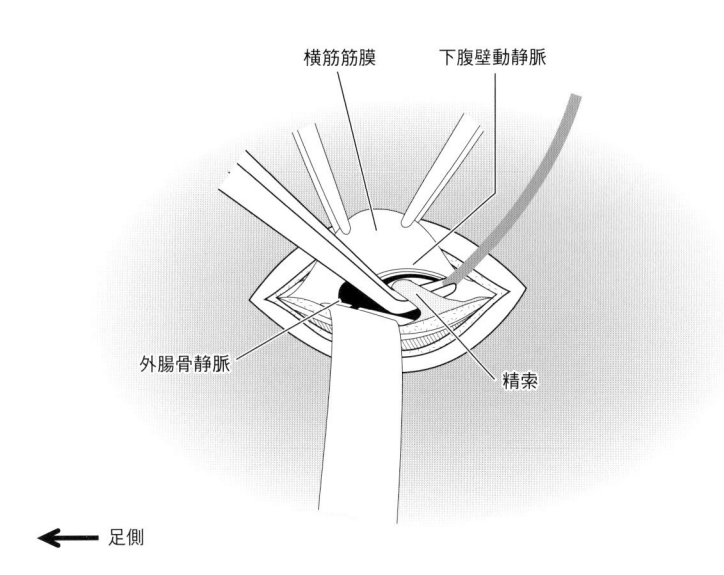

図 4-3-10　外腸骨静脈を同定しその表面と腹膜（正確には膀胱下腹筋膜に包まれた腹膜）との間を頭側に剝離．精索を同定・剝離して血管テープで確保する．

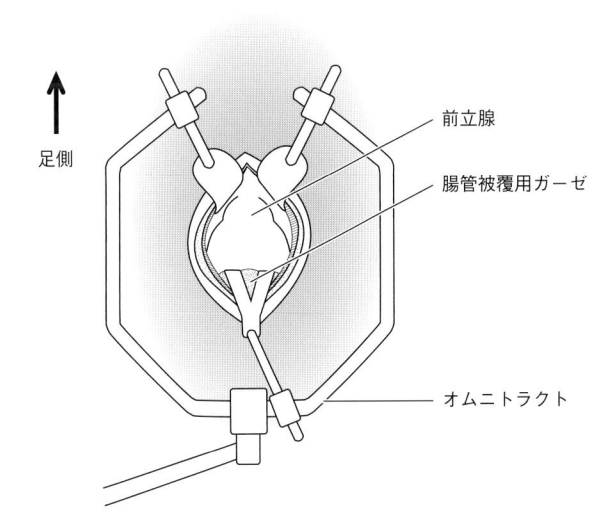

図 4-3-11　**開創器具による術野の確保**　3方向からの牽引で十分な術野が得られる．腹膜および腹腔内容が術野に干渉しないように，腸管被覆用のガーゼで頭側方向をパッキングしておく．

4-3-1 膀胱前立腺摘出

1. 上下膀胱動脈の処理と尿管確保

あらかじめ術野に展開されてくる血管や構造物の全体像を把握しておく（図4-3-1-1）．膀胱下腹筋膜に包まれた腹膜をスパーテルなどで頭側に牽引，そのまま内腸骨動脈の内側に沿って剥離を進め上下膀胱動脈を処理する．まず内外腸骨動脈分岐部の近傍で分岐し，膀胱下腹筋膜表面を正中頭側方向へと走行する側臍動脈（末梢で上膀胱動脈を分岐する）を同定（図4-3-1-2），これを剥離し結紮切断する（図4-3-1-3～4-3-1-5）．

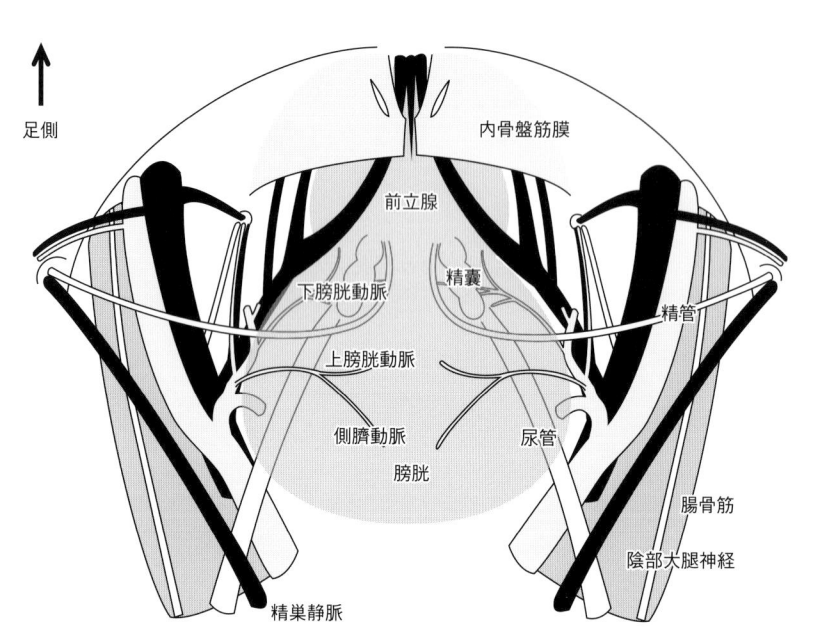

図4-3-1-1 主な構造の相対的位置関係を頭に入れてその後の操作を進める．

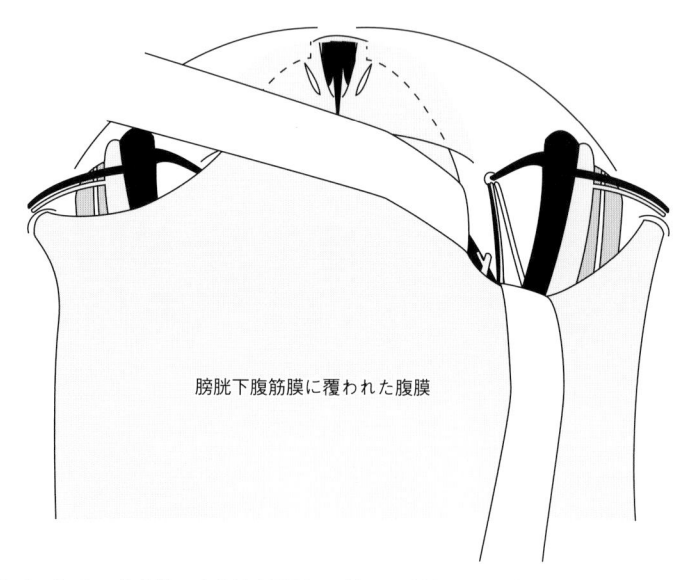

図4-3-1-2 骨盤腔の右側を展開する（すでに骨盤リンパ節郭清は終了している）．鉤やスパーテルをかけて引くだけで容易に展開できる．

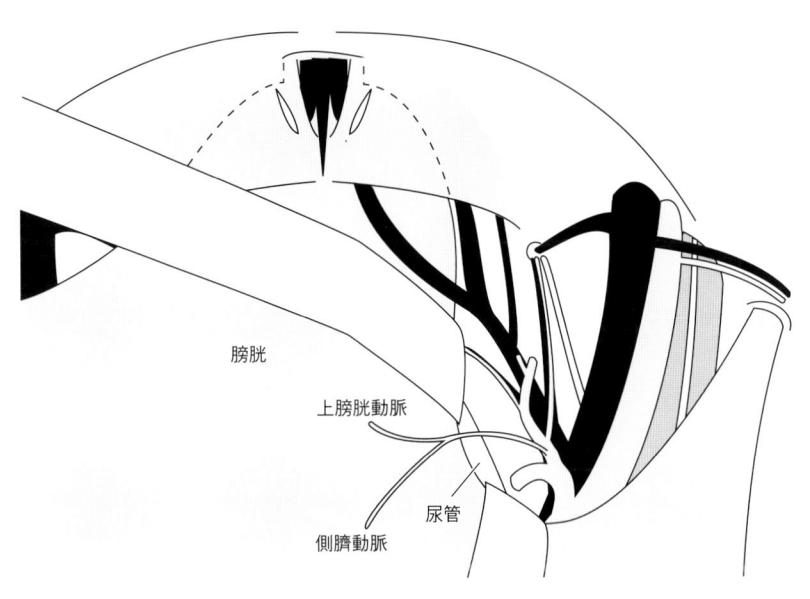

図4-3-1-3 展開が進むと尿管を横切って膀胱，腹膜正中へと向かう側臍動脈が確認できる．

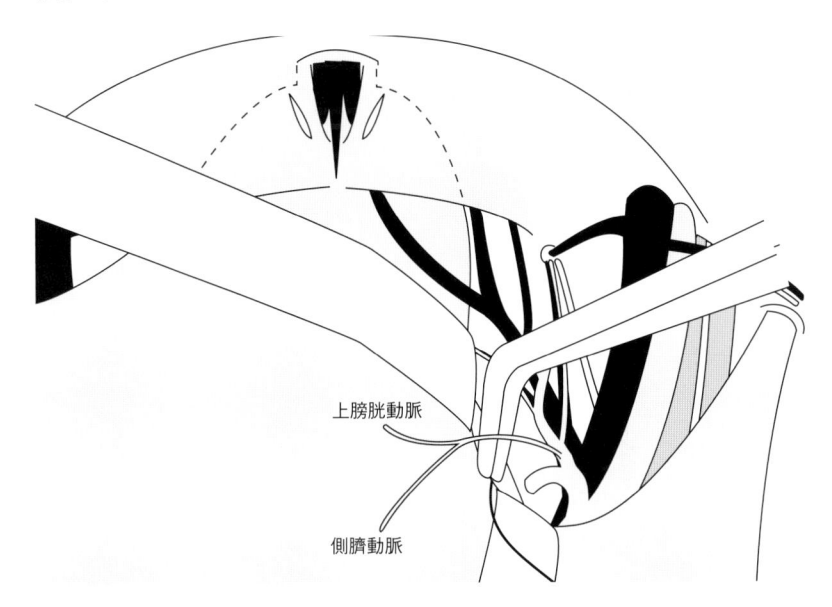

（labels: 膀胱, 上膀胱動脈, 尿管, 側臍動脈）

図4-3-1-4 側臍動脈を剝離し1-0絹糸をかけて結紮する．

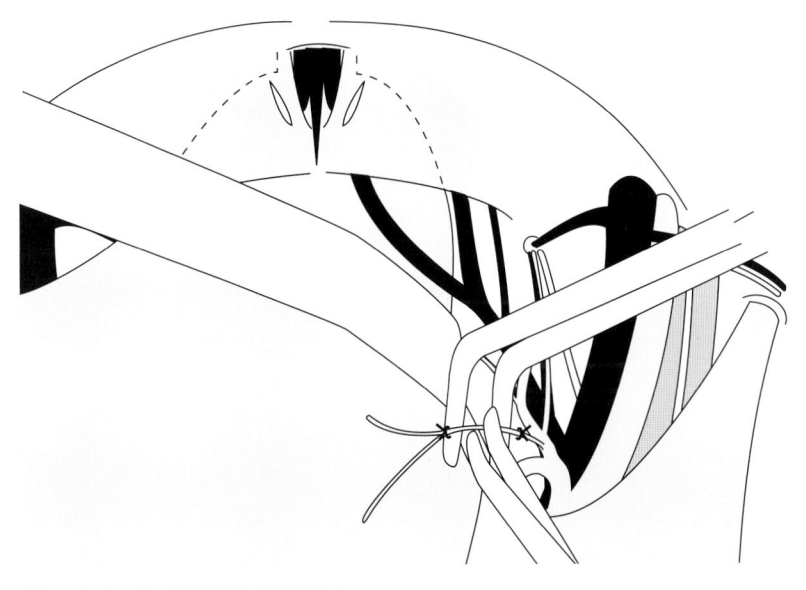

（labels: 上膀胱動脈, 側臍動脈）

図4-3-1-5 側臍動脈を切断する．

112　第4章　臨床解剖学的知識に基づいた主な泌尿器科手術の実際

尿管は側臍動脈と腹膜との間を側臍動脈と交差するように走行するので，側臍動脈の処理の際に最も簡単に同定することができる(図4-3-1-6)．腹膜を損傷しないように尿管周囲を鈍的に剥離し，尿管を血管テープなどを用いて確保(図4-3-1-7)する．この段階で上下に十分剥離しておくと後の処理が容易となる．尿管は他の周辺構造物剥離の際の指標となるのでこの時点ではまだ切断しない．

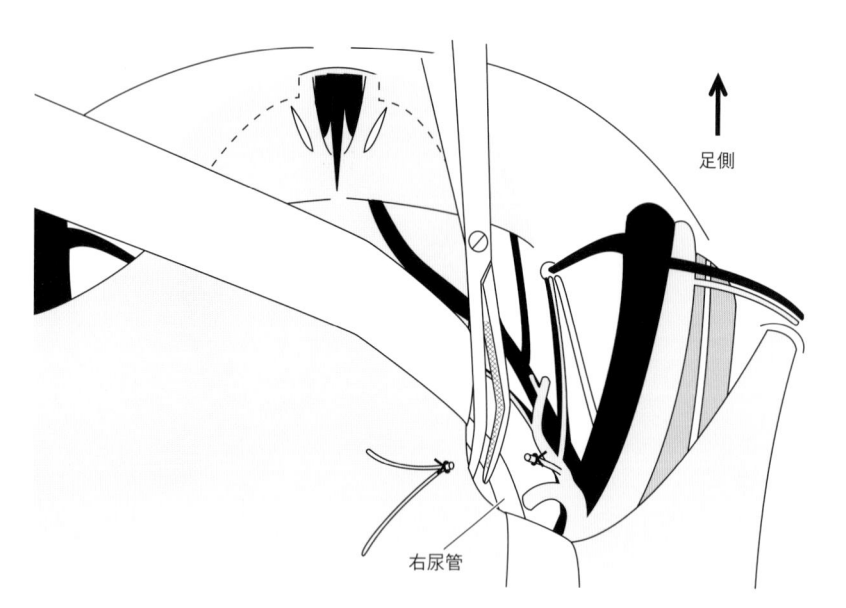

図4-3-1-6　側臍動脈に交差して走行する尿管を同定，剥離する．

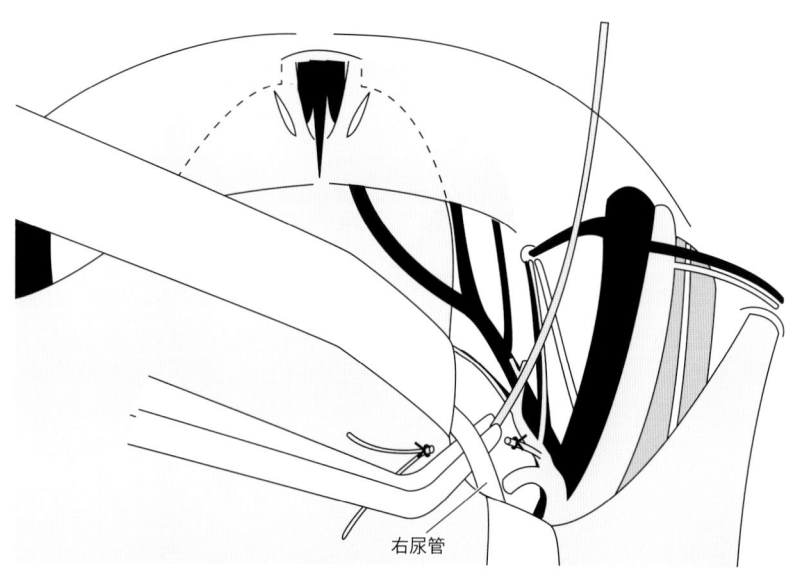

図4-3-1-7　右尿管に細径のネラトンカテーテルをかけて確保する．

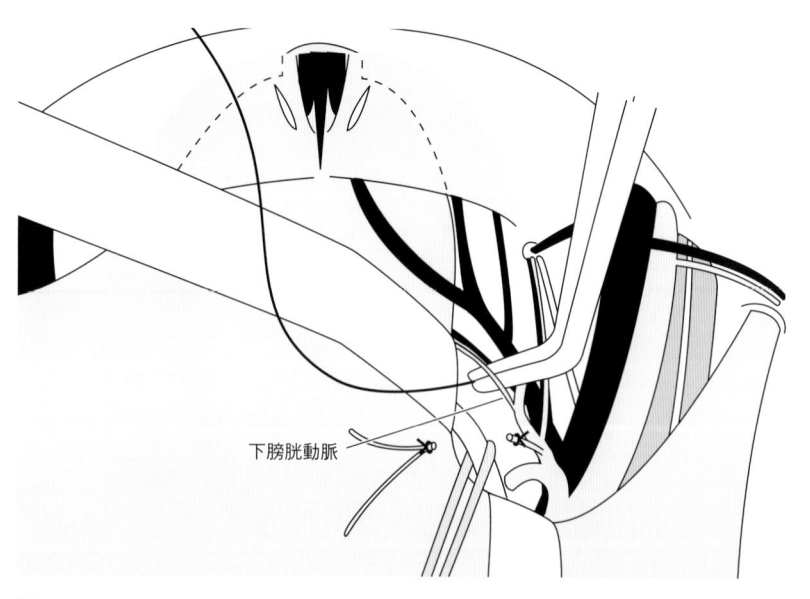

図4-3-1-8　右尿管の外側に沿って剥離を足側に進めると下膀胱動脈とそれに伴行する静脈枝が現れる．まず下膀胱動脈を剥離し，2-0絹糸で結紮する．

尿管の剝離が終了したらその外側と内腸骨動脈の間を前立腺方向に向かって剝離していくと内腸骨動脈末梢から分岐して膀胱前立腺移行部へと向かう下膀胱動脈に遭遇する．多くの場合数本の静脈枝が伴行しており，これを損傷しないように留意しながら，下膀胱動脈を結紮切断，次いで伴行する静脈を結紮切断する（図4-3-1-8～4-3-1-11）．

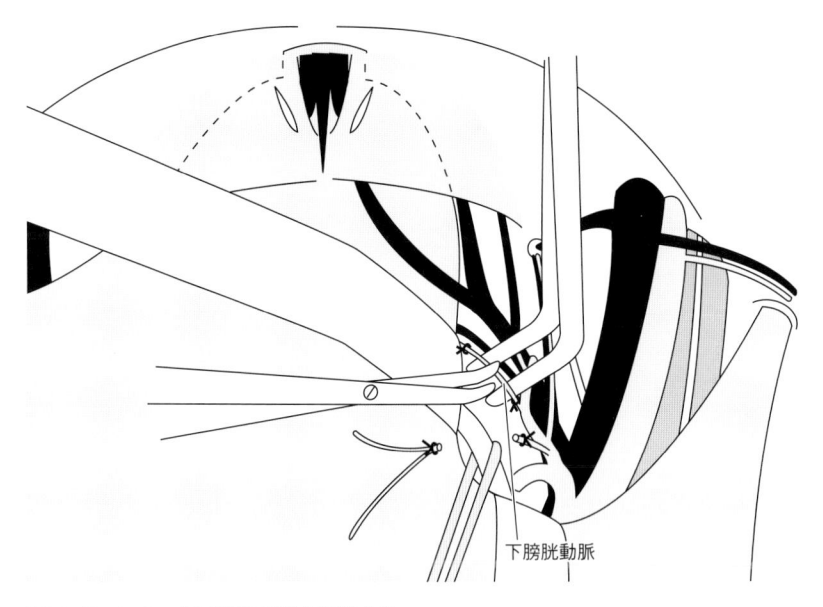

図4-3-1-9　右下膀胱動脈を切断する．

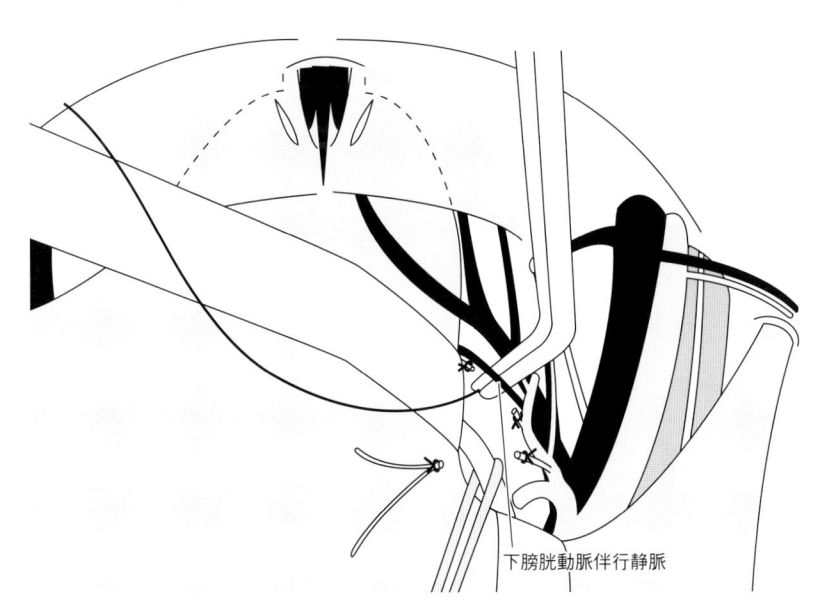

図4-3-1-10　下膀胱動脈に伴行する静脈枝に糸をかけて結紮する．

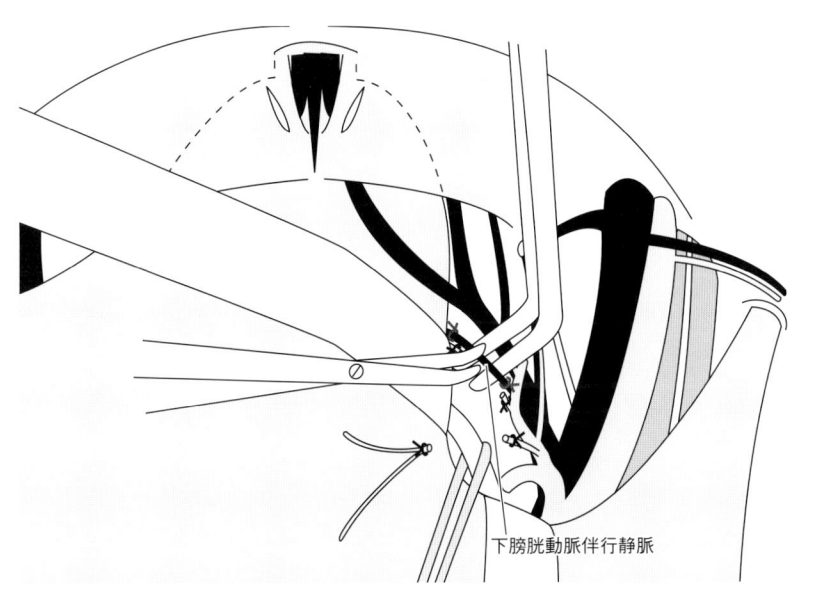

図4-3-1-11　下膀胱動脈に伴行する静脈枝を切断する．

2. 精管剝離・精嚢露出

上下の膀胱動脈の処理が終了したら骨盤展開の際に確保しておいた精索の処理に移る．精索は膀胱・腹膜とともに膀胱下腹筋膜に覆われており，まずはこの膜構造を切開してその内部の精管および精管動脈・精索静脈・腹膜を同定する（図 4-3-1-12）．その後，精管を剝離し，血管テープなどで確保し（図 4-3-1-13），精管を近位（前立腺側）方向に剝離する．

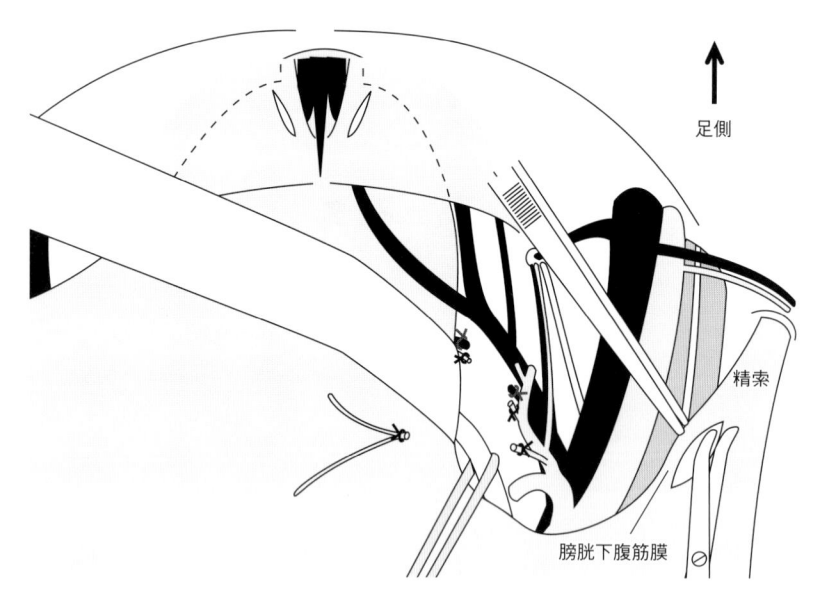

図 4-3-1-12　精索を包む膜構造（膀胱下腹筋膜の続き）を切開する．

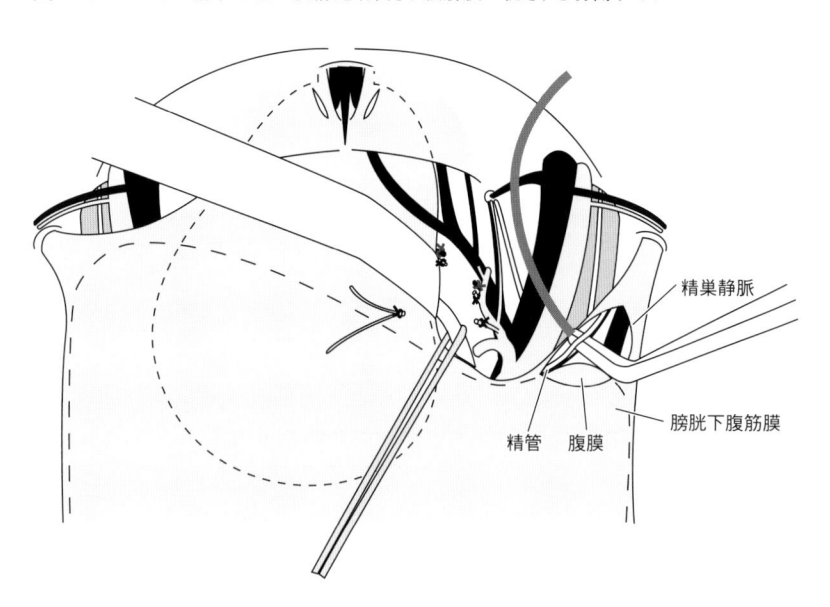

図 4-3-1-13　精管を剝離し血管テープで確保する．

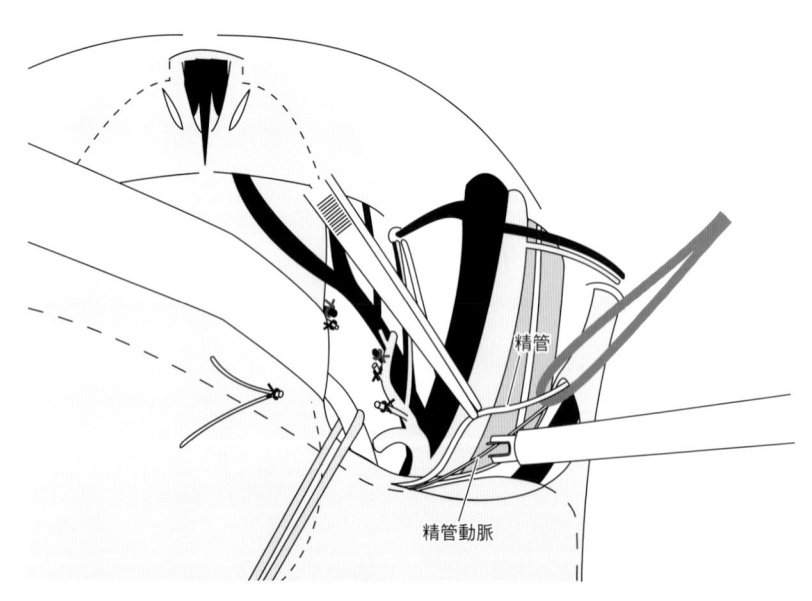

図 4-3-1-14　精管動脈（下膀胱動脈から分岐して精管に伴行する）を精管から剝離してクリップをかける．

なお，精管剝離の際にこれに伴行する動脈（精管動脈）が同定されるが，これは下膀胱動脈から分岐しており腹壁外まで連続している．これを処理して精管から外しておかないと，剝離操作の際に損傷して思わぬ出血をみることがある（図 4-3-1-14，4-3-1-15）．精管は膀胱と腹膜との境界を走行するので，その剝離により膀胱腹膜間の剝離面が展開される．精囊全体が露出されるまで十分に剝離すると前立腺背側の Denonvillier 筋膜が確認できるようになる（図 4-3-1-16，4-3-1-17）．

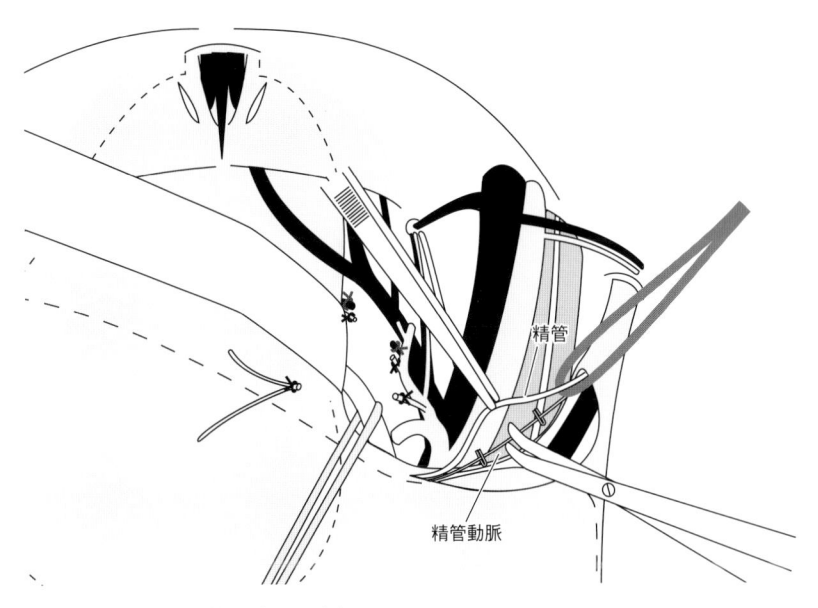

図 4-3-1-15　精管動脈を切断する．

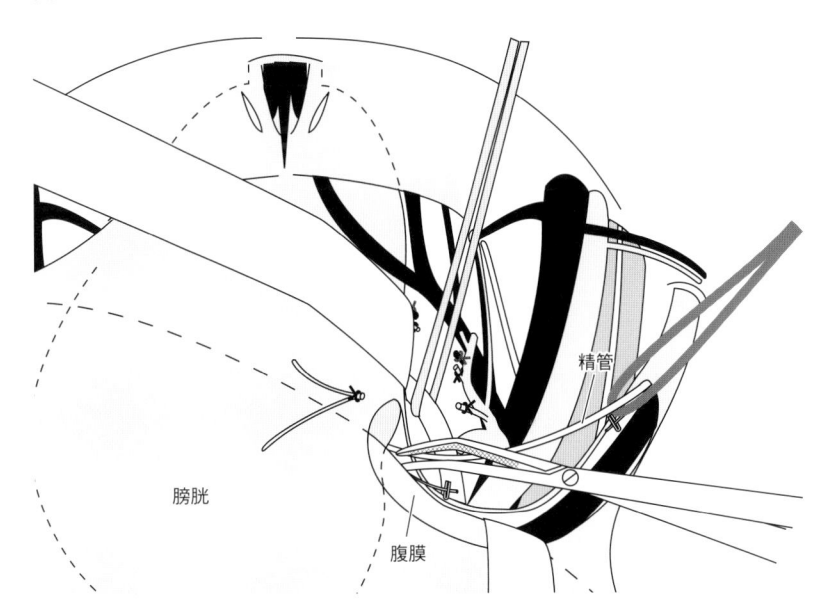

図 4-3-1-16　腹膜と膀胱との境界を走行する精管を精囊方向へと剝離する．

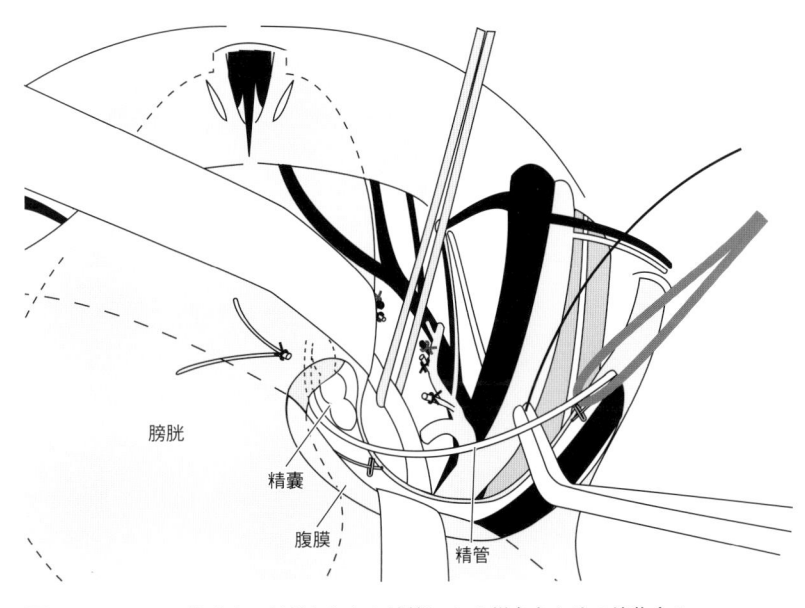

図 4-3-1-17　精囊まで剝離されたら精管に 1-0 絹糸をかけて結紮する．

ここまでの操作が終わったら尿管, 精管を切断してもよい(図 4-3-1-18). もちろん手術の流れによって後回しにしても問題ない. 精管の剥離を両側で十分に行えば精嚢の背側で左右を交通させることもできるようになる.

3. 尿管末端の処理

次いで尿管を近位, 遠位へと十分に剥離し, 1-0絹糸をかけて末端を結紮する(図 4-3-1-19, 4-3-1-20).

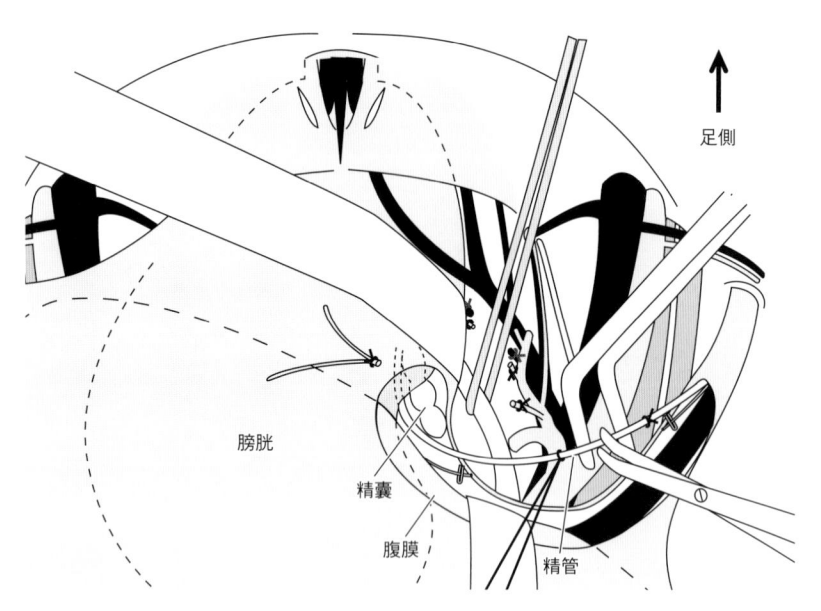

図 4-3-1-18　右精管を切断する.

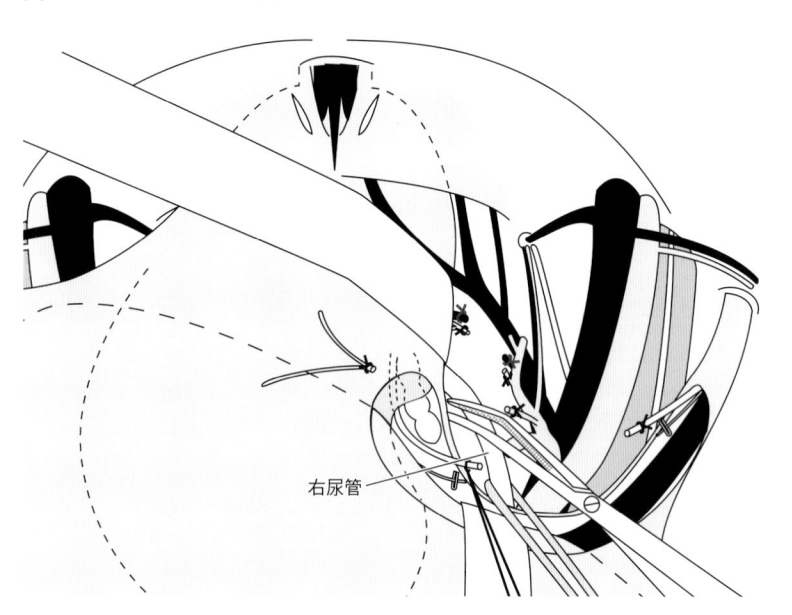

図 4-3-1-19　右尿管の剥離を膀胱側へ進める.

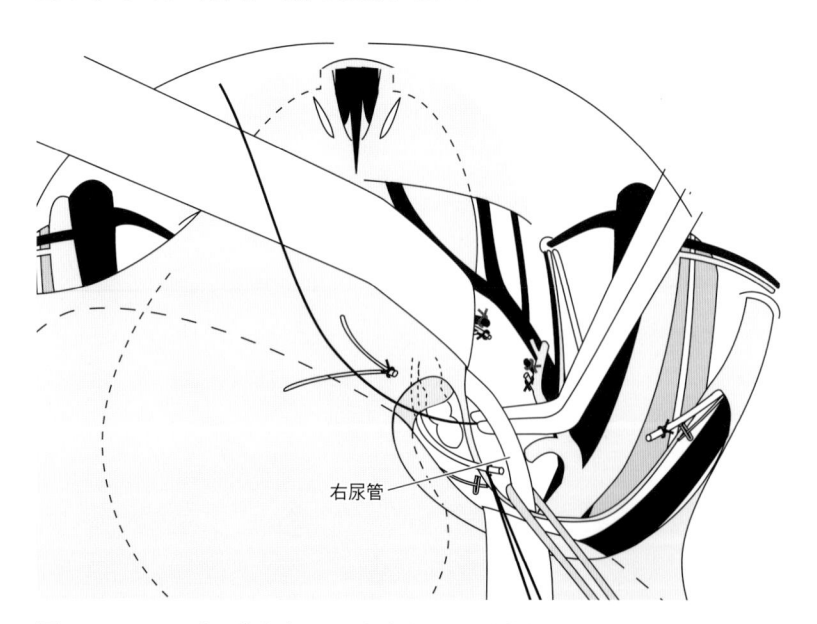

図 4-3-1-20　右尿管末端に1-0絹糸をかけて結紮する.

近位側の断端からシングルJステント(6〜7 Fr)を挿入し糸で尿管に固定する．ステント挿入に先立ち尿管末端の一部を切除し迅速病理に提出，癌病巣の有無を確認する(図4-3-1-21〜4-3-1-24)．

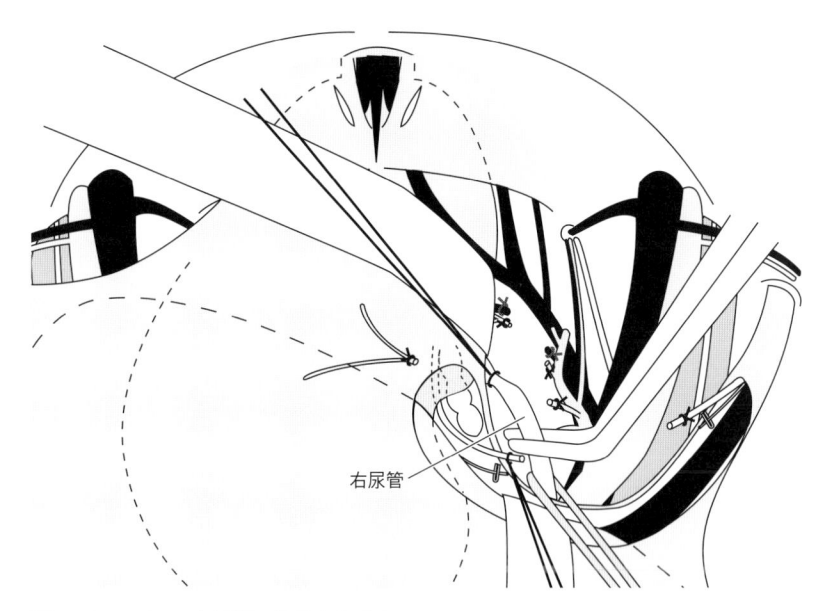

図4-3-1-21　右尿管に鉗子をかける．

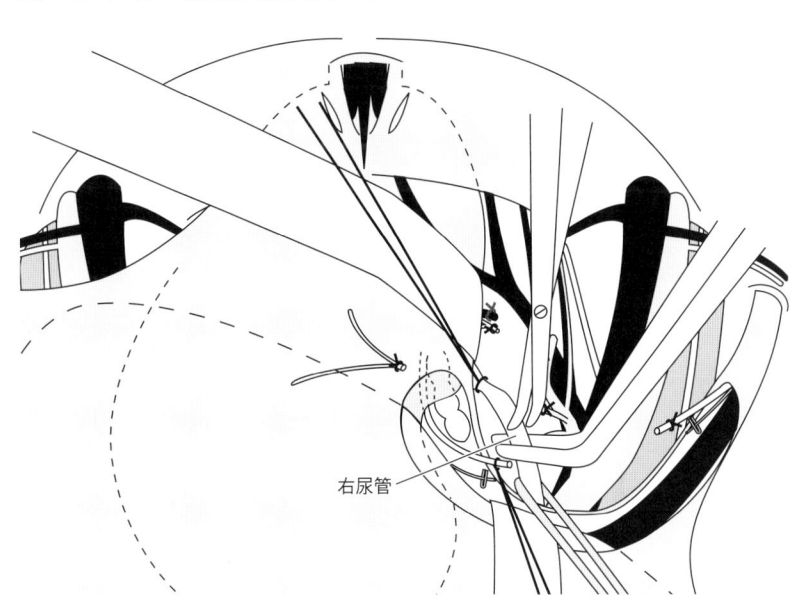

図4-3-1-22　右尿管末端を切断する．

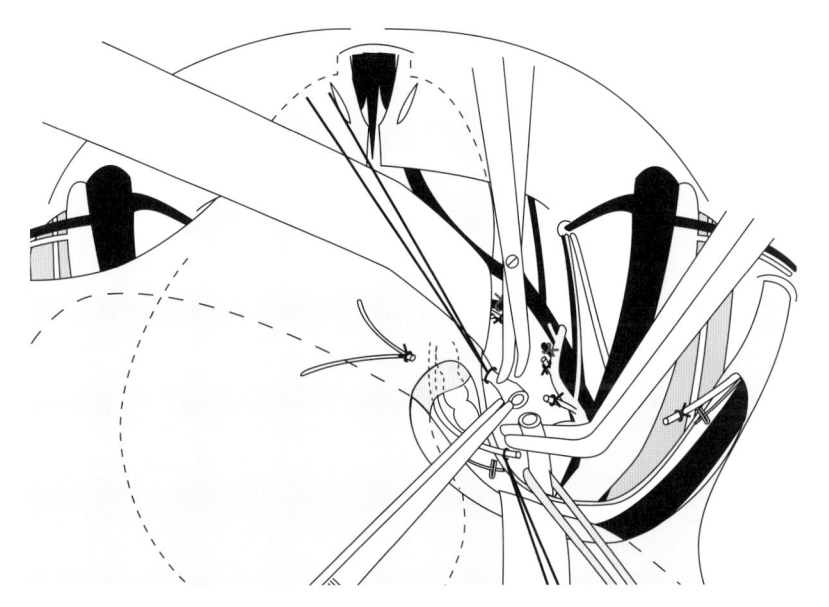

図4-3-1-23　右尿管断端の末梢側を切除して迅速病理に提出する．

尿管の処理が終了したらこれまでの1～3の操作（図4-3-1-2～4-3-1-24）を対側にも行う（図4-3-1-25～4-3-1-47）．

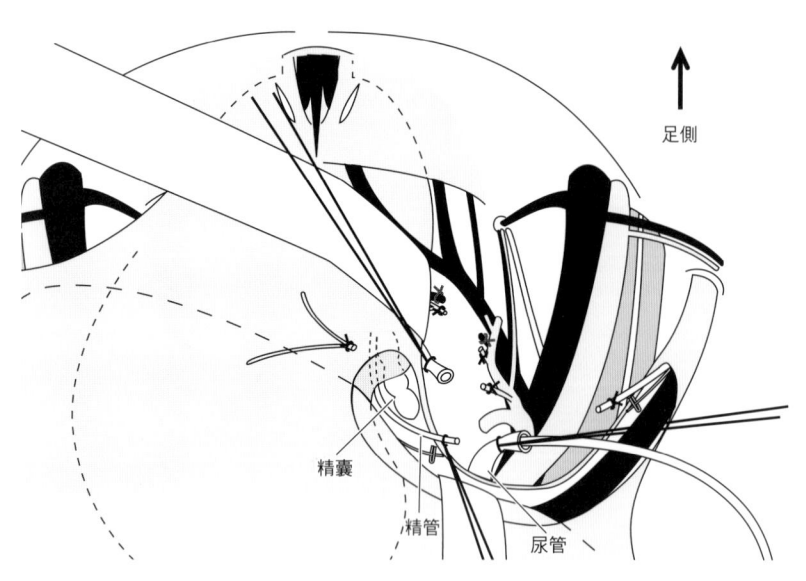

図4-3-1-24 右尿管に6～7 Fr シングル J ステントを挿入，1-0絹糸で尿管断端を結紮する．

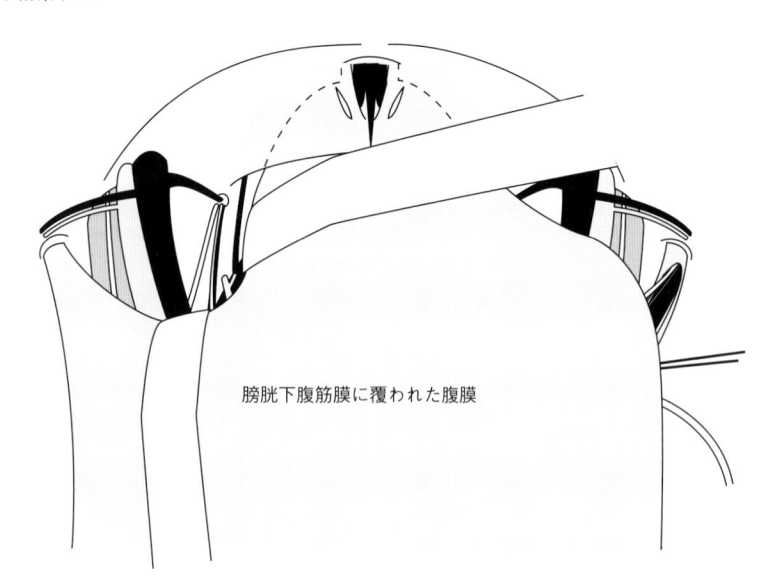

図4-3-1-25 骨盤腔の左側を展開する．手順は右側と同一である．鉤やスパーテルにかけて引くだけで容易に展開できる．

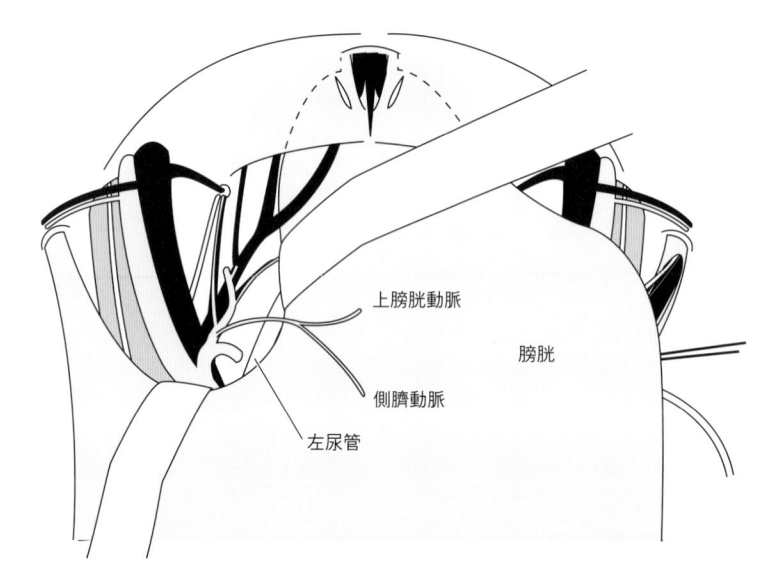

図4-3-1-26 展開が進むと尿管を横切って膀胱，腹膜正中へと向かう側臍動脈が確認できる．

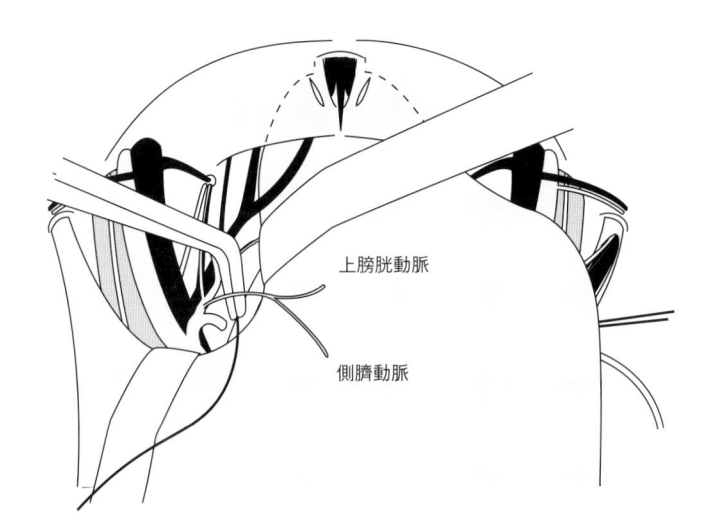

図 4-3-1-27　側臍動脈を剥離し 1-0 絹糸をかけて結紮する．

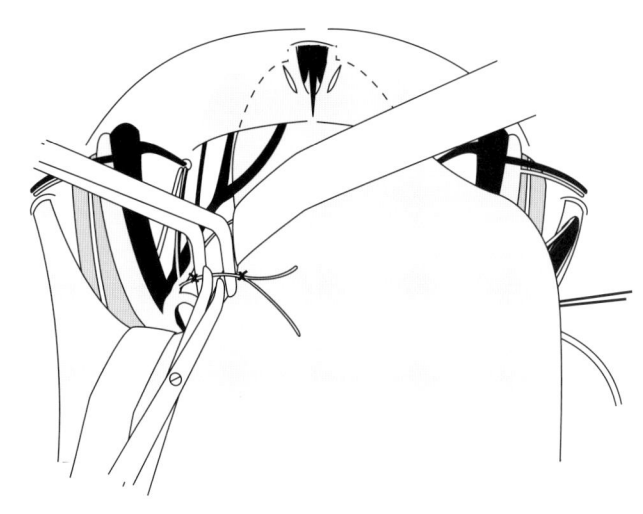

図 4-3-1-28　側臍動脈を切断する．

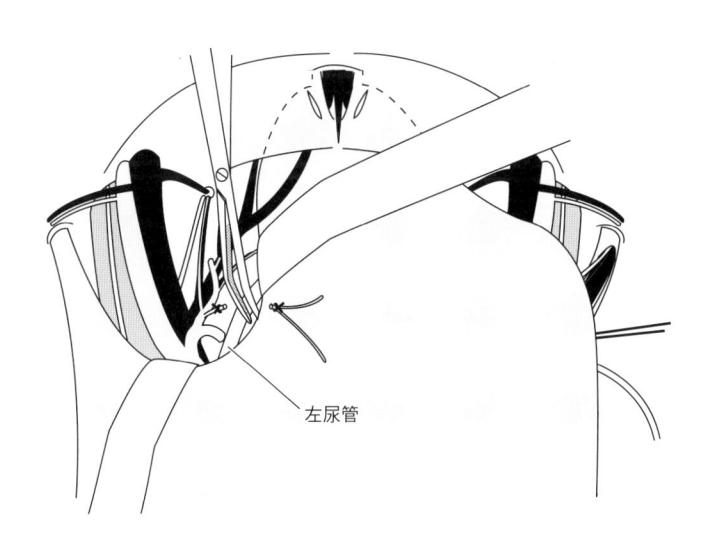

図 4-3-1-29　側臍動脈に交差して走行する尿管を同定，剥離する．

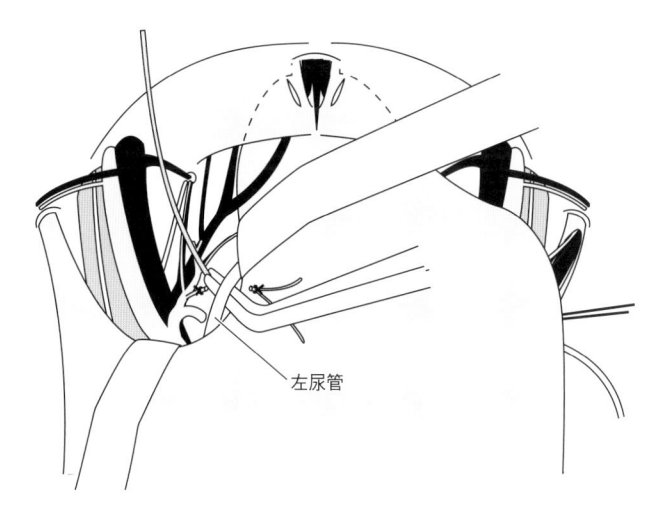

図 4-3-1-30　左尿管に細径のネラトンカテーテルをかけて確保する．

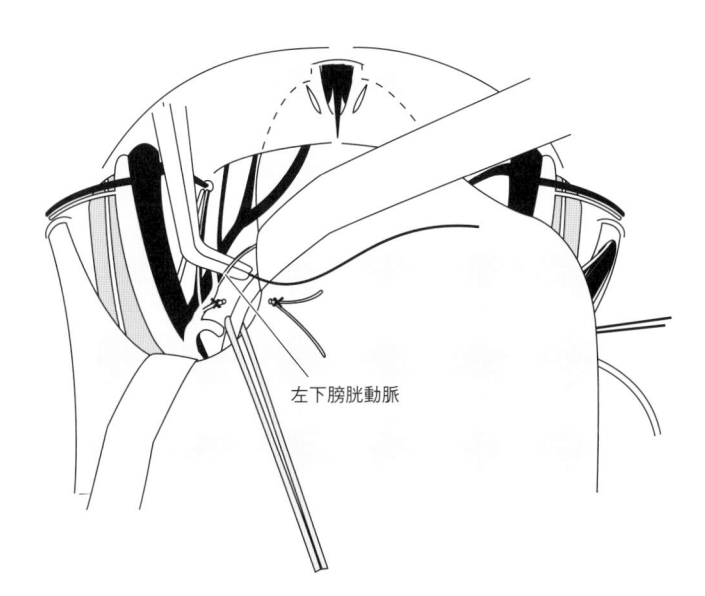

図 4-3-1-31　左尿管の外側に沿って剥離を足側に進めると下膀胱動脈とそれに伴行する静脈枝が現れる．まず下膀胱動脈を剥離し，2-0 絹糸で結紮する．

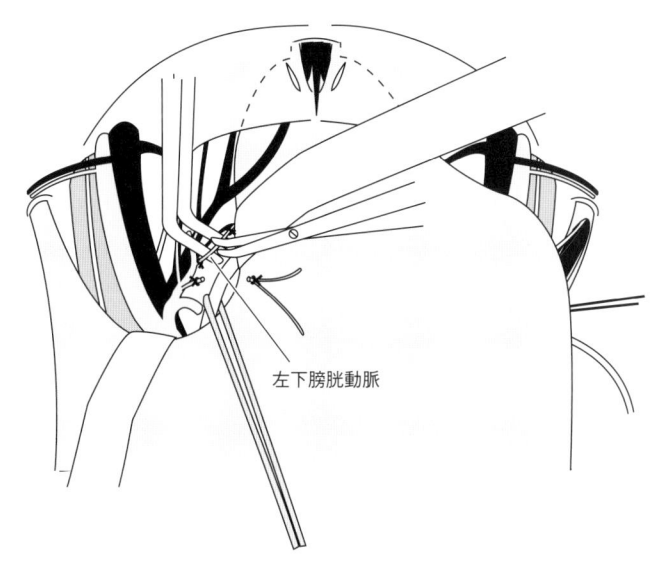

図 4-3-1-32　左下膀胱動脈を切断する．

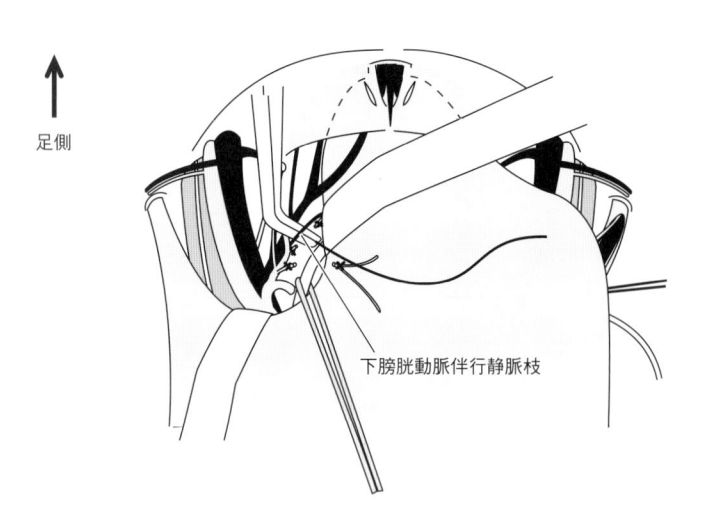

120　第4章　臨床解剖学的知識に基づいた主な泌尿器科手術の実際

図4-3-1-33　下膀胱動脈に伴行する静脈枝に糸をかけて結紮する．

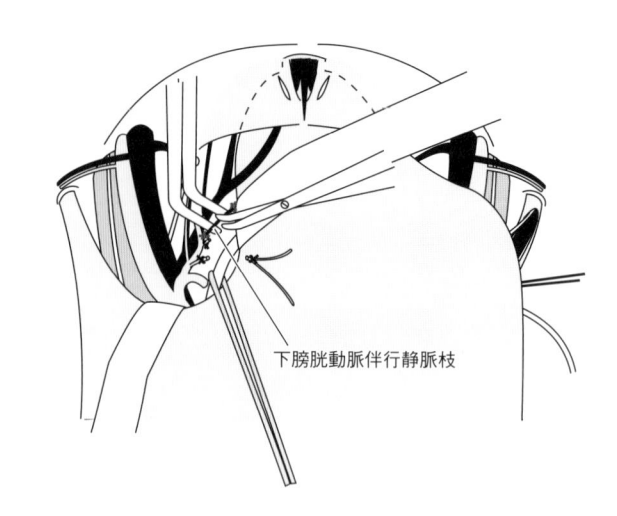

図4-3-1-34　下膀胱動脈に伴行する静脈枝を切断する．

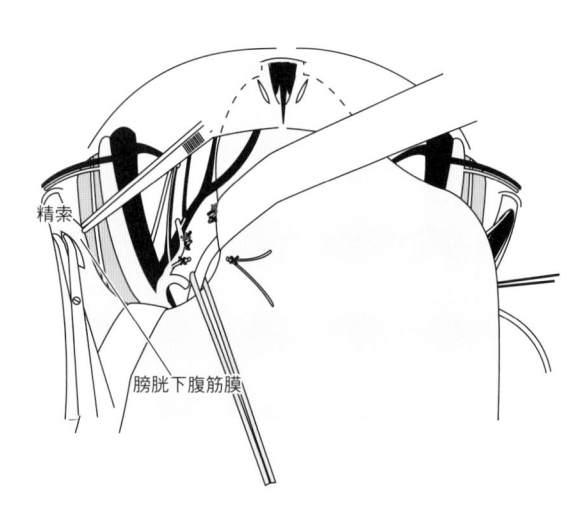

図4-3-1-35　精索を包む膜構造（膀胱下腹筋膜の続き）を切開する．

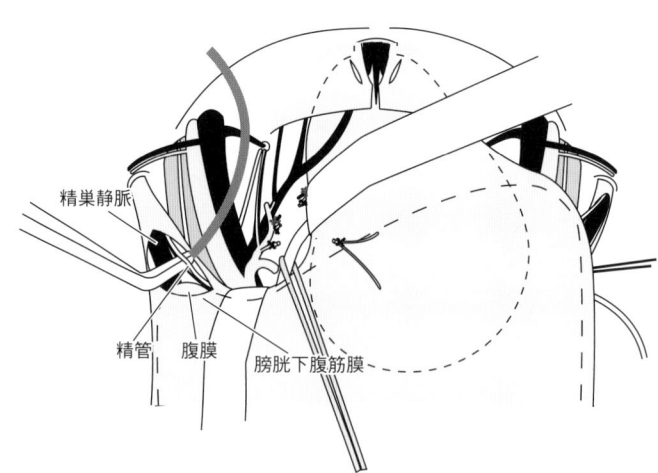

図4-3-1-36　精管を剝離し血管テープで確保する．

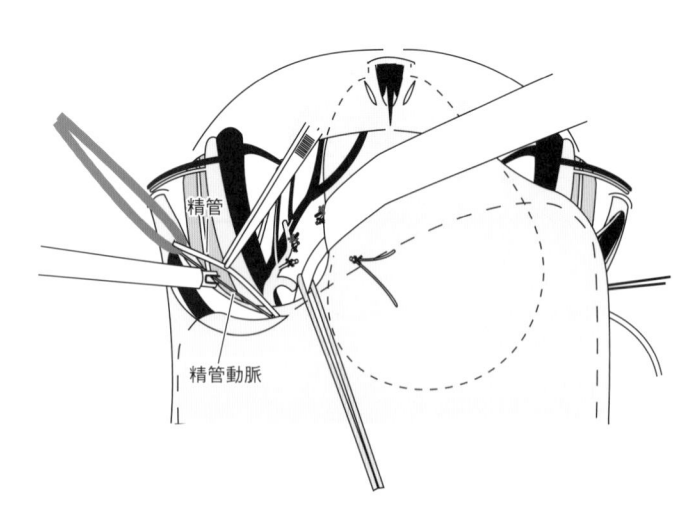

図4-3-1-37　精管動脈（下膀胱動脈から分岐して精管に伴行する）を精管から剝離してクリップをかける．

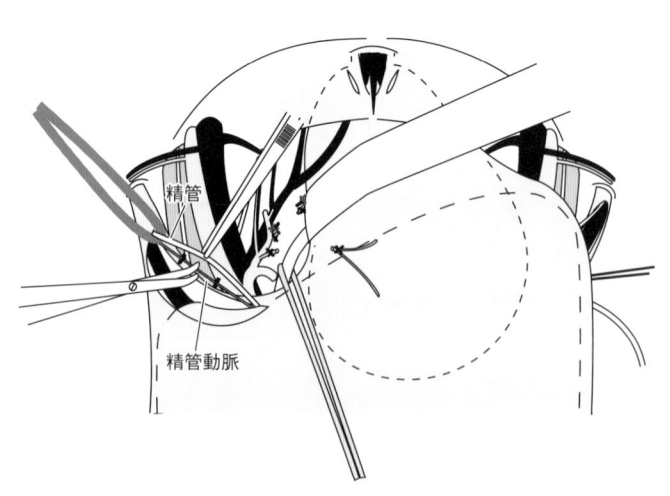

図4-3-1-38　精管動脈を切断する．

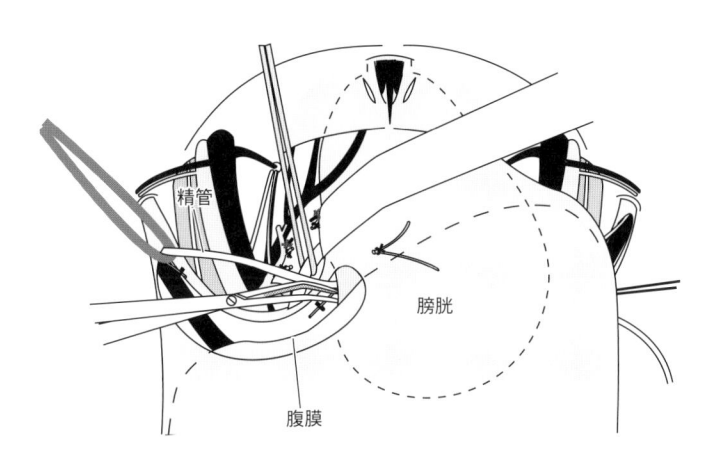

4-3 根治的膀胱尿道全摘術：男性 ■ 4-3-1 膀胱前立腺摘出　121

図 4-3-1-39　腹膜と膀胱との境界を走行する精管を精囊方向へと剝離する．

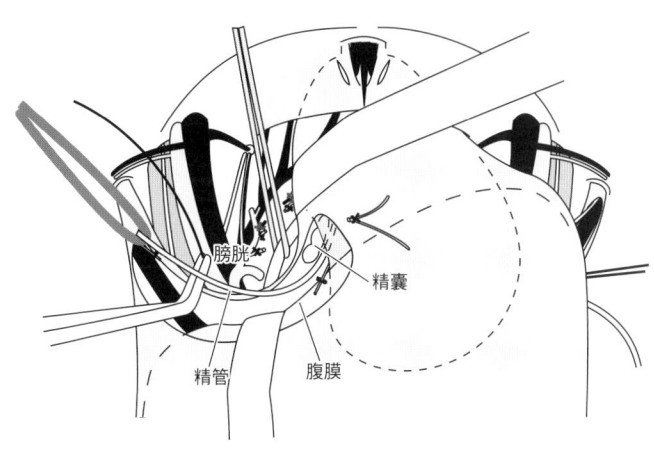

図 4-3-1-40　精囊まで剝離されたら精管に 1-0 絹糸をかけて結紮する．

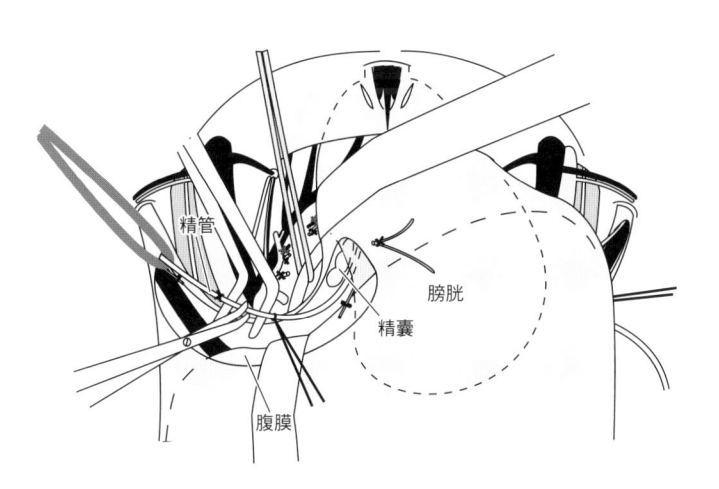

図 4-3-1-41　左精管を切断する．

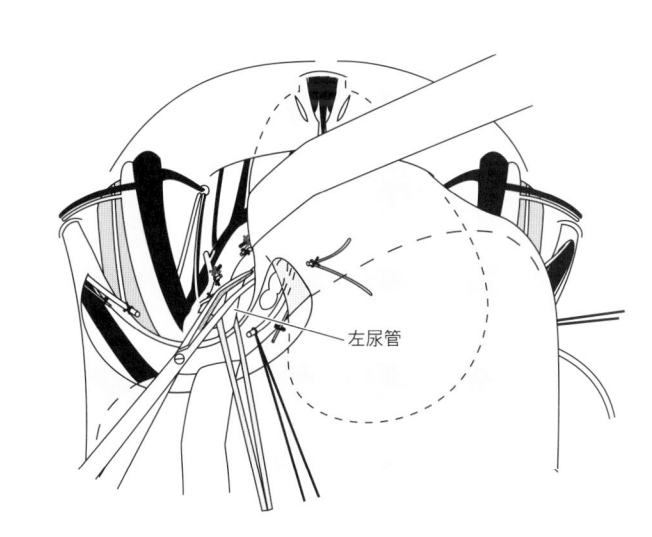

図 4-3-1-42　左尿管の剝離を膀胱側へ進める．

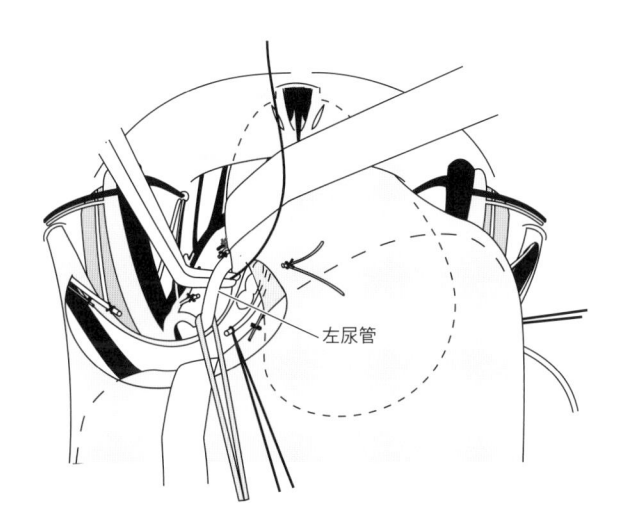

図 4-3-1-43　左尿管末端に 1-0 絹糸をかけて結紮する．

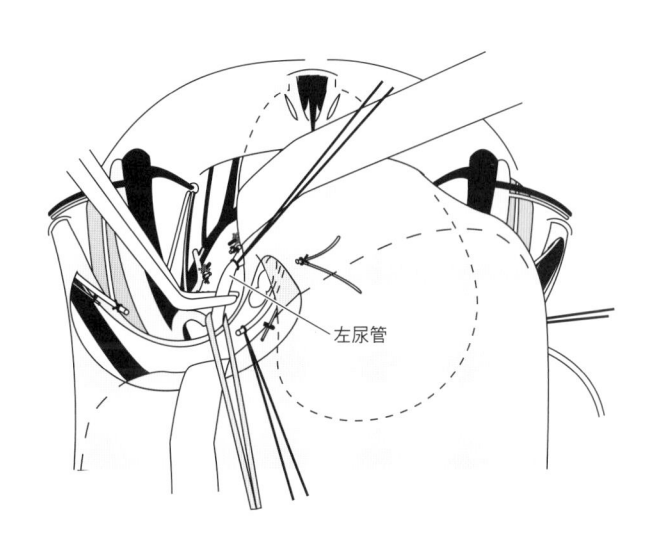

図 4-3-1-44　左尿管に鉗子をかける．

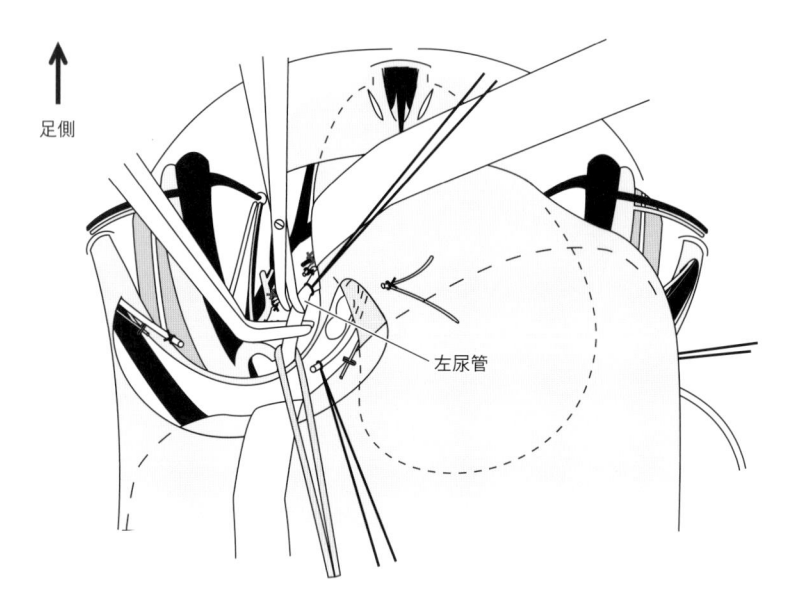

4. 膀胱下腹筋膜の切開

　精管の剝離が終了したら膀胱・腹膜間の剝離に移る（図 4-3-1-48）。まず腹側で膀胱下腹筋膜を切開する（図 4-3-1-49）。膀胱下腹筋膜と腹膜ないし膀胱との間は血管の走行路となっており，切開を外側に広げると側臍動脈に遭遇するのでこれを結紮切断する（図 4-3-1-50〜4-3-1-53）。

図 4-3-1-45　左尿管末端を切断する．

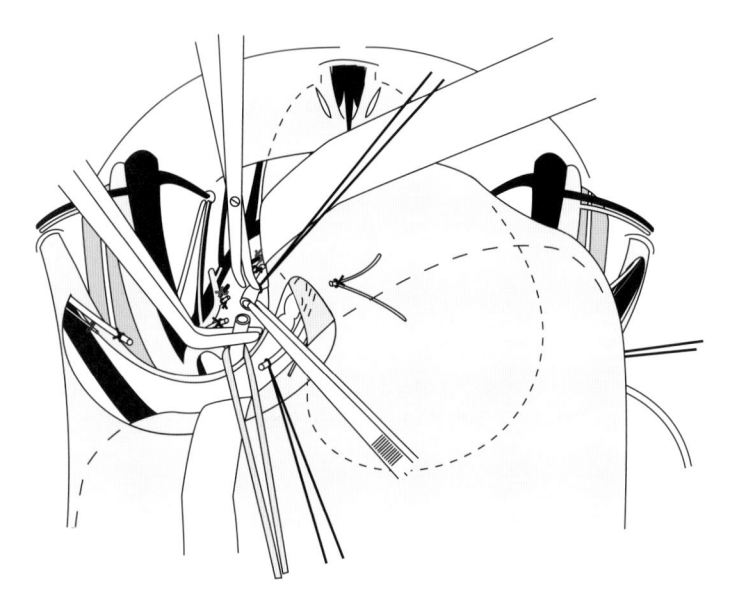

図 4-3-1-46　左尿管断端の末梢側を切除して迅速病理に提出する．

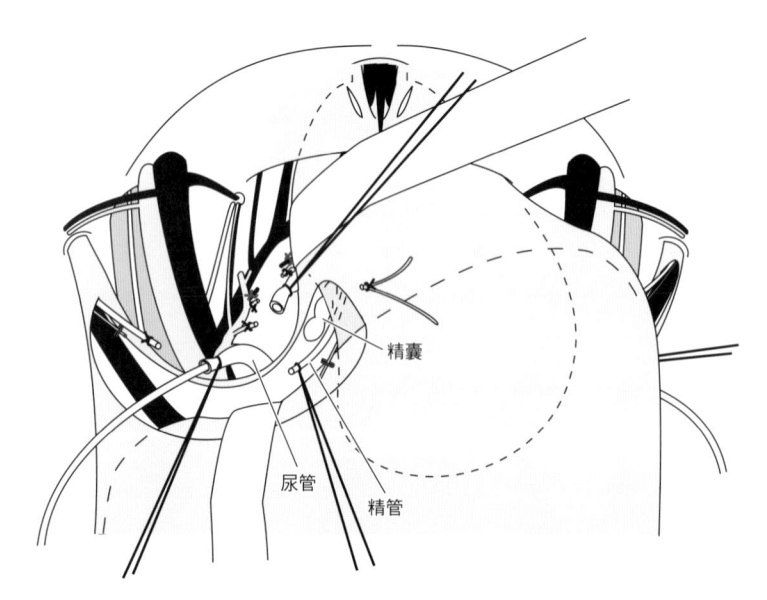

図 4-3-1-47　左尿管に 6〜7 Fr シングル J ステントを挿入，1-0 絹糸で尿管断端を結紮する．

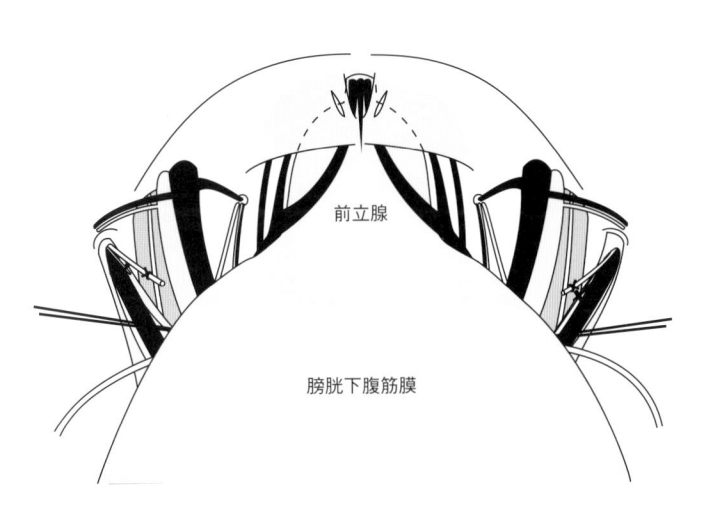

図 4-3-1-48　次に膀胱腹膜間の剝離に移る．

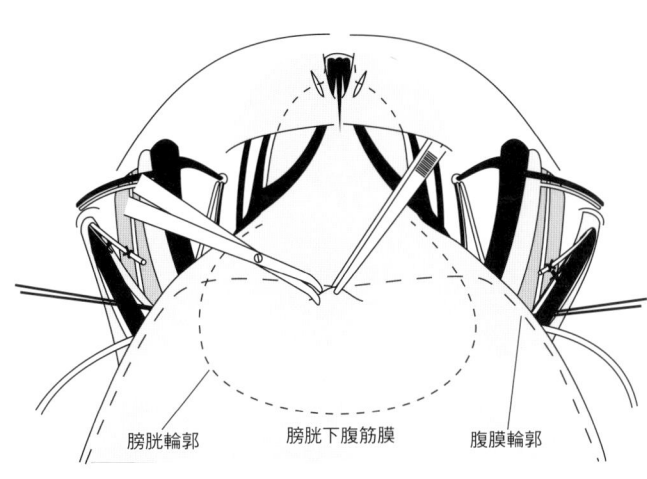

図 4-3-1-49　膀胱腹膜境界部で膜構造（膀胱下腹筋膜）に切開を加える．

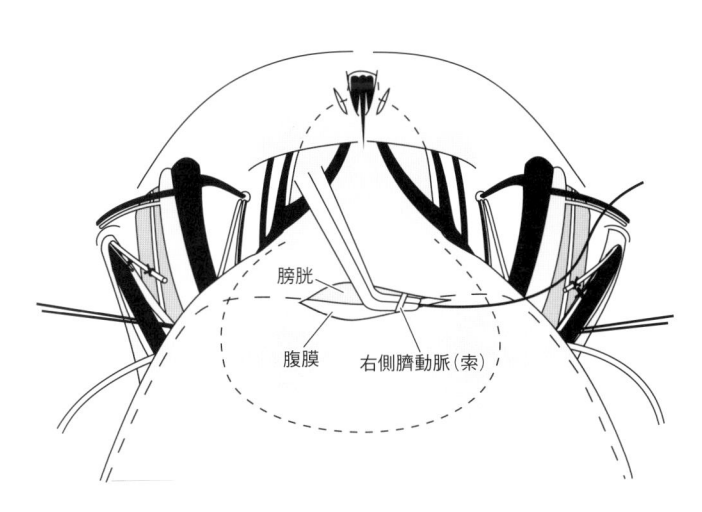

図 4-3-1-50　右側臍動脈（索）を同定剝離し 1-0 絹糸をかけて結紮する．

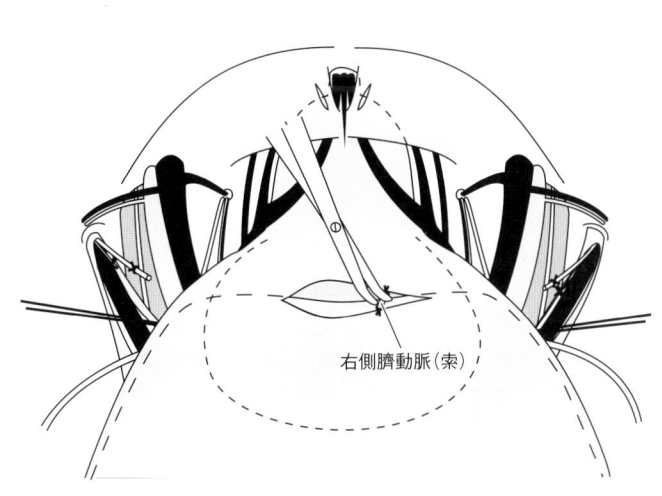

図 4-3-1-51　右側臍動脈（索）を切断する．

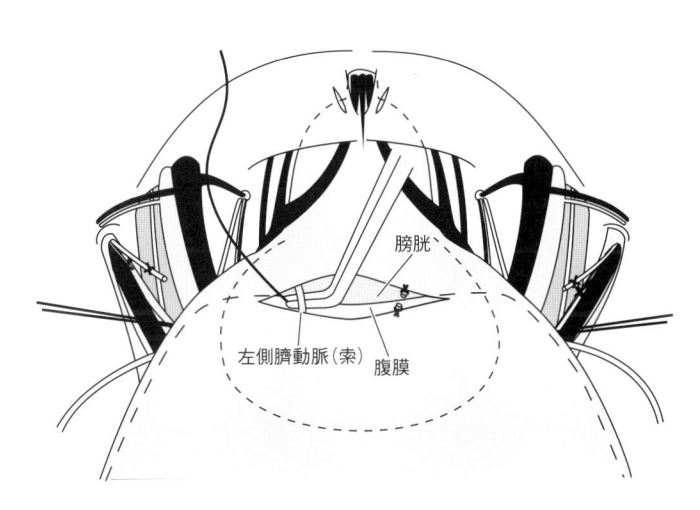

図 4-3-1-52　左側臍動脈（索）を同定剝離し 1-0 絹糸をかけて結紮する．

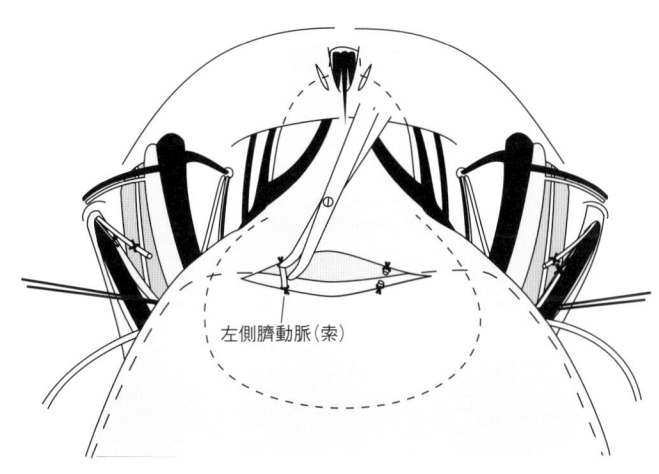

図 4-3-1-53　左側臍動脈（索）を切断する．

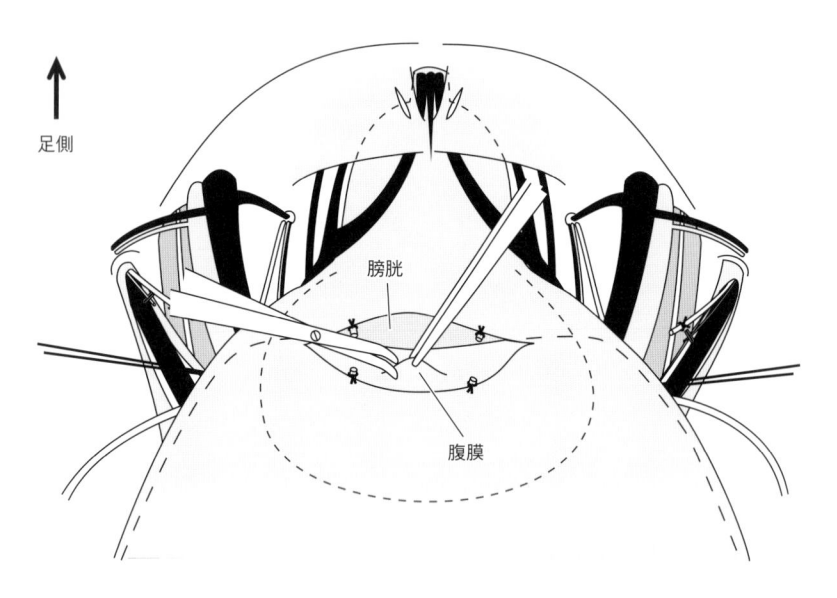

図 4-3-1-54 膀胱近傍で腹膜を切開する．

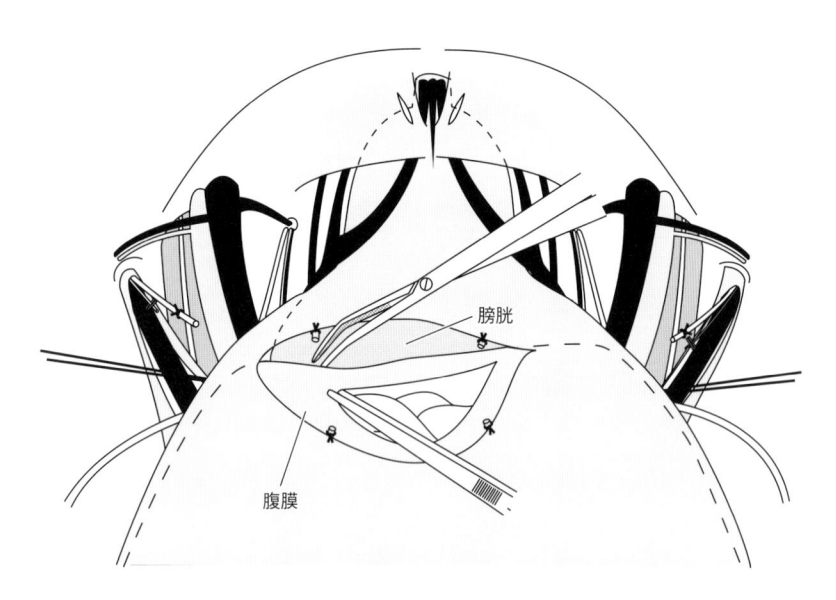

図 4-3-1-55 膀胱・腹膜間を鈍的に剝離する．

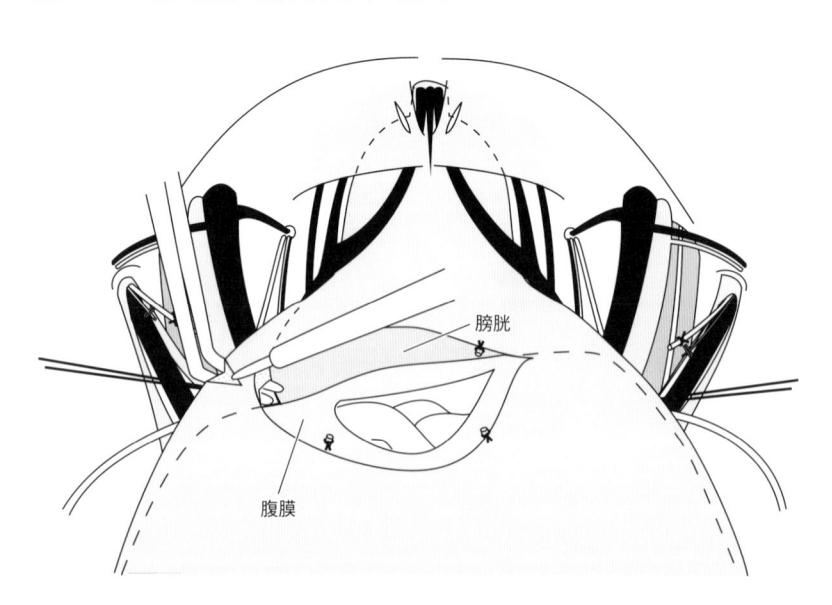

図 4-3-1-56 左側で膀胱・腹膜間の脂肪組織を切開する．ここには大きな血管は存在しないので電気メスで大胆に切開して構わない．

側臍動脈(索)はその起始部で処理しているので近位側の結紮は省略してもよい．このレベルではほとんどの場合，側臍動脈内腔の血流はないので全く結紮せずただ切断することも可能である．その後脂肪組織を圧排して腹膜表面を同定しこれを切開し，腹腔内を展開する(図4-3-1-54)．

5．膀胱・腹膜間の剝離

腹膜と膀胱との生理的癒着部を膀胱につけるようにして膀胱・腹膜間を剝離する．腹膜は極

力温存するようにしておくと膀胱摘出後の腹膜修復が容易となる．正中部での剥離が終了したら側方の膀胱・腹膜間脂肪組織(いわゆる lateral wing)を切断する．すでに剥離してある精管の位置を確認しながら電気メスにて切断する．ここには血管はほとんど走行していないので結紮する必要はないが，腹膜に切り込まないように留意する(図 4-3-1-55～4-3-1-58)．

次いで膀胱に生理的に癒着している腹膜を膀胱側に付けて切開する(図 4-3-1-59～4-3-1-62)．

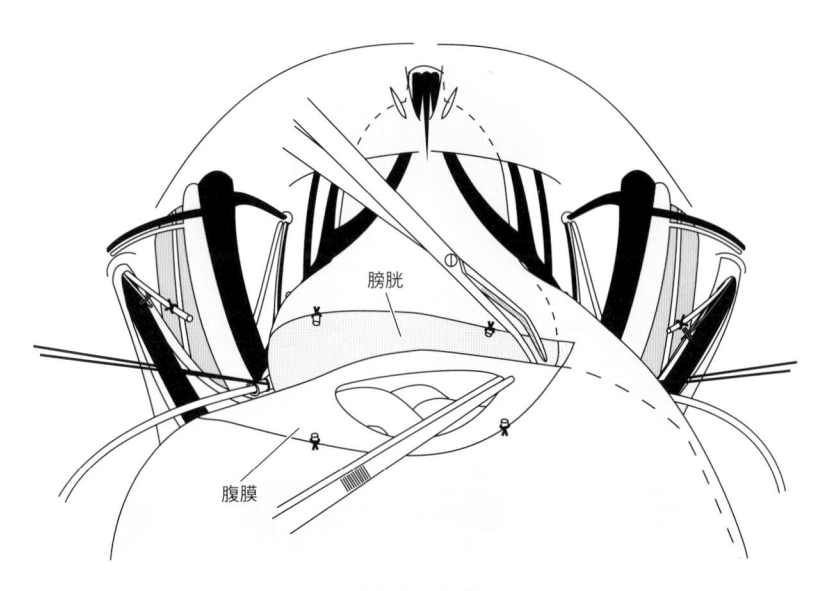

図 4-3-1-57　膀胱・腹膜間の剥離を右へ広げる．

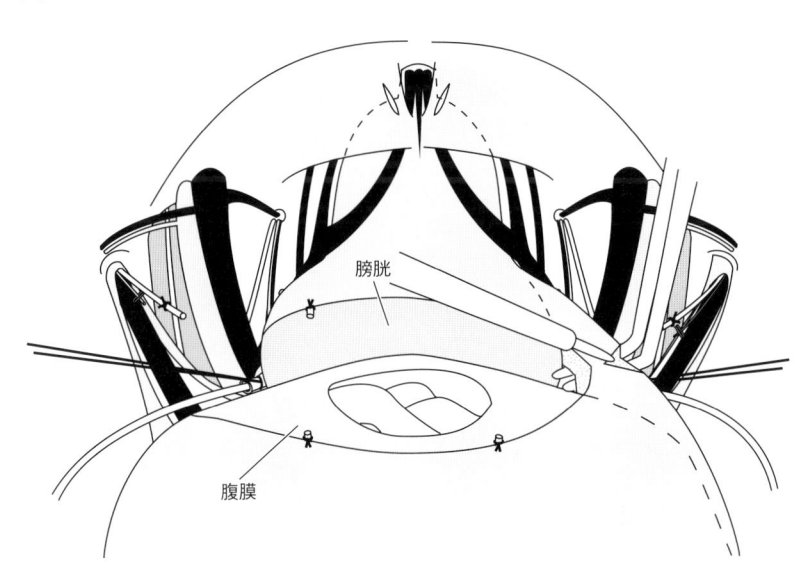

図 4-3-1-58　左と同様にして右の膀胱・腹膜間脂肪組織を電気メスで切開する．

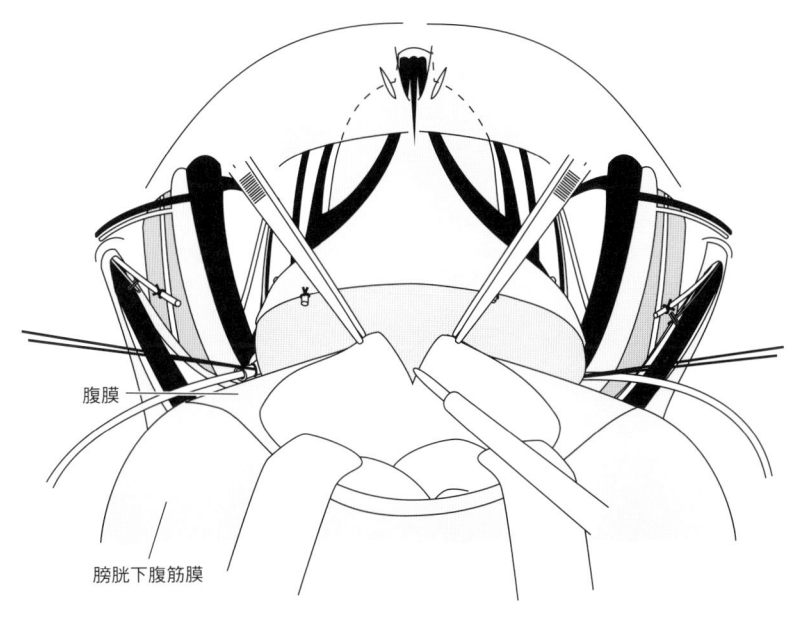

図 4-3-1-59　膀胱を覆う腹膜を正中部で切開する．

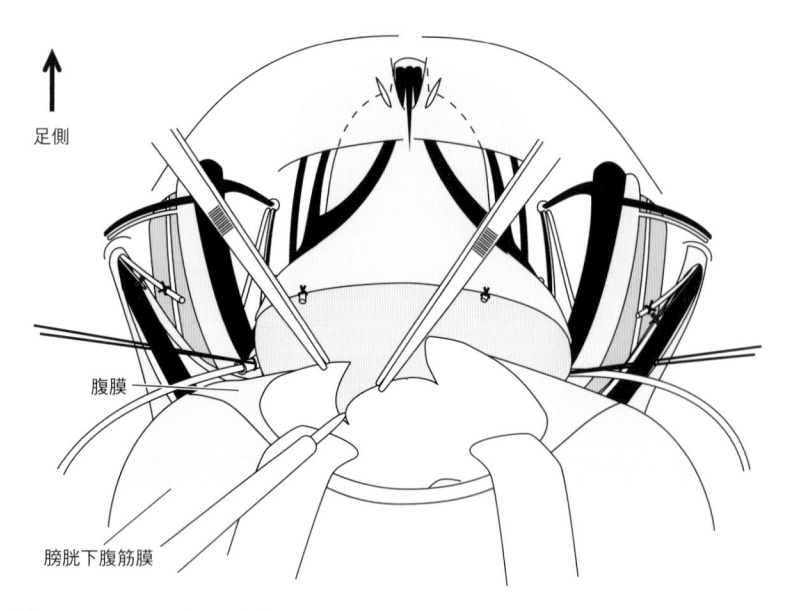

図4-3-1-60　生理的癒着部を残して腹膜の切開を左側に広げる．

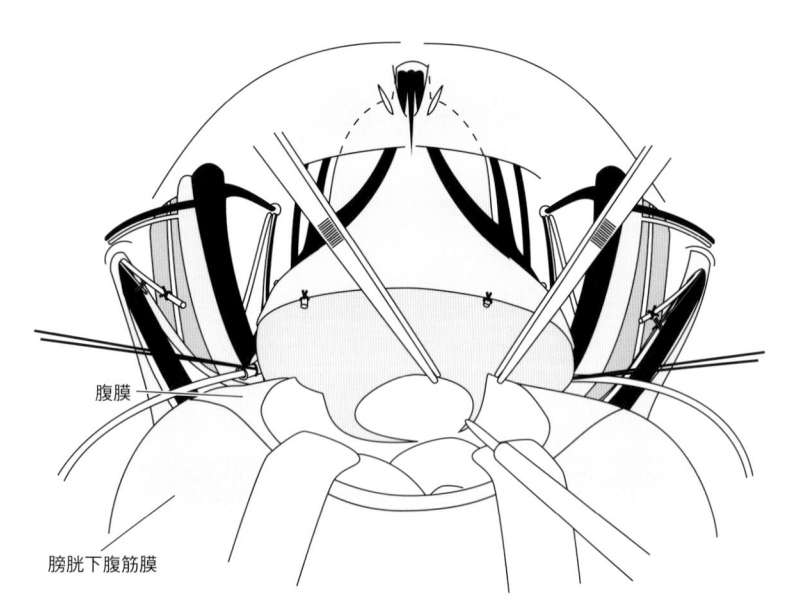

図4-3-1-61　腹膜の切開を右方向に広げる．

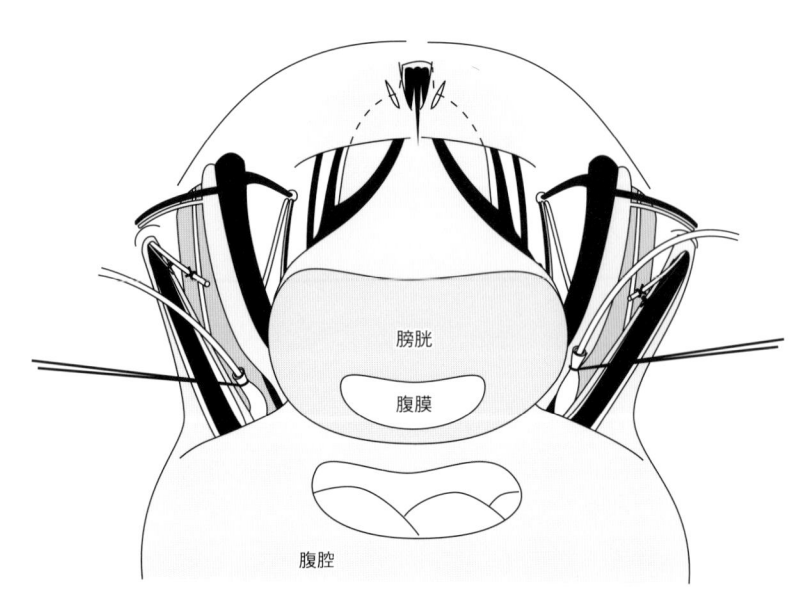

図4-3-1-62　精嚢が露出するまで膀胱と腹膜間の剥離を進める．

6. Denonvillier 筋膜の切開
（図 4-3-1-63）

　上記の操作で腹膜との膀胱が完全に剥離されると，精嚢，精管膨大部とその下の Denonvillier 筋膜が同定できる．この尿管，精嚢周辺は側方から血管・神経が豊富に分布するので，この時点での剥離は最小限にとどめておく．ただし，Denonvillier 筋膜はこの時点で切開しておいてもよい．Denonvillier 筋膜切開後は直視下ないし用手的に前立腺裏面を剥離しておいてもよい．うまく前立腺と Denonvillier 筋膜前葉の間に入れれば尿道裏まで容易に剥離可能である．ただし，切開する場所が直腸寄りになると Denonvillier 筋膜の前葉と後葉の間に入ってしまうことがある．この場合には剥離の途中で抵抗を感じることがある．ここで無理に用手剥離を行うと直腸を損傷する可能性がある．また逆に切開が前立腺に寄り過ぎると前立腺被膜下に入ってしまうことがある．この場合はあまり抵抗なく剥離が進み，一見正しい剥離面を進んでいるような印象を受けるので注意が必要である．特に精嚢周辺が癒着している場合は被膜下の剥離になりやすい印象がある．もしこの部位での前立腺・直腸間の剥離に困難を感じたら無理せず，後で述べる前立腺側方からのアプローチを先に行ったほうが無難である．

7. 内骨盤筋膜の切開

　膀胱と腹膜の剥離が終了したら前立腺周辺の剥離に移る．まず前立腺前面の脂肪組織を中心部にまとめて浅中心静脈を切断する（図 4-3-1-64，4-3-1-65）．

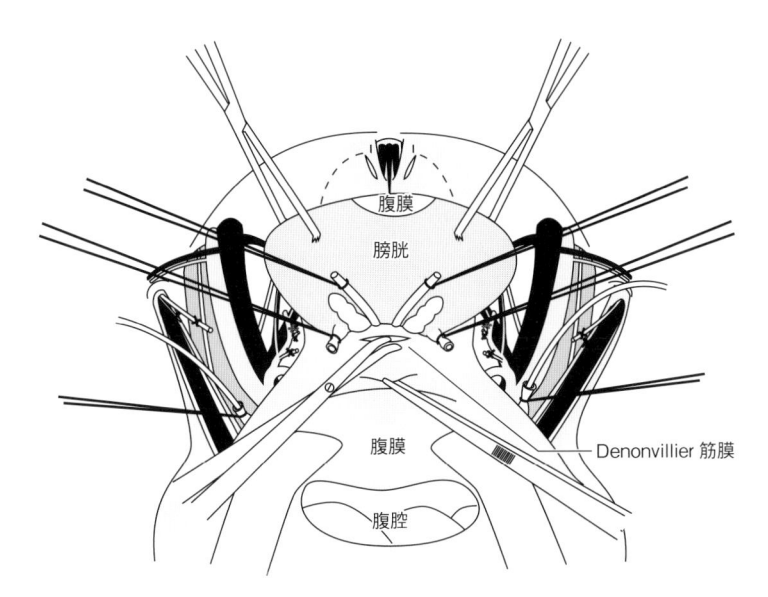

図 4-3-1-63　膀胱をアリス鉗子で把持して牽引し，精嚢の付着部近傍で Denonvillier 筋膜を切開する．

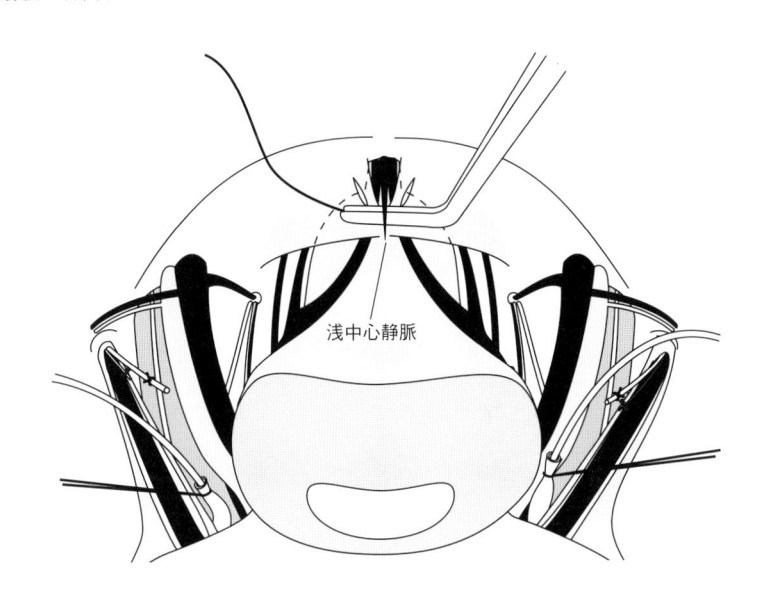

図 4-3-1-64　前立腺周辺の処理に移る．前立腺前面の脂肪組織を中心部にまとめ上げて浅中心静脈を同定し，これに 2-0 絹糸をかけて結紮する．

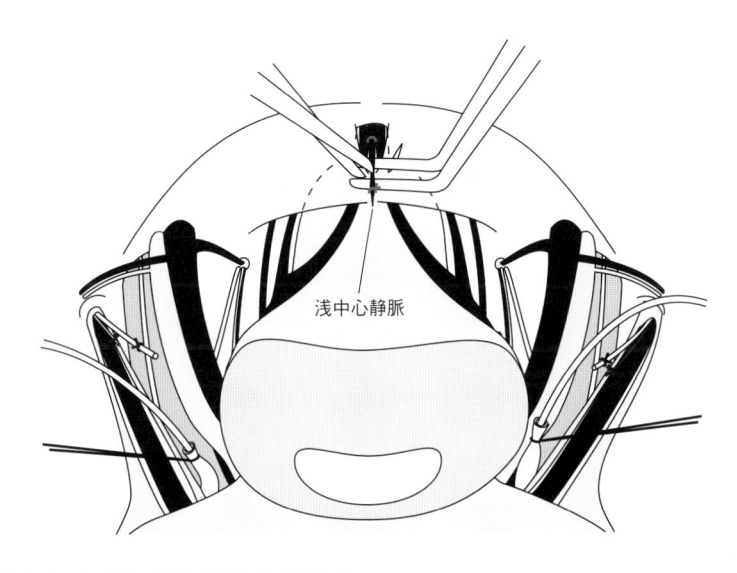

図 4-3-1-65　浅中心静脈を切断する．

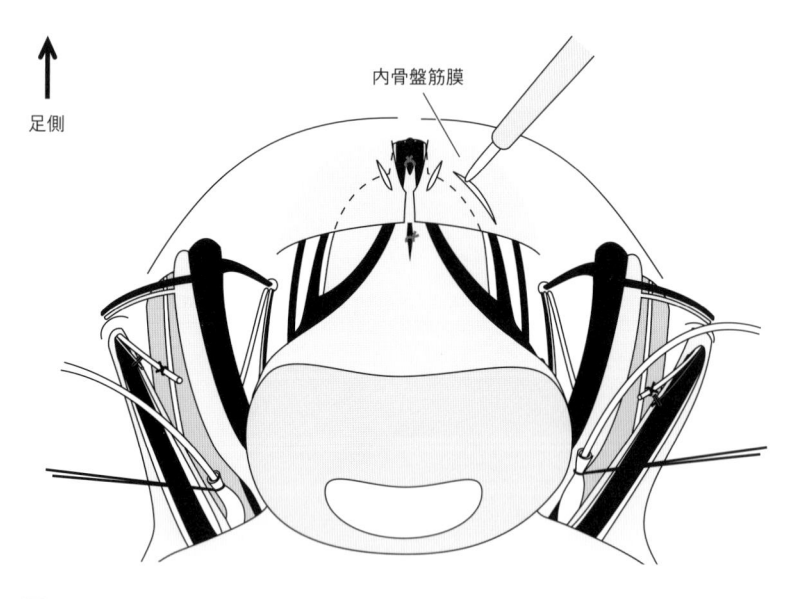

128　第4章　臨床解剖学的知識に基づいた主な泌尿器科手術の実際

図 4-3-1-66　右側の内骨盤筋膜を切開する．

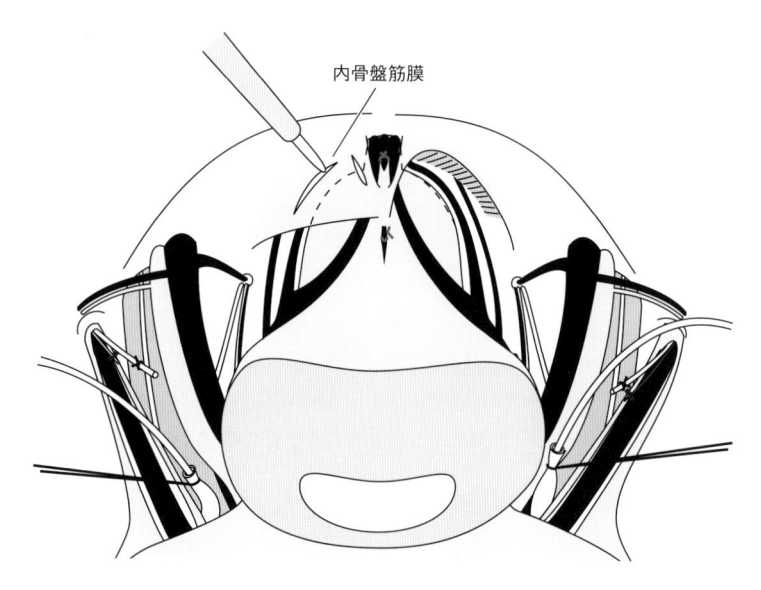

図 4-3-1-67　左側の内骨盤筋膜を切開する．

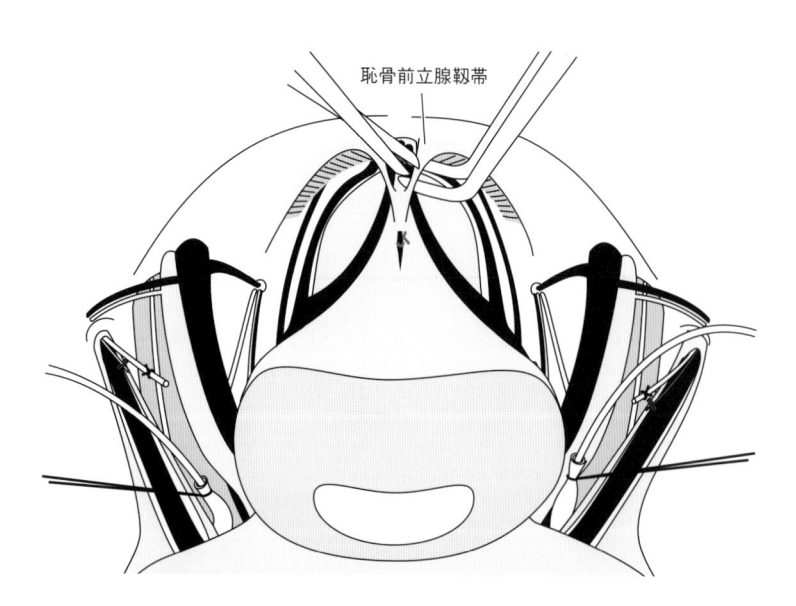

図 4-3-1-68　右側の恥骨前立腺靱帯を切開する．

　手順は前立腺全摘の場合と大きく変わるところはない．尿路変向を伴う膀胱全摘の場合は尿禁制への配慮は必要ないので，内骨盤筋膜を切開し前立腺側面を大きく露出して差し支えない（図 4-3-1-66，4-3-1-67）．ただし回腸新膀胱など禁制の保持を重視しなければならない場合は前立腺全摘の場合と同様に骨盤底筋膜群を温存し，尿道周辺の筋構造を極力保持するようにしたほうがよい印象がある．次いで恥骨前立腺靱帯を前立腺付着部で切開し，尿道背側の背静脈群の全貌を把握する（図 4-3-1-68，4-3-1-69）．

　時として恥骨前立腺靱帯の裏に静脈が近接しており，恥骨前立腺靱帯切開の際に出血をみることがあるが，出血点を吸引管の先端などを用いて押さえつつ処理を進める．

　前立腺側面が露出されたら前立腺前面を走行する前立腺静脈叢と神経血管束との境界を確認する．時に神経血管束と前立腺静脈叢との間に

太い交通枝が存在する場合があるが，その後の処理に支障をきたす位置にある場合はあらかじめ処理しておいたほうが無難である．

8. 前立腺静脈叢の処理と収束縫合

　前立腺側面が露出されたら膀胱前立腺間に側方から流入して前立腺尖部へと向かう前立腺静脈叢を縫合し，血流を遮断する．これにより前立腺尖部背静脈群処理の際の出血が大幅に減少する．まず神経血管束と膀胱静脈叢の分岐部から前立腺中央に向かって2-0針付バイクリルで大きく縫合，次いで中央部分を縫合する．その後いわゆるbunchingと同じ要領で静脈群全体に縫合糸をかけ静脈群を前立腺中央にまとめ上げていく．これにより前立腺前面を覆う血管群が1か所にまとまり，前立腺被膜表面が露出される（図4-3-1-70～4-3-1-73）．

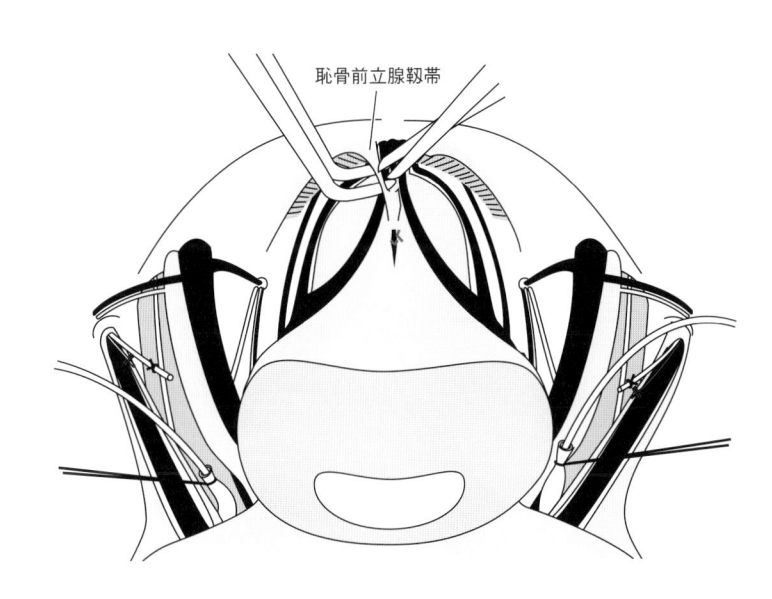

図4-3-1-69　左側の恥骨前立腺靱帯を切開する．

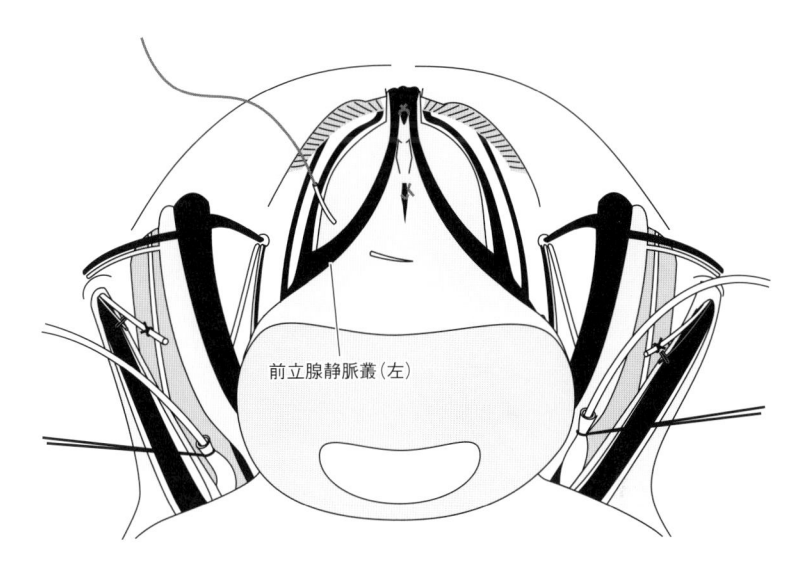

図4-3-1-70　膀胱前立腺移行部で前立腺静脈叢を2-0針付バイクリルを用いて止血縫合する（左側）．

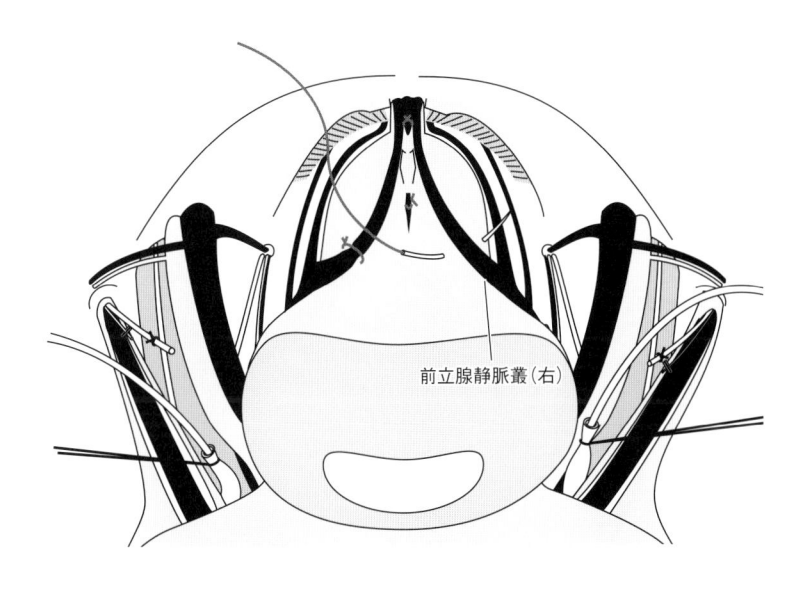

図4-3-1-71　右側も同様に膀胱前立腺移行部で前立腺静脈叢を2-0針付バイクリルを用いて止血縫合する．

9. 背静脈群(DVC)の処理

2-0針付バイクリルを用いて尿道12時方向で静脈群を収束縫合し，その手前でメッツェンバウムにて少しずつ静脈を含む尿道の背側の組織を切開する．必要に応じて先にかけておいた2-0針付バイクリルを用いて背静脈群切開断端を止血縫合する．背静脈群から尿道側方の骨盤壁へと潜り込む静脈枝(内陰部静脈との交通枝)に留意し，運針および縫合の際にこれを傷つけないようにする．尿道の表面が露出されるまで同様の操作を進める．ていねいに取り扱えばこの時点で大量出血をみることはほとんどない(図4-3-1-74～4-3-1-76)．

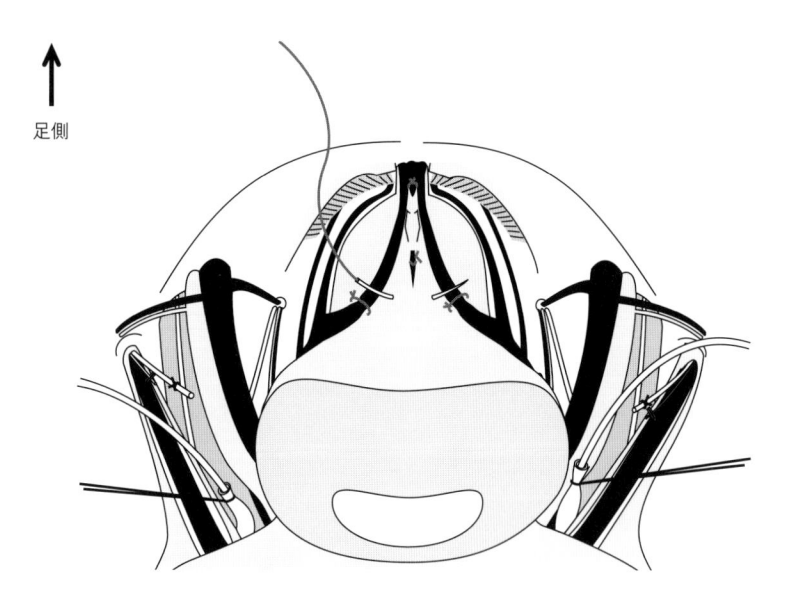

図4-3-1-72 中央部にも2-0針付バイクリルで止血縫合をおく．

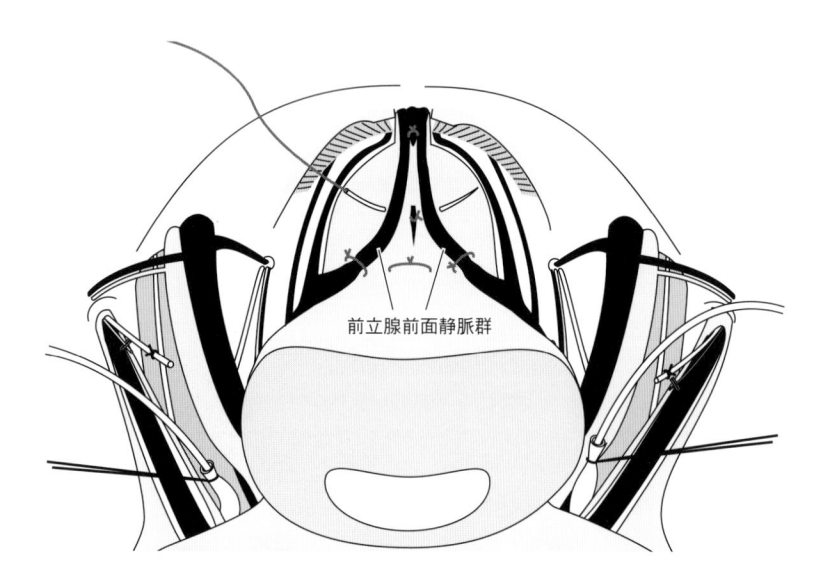

図4-3-1-73 前立腺前面を走行する静脈群を2-0針付バイクリルで収束縫合する．

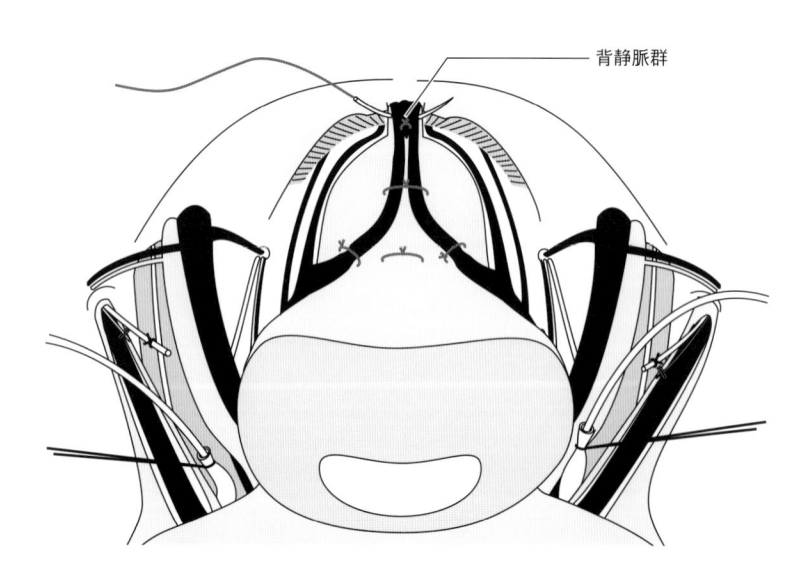

図4-3-1-74 尿道背側で背静脈群を2-0針付バイクリルで収束縫合する．

10. lateral pelvic fascia の切開と神経血管束の処理

次に前立腺周辺のもう1つの血管走行路，いわゆる神経血管束の処理に移る．前立腺をスパーテルなどを用いて側方に牽引しながら神経血管束の外側，痔静脈の内側で lateral pelvic fascia を切開し，その下の脂肪組織を圧排して光沢のある直腸漿膜面を露出する（図4-3-1-77）．

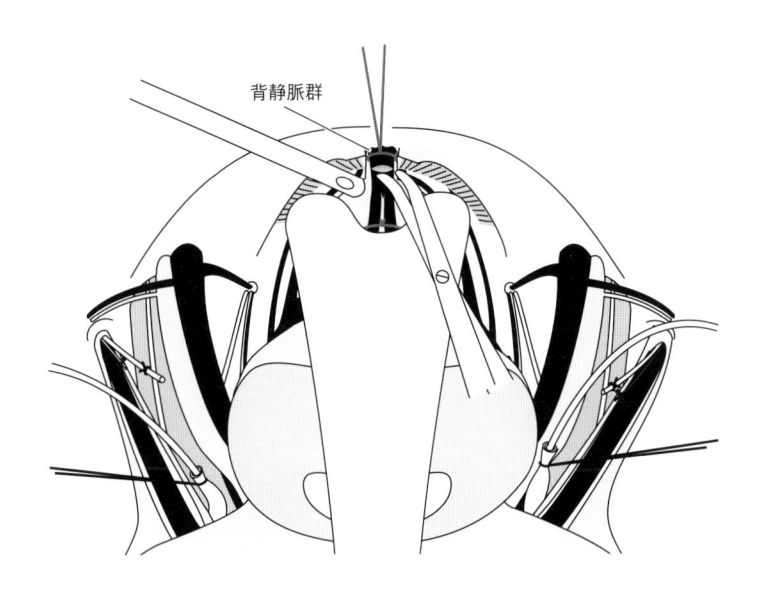

図4-3-1-75 背静脈群を少しずつメッツェンバウムで切開する．

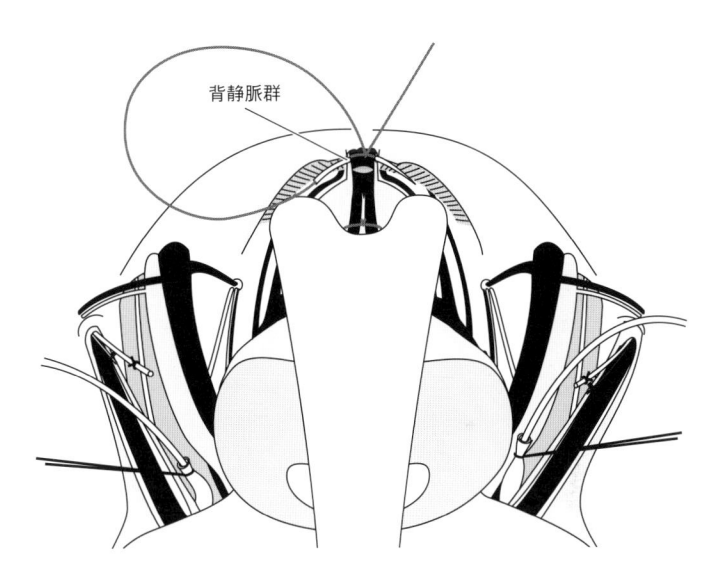

図4-3-1-76 背静脈群断面を2-0針付バイクリルで縫合しながら少しずつ切開を進める．出血はほとんどない．

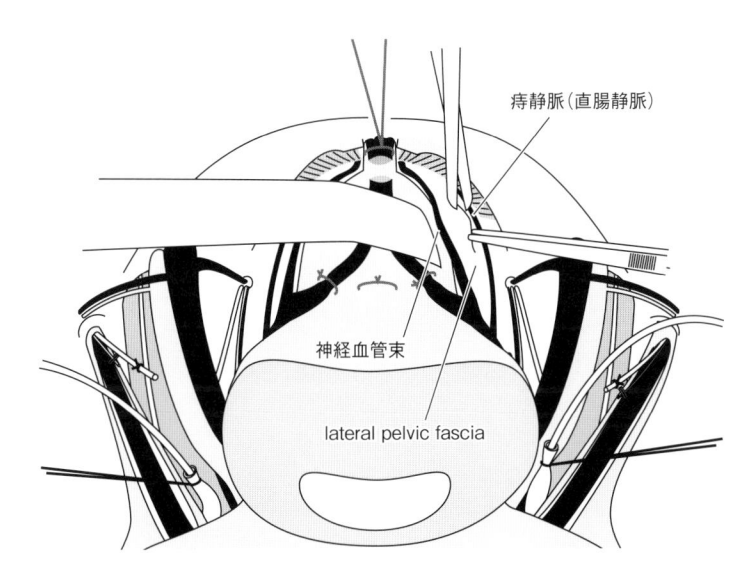

図4-3-1-77 神経血管束の外側で lateral pelvic fascia を切開し，その下の脂肪層を圧排して直腸表面を露出する．

この漿膜面に沿って剥離を前立腺方向，神経血管束の裏へと進め，直腸前立腺境界の溝を同定する（図4-3-1-78）．その後，神経血管束を尿道近傍および前立腺膀胱境界部で止血縫合する．深い部位なのでマニセプスなどの縫合器具を用いるとスムーズな操作が可能である（図4-3-1-79, 4-3-1-80）．神経血管束の血流が遮断されることで前立腺周辺の血行はほとんどコントロールされた状態となり，以後の操作がきわめて容易となる．

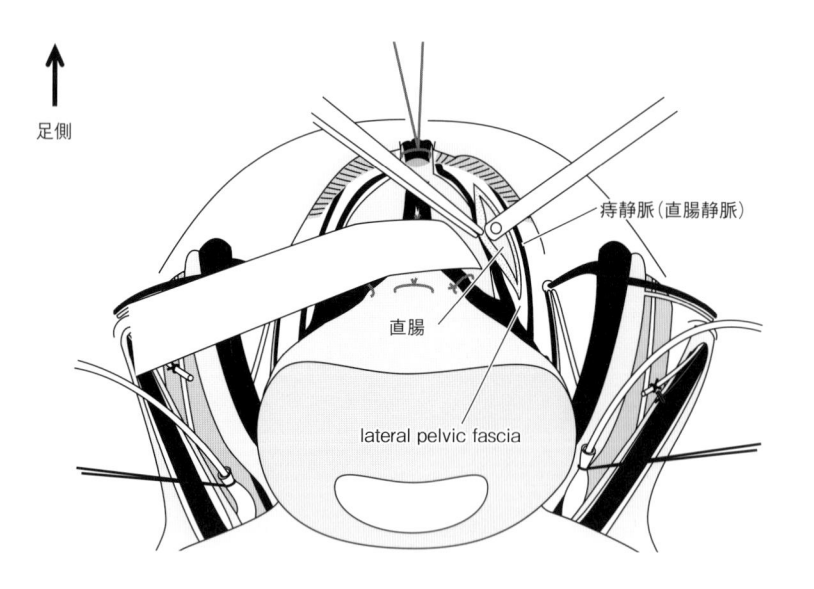

図4-3-1-78　光沢のある直腸表面に沿って剥離を前立腺方向に進める．

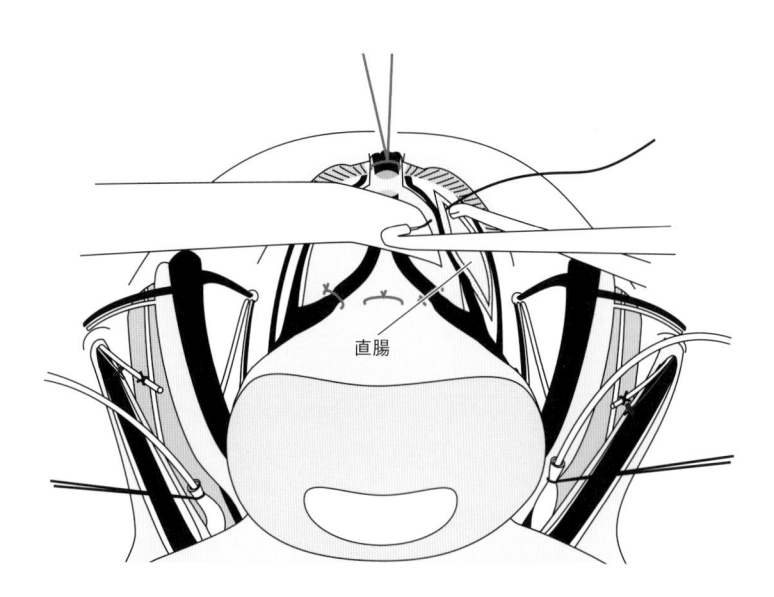

図4-3-1-79　神経血管束の遠位にマニセプス（3-0絹糸）で止血縫合をおく．

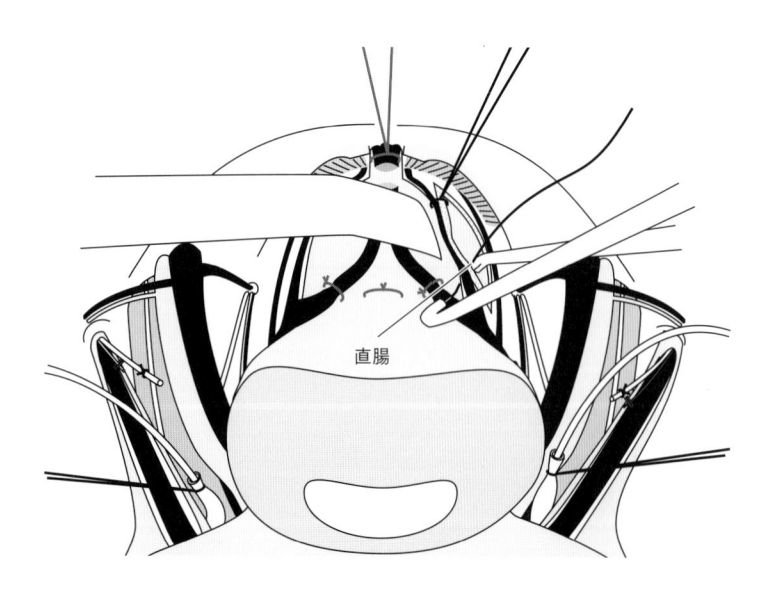

図4-3-1-80　神経血管束の近位にもマニセプス（3-0絹糸）で止血縫合をおく．

11. 前立腺・直腸間切開確保

神経血管束を縫合した糸を牽引しながら先に確認しておいた前立腺・直腸間の境界部膜構造をハサミで切開する(図4-3-1-81)．この膜構造の厚さには個人差があり，圧排操作のみで破れてしまうこともあるが，多くの場合，鋭的な切開が必要である．うまく前立腺・直腸間(前立腺筋膜と直腸漿膜との間)に入ると急に抵抗がなくなり，なんら力を加えることなくハサミが剝離面に吸い込まれるように進んでいく．直腸損傷を恐れて切開が前立腺側に寄ると前立腺被膜下に入ってしまうので注意する．前立腺・直腸境界が同定しにくいときは前立腺・直腸間が癒着している可能性があり，その場合は無理をせず，先に膀胱側からDenonvillier筋膜を切開しそこから前立腺・直腸間を剝離し，この剝離面をガイドにして前立腺側方での膀胱前立腺境界の位置を見定めて処理を進める．なお，前立腺側方からの鋭的操作に抵抗を感じる場合は用手的に前立腺の表面をなぞるように剝離してもよい．この場合は左右から剝離を進めた指の間に薄い膜構造が残るので，鉗子の先を用いて対側の指との協調操作で膜を破り左右を交通させる．左右の剝離面が通じたら用手的に前立腺裏面を尿道の裏まで剝離する．尿道の裏で抵抗を感じる場合は直腸・尿道間が癒着している可能性があり，その場合は無理をせず他の操作を終了させ膀胱が摘出できる状態になった後で直視下に癒着部を剝離するようにする．

前立腺側方からの直腸・前立腺間剝離を対側にも行う(図4-3-1-82〜4-3-1-85)．

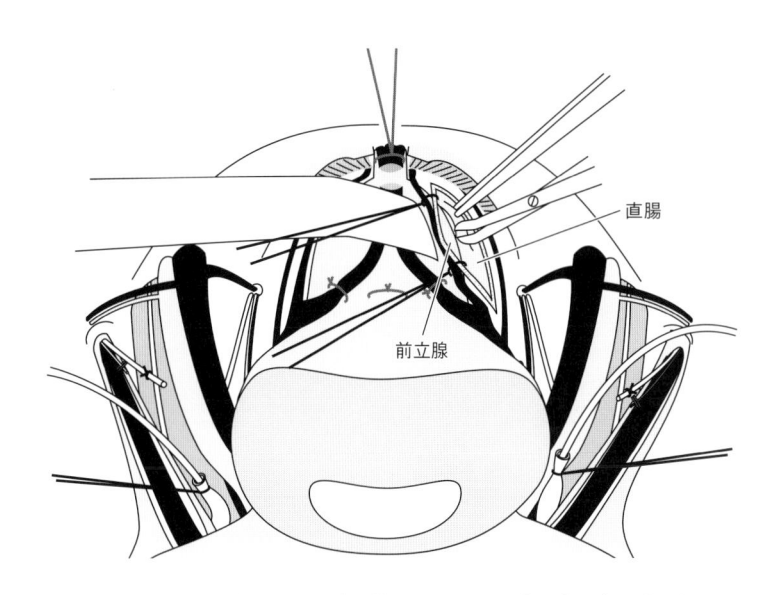

図4-3-1-81 直腸・前立腺間の膜状構造を切開して前立腺の裏の疎な剝離層へ入る．

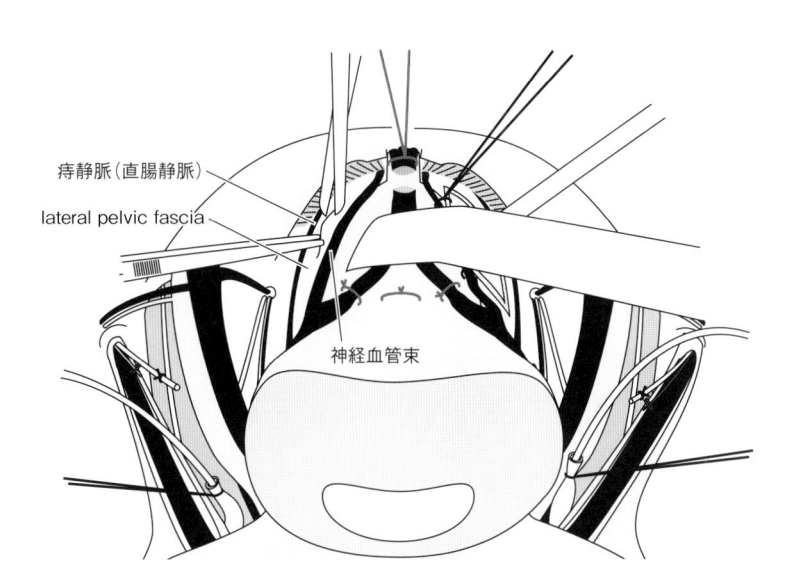

図4-3-1-82 左側も同様に神経血管束の外側でlateral pelvic fasciaを切開．その下の脂肪層を圧排して直腸表面を露出する．

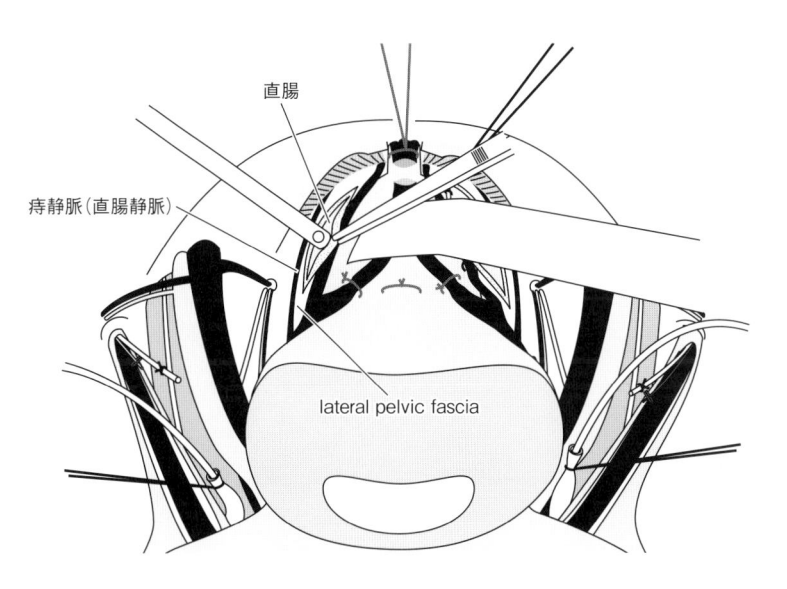

図4-3-1-83 光沢のある直腸表面に沿って剝離を前立腺方向に進める．

その後ネラトンなどの細いカテーテルを剥離面に通して前立腺裏面を確保する（図4-3-1-86）.

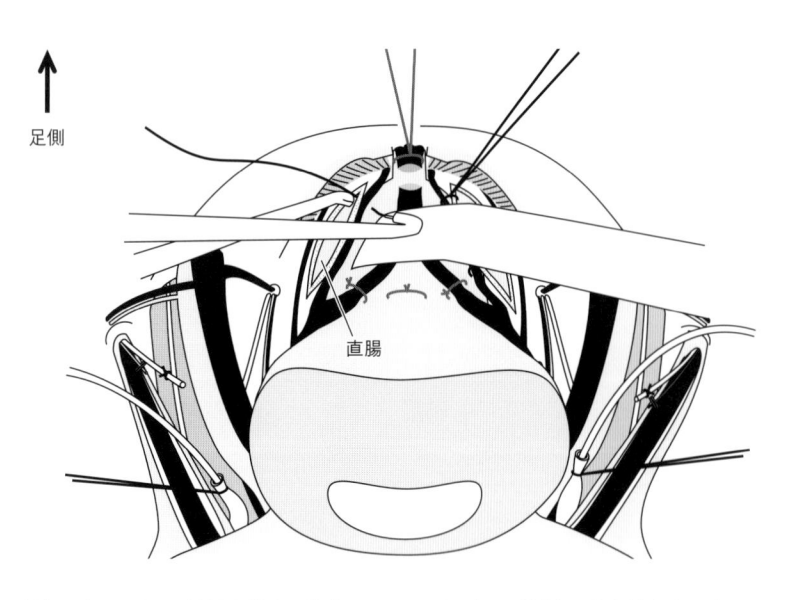

図4-3-1-84　神経血管束の遠位にマニセプス（3-0絹糸）で止血縫合をおく.

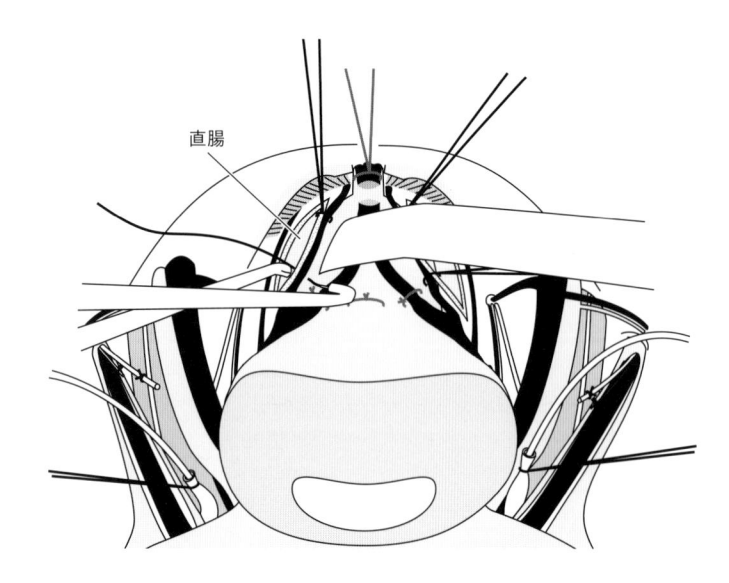

図4-3-1-85　神経血管束の近位にもマニセプス（3-0絹糸）で止血縫合をおく.

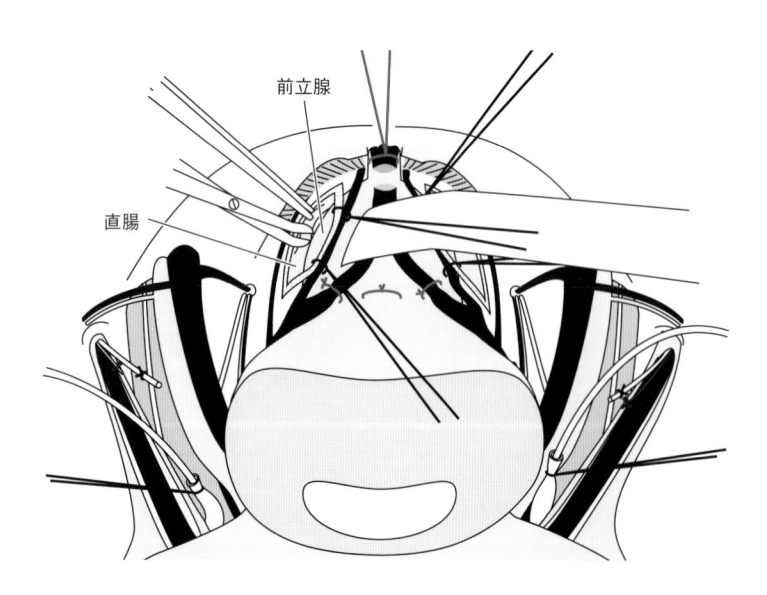

図4-3-1-86　直腸・前立腺間の膜状構造を切開して前立腺の裏の疎な剥離層へ入る.

12. 膀胱頸部血管茎確保と切断

　ここで前立腺側方から前立腺直腸間の剥離面へ鉗子を挿入し膀胱裏のDenonvillier筋膜切開部へ鉗子の先端を誘導する．正しく剥離が行われていれば前立腺側方と膀胱裏からの剥離面は通じており，追加操作なしに鉗子を通すことができる．鉗子の先端に細いカテーテルを挟ませて膀胱頸部の神経血管群を一括確保する．これを左右に行うと尿道周辺，左右の頸部血管茎の中にすべての血管群が確保されたことになる（図4-3-1-87～4-3-1-90）．

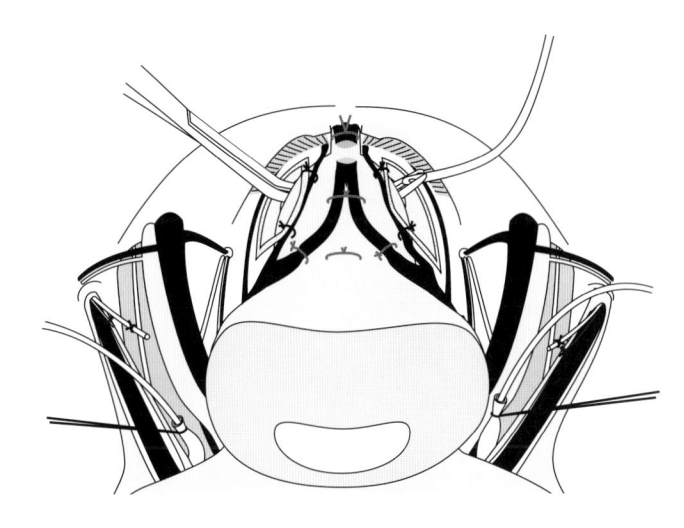

図4-3-1-87　前立腺の裏に鉗子を通してネラトンカテーテルで確保する．正しい剥離面に入れば抵抗なく鉗子を通すことが可能である．

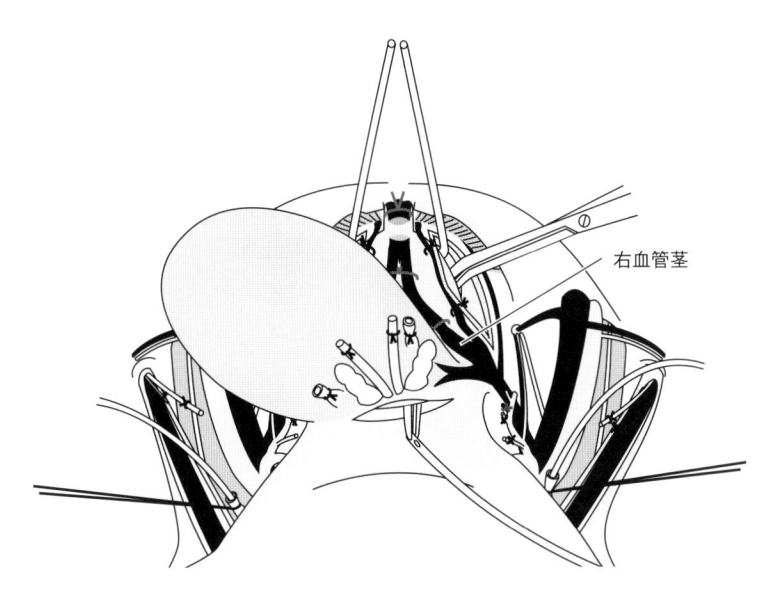

図4-3-1-88　前立腺の横から精嚢の裏まで鉗子を挿入，ネラトンカテーテルを通して膀胱頸部の血管茎を一括確保する．

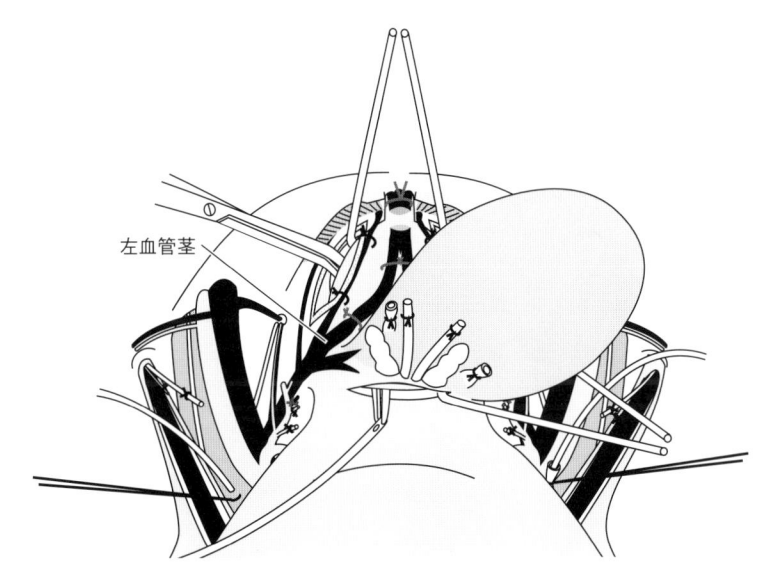

図4-3-1-89　左側も同様にして前立腺の横から精嚢の裏まで鉗子を挿入，ネラトンカテーテルを通して膀胱頸部の血管茎を一括確保する．

カテーテルを牽引しながら左右の血管茎をいくつかに分けて結紮切断する（図4-3-1-91〜4-3-1-105）．もし海綿体神経を温存する場合は精囊のぎりぎりで切離するようにし，熱や機械的損傷を極力避けるようにする〔神経温存の具体的方法は前立腺全摘術の項（4-1）を参照〕．切断面からの出血は必要に応じて3-0針付バイクリルで縫合止血する．

↑
足側

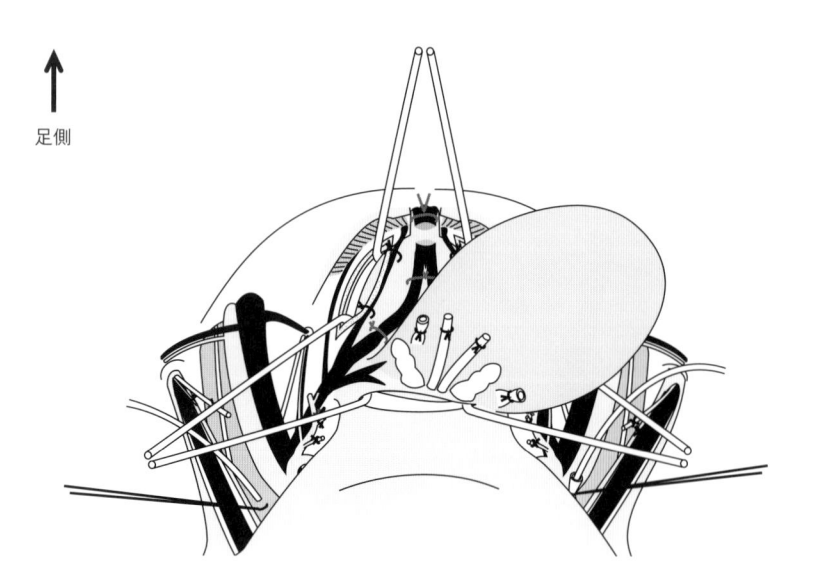

図4-3-1-90 以上の操作で左右の血管茎，前立腺尖部の3点で主要な血管が確保されたことになる．

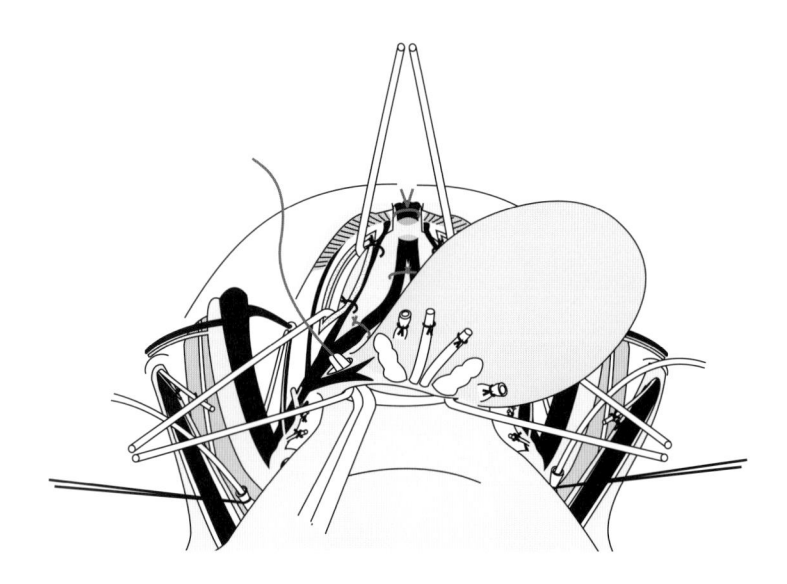

図4-3-1-91 左側の血管茎を少しずつ結紮切断する．まず手前の血管群に1-0絹糸をかけて結紮する．

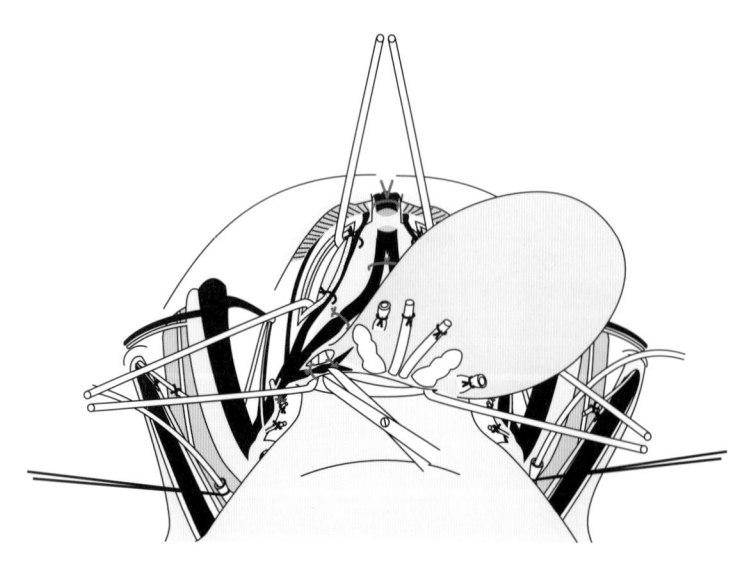

図4-3-1-92 左手前側の血管群を切断する．

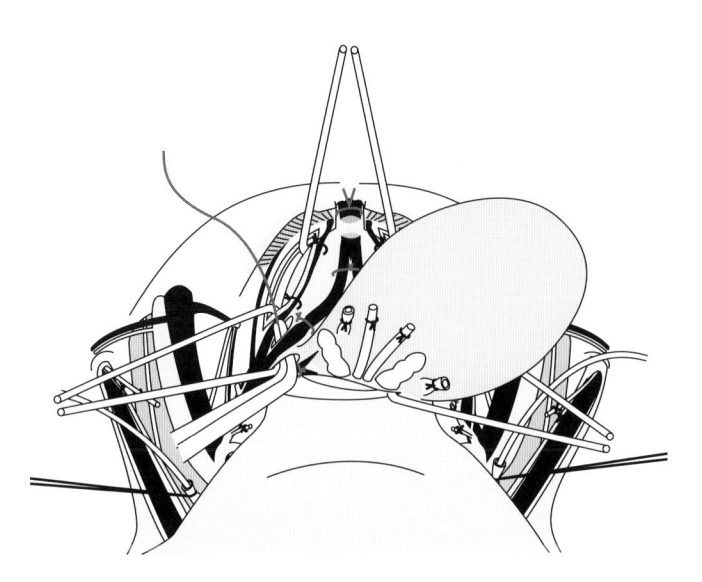

4-3 根治的膀胱尿道全摘術：男性 ■ 4-3-1 膀胱前立腺摘出　*137*

図 4-3-1-93　左中央の血管群に 1-0 絹糸をかけて結紮する．

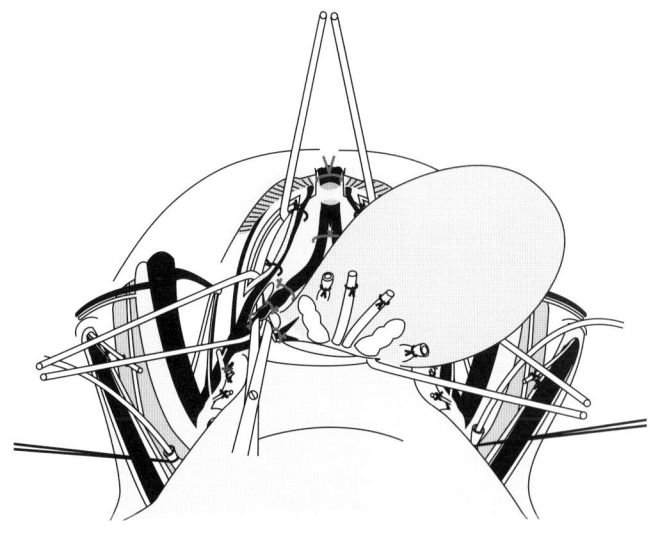

図 4-3-1-94　左中央の血管群を切断する．

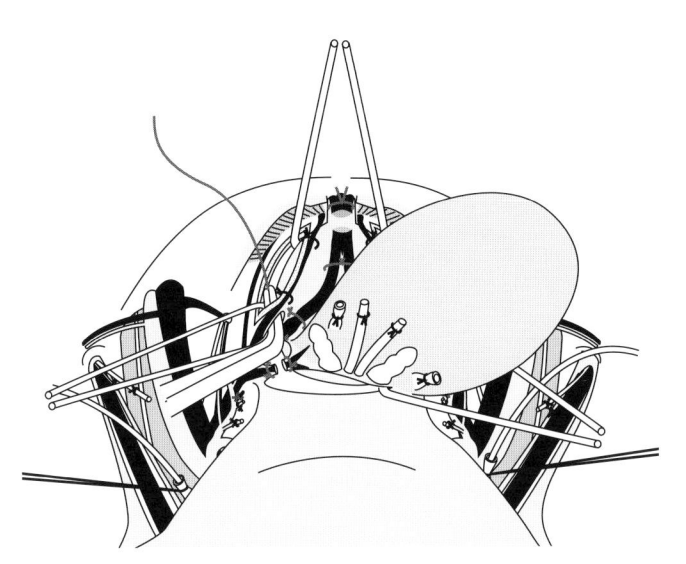

図 4-3-1-95　左奥の血管群に 1-0 絹糸をかけて結紮する．

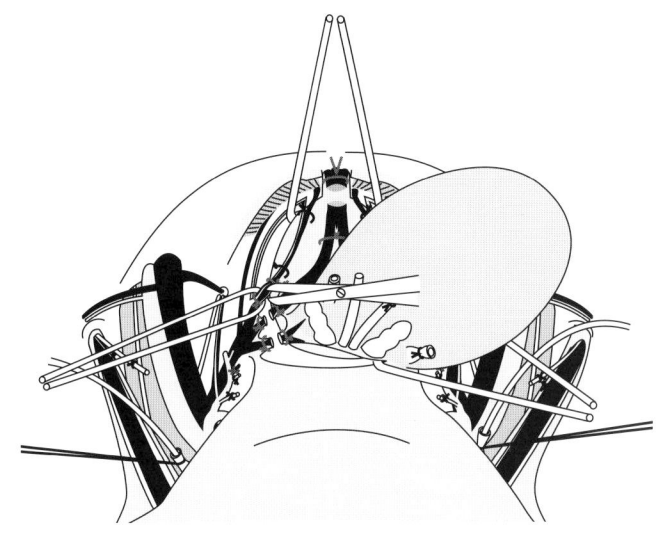

図 4-3-1-96　左奥の血管群を切断する．

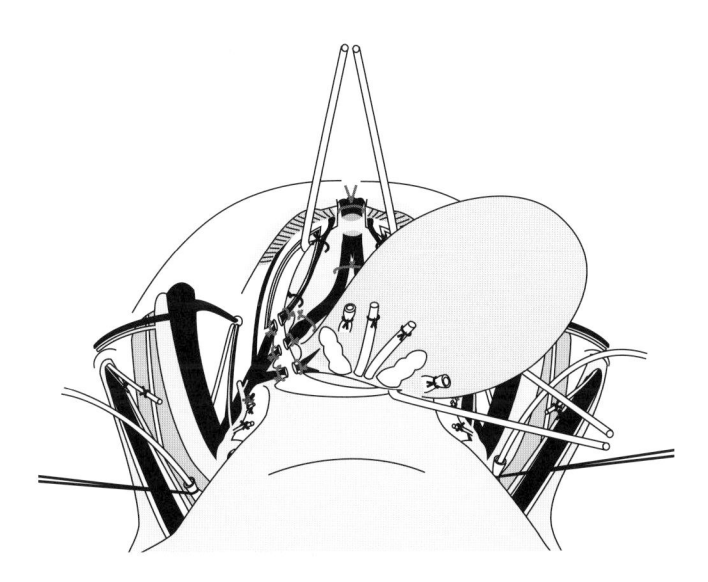

図 4-3-1-97　以上の操作で左側の血管茎は完全に切断される．

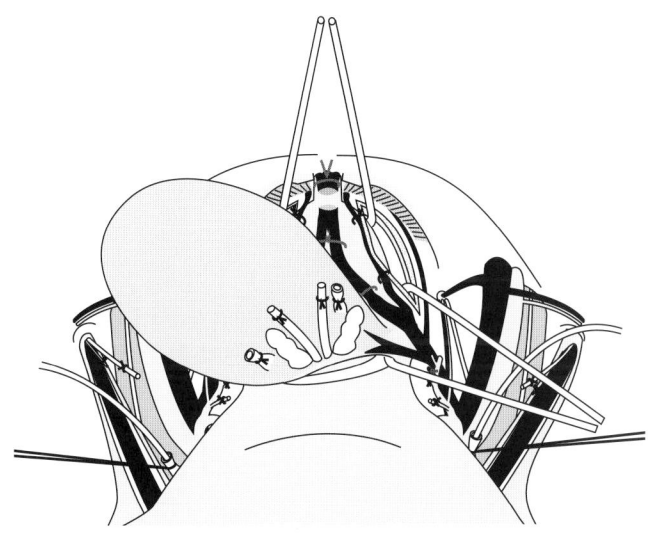

図 4-3-1-98　次いで右側の血管茎の処理に移る．

138　第4章　臨床解剖学的知識に基づいた主な泌尿器科手術の実際

↑
足側

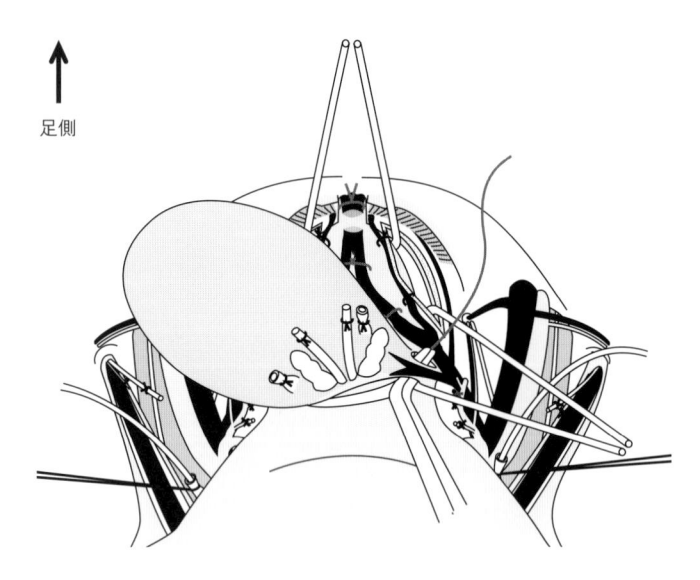

図 4-3-1-99　左側と同様にして右側の血管茎を少しずつ結紮切断する．まず手前の血管群に 1-0 絹糸をかけて結紮する．

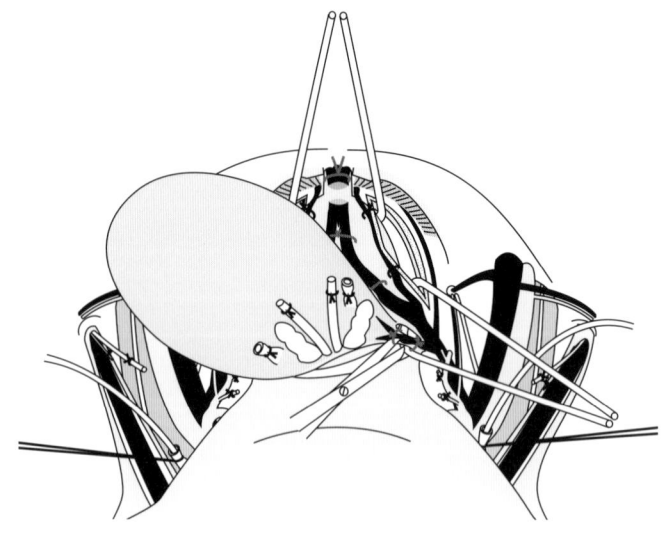

図 4-3-1-100　右手前側の血管群を切断する．

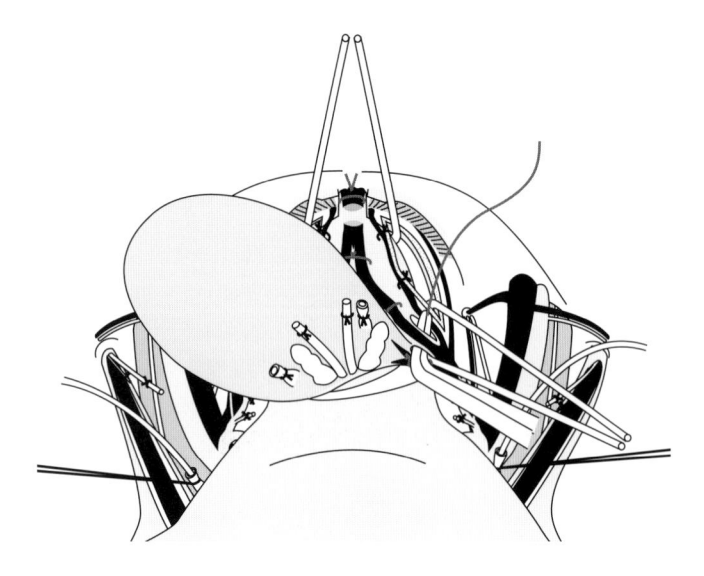

図 4-3-1-101　右中央の血管群に 1-0 絹糸をかけて結紮する．

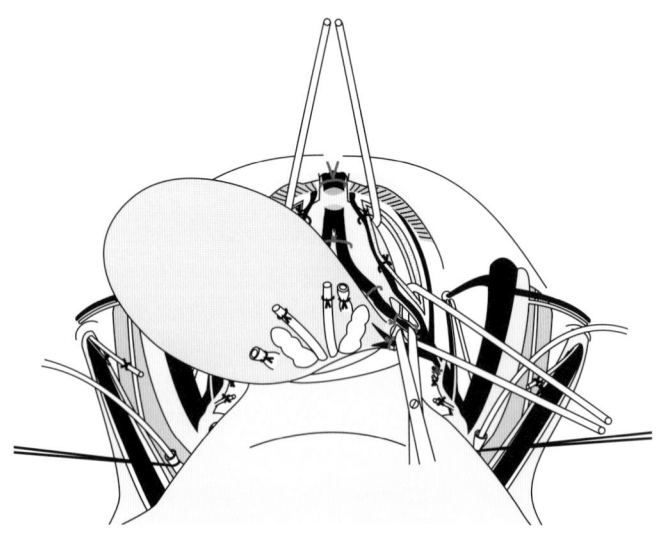

図 4-3-1-102　右中央の血管群を切断する．

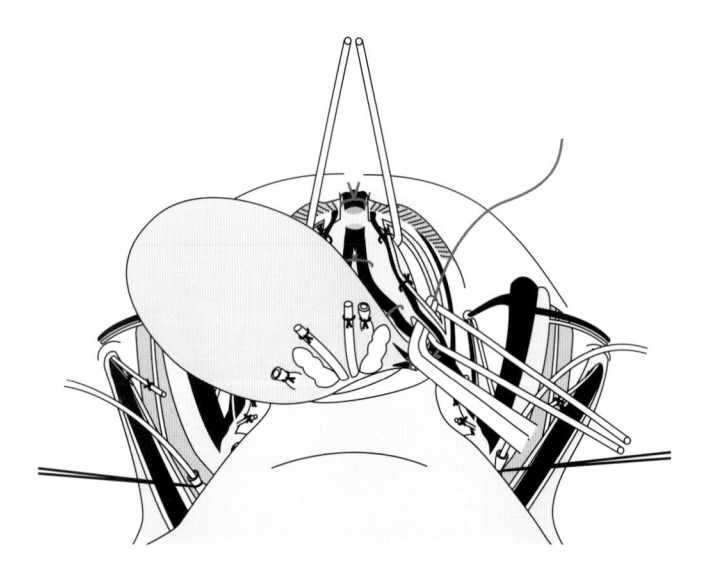

図 4-3-1-103　右奥の血管群に 1-0 絹糸をかけて結紮する．

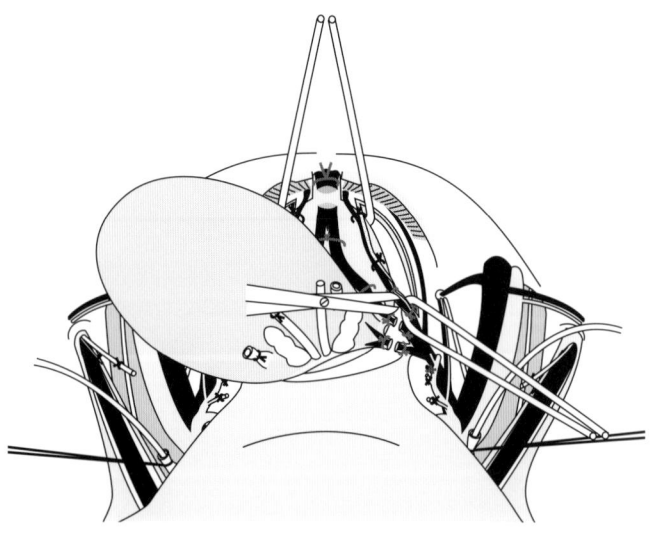

図 4-3-1-104　右奥の血管群を切断する．

13. 神経血管束末端の処理

これまでの操作で膀胱前立腺は尿道周辺の構造物のみで骨盤壁につながった状態となる．先に前立腺裏面を確保したカテーテルをガイドとして神経血管束を結紮切断する（図 4-3-1-106〜4-3-1-112）．神経血管束内の静脈群は尿道側方で扇状に広がっている場合もあり，切断面からの出血の状況をみながら必要に応じて止血縫合する．

14. 尿道 6 時方向組織の切断

神経血管束の処理が終了したら前立腺裏を確保していたカテーテルとは別に尿道のみに細いカテーテルをかける（図 4-3-1-113）．

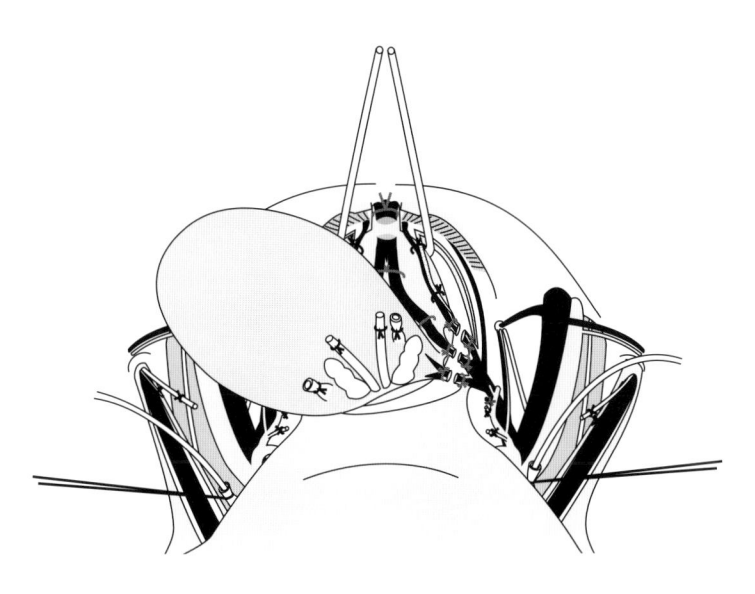

図 4-3-1-105 以上の操作で膀胱頸部左右から流入する血管茎は完全に切断される．

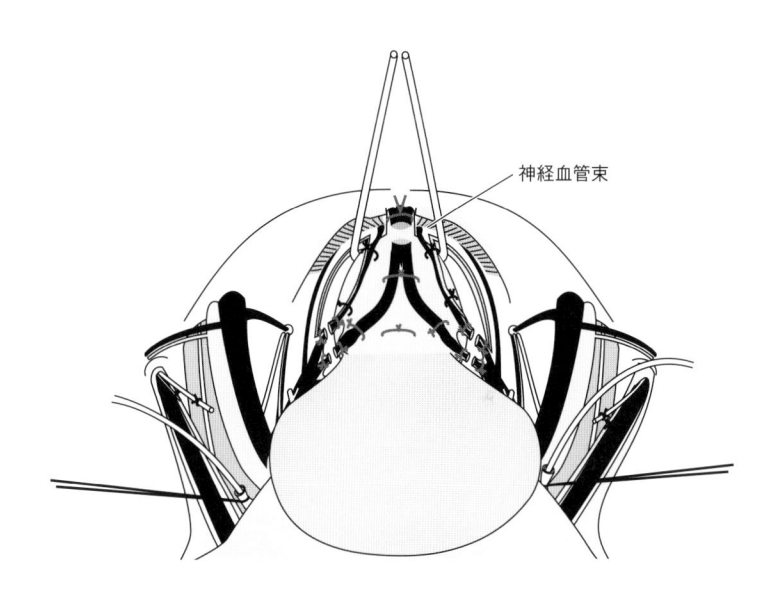

図 4-3-1-106 次いで前立腺尖部の処理に移る．

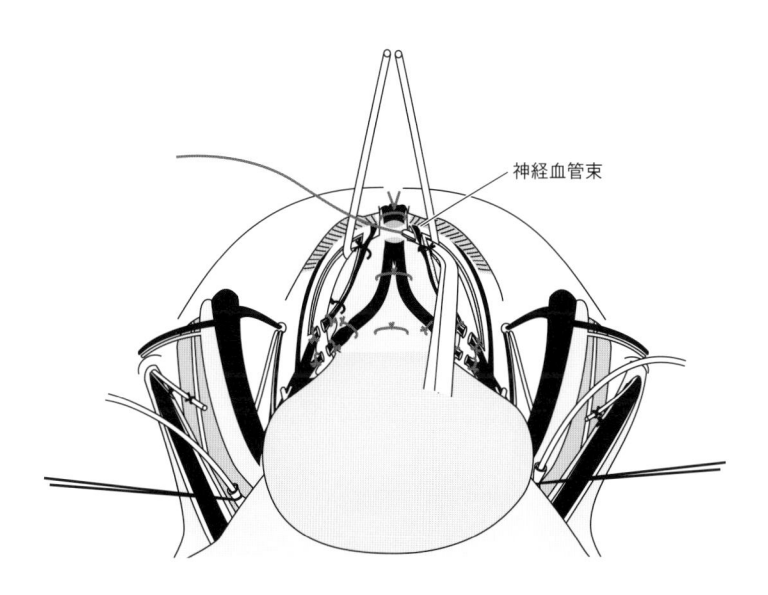

図 4-3-1-107 右の神経血管束末端に 1-0 絹糸をかけて結紮する．

↑
足側

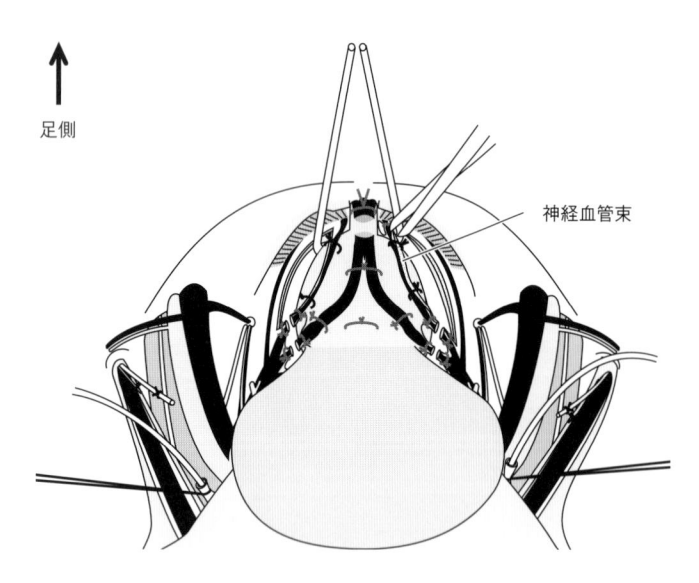

図 4-3-1-108　右神経血管束の末端を切断する．

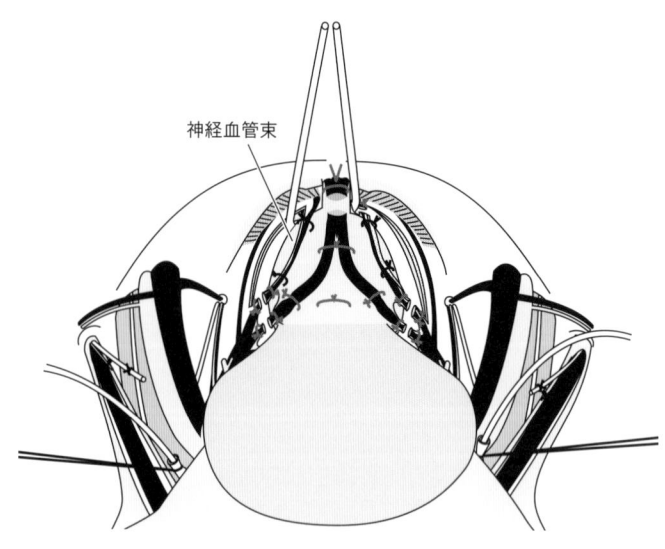

図 4-3-1-109　次いで左に神経血管束の処理に移る．

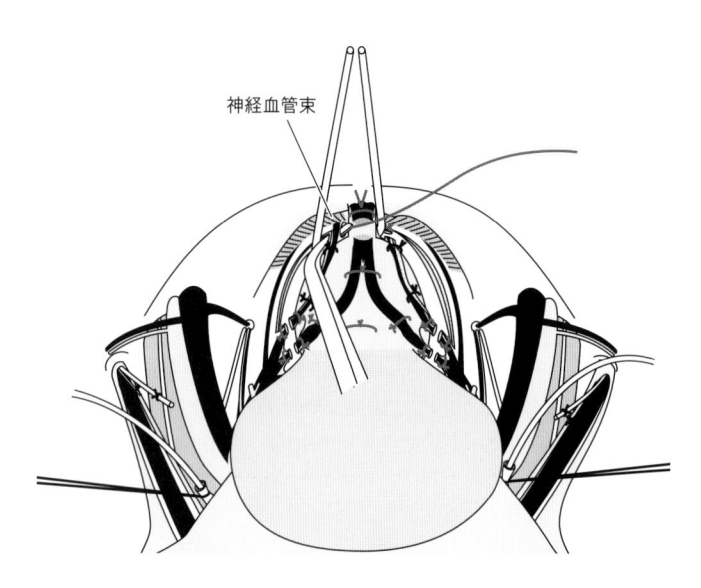

図 4-3-1-110　左の神経血管束末端に 1-0 絹糸をかけて結紮する．

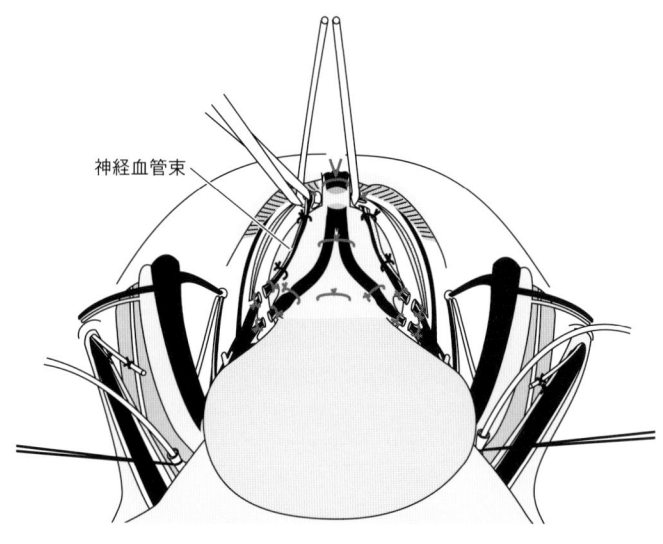

図 4-3-1-111　左神経血管束の末端を切断する．

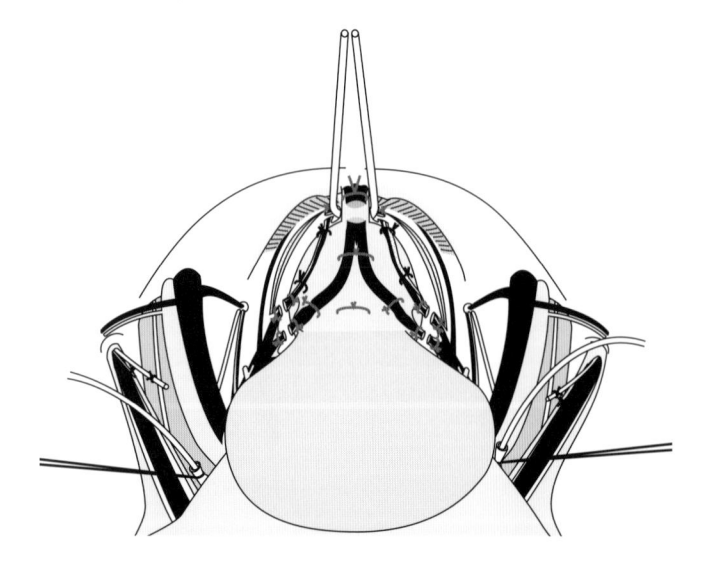

図 4-3-1-112　これまでの操作で膀胱前立腺への血流路がすべて処理されたことになる．

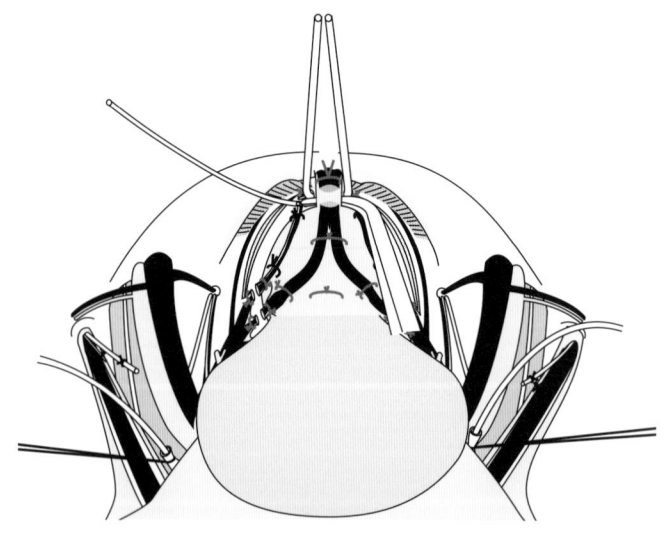

図 4-3-1-113　尿道の裏に鉗子を通しネラトンカテーテルで尿道を確保する．

これを牽引しながらツッペルガーゼで尿道周辺を剥離しながら膜様部尿道を骨盤内に引き込む(図4-3-1-114)．尿道後面の組織(一般にrectourethral fasciaと呼ばれている組織であるが，解剖学的名称ではなく，おそらく前立腺被膜の延長と考えたほうが真実に近いと思われる)を切断する(図4-3-1-115，4-3-1-116)．

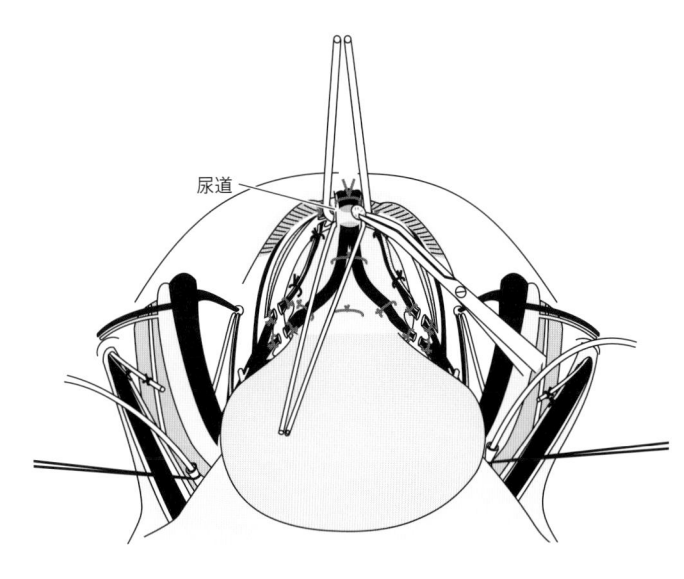

図4-3-1-114　ツッペルガーゼで膜様部尿道周囲を剥離し，尿道を骨盤内に引き込む．

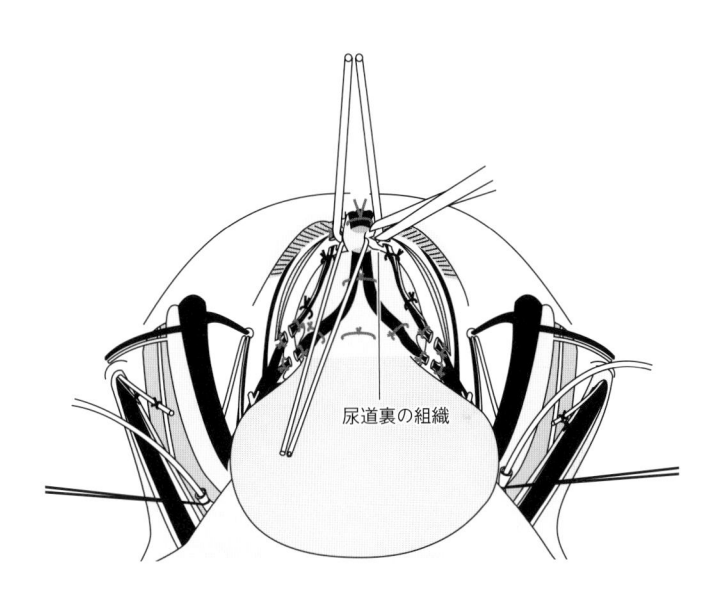

図4-3-1-115　尿道を牽引しながら，前立腺裏にかけてあるカテーテルを参考にして尿道裏の組織を切断する．まずは右側で処理する．

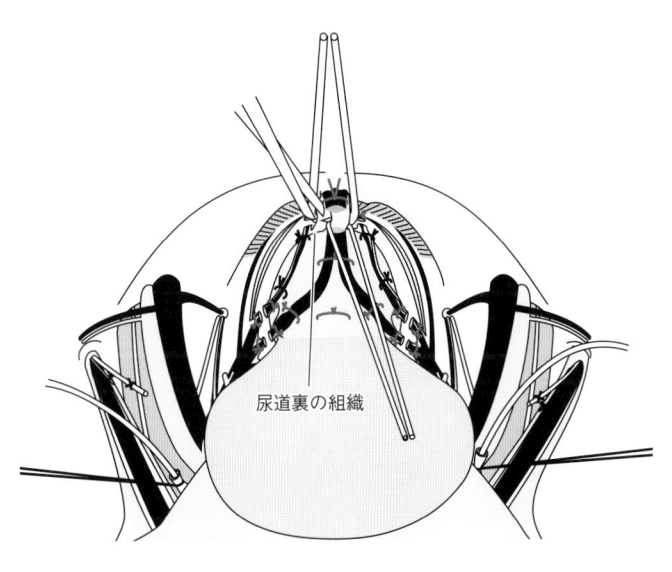

図4-3-1-116　左側で尿道後面の組織を切断する．

その後再度ツッペルガーゼで尿道周辺を剝離しながら膜様部尿道をさらに骨盤内に引き込む（図 4-3-1-117）．

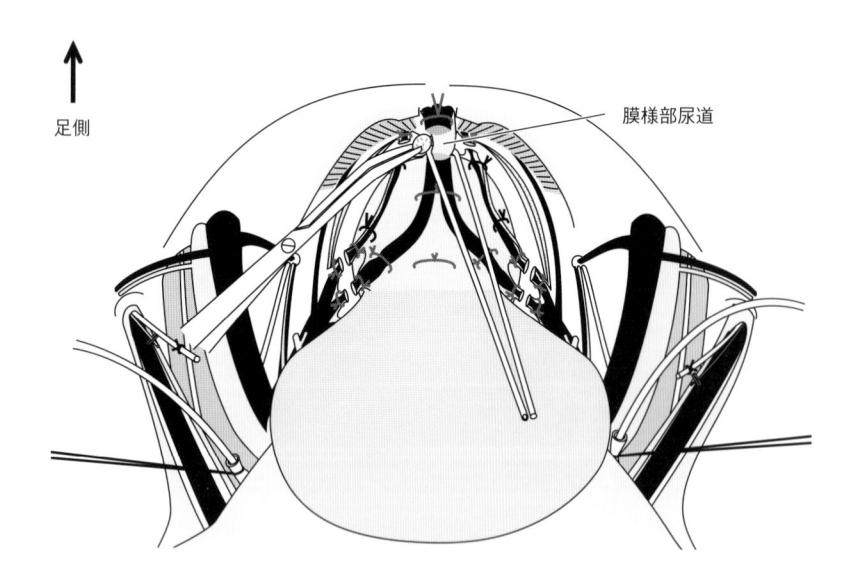

図 4-3-1-117 ツッペルガーゼで膜様部尿道をさらに骨盤内へと引き込む．ここで十分剝離しておくと尿道摘除の際の深部操作が容易となる．通常 1～2 cm の膜様部尿道が引き出されてくる．この後，外陰部からの尿道摘出に移る．

4-3-2 尿道摘除

1. 皮膚切開

　尿道を摘出する場合は砕石位をとり，あらかじめ会陰部を消毒しておく．皮膚切開は肛門と陰嚢の間の位置におく．横に切開する場合は左右の坐骨結節の内側を始点として上方に凸の弧状切開（5 cm 前後）とする（**図 4-3-2-1**）．縦に皮膚を切開する場合は肛門の 2 cm 程度上方から始まる 5 cm 前後の切開を正中線におく（**図 4-3-2-2**）．いずれの場合も尿道留置カテーテルの位置を指の感触で確認し，膜様部尿道が術野の中心にくるように調整する．

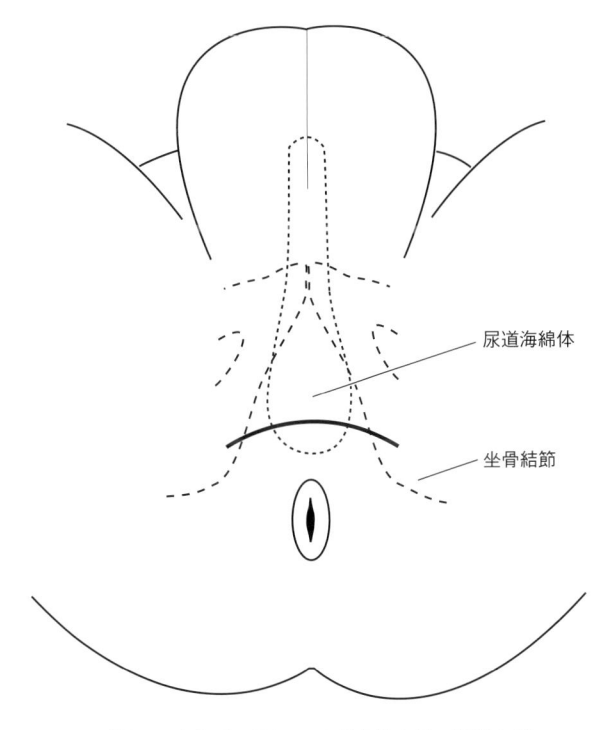

図 4-3-2-1　尿道処理時皮膚切開 1　坐骨結節を結ぶ弧状切開．

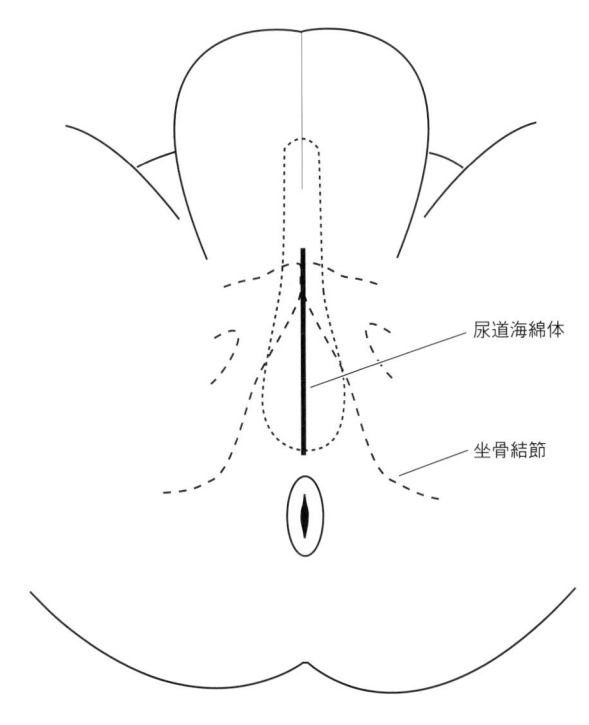

図 4-3-2-2　尿道処理時皮膚切開 2　尿道上を通る正中切開．縦横どちらの切開でも構わないがここでは正中切開による展開を示す．皮膚切開の長さは 5〜6 cm で十分である．

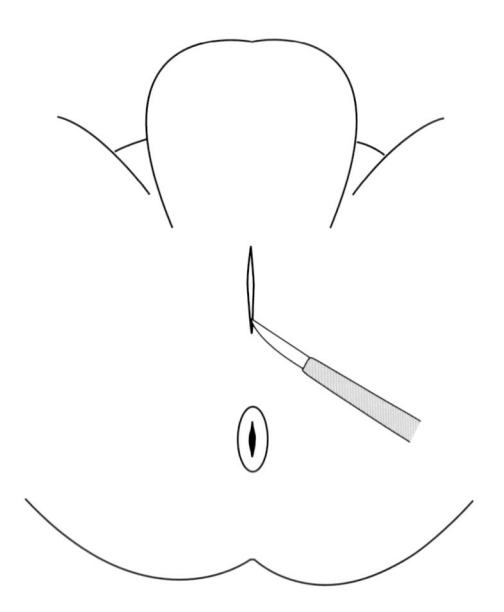

図 4-3-2-3　まず表皮を切開する．

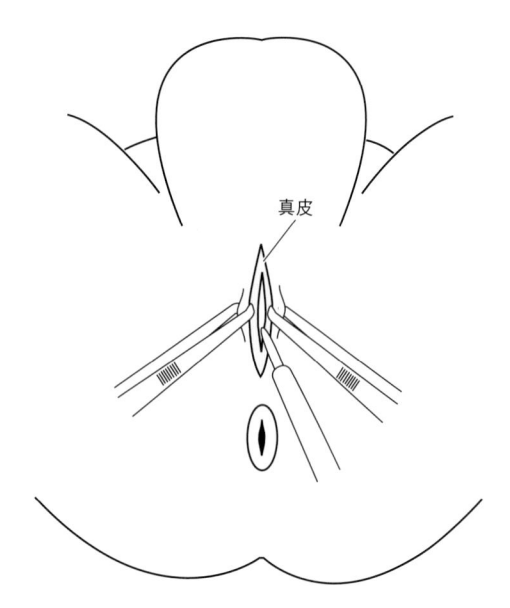

図 4-3-2-4　次いで真皮を切開する．

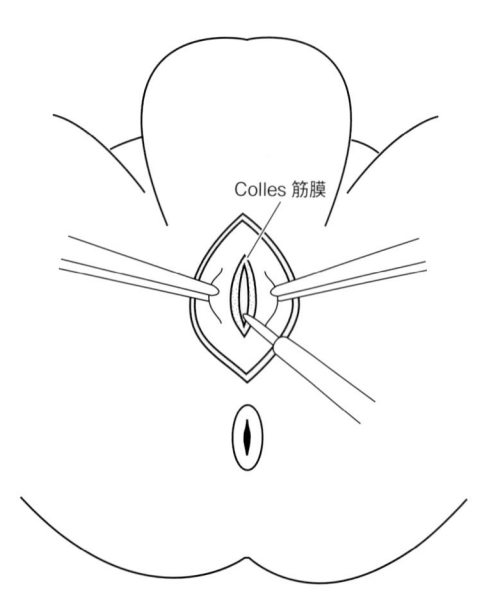

図 4-3-2-5　次いで Colles 筋膜を切開する．

2. 創の展開（図 4-3-2-3〜4-3-2-7）

　表皮を切開し，真皮を電気メスにて切開，その下の脂肪組織を圧排すると比較的強靱な結合組織が現れる．これは下腹壁での浅腹筋膜（皮下組織の一部が厚くなり，筋膜様になったもの）とほぼ同じ構造と思われ，いわゆる Colles 筋膜に相当すると考えられる．これを電気メスにて切開し，その下の脂肪組織を左右に圧排すると球海綿体筋に覆われた尿道球部が現れる．まず球海綿体筋の辺縁を確認しそこから球海綿体筋と尿道海綿体球部との間を剝離する．球海綿体筋は正中で尿道海綿体に癒合しており，これは電気メスで切開する．球海綿体筋の発達状況は個人差が大きく，特に高齢者では筋束が薄くて同定しにくい場合もあるが，尿道球部を安全かつ効率よく行うための鍵となるので，納得できるまで確認作業を続けるようにする．球部尿道には側方から動脈が流入（尿道球動脈）し，剝離の際に出血しやすいので，ここでは深部まで剝離せずに振子部尿道の剝離に移る．

3. 振子部尿道の剝離

尿道海綿体から陰茎海綿体が左右に分かれる部分で尿道海綿体の背側を剝離し左右を交通させる．強靱なBuck筋膜に覆われており剝離しにくい部分であるが，尿道留置カテーテルの感触を頼りに鉗子の開閉にて根気よく剝離する．これを左右に行い，左右の剝離面を交通させ，ネラトンカテーテルにて尿道海綿体を確保する（図4-3-2-8〜4-3-2-10）．

確保したカテーテルを牽引し，尿道海綿体と陰茎海綿体の境界を電気メスにて切離していく（図4-3-2-11〜4-3-2-13）．切離面から出血する場合は剝離がどちらかの海綿体に寄っている可能性があるので，カテーテルの牽引をゆるめて正しい剝離面に戻るようにする．この操作を亀頭の裏まで進め舟状窩まで十分に剝離できたら尿道カテーテルとともに鉗子をかけ，尿道末端を切断する．遠位側のカテーテルは引き抜き，断端を3-0絹糸で縫合閉鎖する（図4-3-2-14）．

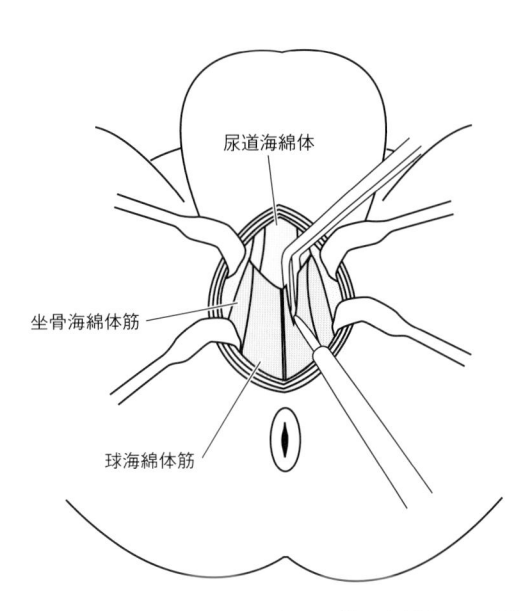

図4-3-2-6 球海綿体筋を露出．その上縁から鉗子を挿入して球海綿体筋を正中部で切開する．図は左側の処理．

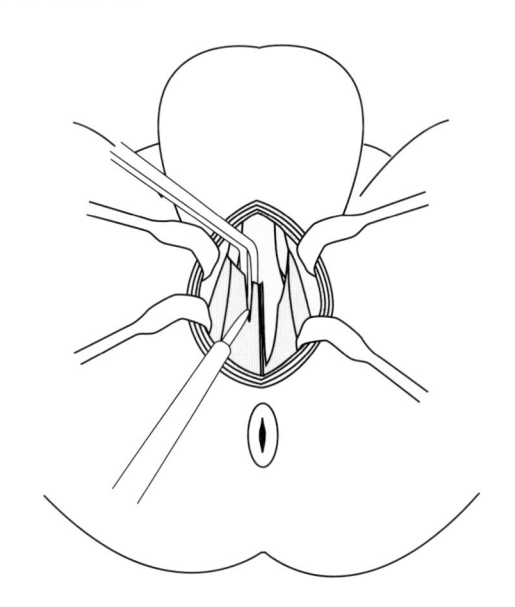

図4-3-2-7 右側の球海綿体筋を切開している．

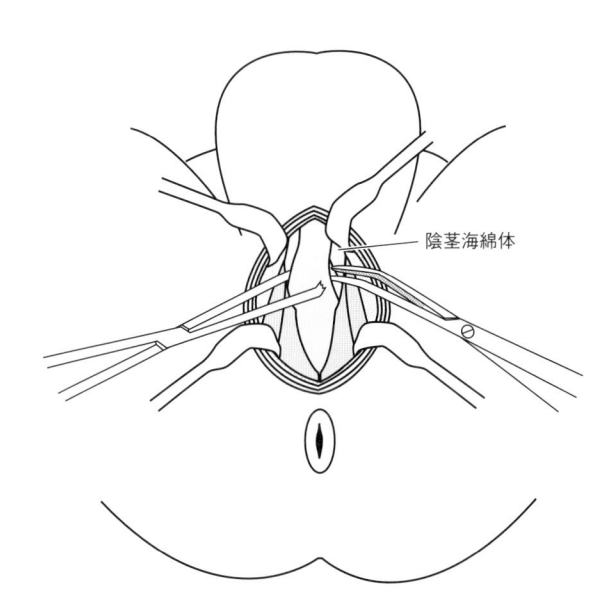

図4-3-2-8 尿道海綿体と陰茎海綿体との間を鉗子の開閉操作で鈍的に剝離する．

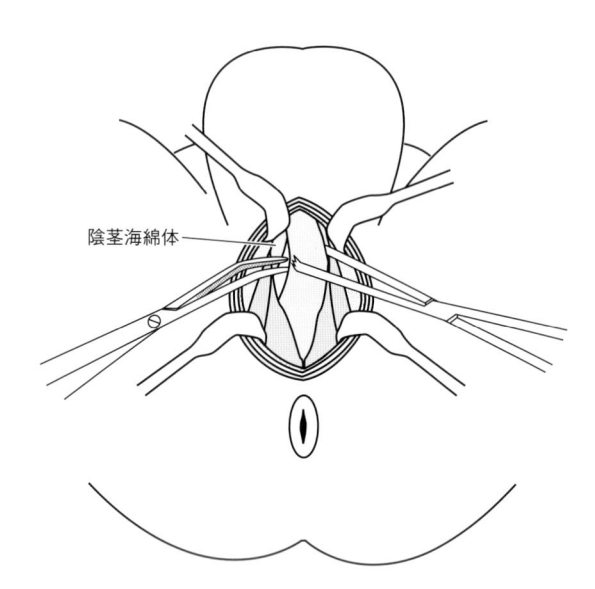

146　第4章　臨床解剖学的知識に基づいた主な泌尿器科手術の実際

図 4-3-2-9　右側からも同様に尿道海綿体と陰茎海綿体との間を鉗子の開閉操作で鈍的に剥離する．

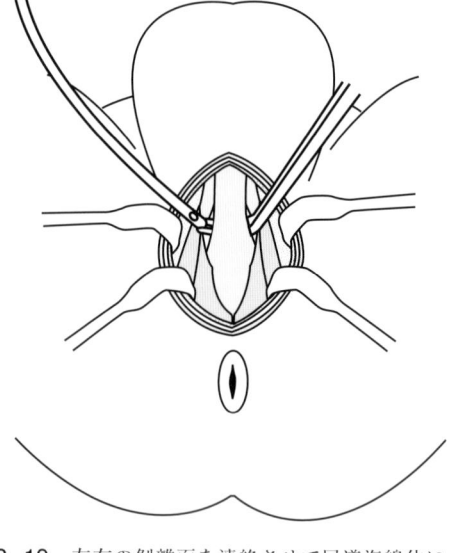

図 4-3-2-10　左右の剥離面を連絡させて尿道海綿体にネラトンカテーテルをかける．

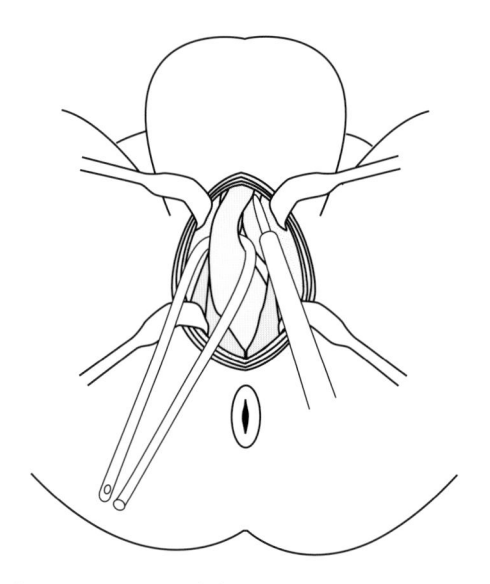

図 4-3-2-11　カテーテルを牽引しながら尿道海綿体と陰茎海綿体との剥離を末梢に進める．

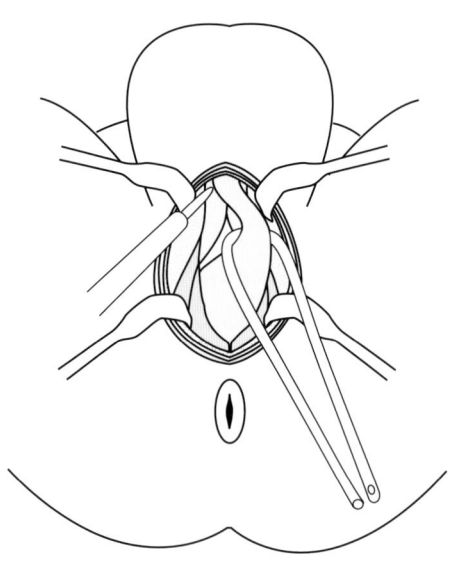

図 4-3-2-12　対側も同様に尿道海綿体と陰茎海綿体との剥離を末梢に進める．

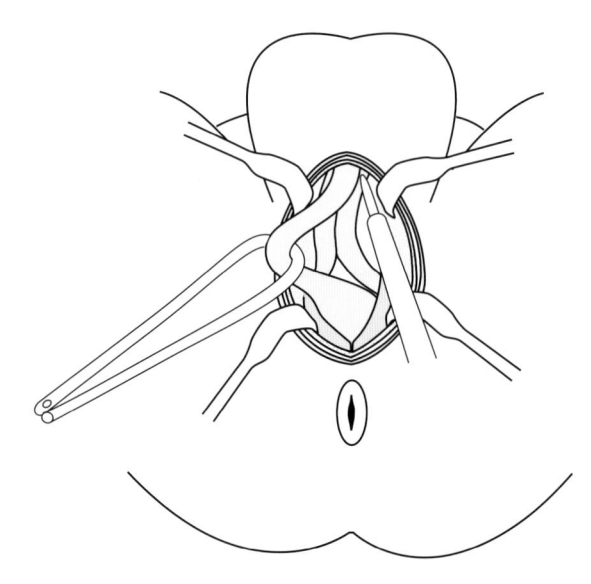

図 4-3-2-13　左右バランスをとりながら尿道海綿体と陰茎海綿体との間を電気メスで少しずつ切開する．

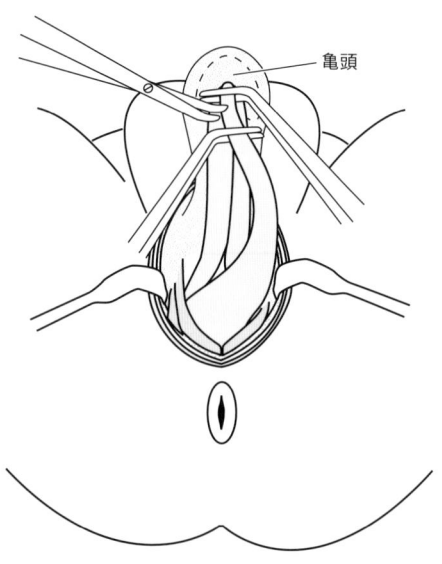

図 4-3-2-14　亀頭の付近まで剥離が進んだら鉗子をかけてカテーテルごと尿道を切断する．

4. 球部尿道の剥離

陰茎海綿体剥離面からの出血を3-0針付バイクリルなどで縫合止血し（図4-3-2-15），球部尿道の剥離に移る．まず6時方向で球海綿体筋から球部尿道を完全に外す（図4-3-2-16）．

次いで球海綿体筋と球部尿道の間の剥離面を深部へと広げ，尿道球部側面から後面を剥離する．

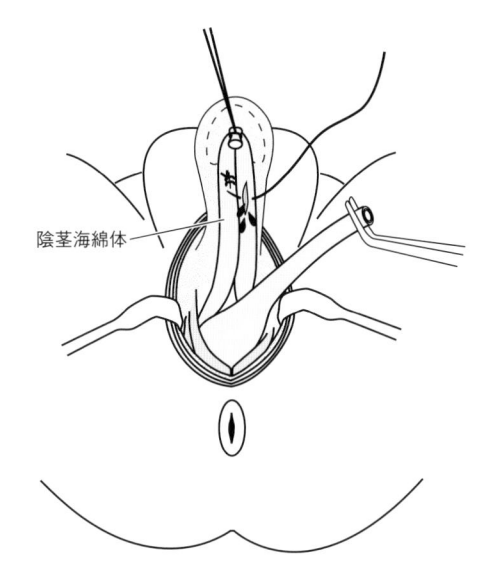

図4-3-2-15　末梢側の尿道断端を結紮し陰茎海綿体からの出血を3-0針付バイクリルで縫合止血する．

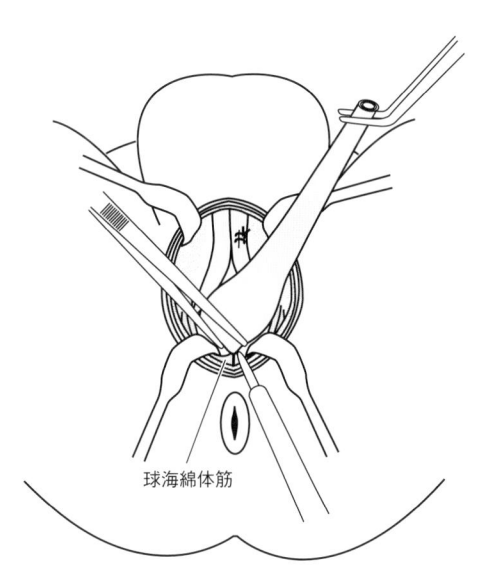

図4-3-2-16　6時方向で尿道海綿体と球海綿体筋との間を鈍的に剥離する．正中部分は両者が癒合しているので電気メスで切開しながら剥離を進める．

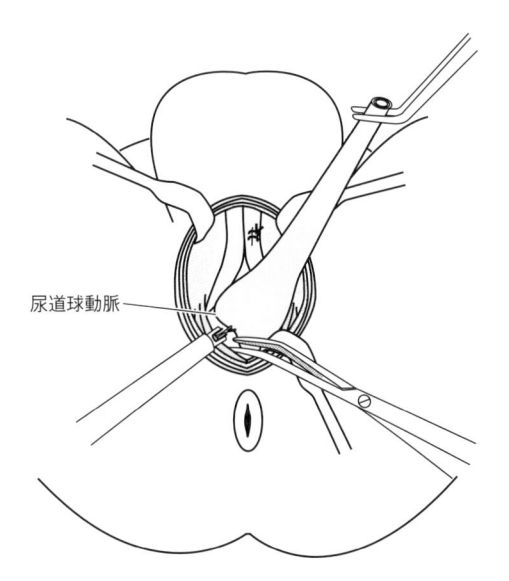

図4-3-2-17　尿道海綿体と球海綿体筋間の剥離を奥に進め球部に流入する動脈（尿道球動脈）を同定，クリップをかける．

球部尿道には4時，8時方向から動脈枝（球部動脈）が流入するのでこれを損傷しないように剝離し，クリップなどで留めて切断する（図4-3-2-17〜4-3-2-20）．細い動脈であるが損傷するとかなりの出血をみることがあり，その場合は吸引しながら出血点を探し，縫合止血する．尿道カテーテルの位置を参考にして球部海綿体12時方向を鋭的に切離していくと，尿道は骨盤隔膜に膜様部尿道のみで連続した状態となる．

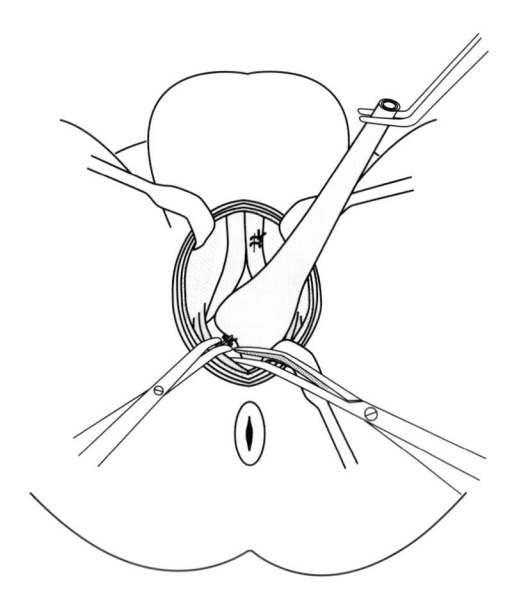

図4-3-2-18 尿道球動脈を切断する．

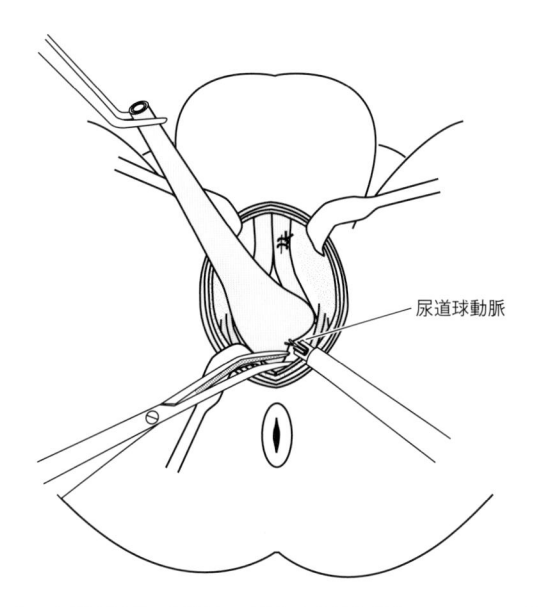

図4-3-2-19 左側も同様に剝離して尿道球動脈を露出し，クリップをかける．

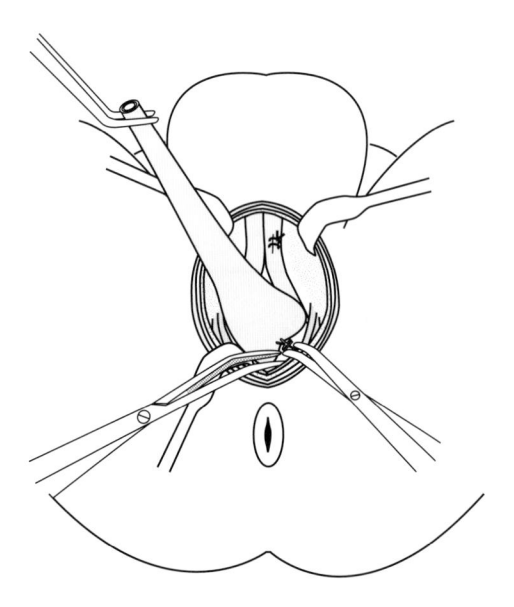

図4-3-2-20 左側の尿道球動脈を切断する．

5. 膜様部尿道の剥離

骨盤隔膜を通過する部分の尿道の壁は薄いのでこれを損傷しないように留意し，尿道表面を確認しながらメッツェンバウムで鋭的に剥離を進める（図 4-3-2-21）．骨盤内から挿入した指の感触を頼りにして尿道 12 時方向の剥離を進め貫通させて骨盤内外を連絡させ，ネラトンカテーテルを通しておく（図 4-3-2-22）．カテーテルをガイドにして尿道表面に沿うように剥離を全周に広げていく（図 4-3-2-23〜4-3-2-32）．

骨盤内からの剥離の状況にもよるが，多くの場合，4 時，8 時方向に血管群が残存しており，これを結紮切断する．尿道の剥離が終了したら尿道を骨盤内に引き込み，膀胱前立腺とともに摘出する（図 4-3-2-33）．

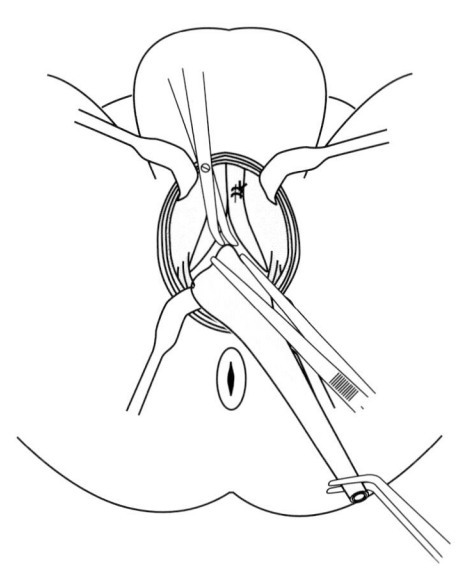

図 4-3-2-21 次いで尿道海綿体 12 時方向を骨盤方向に向かって鋭的に剥離する．

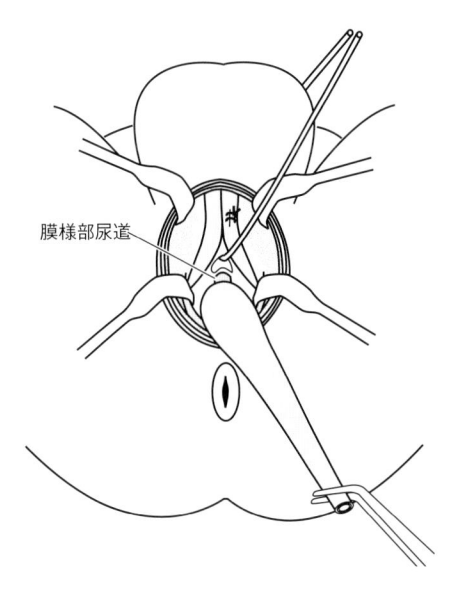

図 4-3-2-22 12 時方向で骨盤腔内と連絡させてカテーテルを通し，尿道周囲の剥離面を確保する．

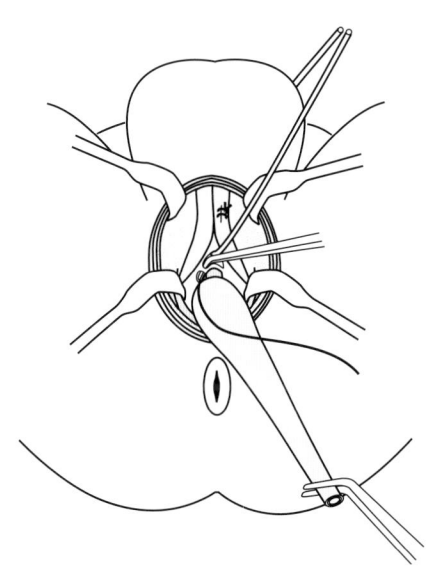

図 4-3-2-23 12 時方向から尿道に沿って，尿道周囲の剥離を進める．10 時方向の組織に糸をかける．

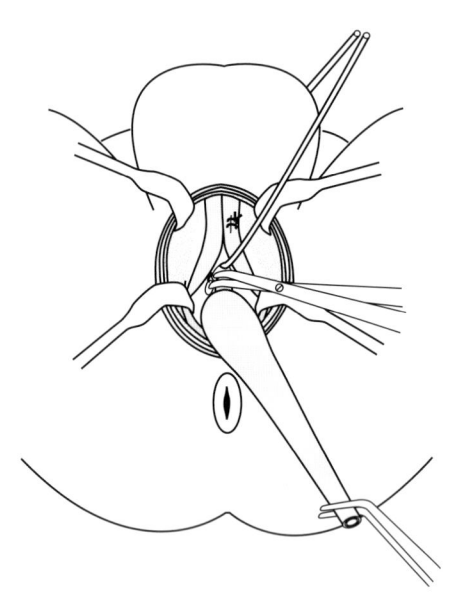

図 4-3-2-24 10 時方向の尿道周囲組織を切断する．

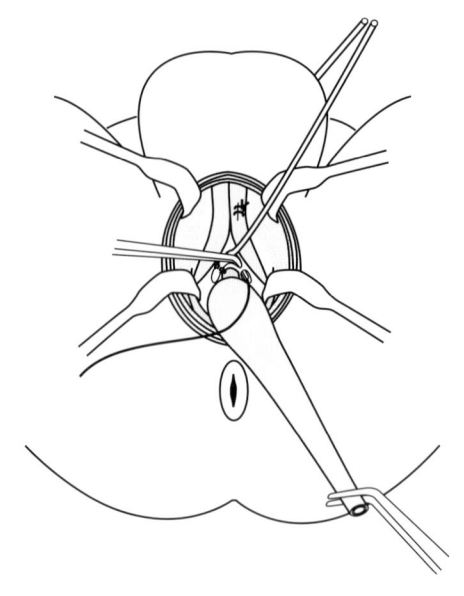

図 4-3-2-25 2 時方向の尿道周囲組織に糸をかける．

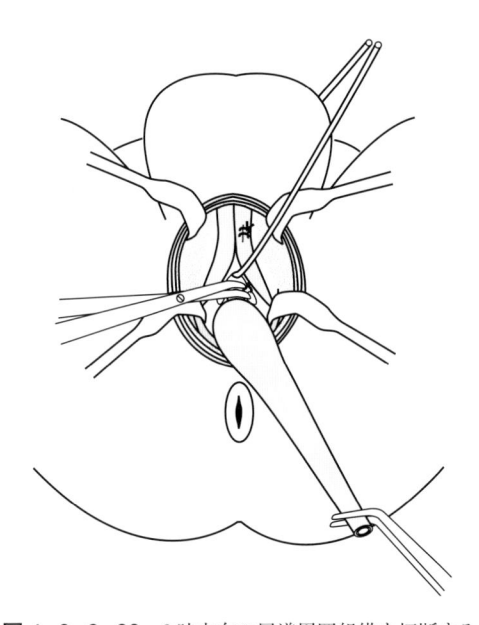

図 4-3-2-26 2 時方向の尿道周囲組織を切断する．

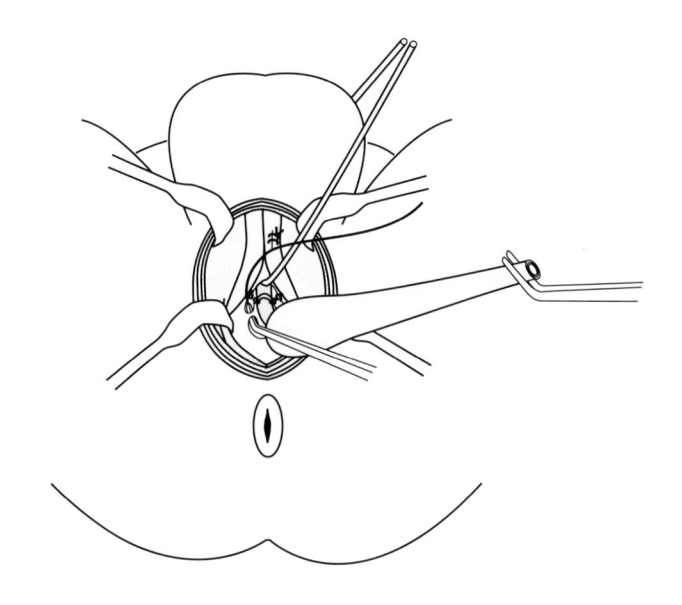

図 4-3-2-27 尿道の下半分へと剝離を進める．8 時方向に結紮糸をかける．

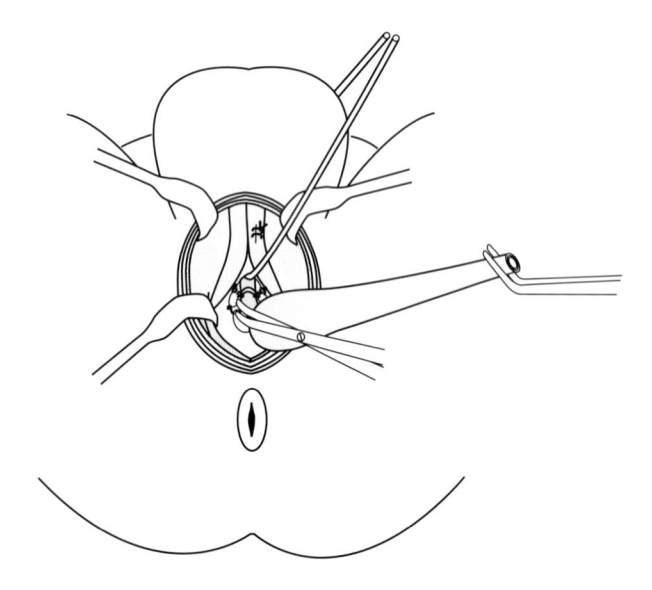

図 4-3-2-28 8 時方向の尿道周囲組織を切断する．

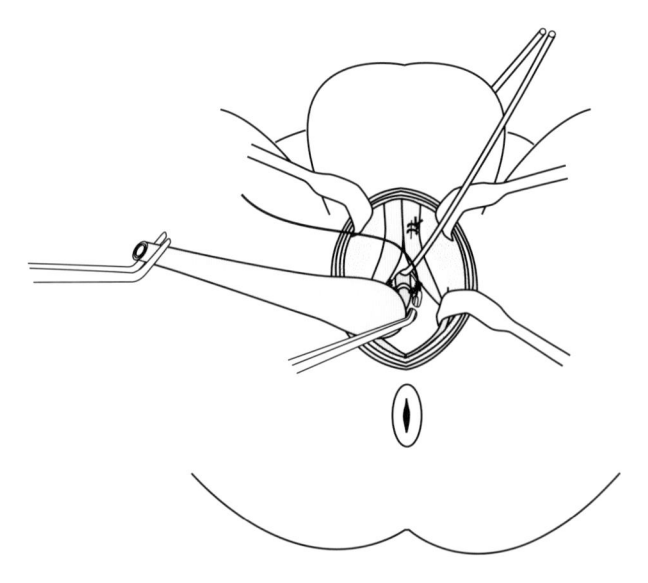

図 4-3-2-29 4 時方向に結紮糸をかける．

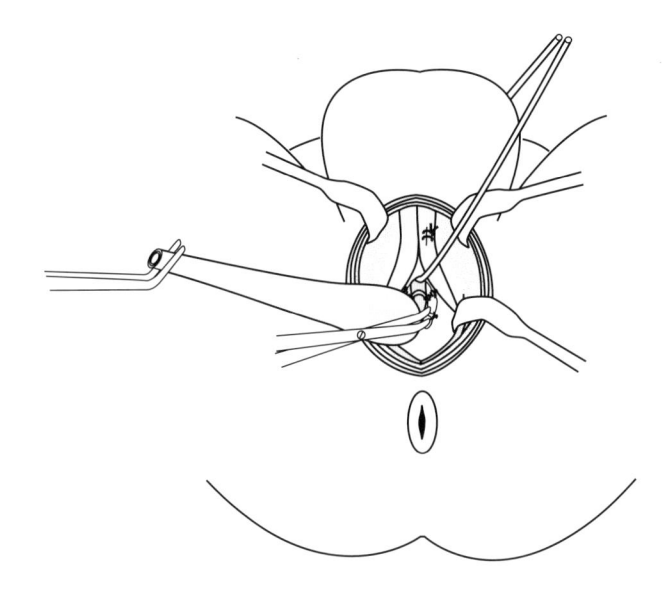

図 4-3-2-30　4 時方向の尿道周囲組織を切断する.

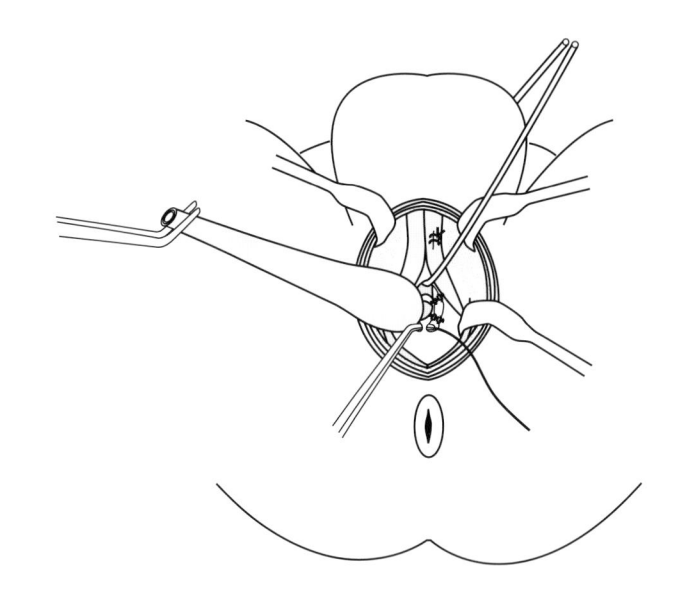

図 4-3-2-31　6 時方向に結紮糸をかける.

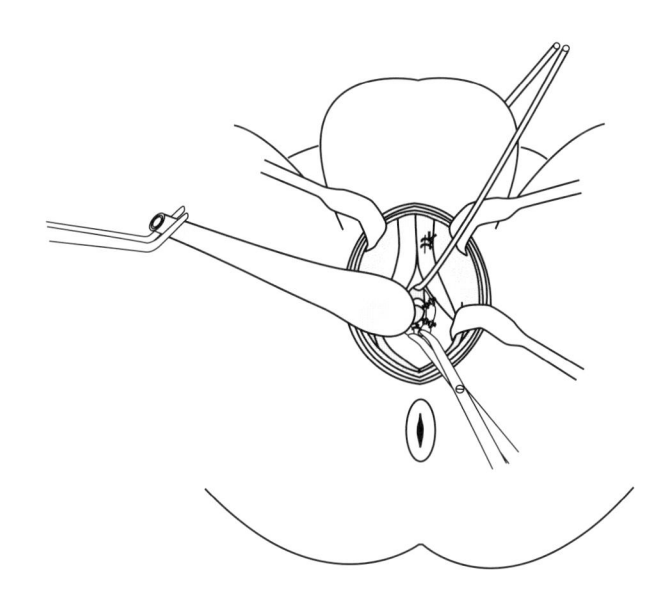

図 4-3-2-32　6 時方向の尿道周囲組織を切断する. これで膜様部尿道は完全に遊離される.

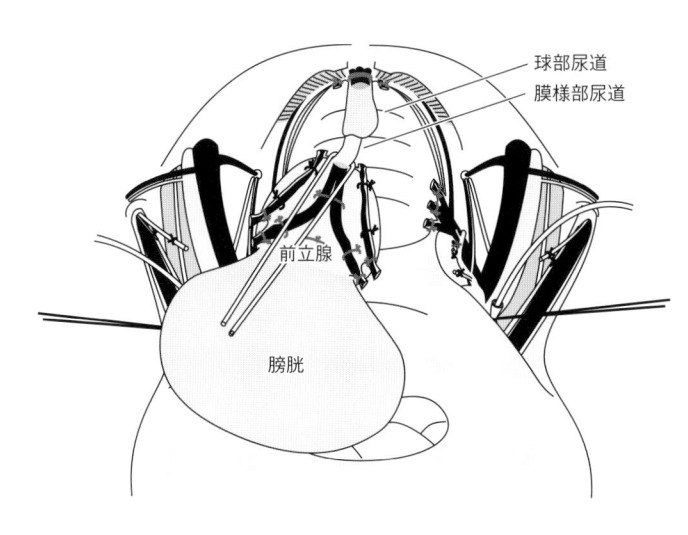

図 4-3-2-33　尿道の処理が終わったら膀胱前立腺とともに尿道を骨盤側で引き出し, 摘出する.

球部尿道
膜様部尿道
前立腺
膀胱

6. 止血と会陰部創閉創

　膀胱前立腺尿道を摘出後にまず骨盤内の止血を確認する．左右の血管茎断端，尿道周辺を順次確認し，必要があれば3-0針付バイクリルで縫合止血する（図4-3-2-34）．会陰部から尿道摘除の剝離面，特に深部4時，8時方向の血管流入部での止血状況を確認，もし出血があれば止血縫合する．死腔を作らないように筋層を縫合閉鎖し，陰囊方向からペンローズドレーンを挿入，Colles筋膜，皮膚を縫合する．時間に余裕があれば皮下埋没縫合にしておくと患者への抜糸の負担がない（図4-3-2-35～4-3-2-37）．ペンローズドレーンは排液状況をみて，術後数日で抜去する．

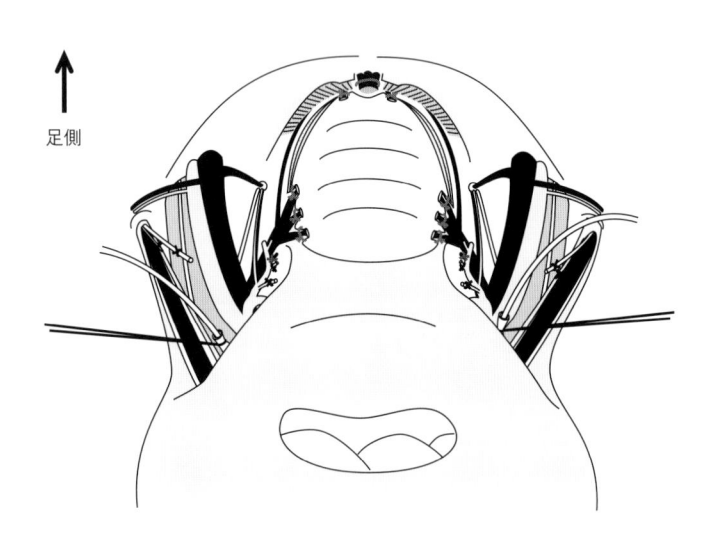

図4-3-2-34　膀胱前立腺尿道が摘出されたら左右の血管茎，尿道断端周辺を確認する．止血が不十分であれば3-0針付バイクリルを用いて縫合止血を追加する．

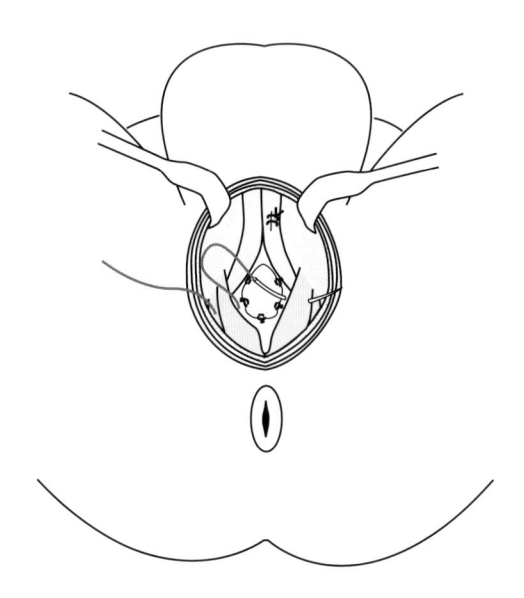

図4-3-2-35　止血を確認後，尿道周辺の筋層を吸収糸で縫合する．

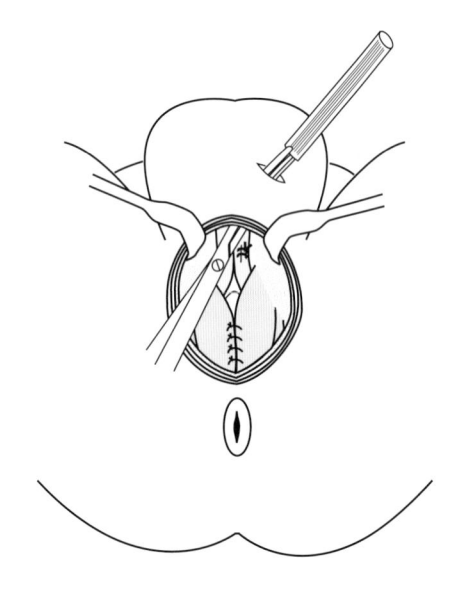

図4-3-2-36　陰囊壁からペンローズドレーンを引き込み，創内に留置する．

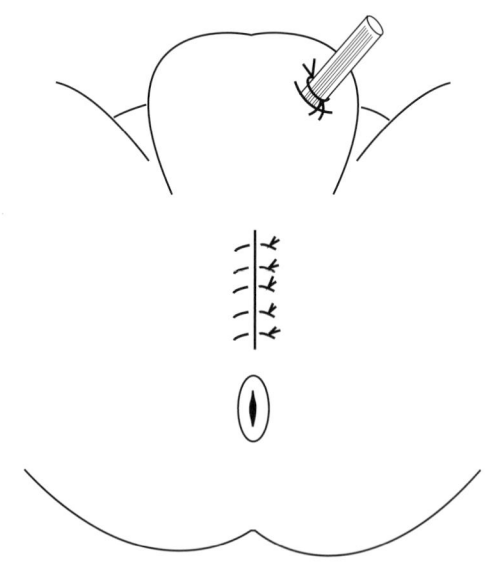

図4-3-2-37　ペンローズドレーンを固定して皮下組織を吸収糸で寄せ，マットレス縫合にて皮膚を縫合閉鎖する．

4-3-3 回腸導管造設

1. 回盲部の同定と虫垂摘除

膀胱前立腺尿道が摘出されたら尿路変向に移る．ここでは尿路変向の基本となる回腸導管の手順を示す．まずは右下腹部で腹膜内面を外側下方からたどって盲腸および虫垂を同定する（図4-3-3-1）．盲腸周辺は癒着がみられることも少なくないが，操作の邪魔になるようであれば必要最小限の剥離を行う．

虫垂の摘除については賛否両論があり，必ずしも必要はないと考えるが，手順を覚えておくことに損はないと思われる．虫垂間膜をいくつかに分けて結紮切断し虫垂全体および虫垂周辺の盲腸漿膜面を十分に露出する．虫垂起始部を鉗子で挟み，結紮用の溝をつけ，1-0絹糸にて結紮する．その遠位に鉗子をかけ，虫垂を切断する．切断面を消毒した後，虫垂周辺の盲腸壁に3-0絹糸をかけて，巾着縫合とし，虫垂切断端を埋め込むように縫合する（図4-3-3-2～4-3-3-10）．

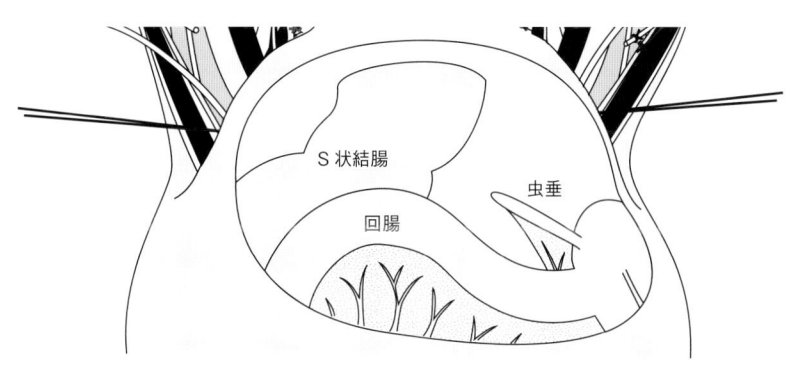

図4-3-3-1 膀胱前立腺尿道が摘出されたら尿路変向に移る．腸管の癒着があれば剥離するが必要最小限にとどめる．

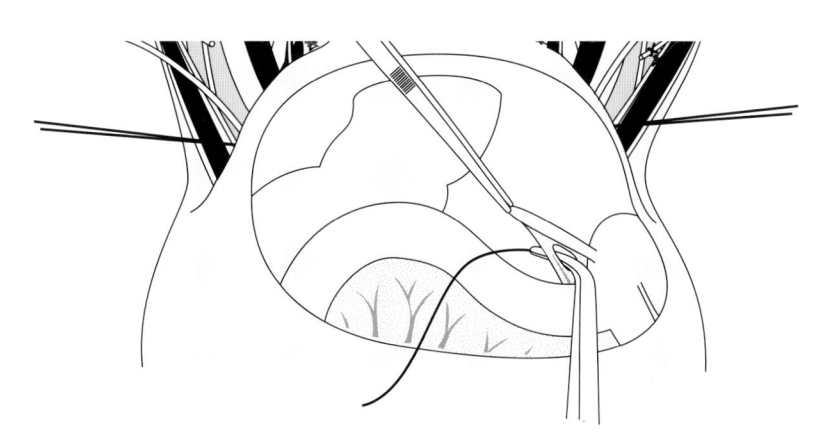

図4-3-3-2 虫垂間膜を処理する．3-0絹糸で結紮する．

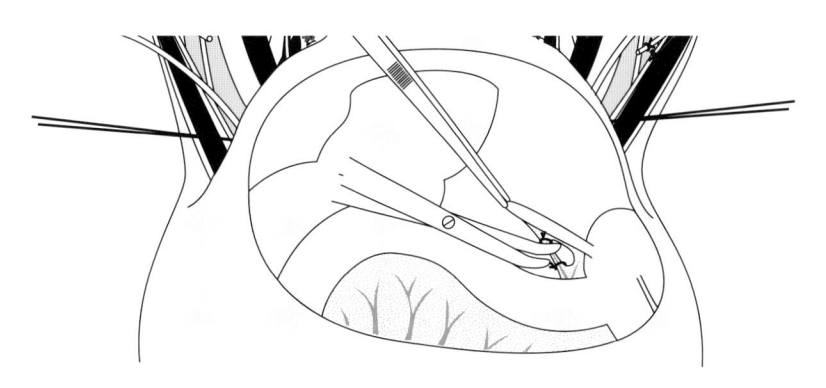

図4-3-3-3 虫垂間膜を切断する．

154　第4章　臨床解剖学的知識に基づいた主な泌尿器科手術の実際

足側↑

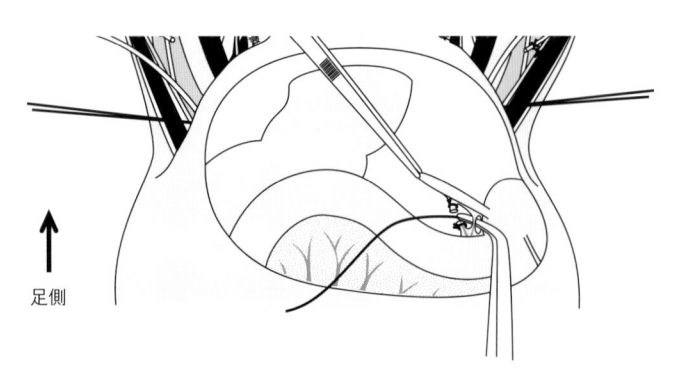

図 4-3-3-4　虫垂間膜の処理を虫垂根部へと進める．間膜に 3-0 絹糸をかけて結紮する．

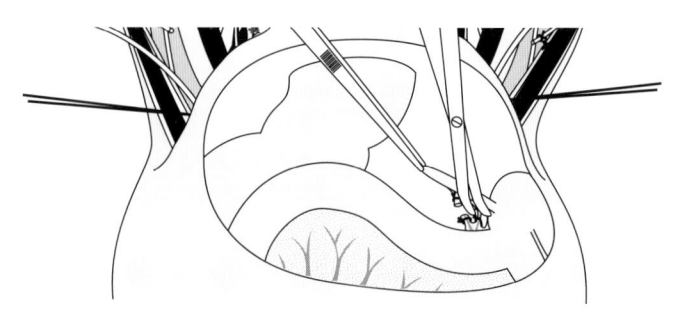

図 4-3-3-5　間膜を切断し虫垂根部の全体を露出する．

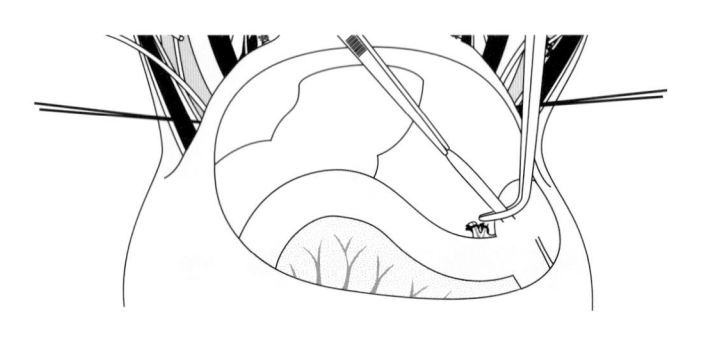

図 4-3-3-6　虫垂根部を鉗子で圧挫し，結紮糸をかける溝を作る．

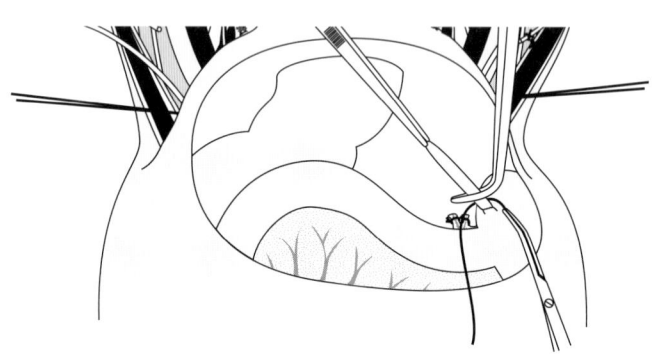

図 4-3-3-7　虫垂根部を 1-0 絹糸で結紮する．

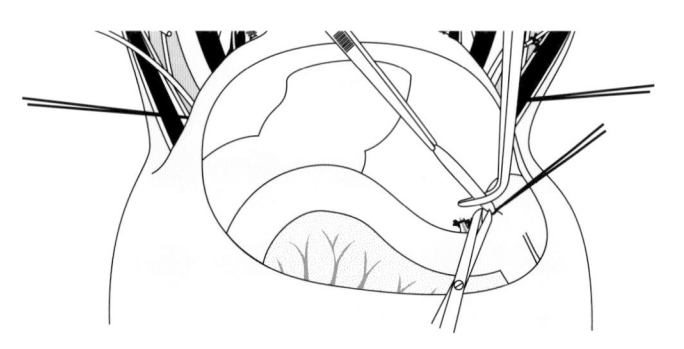

図 4-3-3-8　虫垂根部を切断する．

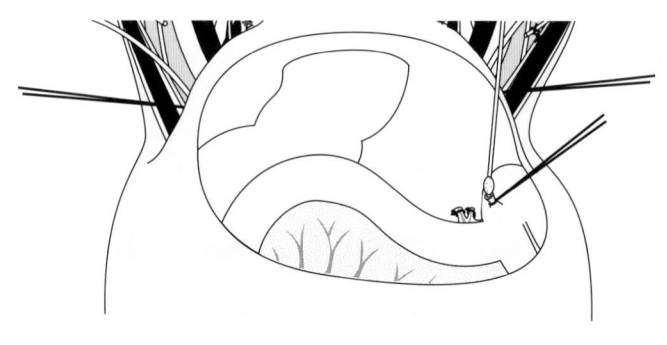

図 4-3-3-9　虫垂断端をイソジン綿球で消毒する．

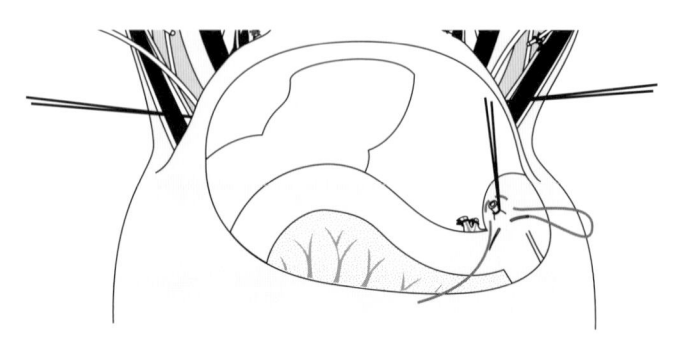

図 4-3-3-10　3-0 絹糸を用いた巾着縫合で虫垂を埋没させる．

2. 回腸セグメントの切り出し

　回腸末端の間膜を展開し，透光にてその血管走行を確認する．回盲部から15〜20 cmの位置で，血管走行からみて最も都合がよい場所を選び，絹糸にてマーキングする．腹壁の厚さを参考にして20〜25 cmの回腸セグメントを切り出せるように近位の切断部を決定する．回腸の切断部が決まったらその部分の間膜に切開を加え，間膜内の血管を結紮切断する．切断予定部の漿膜を十分に露出し，その後，腸管内容物を送りながら近位から順に腸鉗子をかける．腸内容で術野を汚染しないように，切断予定部にガーゼをおいて回腸を切断する．切断面は消毒液を浸した綿棒にて拭い，清浄化しておく（図4-3-3-11〜4-3-3-28）．

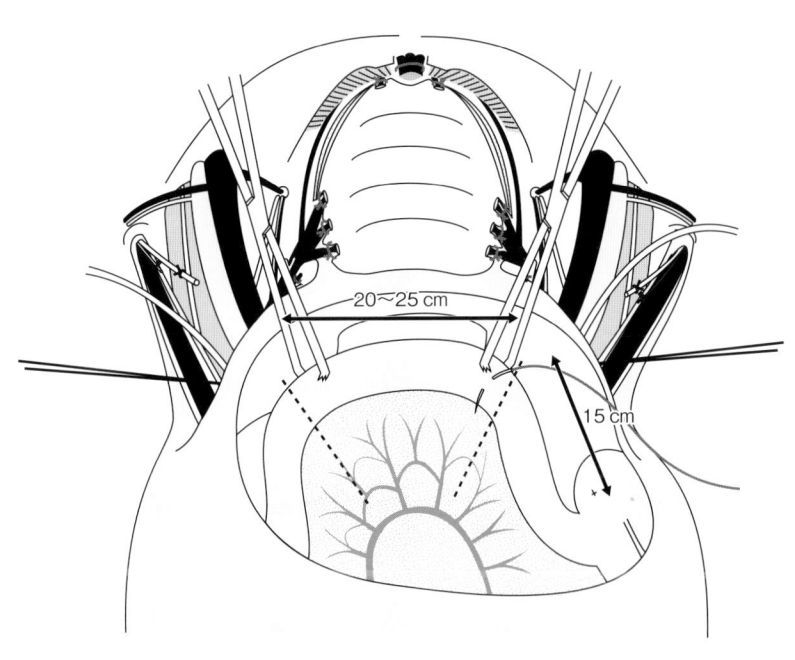

図4-3-3-11　回腸セグメントを切り出す．回盲部からおよそ15 cmの位置から，20〜25 cmのセグメントを遊離する．導管の長さは体型や腸間膜の長さに合わせて調節する．血管分布を参考にして回腸の切断位置を決める．肛側は長めに，口側は短めに間膜を切断する．導管の肛側に3-0絹糸をかけて目印とする．

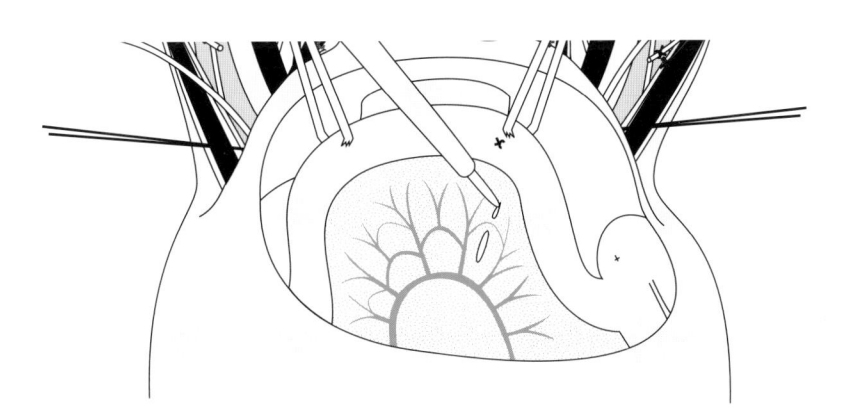

図4-3-3-12　太い血管を避けて肛側の間膜を電気メスで切開する．

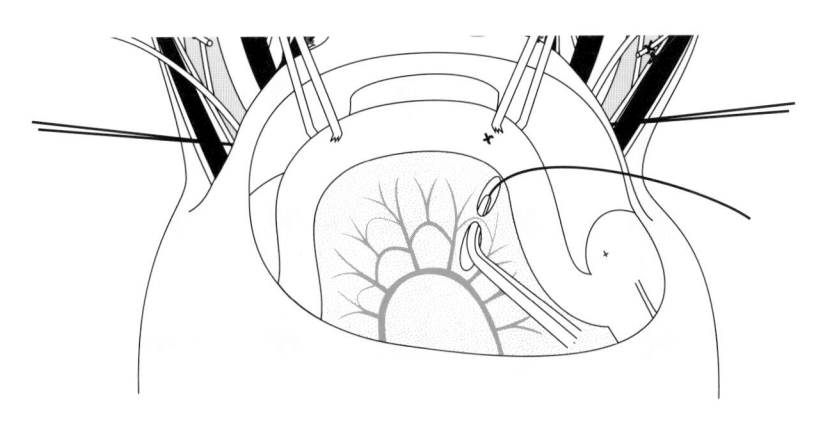

図4-3-3-13　血管を3-0絹糸で結紮する．

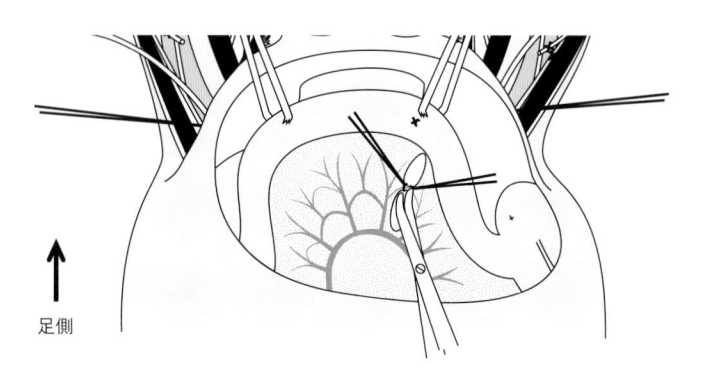

図 4-3-3-14　血管をメッツェンバウムで切断する．

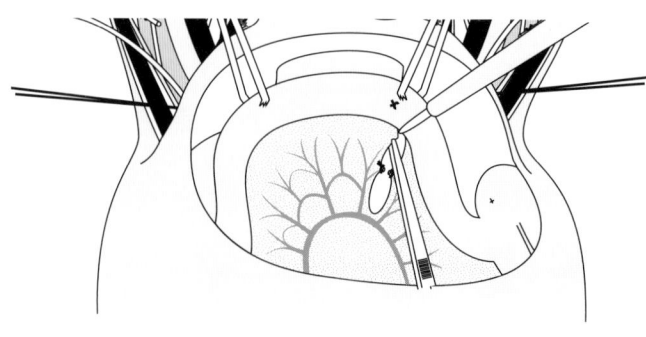

図 4-3-3-15　腸管切断予定部の口側の間膜を除去する．太めの血管は 3-0 絹糸で結紮する．

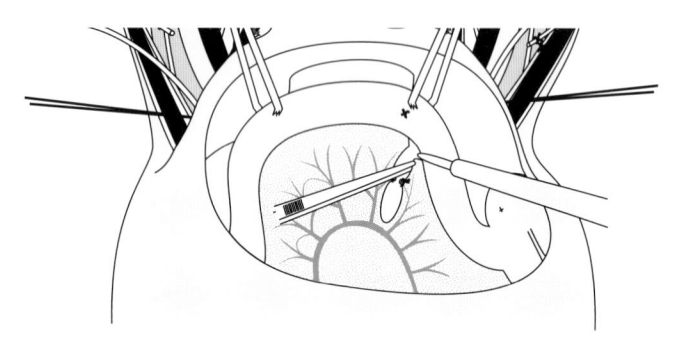

図 4-3-3-16　腸管切断予定部の肛側の間膜を切開除去する．

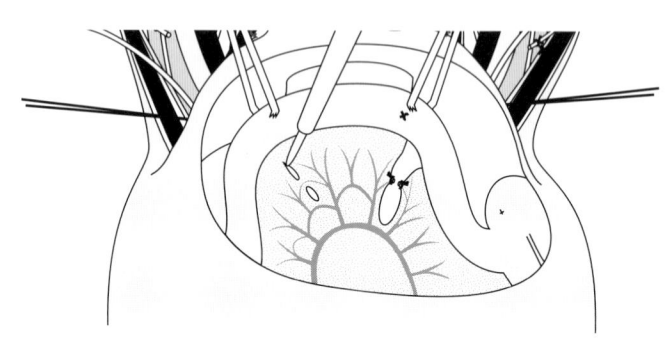

図 4-3-3-17　回腸導管セグメントの口側間膜を切断する．血管を避けて電気メスで間膜を切開する．

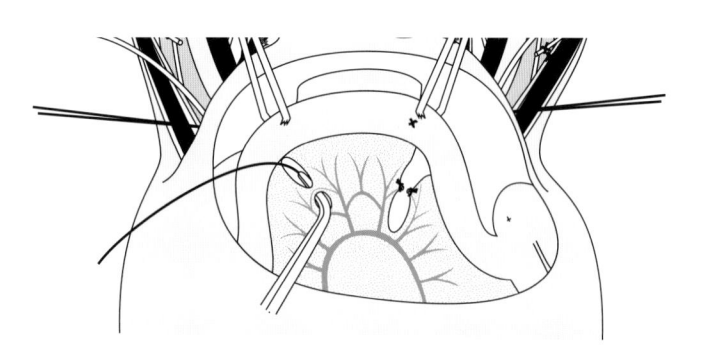

図 4-3-3-18　血管に 3-0 絹糸をかけて結紮する．

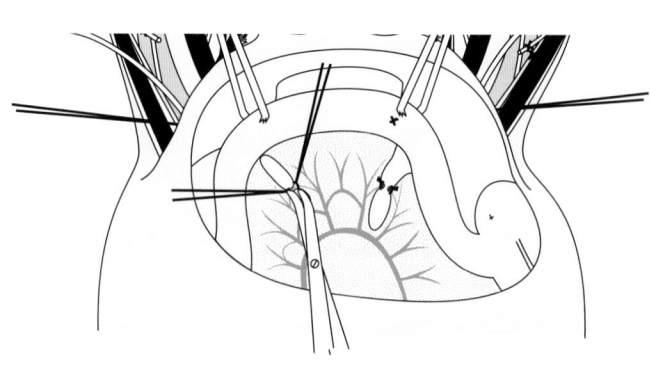

図 4-3-3-19　間膜の血管をメッツェンバウムで切断する．

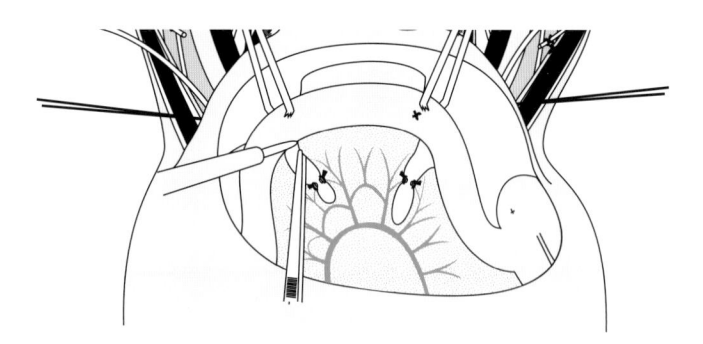

図 4-3-3-20　腸管切断予定部の肛側で間膜を切開する．太めの血管があれば 3-0 絹糸で結紮する．

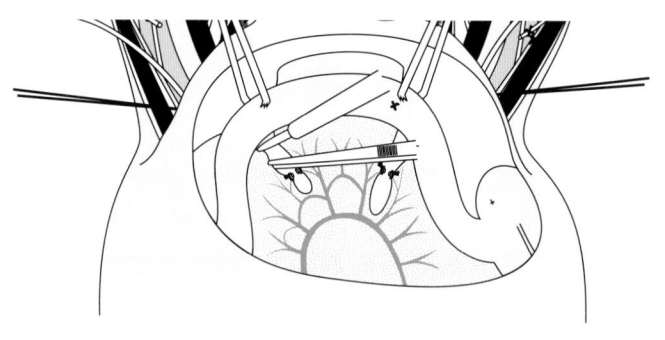

図 4-3-3-21　回腸切断予定部の口側の間膜を切開する．

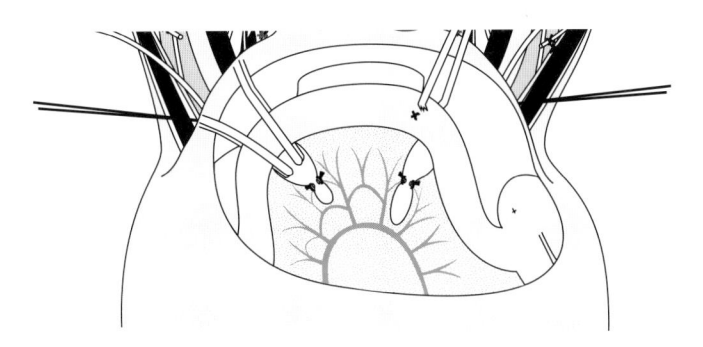

4-3 根治的膀胱尿道全摘術：男性 ■ 4-3-3 回腸導管造設

図 4-3-3-22　導管セグメントの口側から順に腸鉗子をかける．

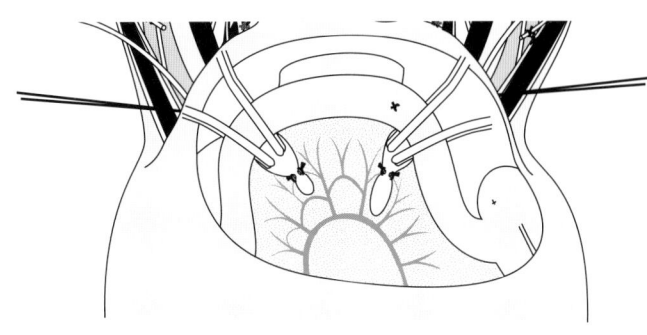

図 4-3-3-23　導管内容を肛門側へ押し出してから導管の肛側へ腸鉗子をかける．

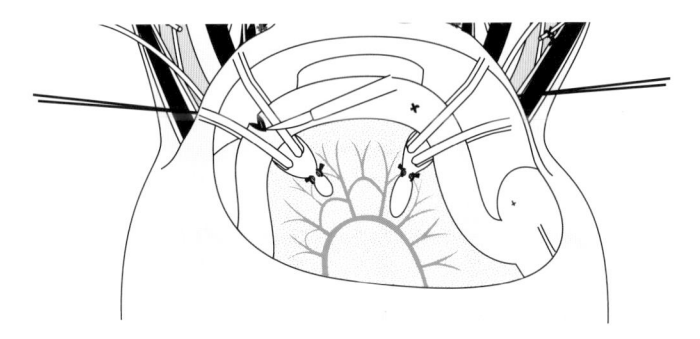

図 4-3-3-24　導管の口側で腸管を切断する．

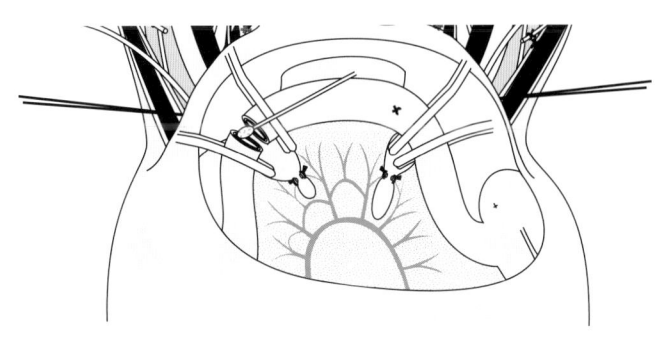

図 4-3-3-25　切断面をイソジン綿球で数回消毒する．

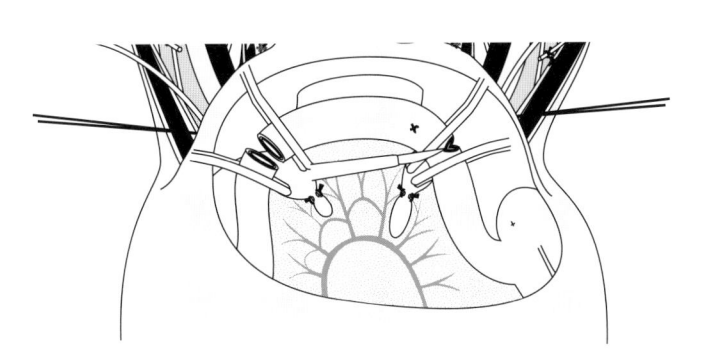

図 4-3-3-26　導管の肛側で腸管を切断する．

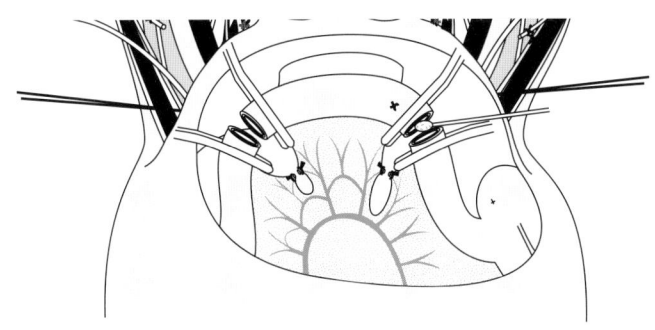

図 4-3-3-27　切断面をイソジン綿球で数回消毒する．

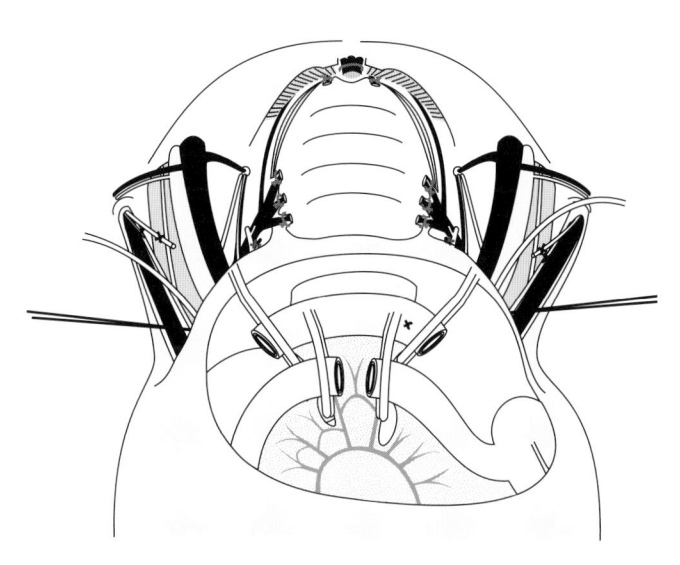

図 4-3-3-28　導管が吻合部の下にくるようにして回腸の断端を寄せる．

3. 回腸端々吻合

　回腸セグメントを切り出したらこれが吻合部の尾側にくるようにしてから回腸の端々吻合を行う．まず吻合予定部の両端で漿膜，筋層に 3-0 絹糸をかけ支持糸とする．次いで粘膜のみに 3-0 針付バイクリルをかけ，連続縫合にて後壁粘膜を縫合する．そのまま全周を縫合してもよいが，後壁が終了した時点で縫合糸を結紮，新たに 3-0 針付バイクリルをかけ前壁粘膜を連続縫合する方法もある．次いで筋層，漿膜を 3-0 絹糸で結節縫合する．縫合が終了したら吻合部の漏れがないこと，内腔が確保されていることを確認し，腸間膜切断縁も 3-0 絹糸で縫合する（図 4-3-3-29〜4-3-3-45）．

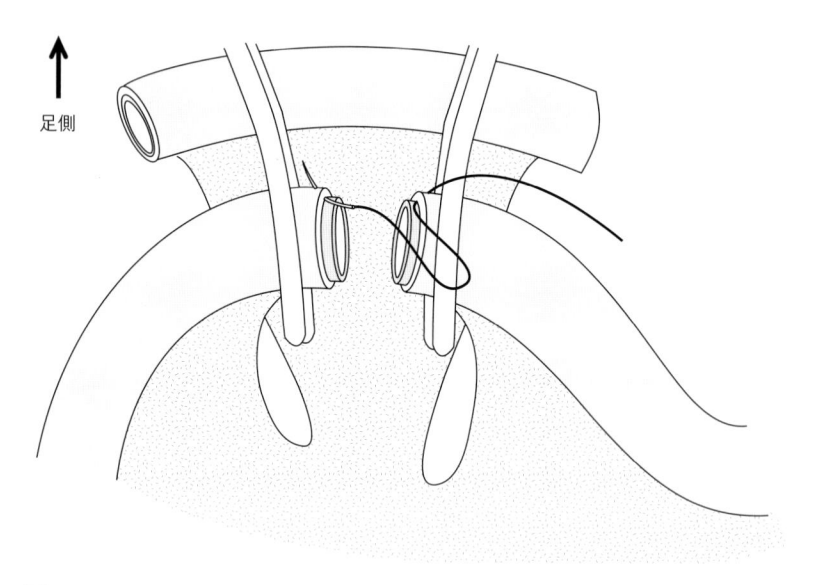

図 4-3-3-29　まず吻合部の端で 3-0 絹糸を用いて漿膜筋層に糸をかける．この糸は粘膜縫合が終了するまで結紮しないでおく．

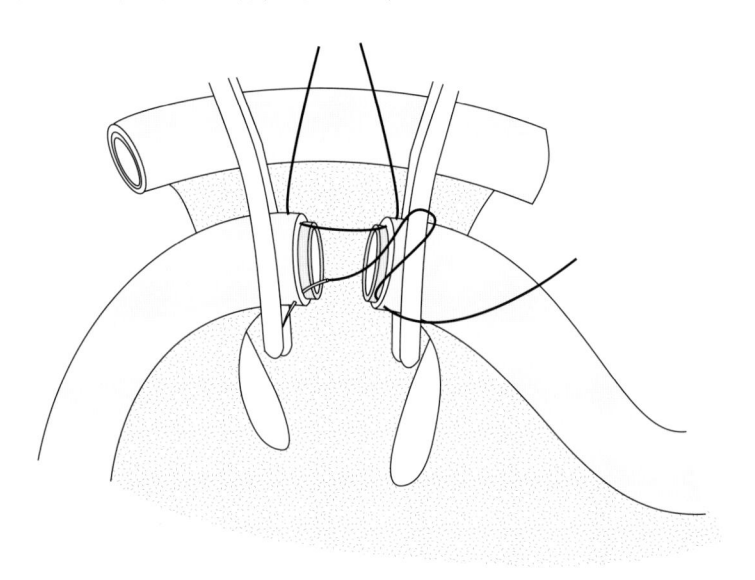

図 4-3-3-30　反対側の端でも漿膜筋層に 3-0 絹糸をかける．この糸も粘膜縫合が終了するまで結紮しないでおく．

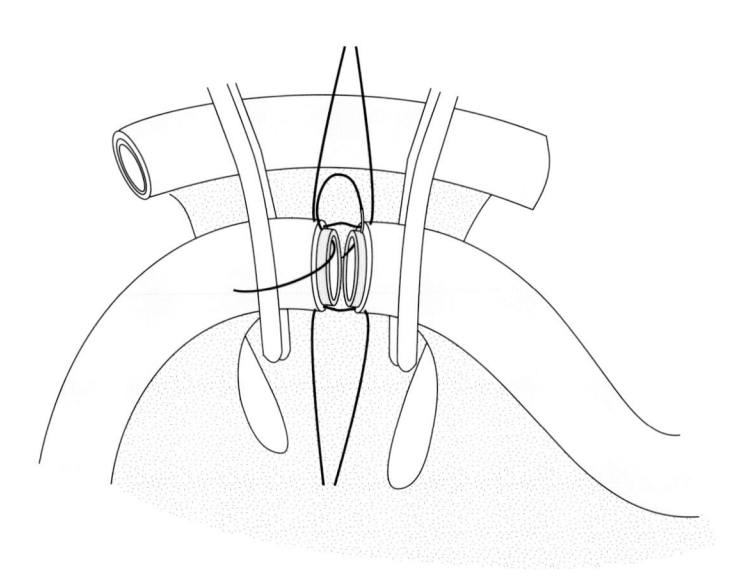

図 4-3-3-31　両端にかけた絹糸を牽引しながら粘膜に内外で 3-0 針付バイクリルをかけ結紮する．

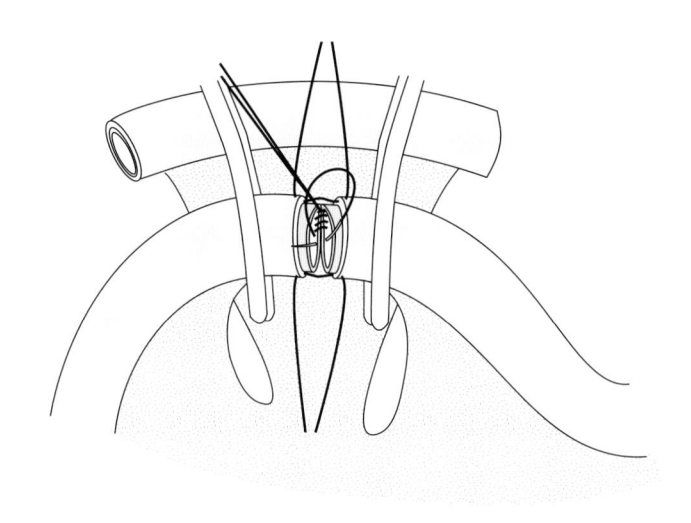

図 4-3-3-32 粘膜を連続縫合する.

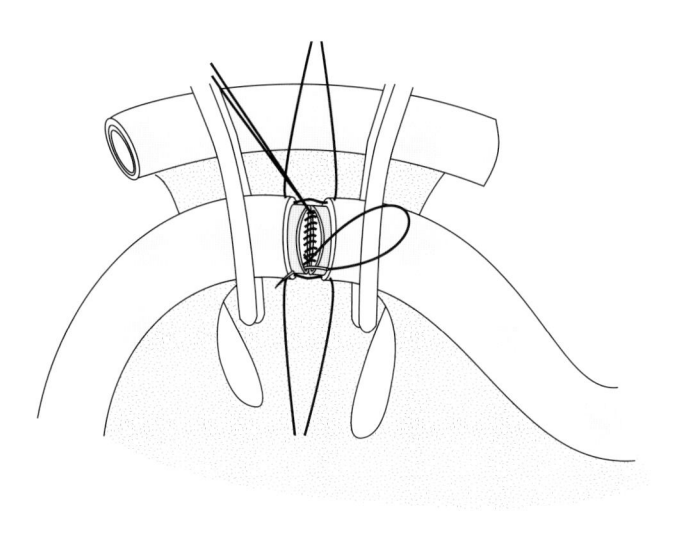

図 4-3-3-33 縫合糸が端にきたら針を1度外に出す.

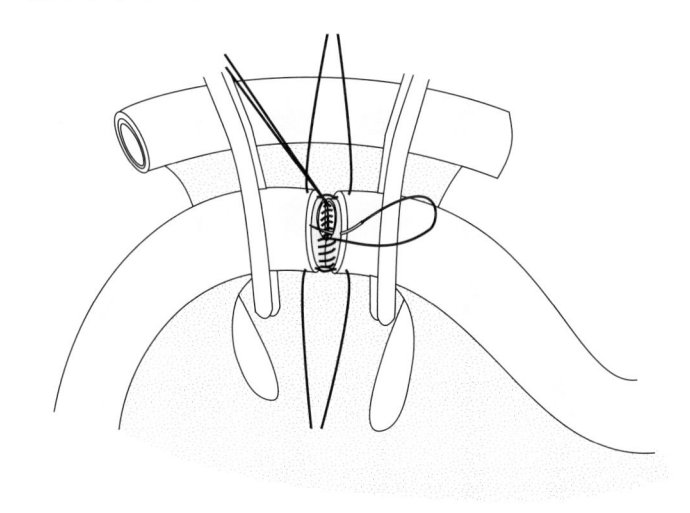

図 4-3-3-34 次いで手前側の粘膜を連続縫合する.

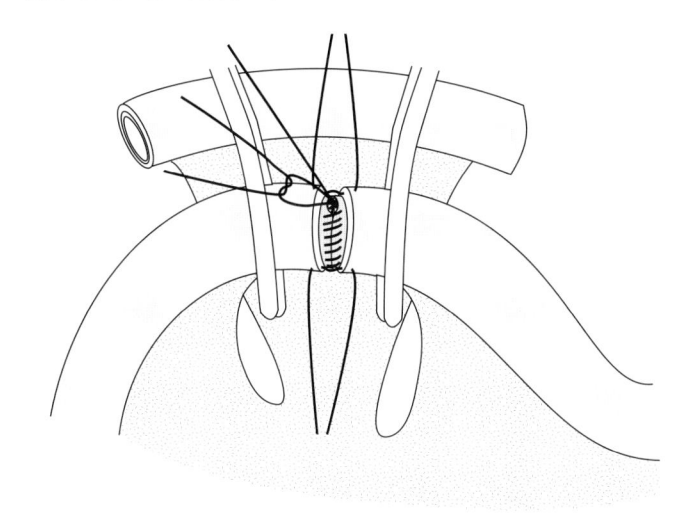

図 4-3-3-35 針を内側に戻し，結び目が腸管内腔にくるようにして結紮する.

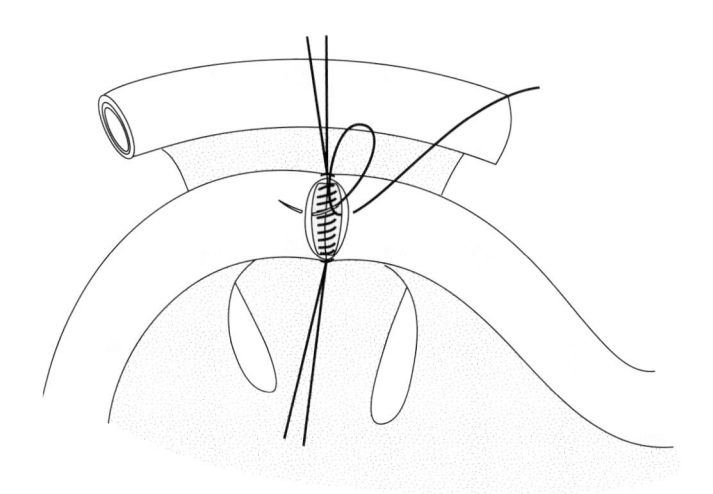

図 4-3-3-36 粘膜縫合が終了したら腸鉗子を外し，縫合部からの腸管内容の漏れがないことを確認する．その後，両端にかけてあった3-0絹糸を結紮する．腸管の吻合の結紮糸はあまり強く締めないようにする．次いで吻合部の中央で3-0絹糸を漿膜筋層にかけて結紮する．

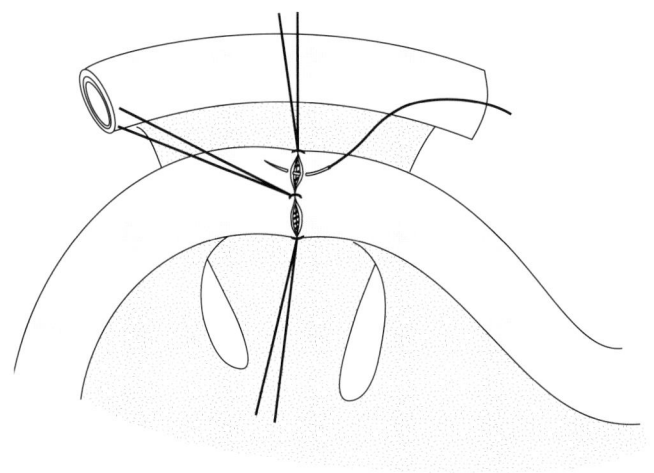

図 4-3-3-37 結紮糸の間を埋めるようにして順次漿膜筋層縫合を進める.

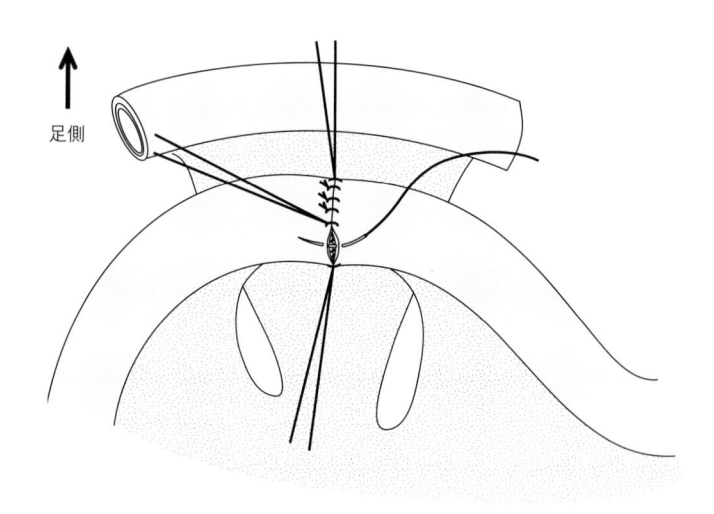

図 4-3-3-38 結紮糸の間隔が均等になるように漿膜筋層縫合を行う．

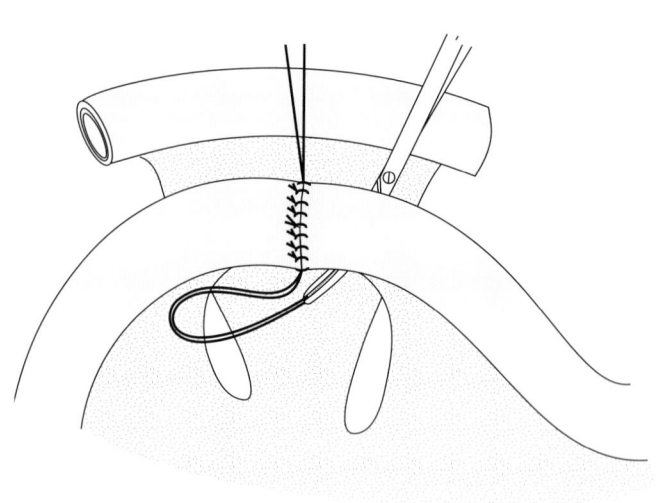

図 4-3-3-39 手前側の漿膜筋層縫合が終了したら糸を牽引して吻合部を翻転する．

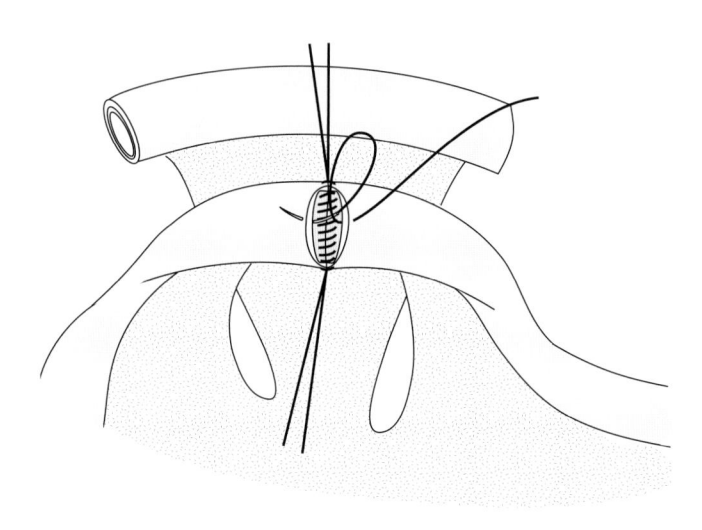

図 4-3-3-40 反対側でも同様の手順で漿膜筋層縫合を行う．まず中央部に 3-0 絹糸をかけて結紮する．

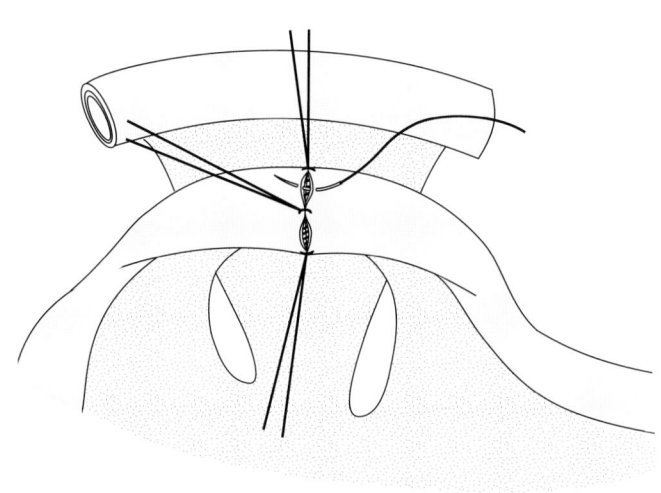

図 4-3-3-41 結紮糸の間を埋めるように吻合を進める．

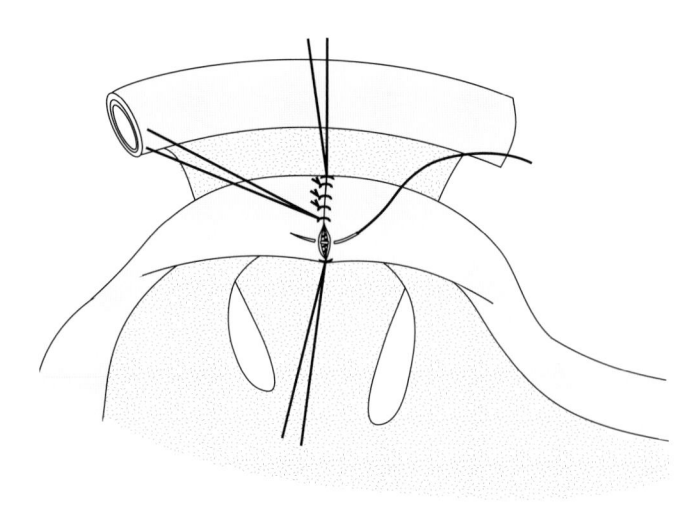

図 4-3-3-42 結紮糸の間隔が均等になるように注意しながら縫合糸をかけていく．

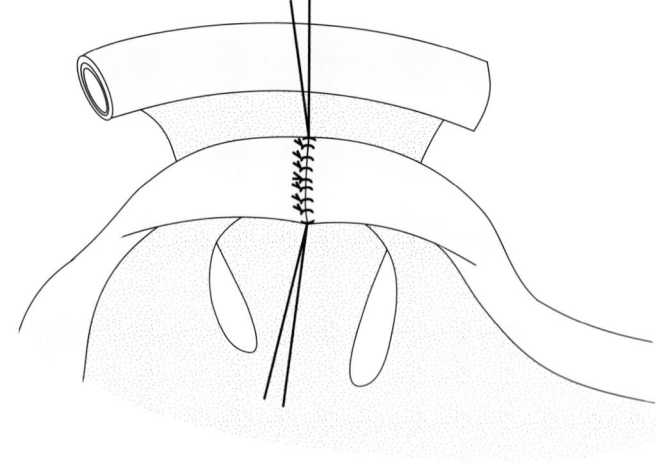

図 4-3-3-43 吻合が終了したら指の感触で吻合部の腸管内腔が確保されていることを確認する．また腸管内容が吻合部を通過すること，腸管内容の漏れがないことも確認する．

4. 仙骨岬角での腹膜後葉切開と尿管の引き込み

　回腸端々吻合が終了したら回腸導管内を生理食塩液で洗浄し（図 4-3-3-46），食物残渣などを除去する．

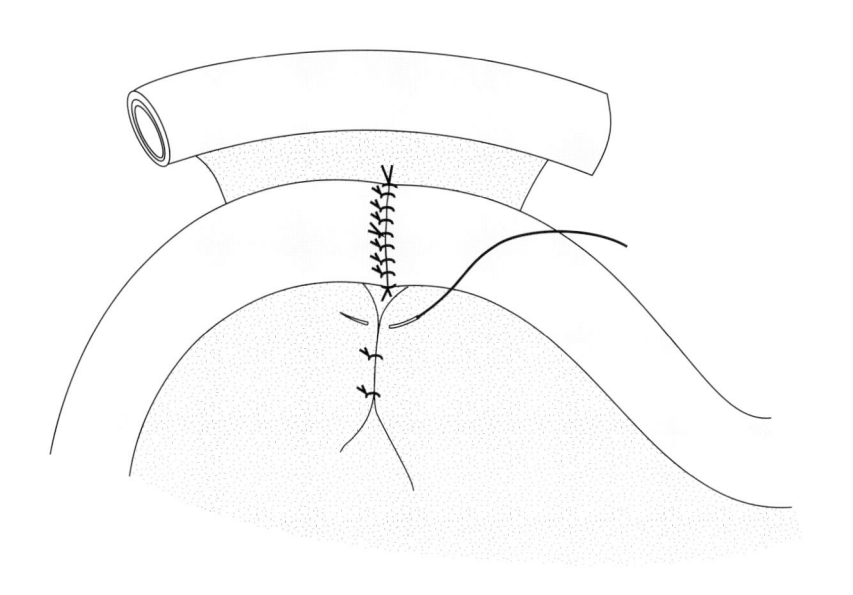

図 4-3-3-44　吻合部の間膜を 3-0 絹糸で縫合する．細かく縫合する必要はない．

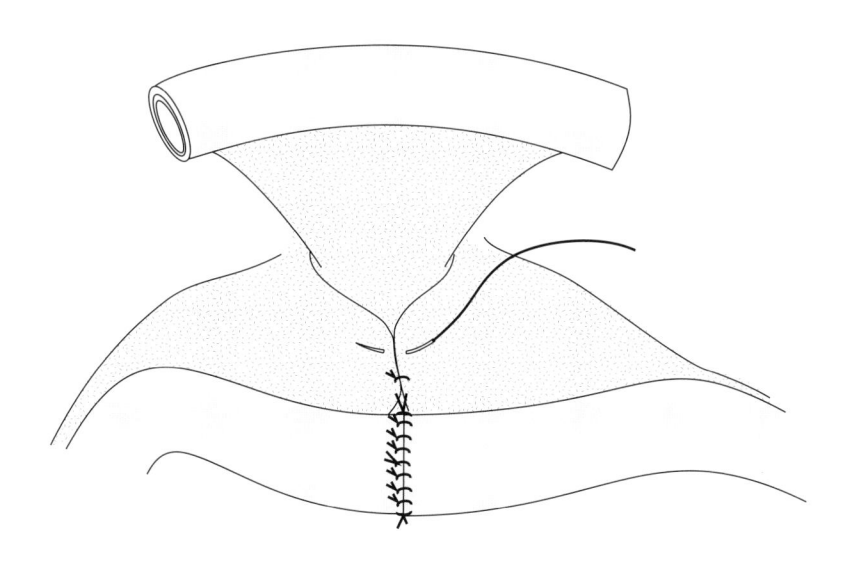

図 4-3-3-45　反対側の間膜表面も 3-0 絹糸で縫合する．

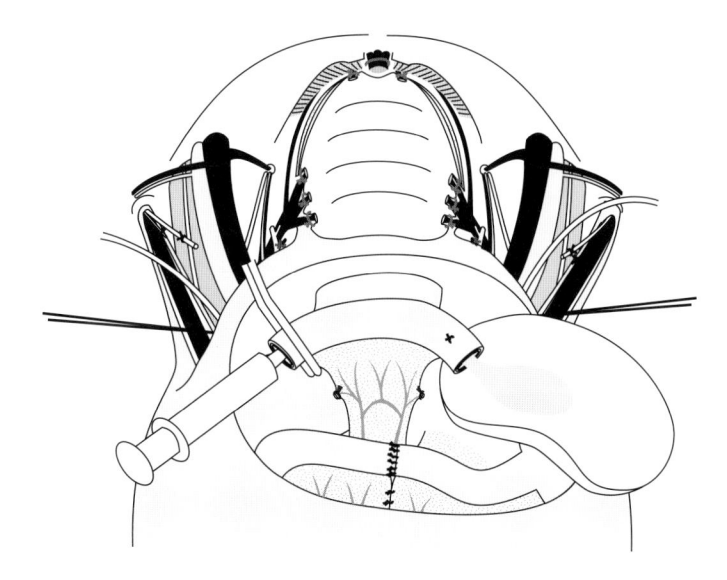

図 4-3-3-46　生理食塩液で導管内を洗浄する．食物残渣がなくなるまで十分洗浄する．

次いでS状結腸間膜の右側で仙骨岬角の位置を探し,そのやや下方で腹膜後葉を切開する(図4-3-3-47).まずは右側で骨盤内剝離面と連絡させ尿管を引き込む(図4-3-3-48).尿管の剝離が不十分であれば剝離操作を追加し,自然な走行となるようにしておく.次いで用手的にS状結腸間膜の裏を通して左側の骨盤内剝離面と連続させる.骨盤壁の表面に沿わせて指を進め,抵抗のない剝離面を探す.S状結腸やその間膜を損傷しないように留意する.右側と同様に必要あれば尿管の剝離を追加し,その後尿管を引き込む(図4-3-3-49,4-3-3-50).

↑
足側

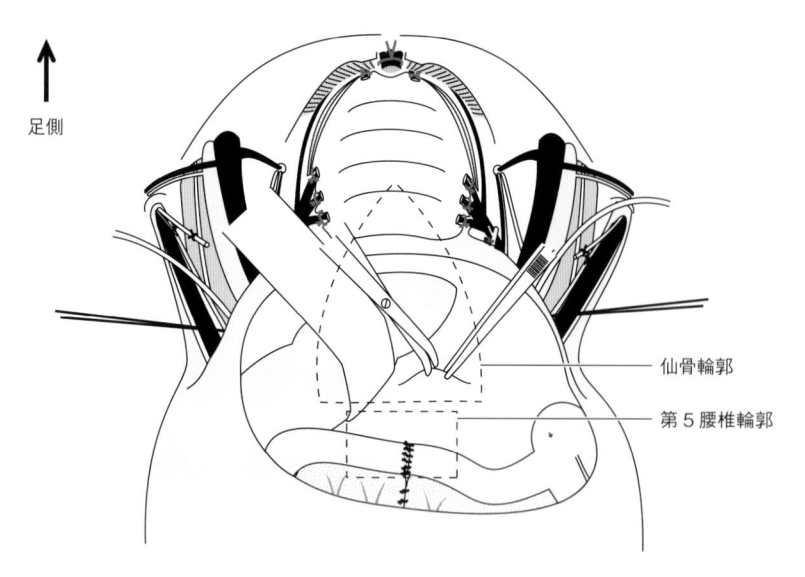

仙骨輪郭
第5腰椎輪郭

図4-3-3-47 術者および助手の手袋を新しいものに変えてから次の操作に移る.仙骨岬角のやや足側で腹膜を切開し後腹膜へ入る.S状結腸間膜を損傷しないように注意する.

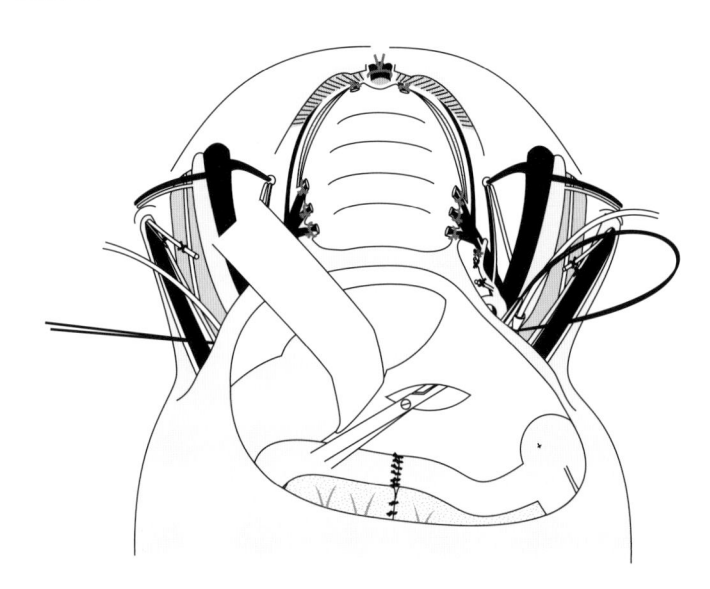

図4-3-3-48 右の尿管を腹腔内へ引き込む.

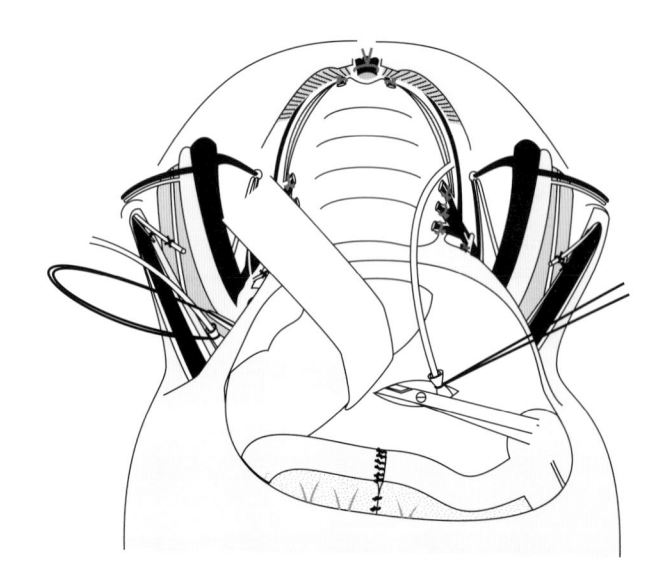

図4-3-3-49 S状結腸間膜の下を通して左の尿管を腹腔内に引き込む.尿管の誘導は指の感触下で行うと安全である.

5. 尿管導管吻合

　回腸導管の腸間膜の対側で近位端から 2〜3 cm 離れた点，さらにそこから 1〜2 cm 離れた点の 2 か所を電気メスで切開し，尿管吻合用の孔を作成する（図 4-3-3-51，4-3-3-52）．図には示していないが，吻合孔にネラトンカテーテルなどを通しておくと操作が容易となる．

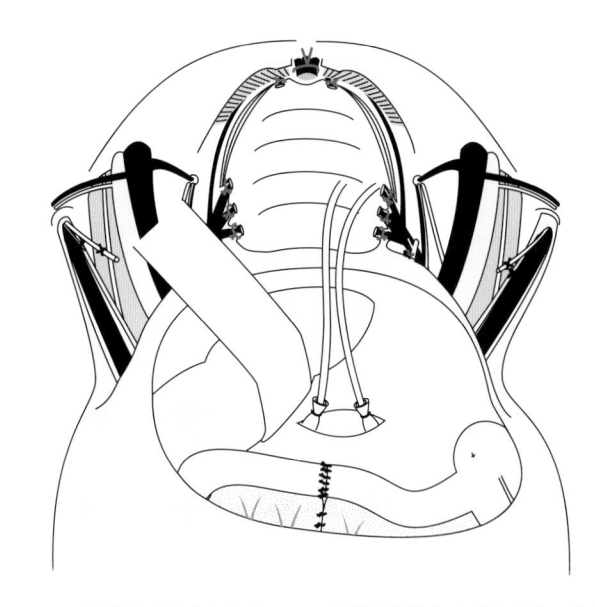

図 4-3-3-50　尿管を引き出したところ．尿管が自然な走行をとり，ねじれがないことを確認する．

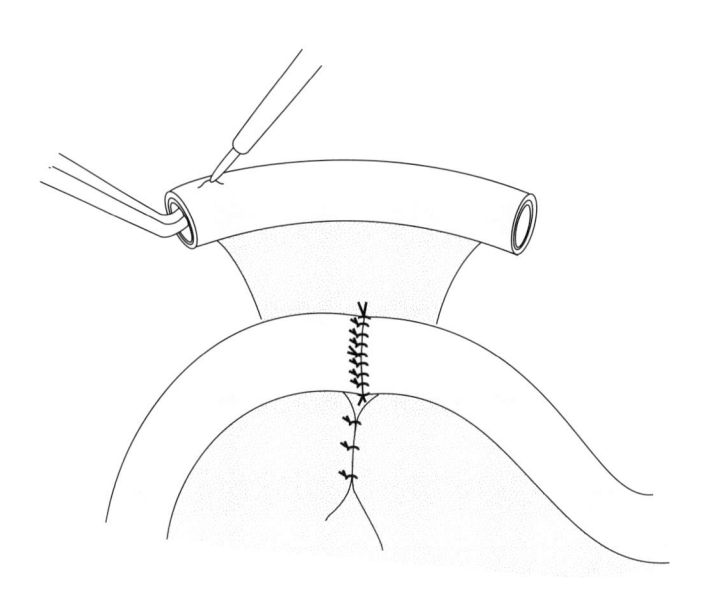

図 4-3-3-51　回腸導管の口側に左尿管吻合用の孔をあける．

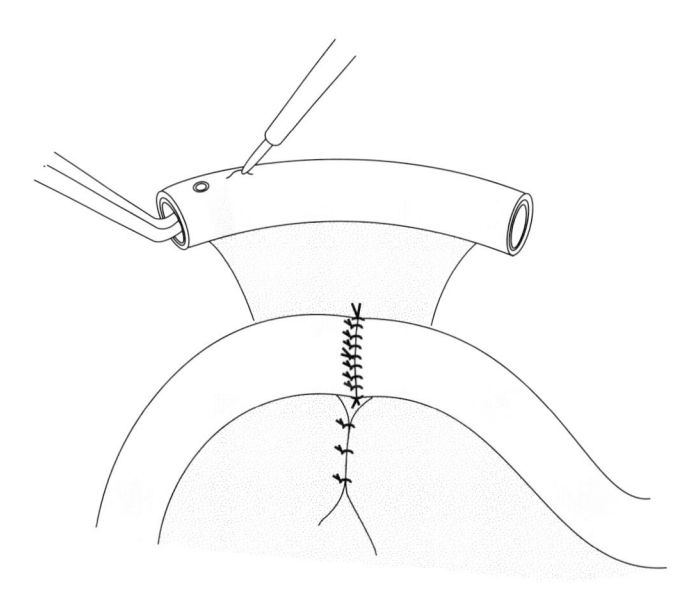

図 4-3-3-52　1〜2 cm 程度離して右尿管吻合用の孔をあける．

孔が大きすぎると吻合に手間どるので，必要最小限の大きさにとどめる．尿管導管吻合は左側から開始する．まず吻合部の後壁となる部分3か所に3-0針付バイクリルで縫合糸をかけ尿管を導管に引き寄せながら結紮する．導管の遠位端から鉗子を挿入して尿管内に留置されているステントを導管内に引き込む．ステントに糸がかからないように注意しながらまず吻合部の前壁側を縫合，次いで残りの部分を順次縫合す

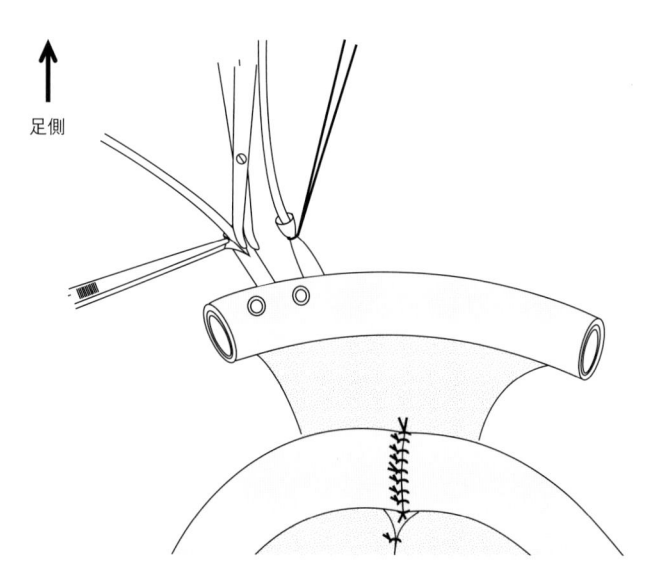

図4-3-3-53　左尿管にスリットを入れる．挫滅した部分は切除する．

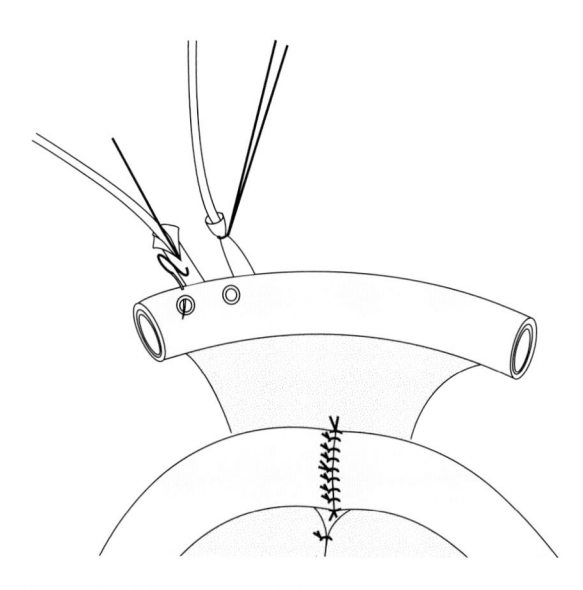

図4-3-3-54　左尿管の6時方向と導管の吻合口に3-0針付バイクリルをかける（内外方向に運針する）．

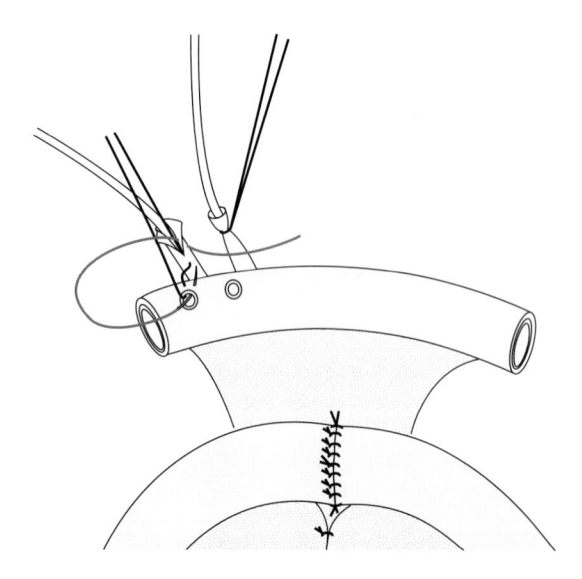

図4-3-3-55　6時方向にかけた糸のすぐ右側に3-0針付バイクリルをもう1本かける（外内方向に運針する）．

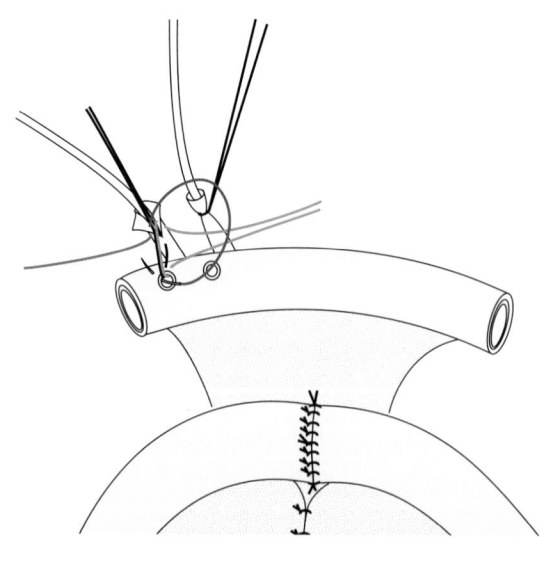

図4-3-3-56　6時方向にかけた糸の左側にさらに3-0針付バイクリルをかける（外内方向に運針する）．

る．通常6〜8針の縫合となる．吻合が終了したら外科用ゾンデで縫合が不十分な部分がないかどうかを確認する（図4-3-3-53〜4-3-3-59）．

同様の操作を右側の尿管にも行う．尿管導管吻合後にステントが抜けるとやっかいなので左右のステントをまとめて導管の遠位端に縫合固定しておく（図4-3-3-60〜4-3-3-65）．

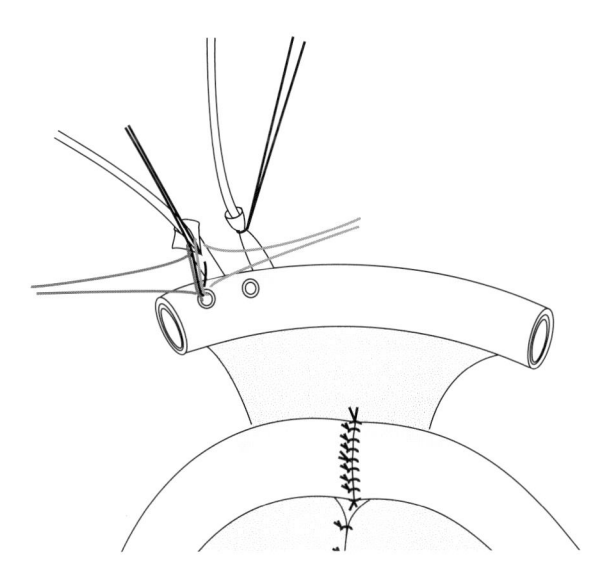

図4-3-3-57　6時方向の糸を結紮し，次いでその両脇の糸を結紮する．

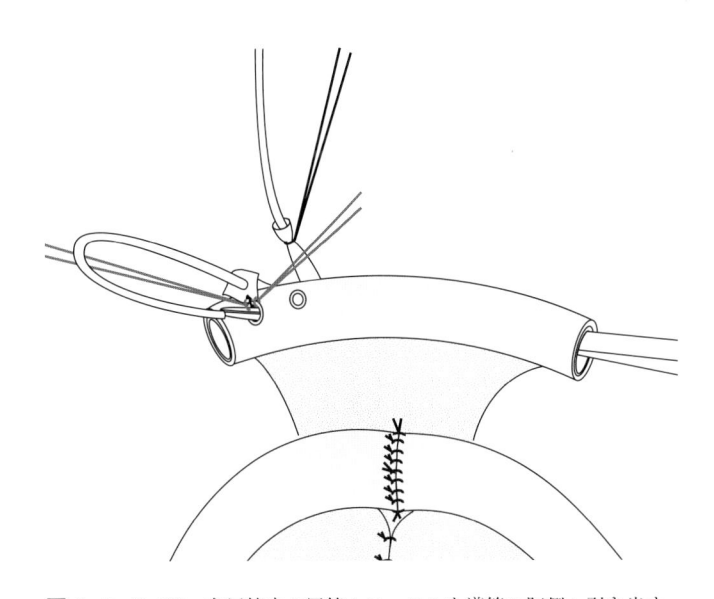

図4-3-3-58　左尿管内の尿管カテーテルを導管の肛側へ引き出す．

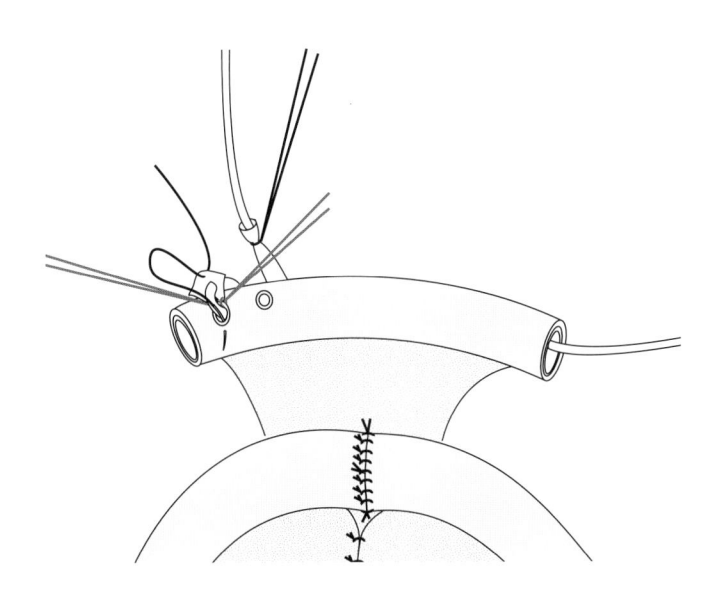

図4-3-3-59　左尿管壁の残りの部分を3-0針付バイクリルで導管孔に縫合する．

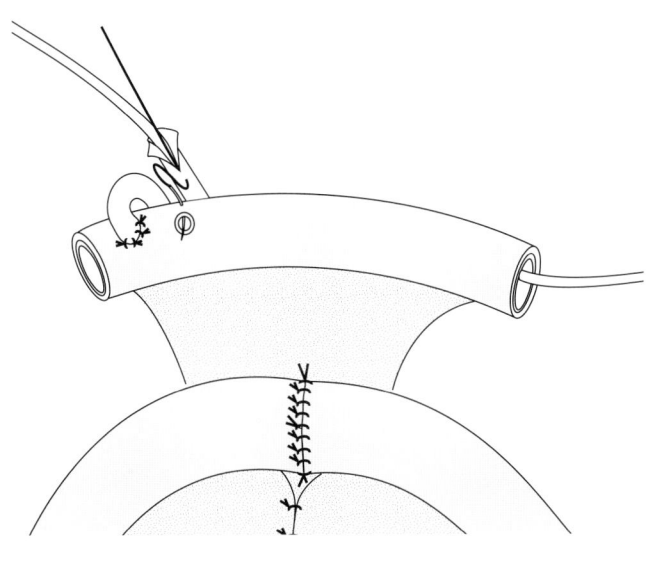

図4-3-3-60　右の尿管も同様に処理する．まず6時方向で内外に運針し3-0針付バイクリルをかける．

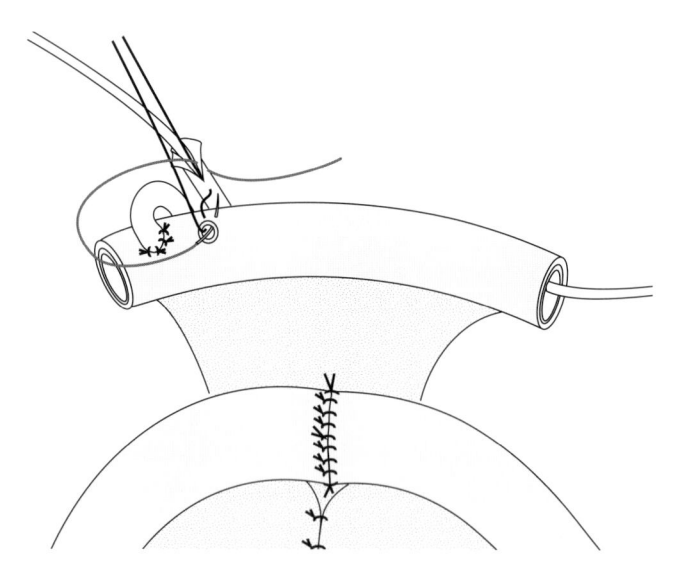

166　第4章　臨床解剖学的知識に基づいた主な泌尿器科手術の実際

図4-3-3-61　6時方向の右に外内方向の運針で3-0針付バイクリルをかける．

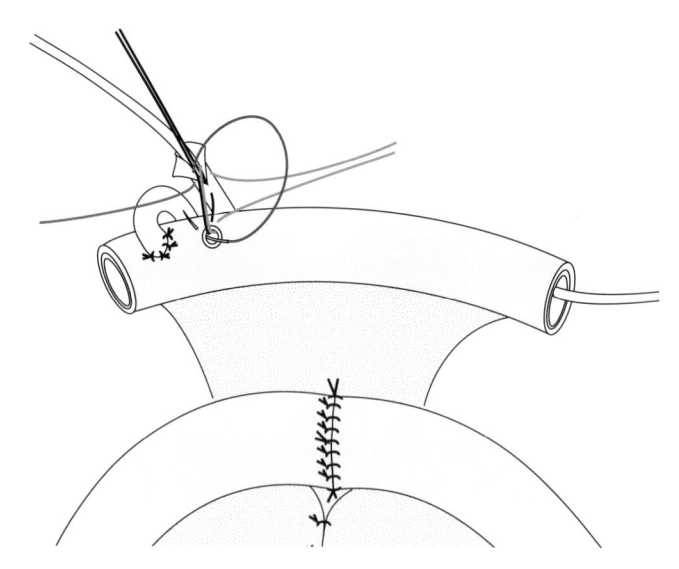

図4-3-3-62　6時方向の糸の左側に外内方向の運針で3-0針付バイクリルをかける．

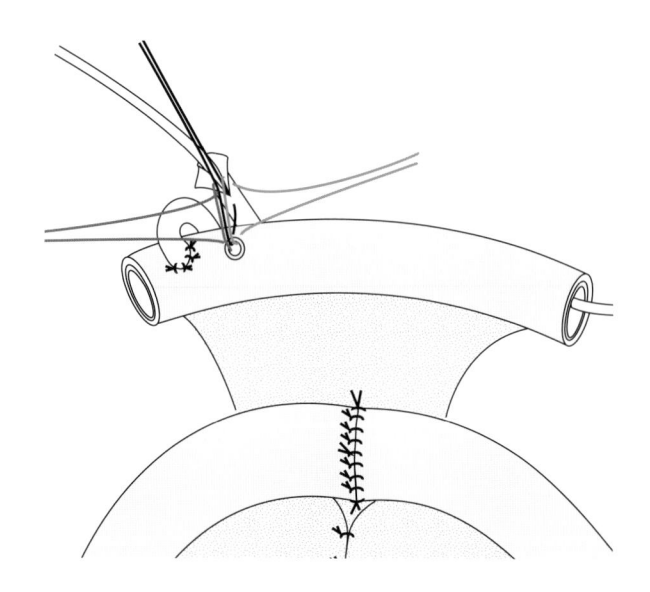

図4-3-3-63　6時方向の糸をまず結紮，次いでその両側の糸を結紮する．

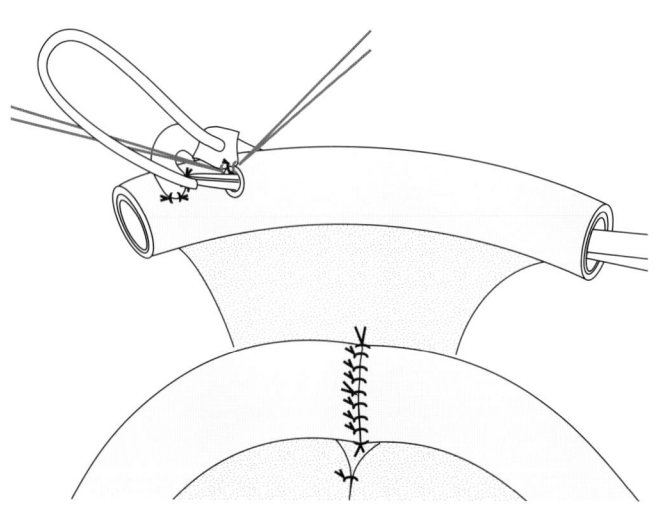

図4-3-3-64　左と同様に右尿管のステントを回腸導管の肛側へ引き出す．

6. 導管近位端閉鎖

回腸導管の近位端を3-0針付バイクリルを用いて2層に閉鎖する(図4-3-3-66〜4-3-3-68).

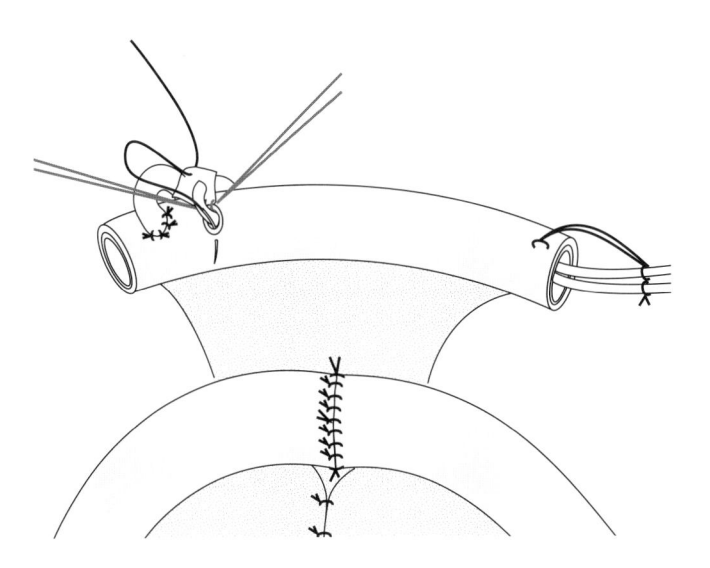

図4-3-3-65　右尿管壁の残りの部分を導管の吻合孔に3-0針付バイクリルで縫合する．ステントが自然抜去しないように3-0絹糸で導管の肛側に固定しておく．

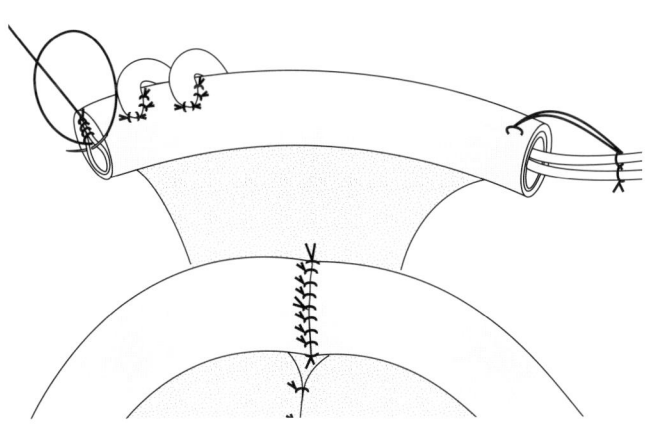

図4-3-3-66　尿管導管吻合部を外科用ゾンデで探り，吻合が確実に行われていることを確認する．その後導管の口側粘膜を3-0針付バイクリルで連続縫合する．

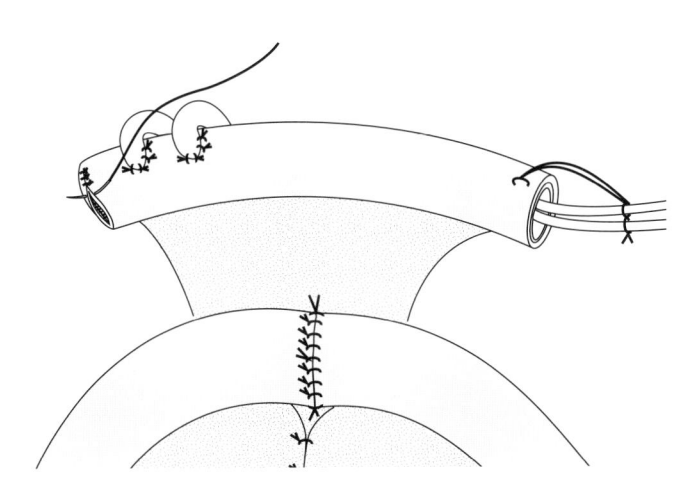

図4-3-3-67　次いで漿膜を3-0針付バイクリル結節縫合で閉鎖する．

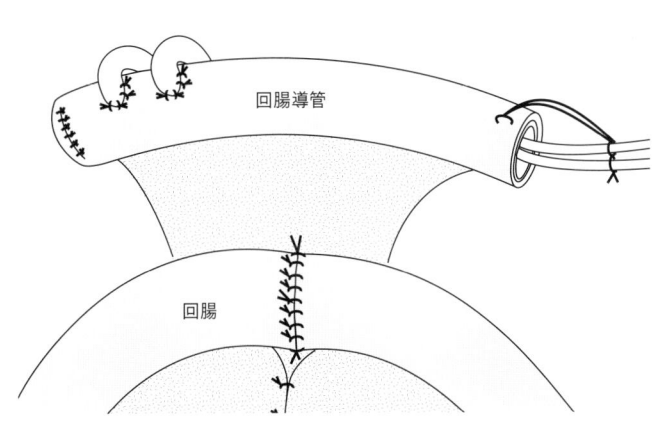

図4-3-3-68　回腸導管が完成したところ．

7. 尿管吻合部後腹膜化

その後，吻合部が腹膜外となるように腹膜後葉を導管口近位部に3-0針付バイクリルにて固定する（図4-3-3-69〜4-3-3-71）．

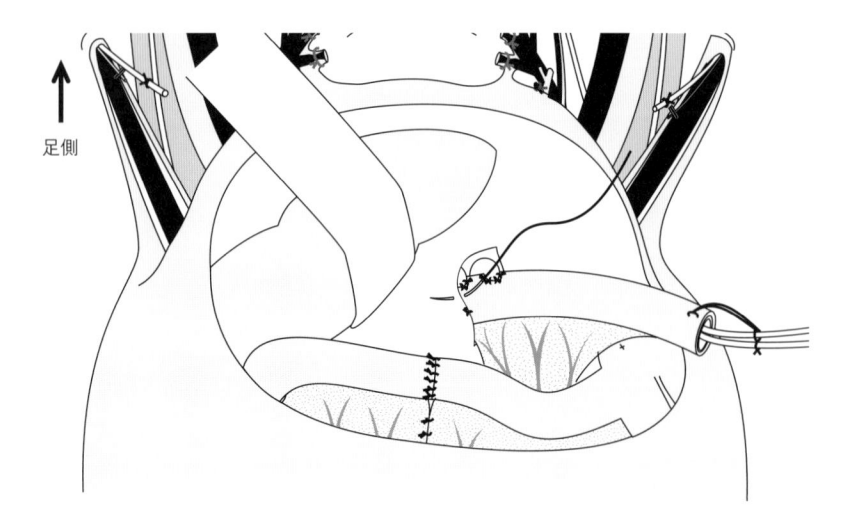

図4-3-3-69 導管尿管吻合部を後腹膜化する．吻合部を仙骨岬角部にあけた腹膜の孔に押し込み，3-0針付バイクリルで吻合部を腹膜で被覆する．

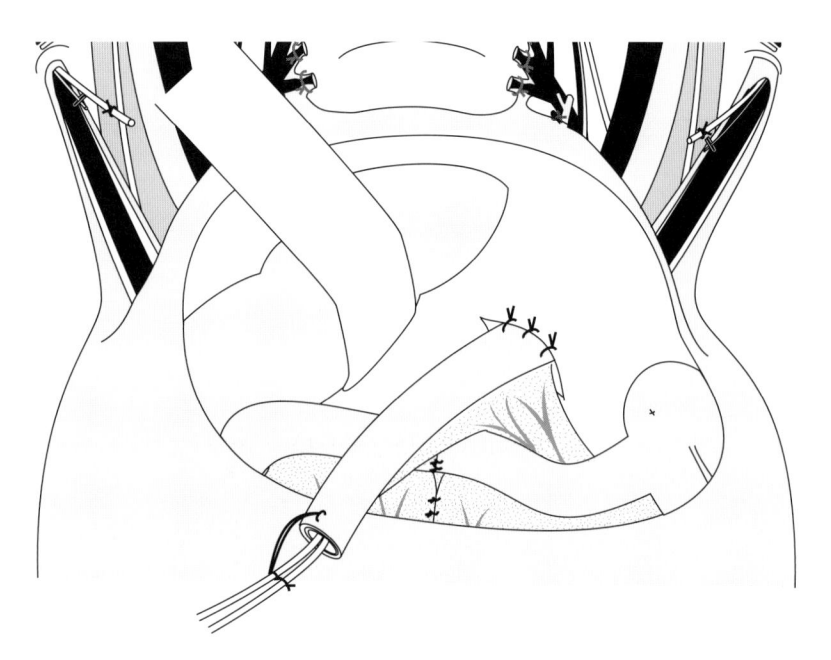

図4-3-3-70 導管間膜部を除いて全周を縫合する．

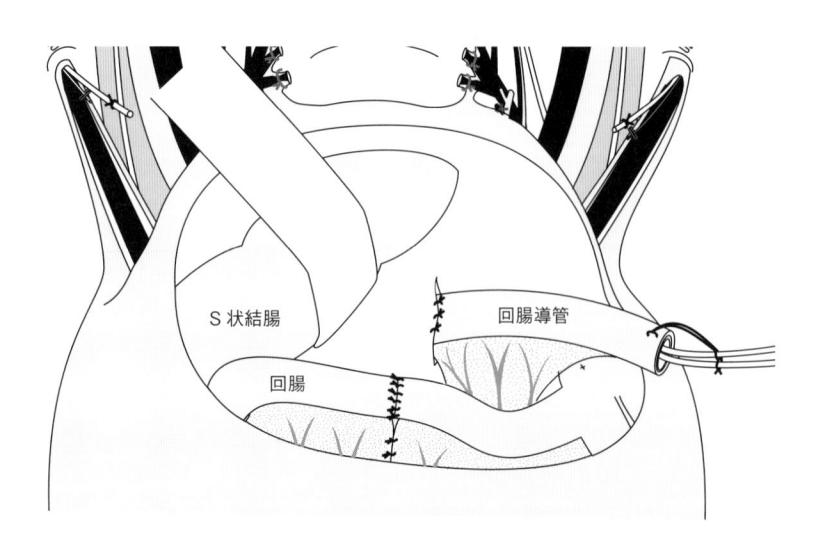

図4-3-3-71 導管近位端の後腹膜化が完了したところ．

8. 導管口作成

導管口の位置は臍と上前腸骨棘とを結んだ線上で腹直筋外縁の内側になる場所からやや頭側となる．手術前に集尿具を試験的に装着させ腹壁のしわや突出状況に合わせて微調整する（図4-3-3-72）．

予定した導管口の位置をコッヘルで把持し，これを牽引しながら直穿刀で皮膚を切除する（図4-3-3-73）．

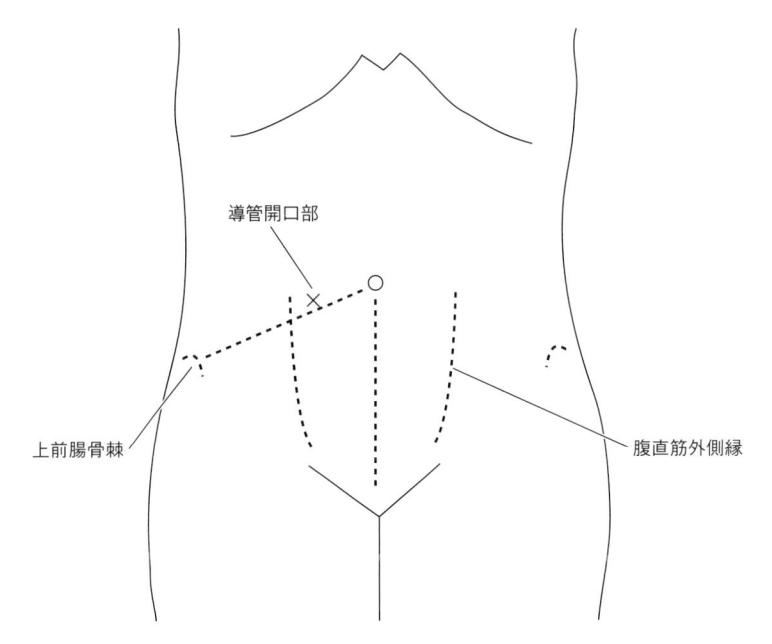

図4-3-3-72 導管開口部の確認 手術前に決めておいた導管開口部を確認する．上前腸骨棘と臍を結ぶ線のやや上で腹直筋外縁のやや内側が標準であるが，腹壁の状況により位置を調整する．

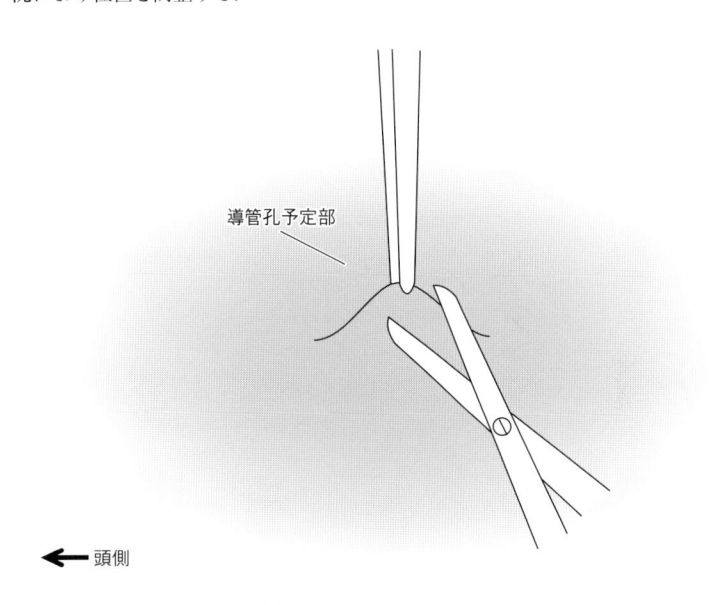

図4-3-3-73 導管孔予定部の皮膚をつまみ上げ直穿刀で切り取る．

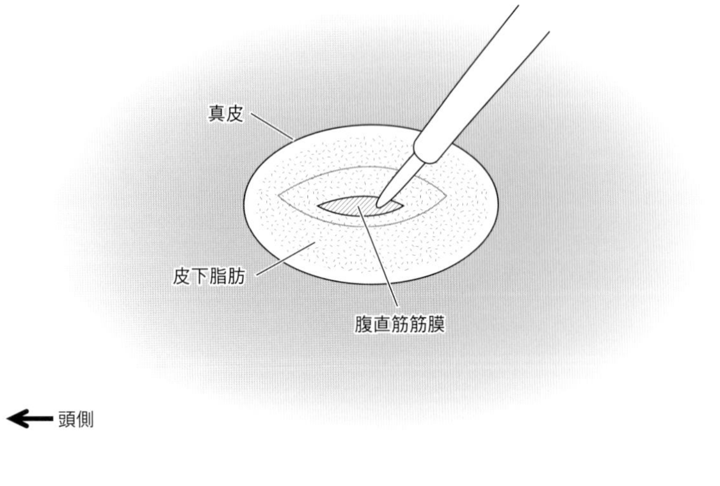

やや小さめに切除するようにし，必要があれば後で切除を追加する．真皮を電気メスで十字に切開，次いで皮下の脂肪組織を切開する（**図 4-3-3-74**）．脂肪組織を切除するとストーマ周囲が陥凹して集尿具の適合性が悪くなることがあるので，可能な限り脂肪を温存する．鉤で脂肪組織を分け，腹直筋筋膜を十字に切開する（**図 4-3-3-75**）．筋膜辺縁を鉗子で把持しておくと導管の固定が容易となる．腹直筋は切断せず筋束を分けてその下の腹膜（実際には膀胱下腹筋膜と腹膜）を露出し切開する（**図 4-3-3-76，4-3-3-77**）．以上の操作は腹腔から指でガイドするとやりやすい．腹壁全層の切開が終了したら，指 2 本が容易に通過することを確認する．

図 4-3-3-74 皮下脂肪を切開する．脂肪は切除しないで極力温存する．

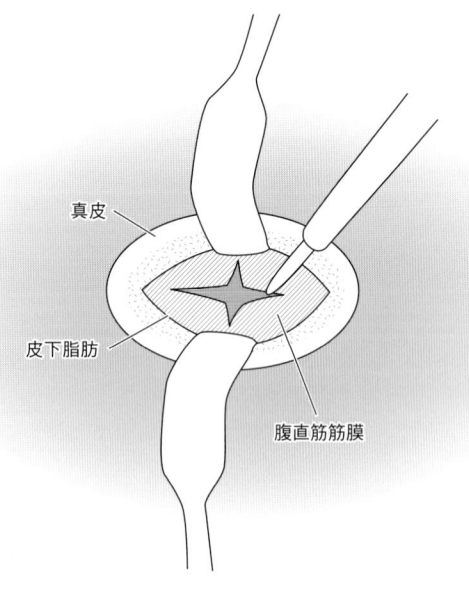

図 4-3-3-75 腹直筋筋膜を十字に切開する．

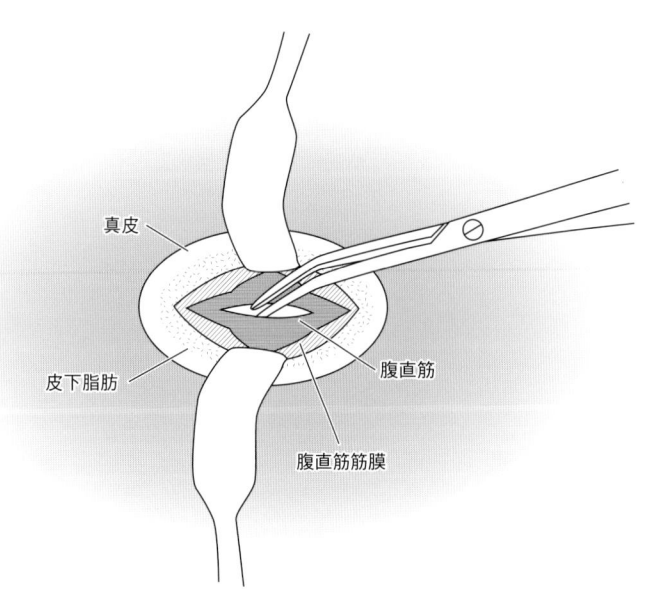

図 4-3-3-76 腹直筋は切断せず鉗子で選り分ける．

その後導管の遠位端を腹壁外へ引き出す（図4-3-3-78, 4-3-3-79）．導管口を翻転させるための余裕をもたせて，4～5 cm 程度が腹壁外へ出るようにする．

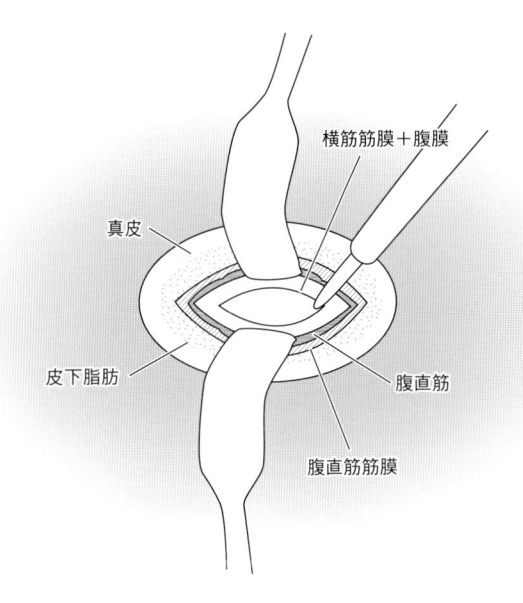

図 4-3-3-77　横筋筋膜と腹膜が癒合した膜状組織を切開すると腹腔と連絡する．

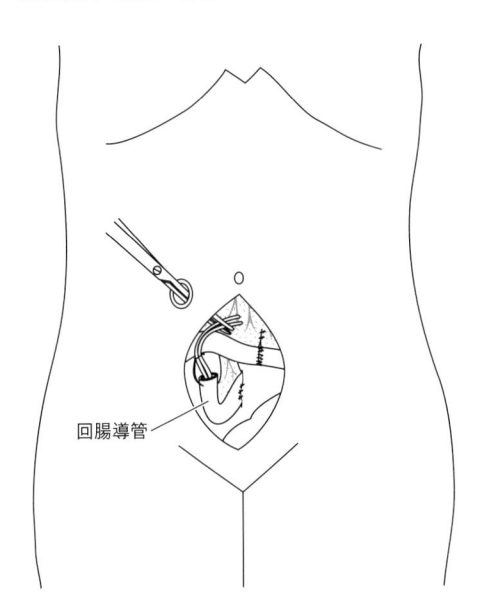

図 4-3-3-78　導管口を鉗子を用いて腹壁外へ引き出す．

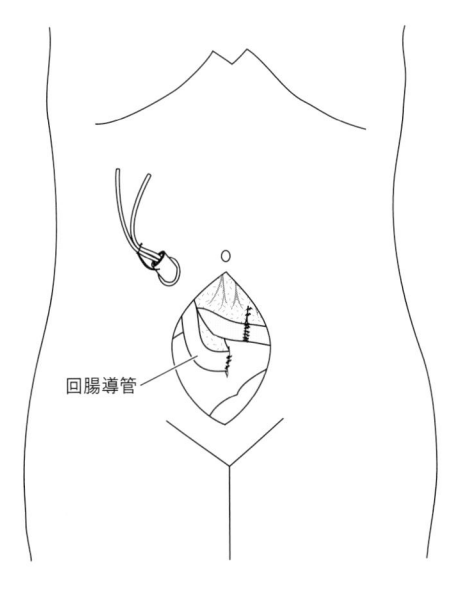

図 4-3-3-79　導管口が引き出されたところ．

まず筋膜を4点で導管と縫合し固定する（3-0針付バイクリル）（**図4-3-3-7-80**）．次いで真皮，導管壁，導管口辺縁に順次3-0針付バイクリルをかけ（4〜5か所），粘膜を翻転させる（**図4-3-3-81〜4-3-3-83**）．

なお3-0針付バイクリルでの縫合を行う際は導管の間膜に糸をかけないようにする．最後にステントを腹壁皮膚に縫合固定する（**図4-3-3-84**）．

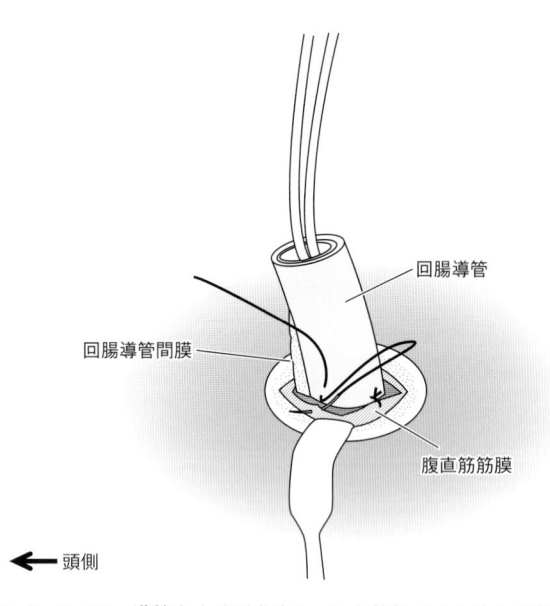

（ラベル：回腸導管／回腸導管間膜／腹直筋筋膜／←頭側）

図4-3-3-80 導管を十分引き出し，3-0針付バイクリルで腹直筋筋膜と縫合する．

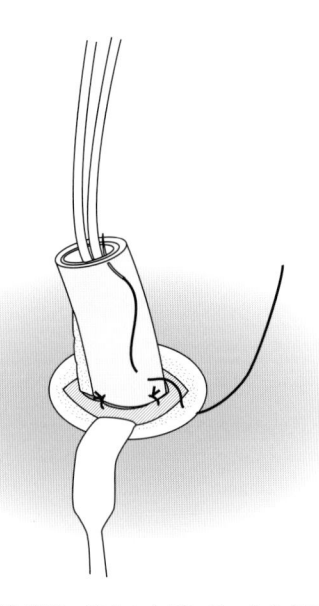

図4-3-3-81 腹直筋筋膜と導管の縫合を全周に行ったら粘膜と真皮を3-0針付バイクリルで縫合する．

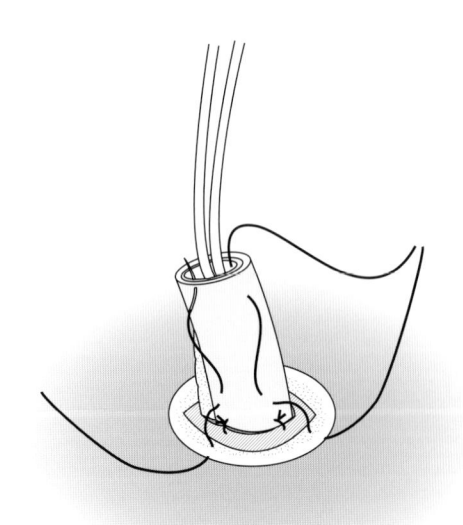

図4-3-3-82 粘膜が翻転するように運針する．

9. 止血，腹膜閉鎖

　腹腔内の導管は必ずしも腹壁に固定する必要はない．閉腹前に導管の外側へ小腸が回り込んでいるようであればこれを引き出し，腸管が自然な位置に収まるようにする．回腸端々吻合部に問題がないことを確認し，生理食塩液2,000～3,000 mLで腹腔内を洗浄，腹膜を3-0絹糸で縫合閉鎖する．骨盤内の止血を確認し，閉鎖式ドレーン（リンパ節郭清を行った場合は左右に入れるのが望ましい）を挿入留置する．

10. 創閉鎖

　腹直筋筋膜を1-0絹糸で縫合した後，生理食塩液で創洗浄，その後皮下組織（浅腹筋膜）を3-0針付バイクリルで縫合閉鎖する．皮膚はステープラーで留めるが，癒合を確実にするため数か所絹糸で縫合してもよい．最後に導管口に集尿具を装着して手術を終了する（図4-3-3-85）．

11. 術後管理

　翌日から歩行を許可する．腸管麻痺が軽度であれば術後数日で飲水を許可し，腸管蠕動の回復を待って流動食（術後1週前後）から摂食を開始する．血栓症予防として術中のSCD（メドマーなど）使用とともに，術後ヘパリンナトリウム1日10,000単位程度を点滴内に追加している．ステントは1週間目以降に数日の間隔をあけて1本ずつ抜去する．われわれはまず右側から抜くようにしている．抜去後一過性に水腎症の発生をみることもあるが，軽度で腎臓機能の顕著な悪化がなければ経過観察でよい．腎盂腎炎が併発しコントロール困難な場合や，腎機能の悪化，高度の水腎症がみられた場合は経皮腎瘻の造設も考慮する．ドレーンはステント抜去時期に合わせ，排液量50 mL未満を目安として抜去する．集尿具の装着に慣れたら退院を許可する．

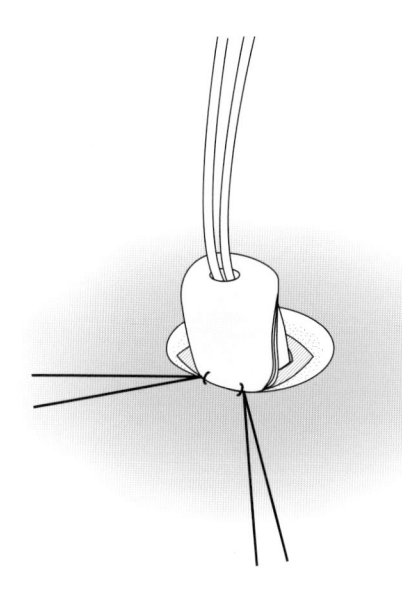

図4-3-3-83　縫合糸を結紮すると粘膜が翻転しニップル形状となる．

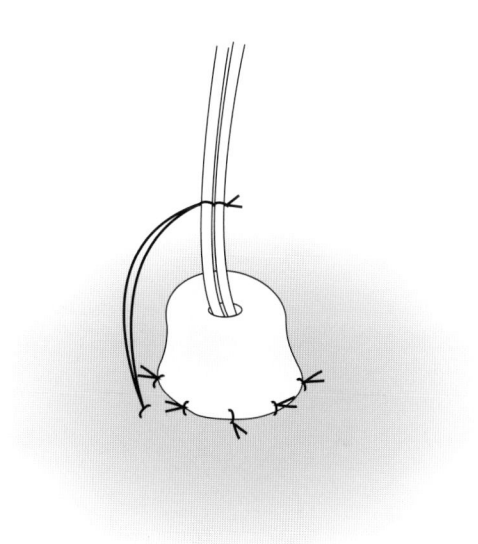

図4-3-3-84　導管口が完成したところ．

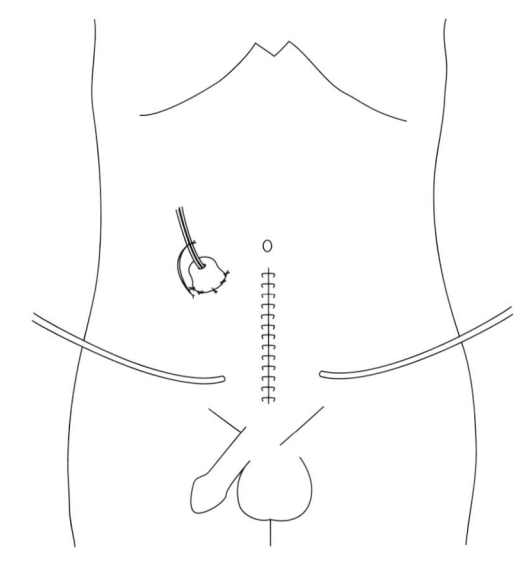

図4-3-3-85　回腸吻合部を確認，術野の止血を最終確認し，創内を生理食塩液で十分に洗浄した後に腹膜を閉鎖，骨盤底に閉鎖ドレーンをおいて腹壁を閉鎖する．皮膚はステープラーで留める．

4-4 膀胱尿道全摘術：女性

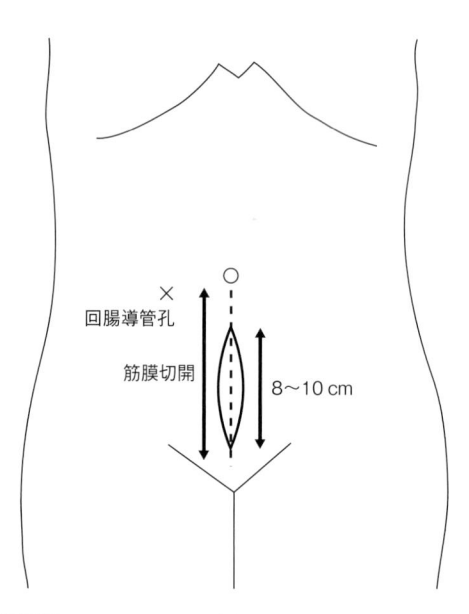

基本的な手技は男性の場合とほとんど同じである．腟があるため直腸損傷の懸念はないが，決して簡単ではない．腟の側壁を走行する変異の多い血管群をいかに処理するかが出血の少ない手術を行うための鍵となる．皮膚切開は男性と同様8〜10 cm程度，手術時間は骨盤リンパ節郭清，尿路変向を含めて7時間程度，出血は尿を含めて1,000 mL程度，自己血採取が困難な貧血症例でも無輸血での手術が十分可能である．

1. 術前準備

腸管処置は男性と同様に行う．腟内の操作が加わるため術野消毒の前に腟内を十分洗浄しておく．

2. 腹壁切開

骨盤展開は下腹部正中切開で行う．皮膚切開長は膀胱を取るだけであれば7〜8 cmで十分と思われるが，回腸導管など腸管を利用した尿路再建を行う場合は8〜10 cm程度の切開で余裕をもたせたほうがストレスは少ない（図4-4-1）．

図4-4-1　皮膚切開　8〜10 cmの下腹部正中切開をおく．白線を皮切よりも長めに切開すると十分な展開が得られる．

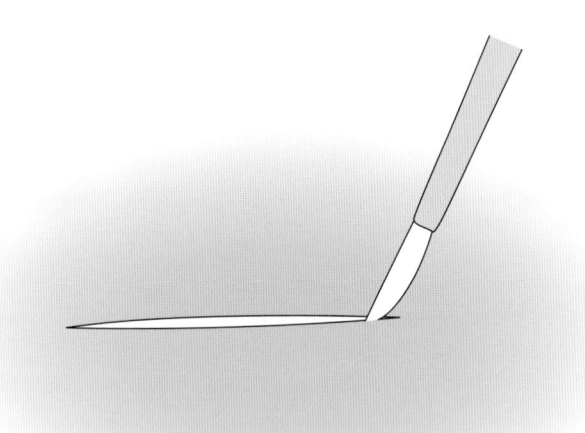

図4-4-2　表皮をメスで切開する．

表皮をメスで切開した後，真皮，皮下脂肪，浅腹筋膜，その下の皮下脂肪の順で腹壁浅層を処理する．その後白線（腹直筋筋膜の正中癒合部）を切開し横筋筋膜，腹膜前脂肪層の順に切開して膀胱下腹筋膜に覆われた腹膜表面を露出する．この膀胱下腹筋膜表面に沿って腹壁裏面および骨盤壁の間をスパーテルの牽引などで鈍的に大きく剝離し，骨盤内を大きく展開する（図4-4-2〜4-4-7）．

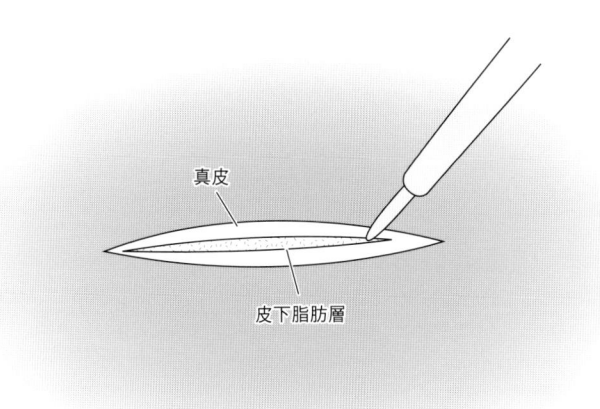

図4-4-3 真皮を電気メスで切開する．

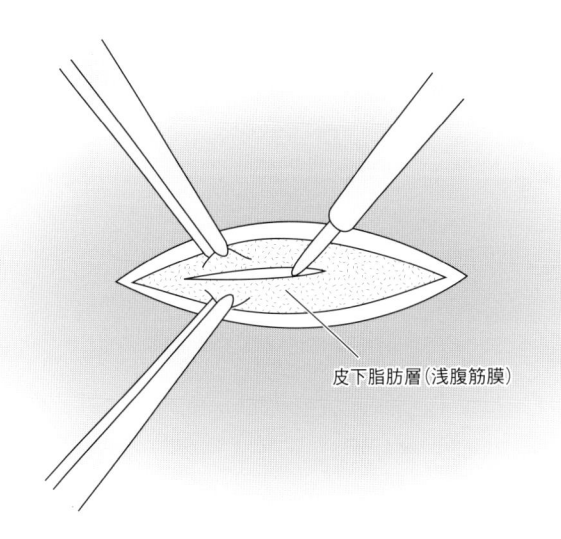

図4-4-4 皮下脂肪層を切開する．下腹部では皮下脂肪層の一部が肥厚して筋膜様構造（浅腹筋膜）を呈する．

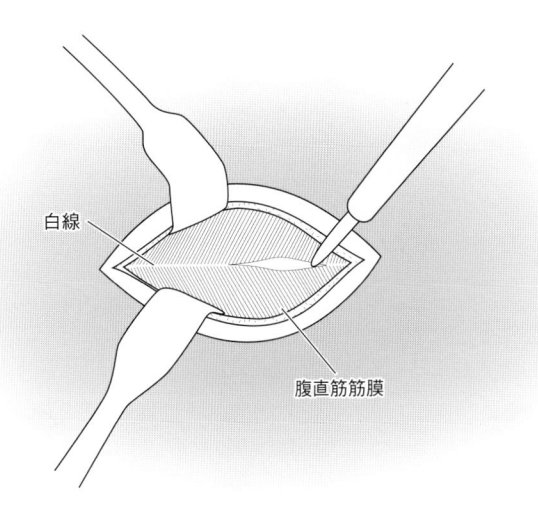

図4-4-5 脂肪組織を圧排して腹直筋筋膜表面を広く露出する．腹直筋筋膜の正中癒合部（白線）がわかりにくい場合，筋膜線維の走行などを参考にする．恥骨上から臍下近くまで大きく切開する．

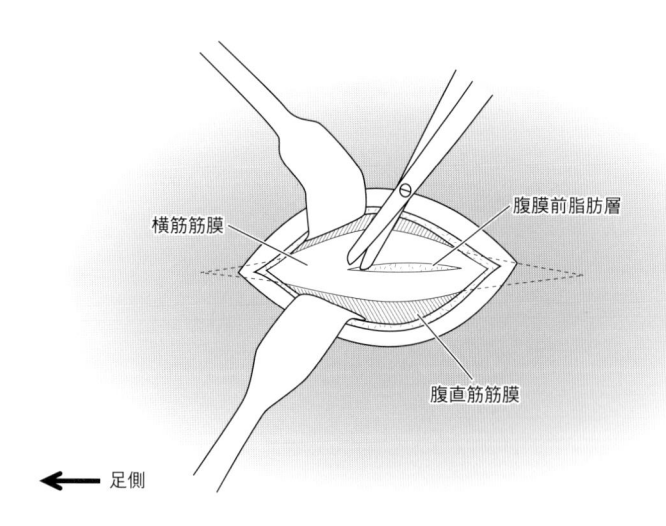

図 4-4-6 横筋筋膜をメッツェンバウムで切開し、その下の腹膜前脂肪（正確には膀胱下腹筋膜を覆う脂肪層）を露出する．

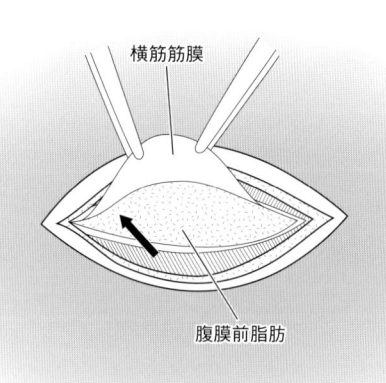

図 4-4-7　骨盤展開の開始点　膜構造が比較的強固な足側から開始する．腹膜前脂肪と横筋筋膜との間を横筋筋膜の内面に沿って（矢印）剥離する．

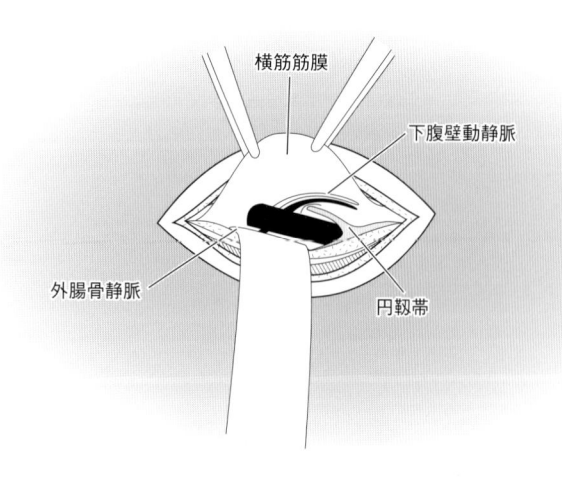

図 4-4-8　頭側への展開　下腹壁静脈を同定しそれを起始部へと追いかけ、外腸骨静脈、円靱帯を同定する．円靱帯と外腸骨静脈の間を鉤の牽引などの鈍的操作で大きく剥離する．

外腸骨静脈、下腹壁動静脈、円靱帯を同定する（図 4-4-8）．これらの構造の相互関係を頭に入れておけば、一部の構造物を同定することですぐに全体像が把握できる．外腸骨静脈と円靱帯の間を開始点として血管鞘と膀胱下腹筋膜との間を外腸骨静脈の走行に沿って押し分けると術野の側面が大きく展開される．

以上の操作で内外腸骨動脈分岐部から骨盤底までが展開される．オムニトラクトなどの開創器具を用いて術野を展開・固定し次の操作に移る（図 4-4-9）

3. 骨盤リンパ節郭清

まず骨盤リンパ節郭清を行う．男性と同様で閉鎖領域、外腸骨動脈領域、内腸骨動脈領域の3領域の郭清が標準である．郭清の基本手順は4-2の項を参照されたい．簡単に要点をまとめれば、閉鎖領域郭清では外腸骨静脈の下縁から閉鎖神経上縁まで、外腸骨動脈領域郭清の場合は陰部大腿神経内側から外腸骨静脈上縁まで、内腸骨動脈領域郭清の場合は閉鎖神経下縁から膀胱外側までの脂肪組織を集約させ、近位・遠位で結紮切断して一塊としてリンパ節群を摘出する．

4. 上膀胱動脈の処理と尿管確保

基本的な血管走行は男性の場合とほとんど変わりない（図4-4-10）.

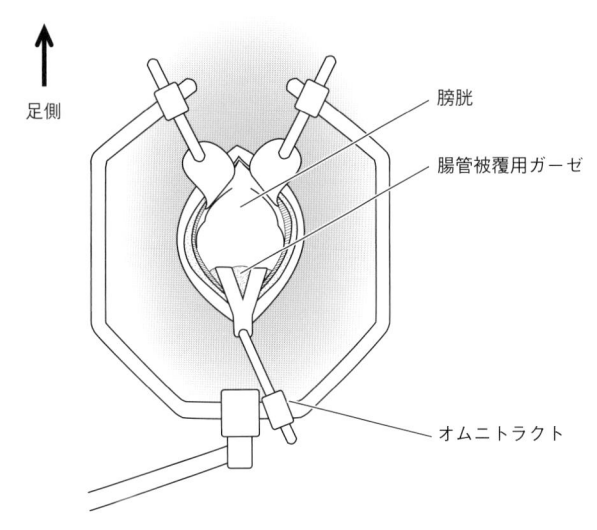

図4-4-9 開創器具による術野の確保 3方向からの牽引で十分な術野が得られる．腹膜および腹腔内容が術野に干渉しないように，腸管被覆用のガーゼで頭側方向をパッキングしておく．

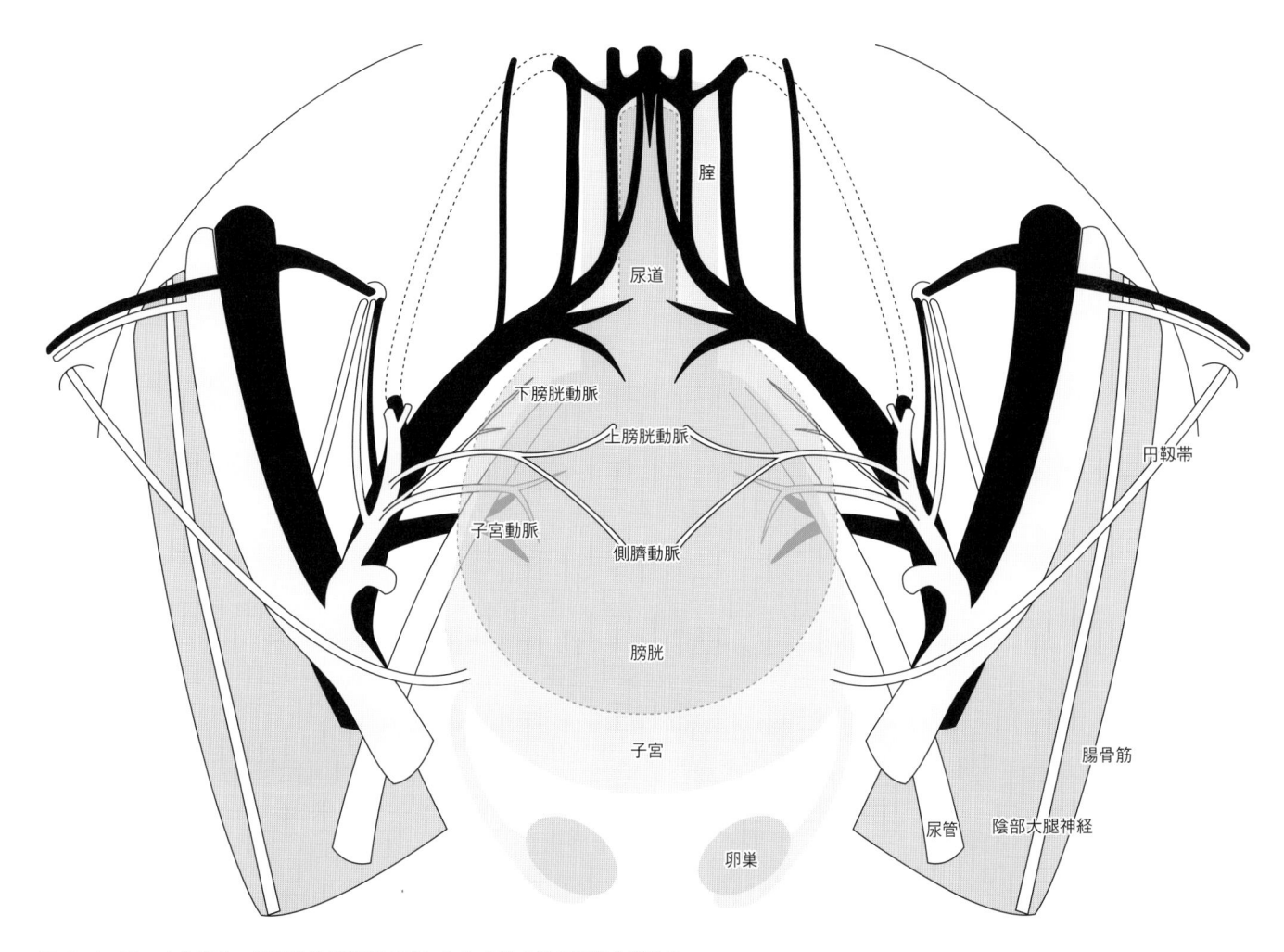

図4-4-10 主な構造の相対的位置関係を頭に入れてその後の操作を進める．

リンパ節郭清が終了したら創をそのまま内腸骨動脈の内側に沿って剝離を進め上下膀胱動脈を処理する．まず内外腸骨動脈分岐部の近傍で分岐し，膀胱下腹筋膜表面を正中頭側方向へと走行する側臍動脈(末梢で上膀胱動脈を分岐する)を同定，これを剝離し結紮切断する(図4-4-11～4-4-14)．

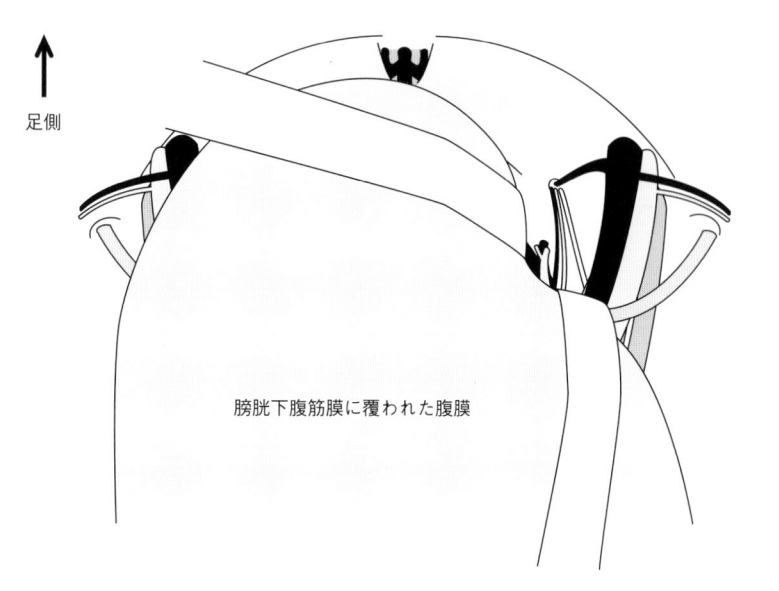

図4-4-11 骨盤腔の右側を展開する(すでに骨盤リンパ節郭清は終了している)．鉤やスパーテルにかけて引くだけで容易に展開できる．

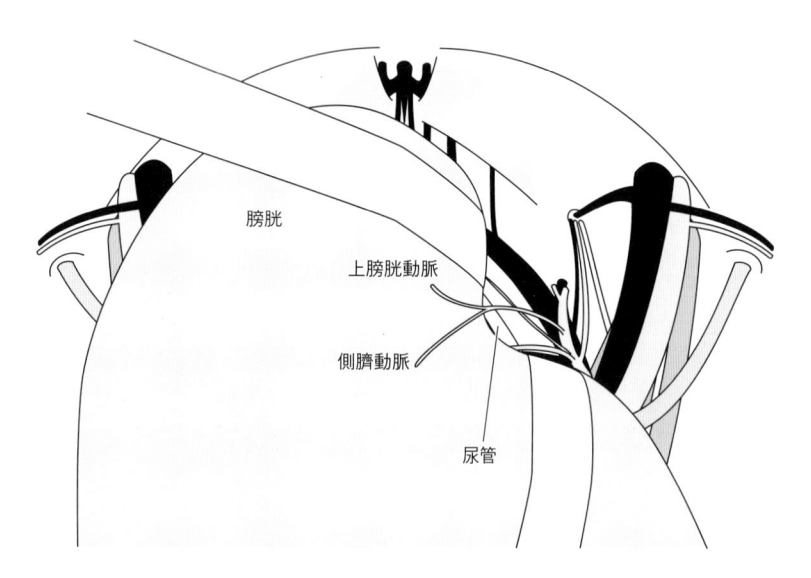

図4-4-12 展開が進むと尿管を横切って膀胱，腹膜正中へと向かう側臍動脈が確認できる．

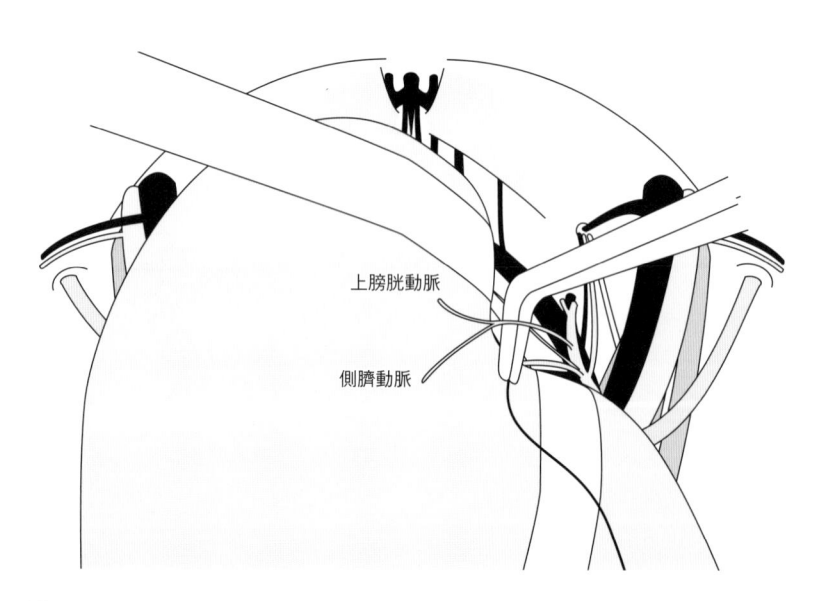

図4-4-13 側臍動脈を剝離し1-0絹糸をかけて結紮する．

尿管は側臍動脈と腹膜との間を側臍動脈と交差するように走行するので，側臍動脈の処理の際に最も簡単に同定することができる．腹膜を損傷しないように尿管周囲を鈍的に剝離し，尿管を血管テープなどを用いて確保，この段階で上下に十分剝離しておくと後の処理が容易となる．尿管は他の周辺構造物剝離の際の指標となるのでこの時点ではまだ切断しない（図 4-4-15, 4-4-16）．

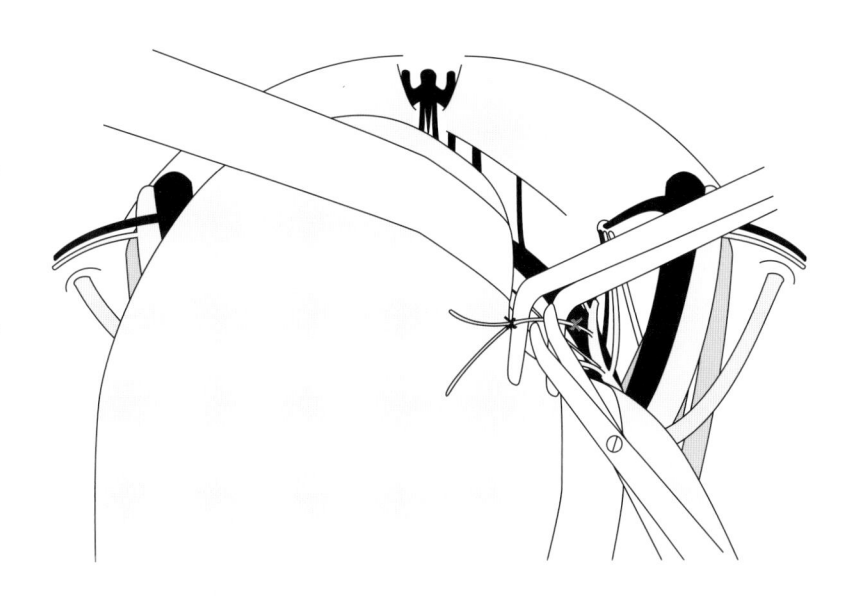

図 4-4-14　側臍動脈を切断する．

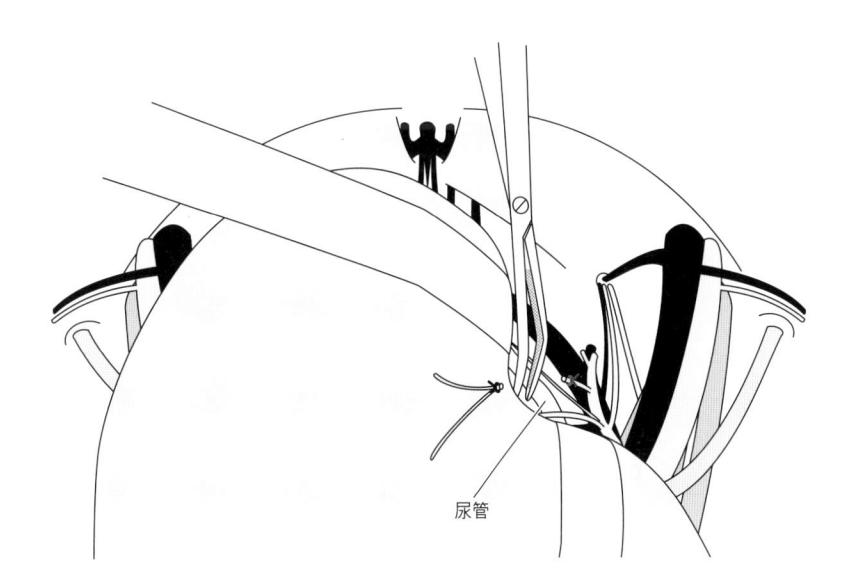

図 4-4-15　側臍動脈に交差して走行する尿管を同定，剝離する．

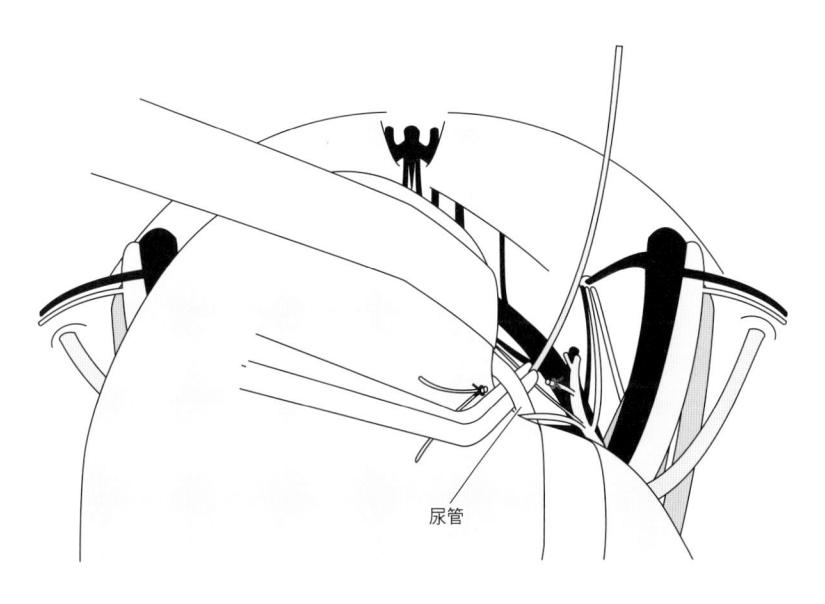

図 4-4-16　右尿管に細径のネラトンカテーテルをかけて確保する．

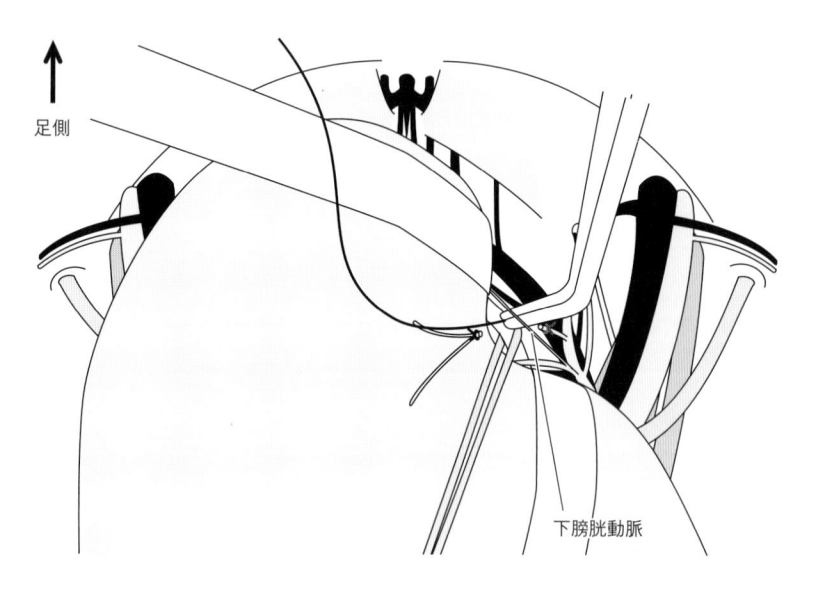

図 4-4-17 右尿管の外側に沿って剥離を足側に進めると下膀胱動脈が現れる．まず下膀胱動脈を剥離し，2-0絹糸で結紮する．

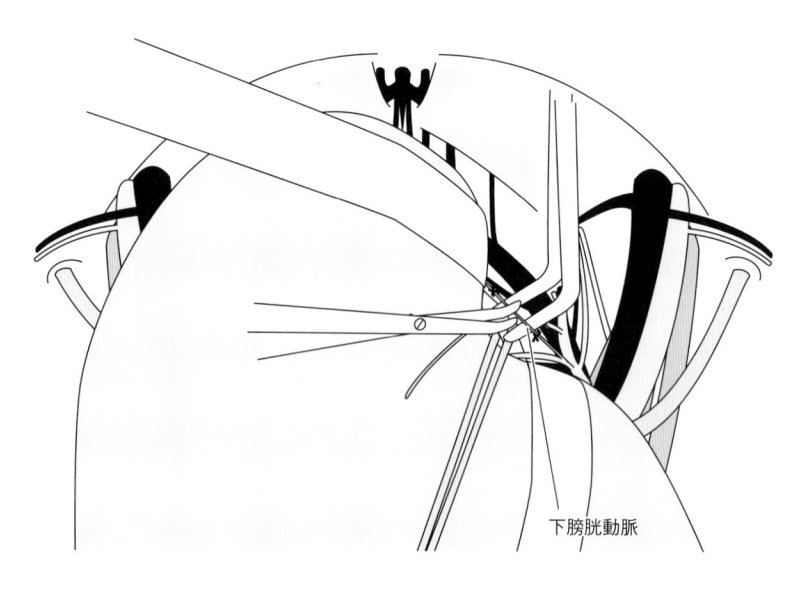

図 4-4-18 右下膀胱動脈を切断する．

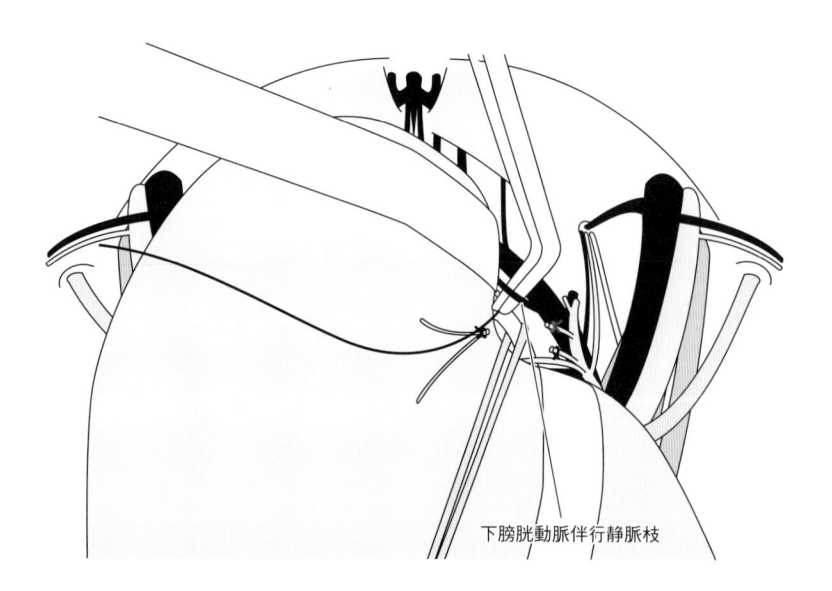

図 4-4-19 下膀胱動脈に伴行する静脈枝に糸をかけて結紮する．

尿管の剥離が終了し，尿管の外側に沿って骨盤深部への剥離を進めていくと子宮動脈の分岐部付近から分岐して膀胱深部へと向かう下膀胱動脈に遭遇する．多くの場合，数本の静脈枝が伴行しており，これを損傷しないように留意しながら，下膀胱動脈を結紮切断，次いで伴行する静脈を結紮切断する（図4-4-17～4-4-20）．

5. 尿管末端の処理

次いで尿管を近位，遠位へと十分に剥離し，1-0絹糸をかけて末端を結紮する．近位側の断端からシングルJステント（6～7Fr）を挿入し糸で尿管に固定する．ステント挿入に先立って尿管末端の一部を切除し迅速病理に提出し，癌病巣の有無を確認する（図4-4-21～4-4-25）．

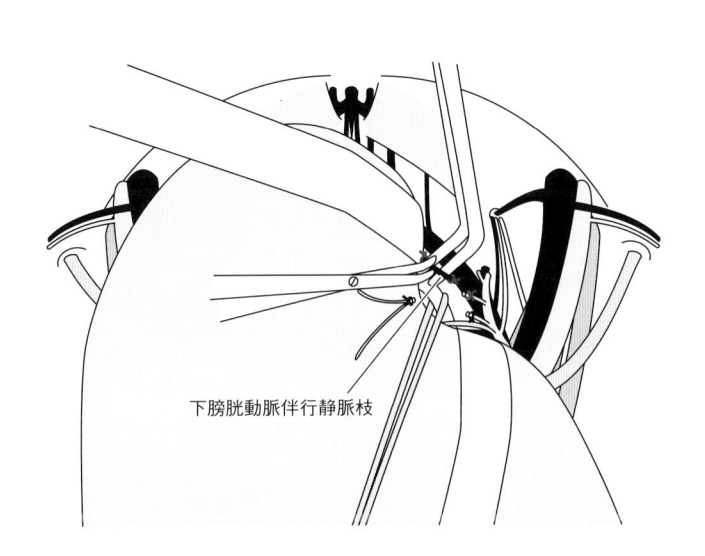

図 4-4-20　下膀胱動脈に伴行する静脈枝を切断する．

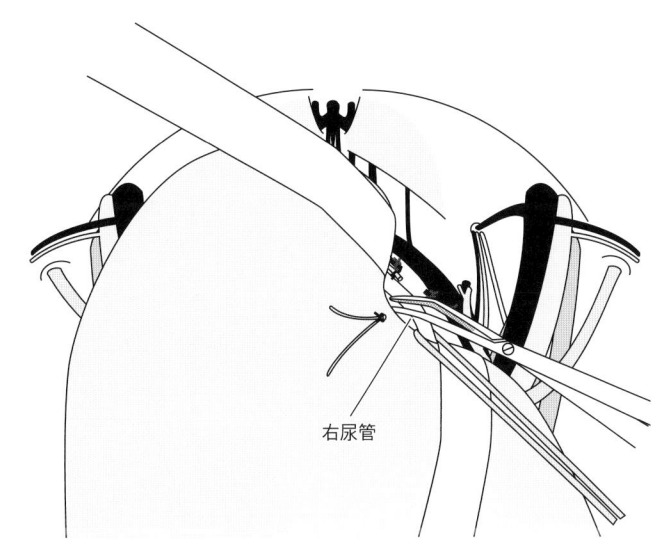

図 4-4-21　右尿管の剝離を膀胱側へ進める．

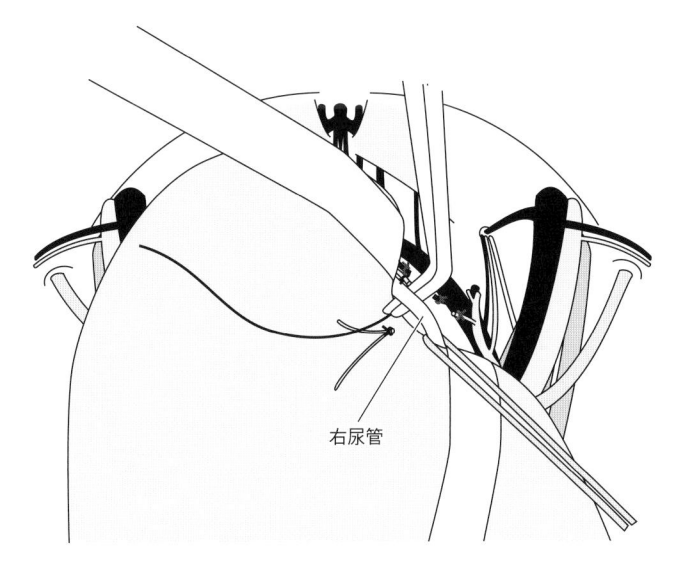

図 4-4-22　右尿管末端に 1-0 絹糸をかけて結紮する．

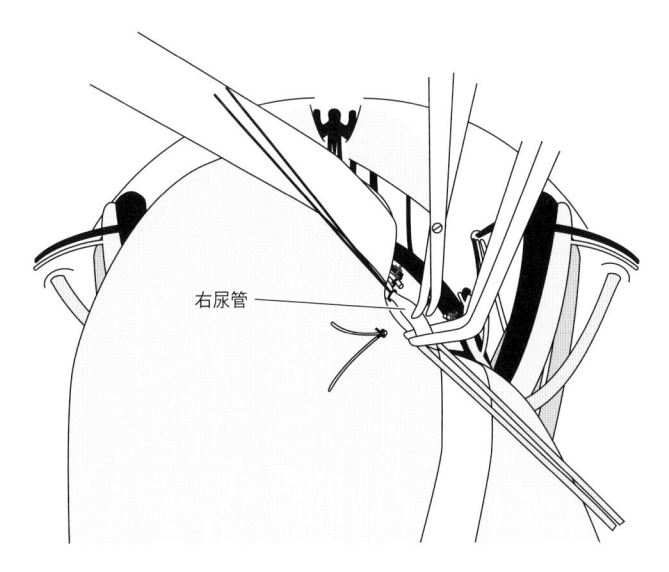

図 4-4-23　右尿管に鉗子をかけて切断する．

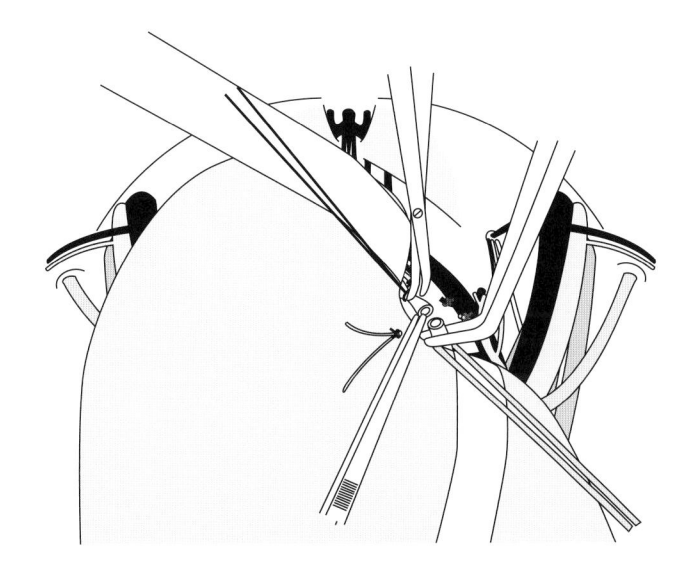

図 4-4-24　右尿管断端の末梢側を切除して迅速病理に提出する．

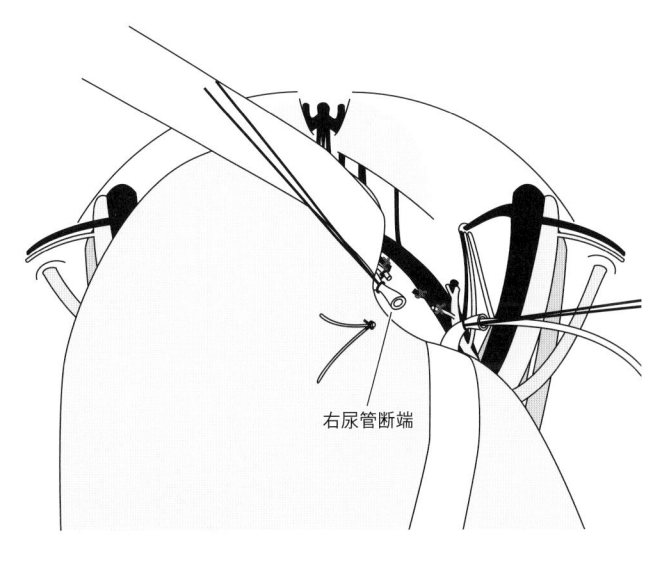

図 4-4-25　右尿管に 6～7 Fr シングル J ステントを挿入，1-0 絹糸で尿管断端を結紮する．

尿管の処理が終了したら4～5の操作を対側にも行う(図4-4-26～4-4-40).

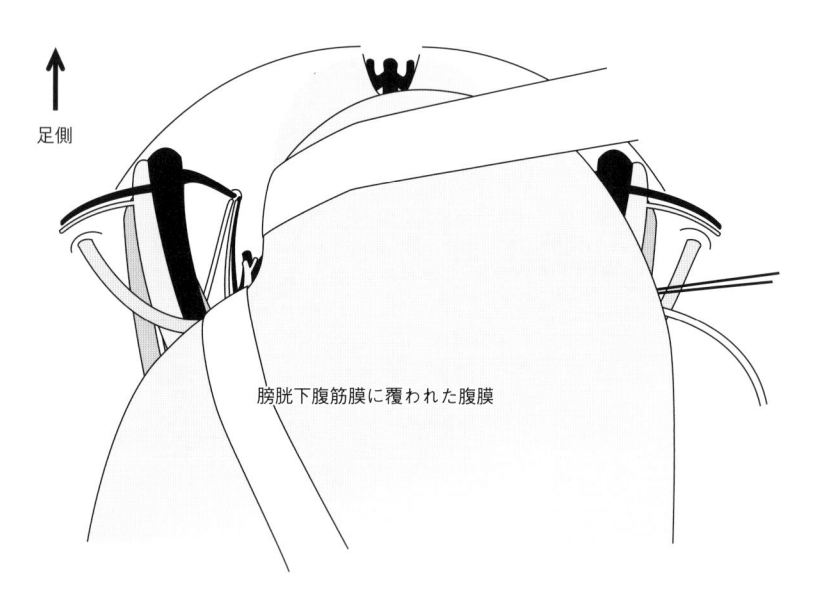

図4-4-26 骨盤腔の左側を展開する．手順は右側と同一である．鉤やスパーテルにかけて引くだけで容易に展開できる．

(図中ラベル: 膀胱下腹筋膜に覆われた腹膜)

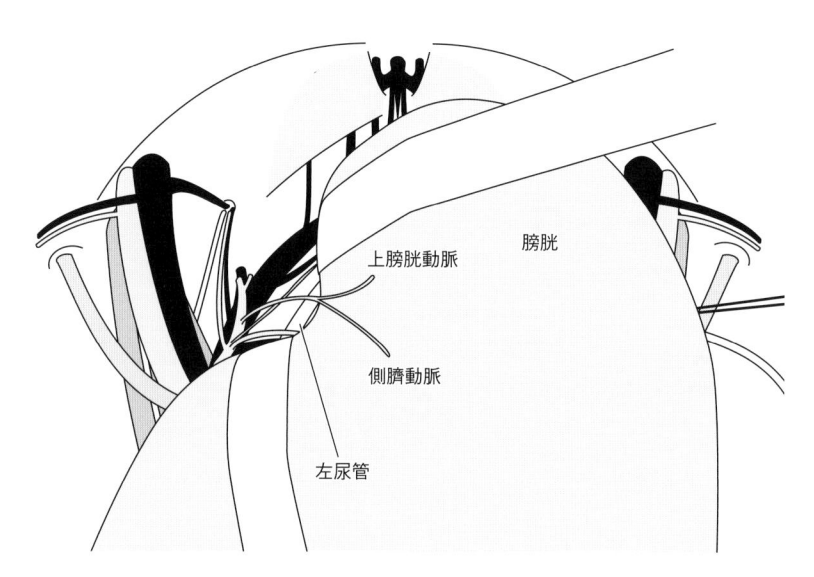

図4-4-27 展開が進むと尿管を横切って膀胱，腹膜正中へと向かう側臍動脈が確認できる．

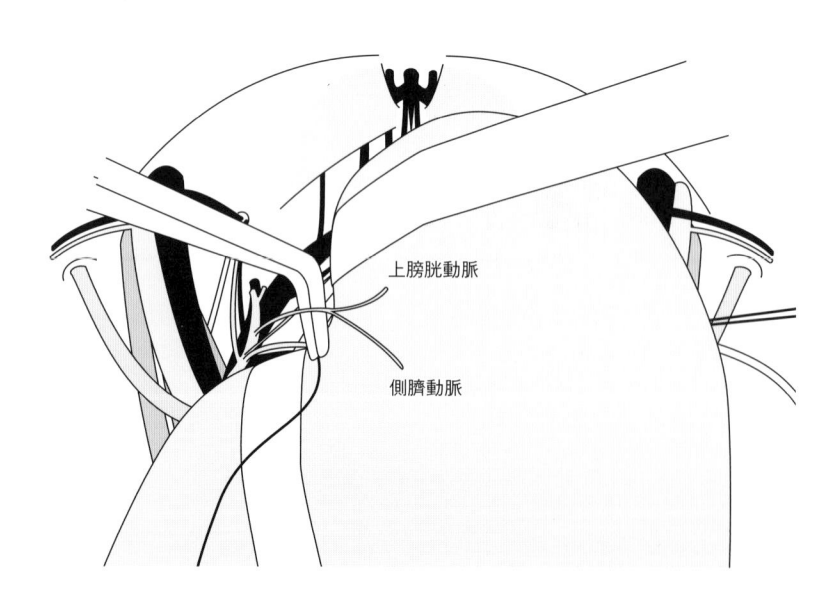

(図中ラベル: 上膀胱動脈，側臍動脈，左尿管，膀胱)

図4-4-28 側臍動脈を剝離し1-0絹糸をかけて結紮する．

(図中ラベル: 上膀胱動脈，側臍動脈)

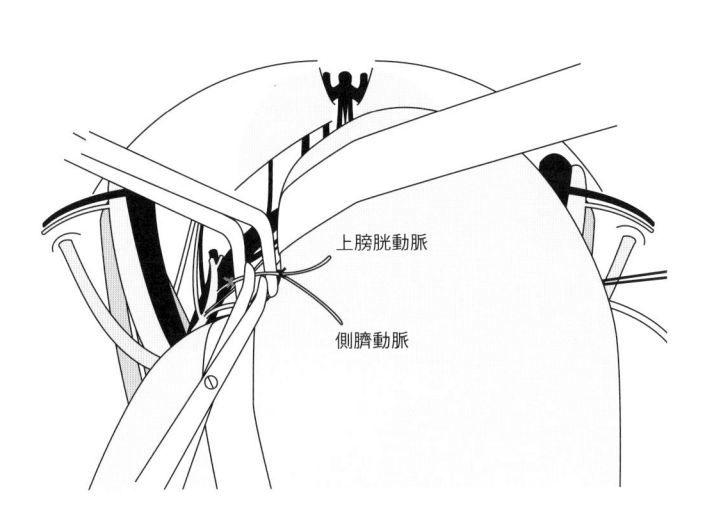

図 4-4-29　側臍動脈を切断する．

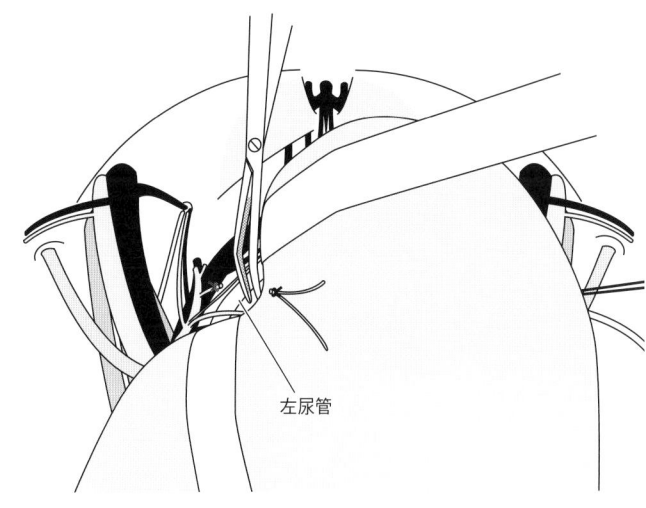

図 4-4-30　側臍動脈に交差して走行する尿管を同定，剥離する．

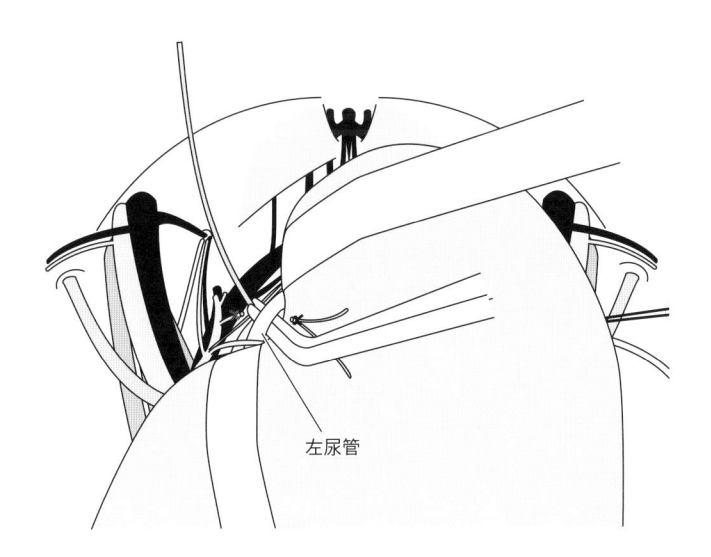

図 4-4-31　左尿管に細径のネラトンカテーテルをかけて確保する．

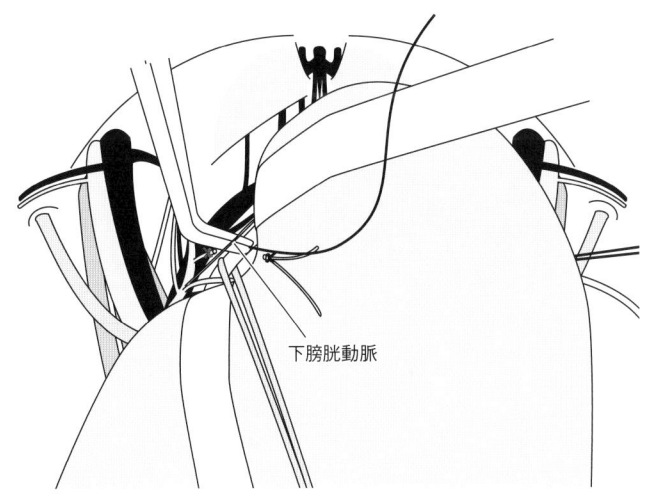

図 4-4-32　左尿管の外側に沿って剥離を足側に進めると下膀胱動静脈が現れる．まず下膀胱動脈を剥離し，2-0絹糸で結紮する．

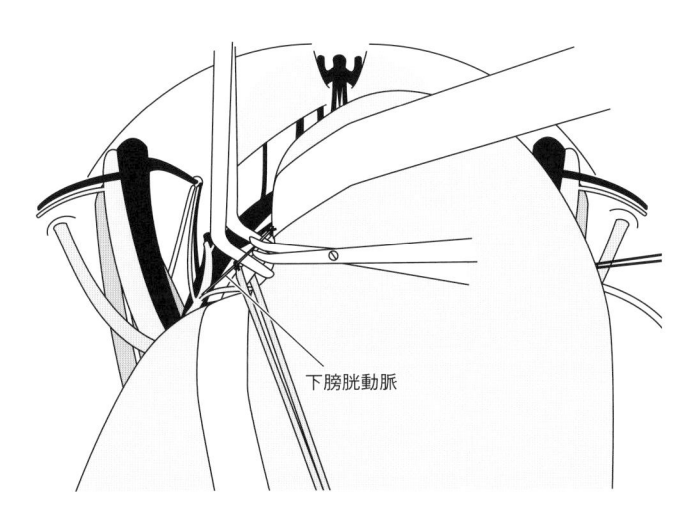

図 4-4-33　左下膀胱動脈を切断する．

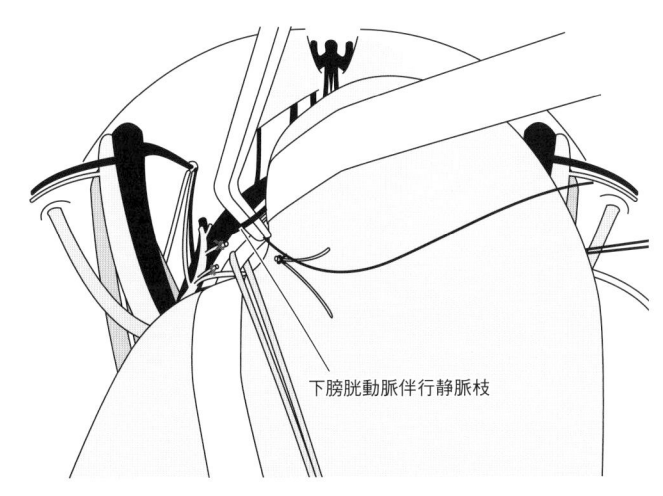

図 4-4-34　下膀胱動脈に伴行する静脈枝に糸をかけて結紮する．

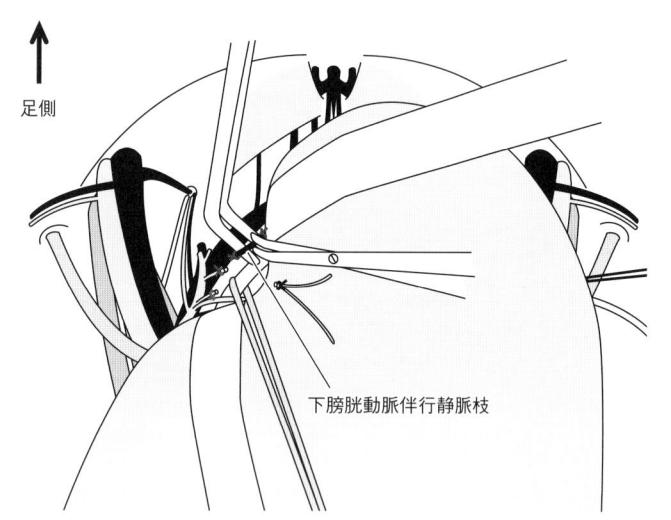

図 4-4-35　下膀胱動脈に伴行する静脈枝を切断する．

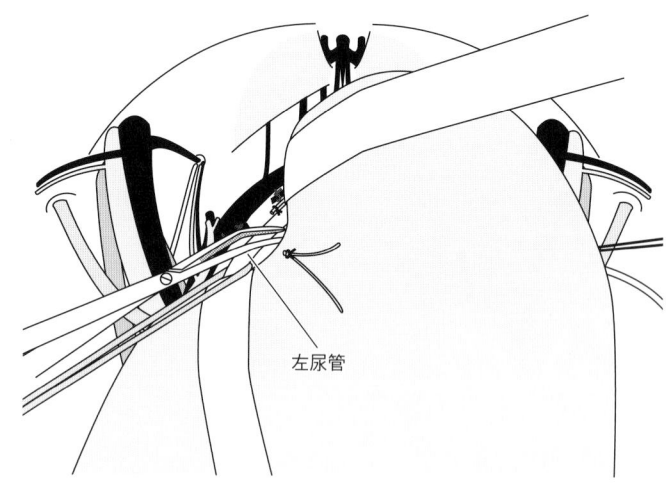

図 4-4-36　左尿管の剝離を膀胱側へ進める．

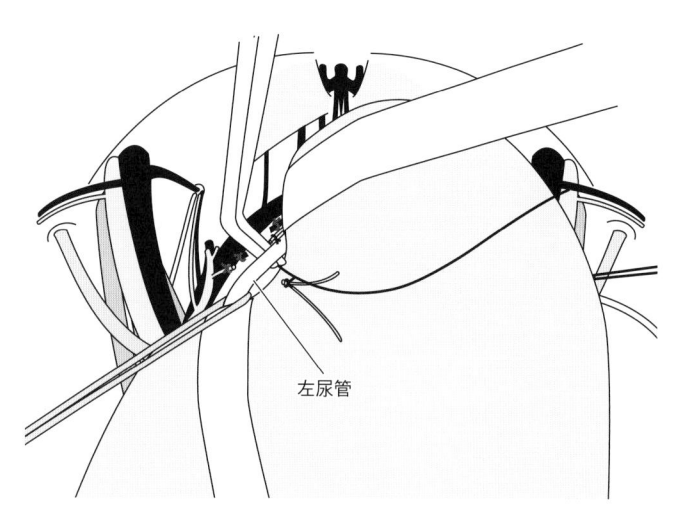

図 4-4-37　左尿管末端に 1-0 絹糸をかけて結紮する．

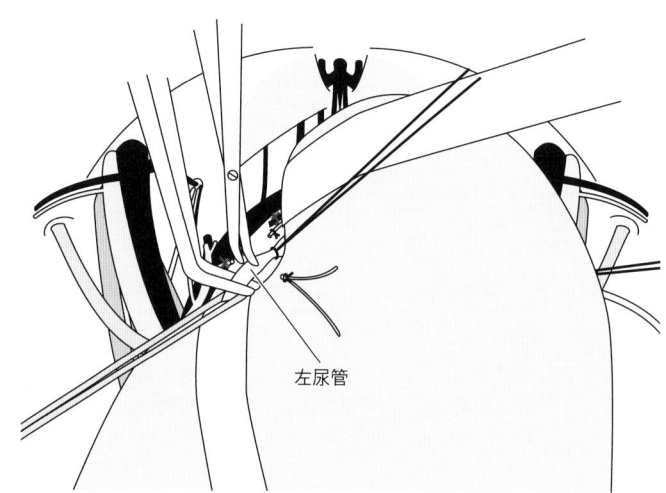

図 4-4-38　左尿管に鉗子をかけて切断する．

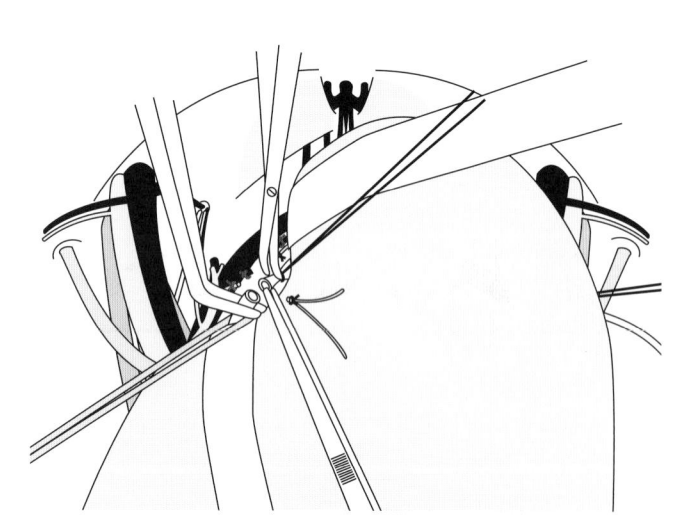

図 4-4-39　左尿管断端の末梢側を切除して迅速病理に提出する．

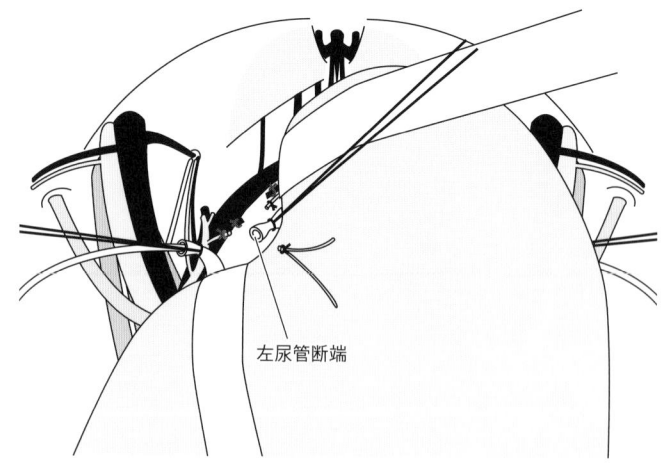

図 4-4-40　左尿管に 6〜7 Fr シングル J ステントを挿入，1-0 絹糸で尿管断端を結紮する．

6. 膀胱下腹筋膜の切開

次は膀胱・腹膜間の剥離である．まず腹側で膀胱下腹筋膜を切開する．男性と同様に膀胱下腹筋膜と腹膜ないし膀胱との間は血管の走行路となっており，切開を外側に広げると側臍動脈（索）に遭遇するのでこれを結紮切断する．側臍動脈はその起始部で処理しているので近位側の結紮は省略してもよい．このレベルではほとんどの場合，側臍動脈内腔の血流はないので全く結紮せずただ切断することも可能である．その後，脂肪組織を圧排して腹膜表面を同定しこれを切開，腹腔内を展開する（図4-4-41～4-4-47）．

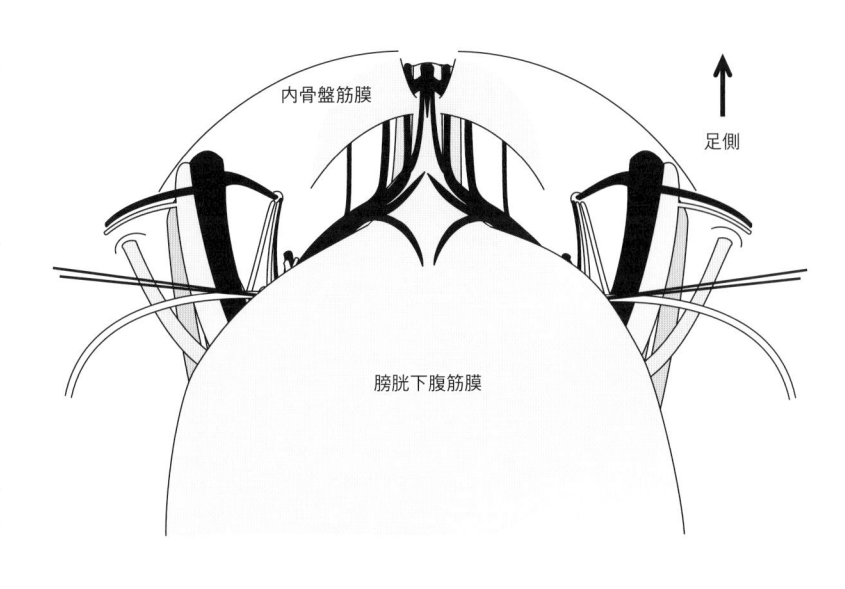

図4-4-41 次に膀胱・腹膜間の剥離に移る．

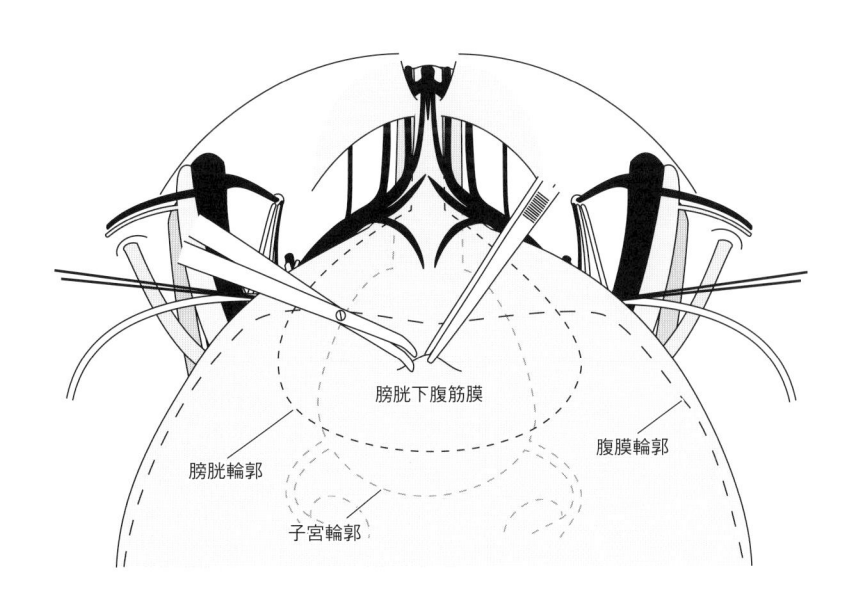

図4-4-42 膀胱腹膜境界部で膜構造（膀胱下腹筋膜）に切開を加える．

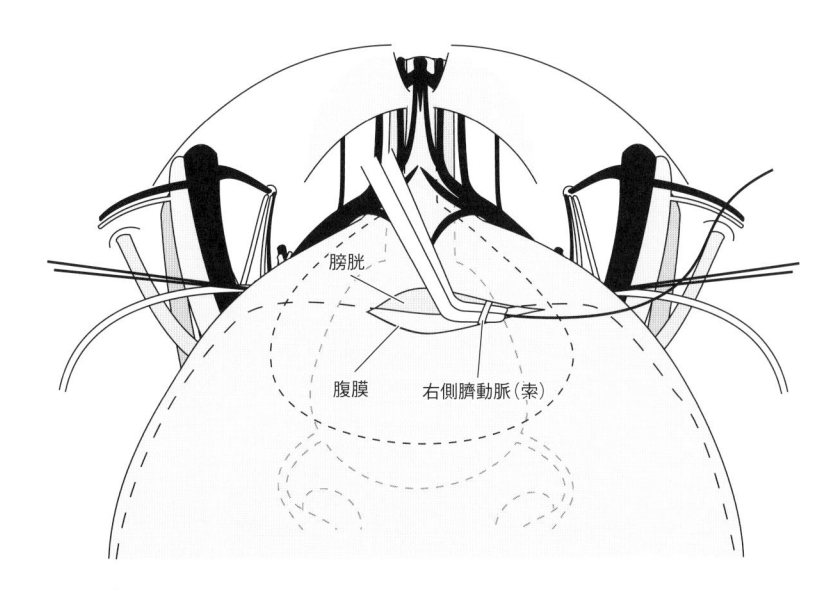

図4-4-43 右の側臍動脈（索）を同定剥離し1-0絹糸をかけて結紮する．

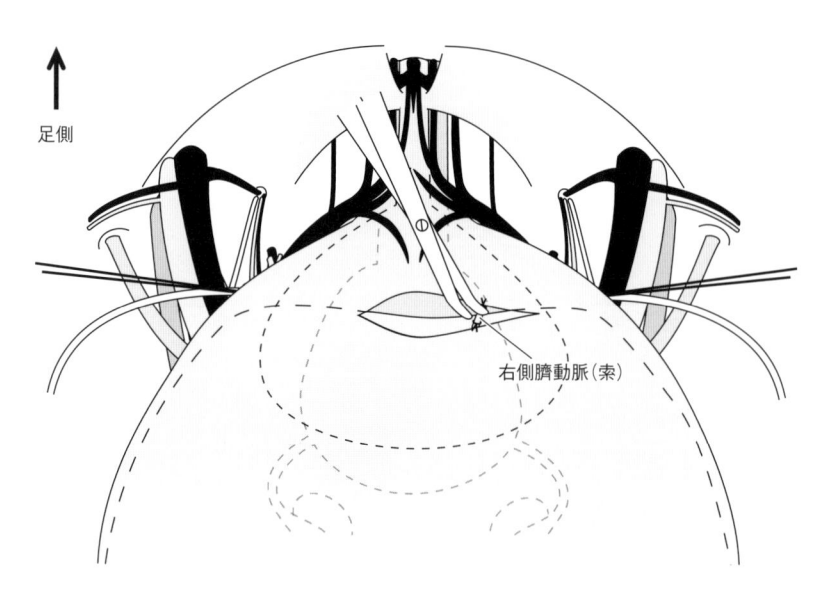

図4-4-44 右側臍動脈(索)を切断する．

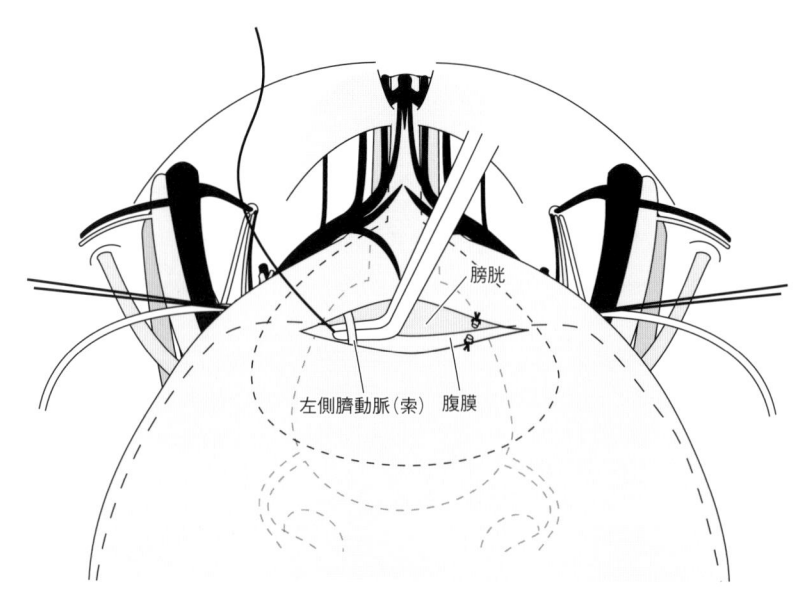

図4-4-45 左の側臍動脈(索)を同定剝離し1-0絹糸をかけて結紮する．

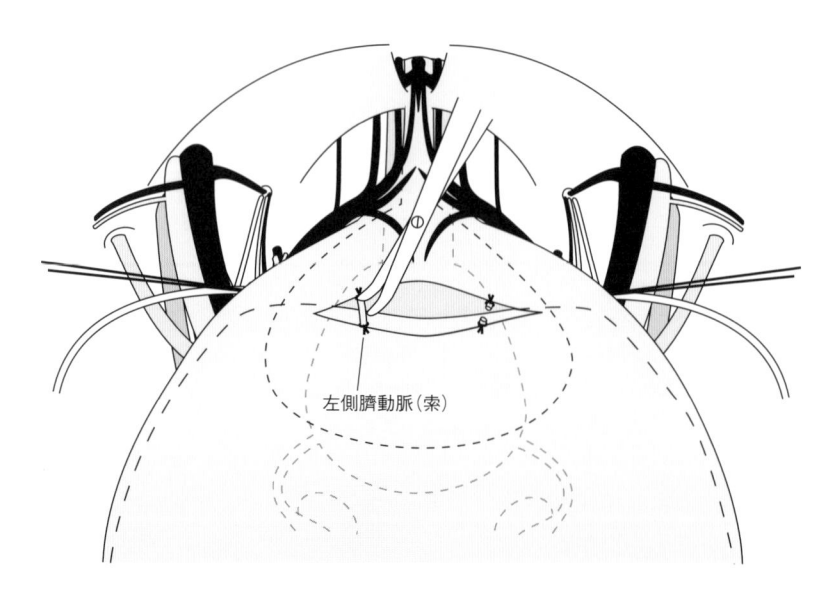

図4-4-46 左側臍動脈(索)を切断する．

7. 子宮・卵巣の取り扱い

　女性の膀胱尿道全摘では子宮，場合により卵巣の合併切除が標準と考えられてきたと思われる．しかし子宮を切除することの意義は医学的に十分確立されているわけではない．文献上は1920年代，まだ診断法も稚拙で，多くが広範に局所進展した症例であった時代に行われていた術式が慣習的に受け継がれて現在に至っていると考えられる．現実には腫瘍が子宮に進展している可能性がほとんどなければ，子宮を温存してもなんら差し支えないものと考えられる．子宮を残すことにより，骨盤底の支持構造が保持され，また腹膜の修復も容易となる．特に腸管を利用して新膀胱を作成する場合は後方への新膀胱の変位，変形が減少し，新膀胱の排尿効率へもよい影響があると予測される．

8. 膀胱・腹膜間の剥離

　子宮と卵巣の位置，周辺の癒着の有無を観察する．腹膜と膀胱との生理的癒着部を膀胱につけるようにして膀胱・腹膜間を剥離する．腹膜は極力温存するようにしておくと膀胱摘出後の腹膜修復が容易となる．正中部での剥離が終了したら側方の膀胱・腹膜間脂肪組織(いわゆるlateral wing)を切断する．ここには血管はほとんど走行していないので結紮する必要はないが腹膜に切り込まないように留意する(図4-4-48〜4-4-51).

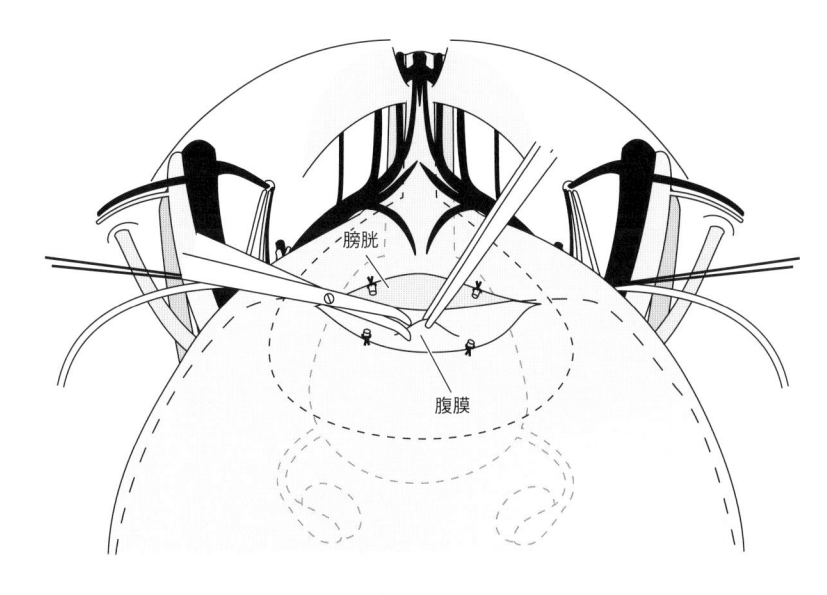

図4-4-47　膀胱近傍で腹膜を切開する．

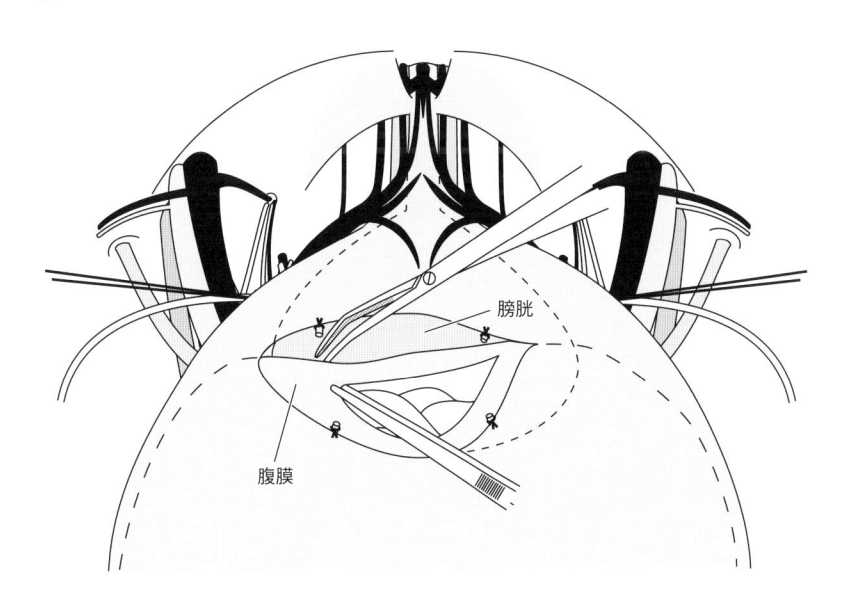

図4-4-48　膀胱・腹膜間を鈍的に剥離する．

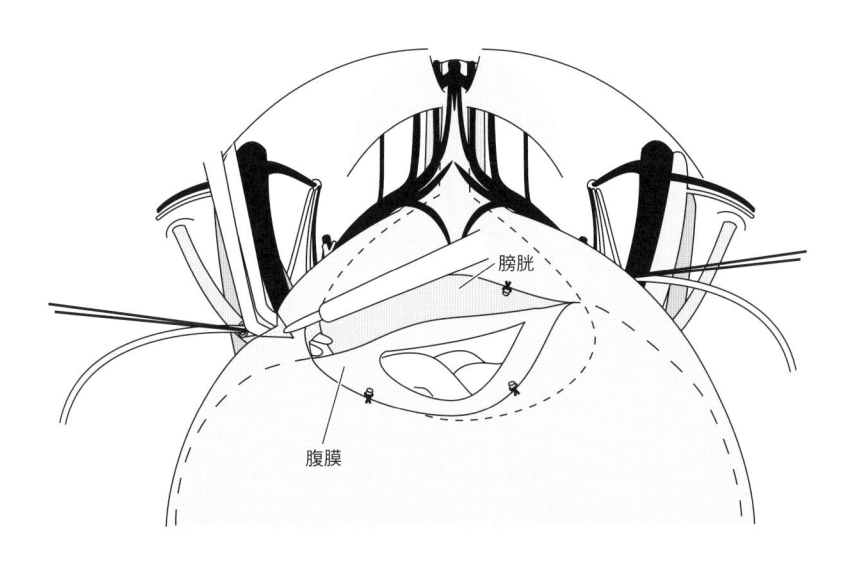

図4-4-49　左側で膀胱・腹膜間の脂肪組織を切開する．ここには大きな血管は存在しないので電気メスで大胆に切開して構わない．

次いで膀胱と生理的に癒着した部分の腹膜を膀胱につけるようにしてその周囲を切開する（図4-4-52〜4-4-55）．

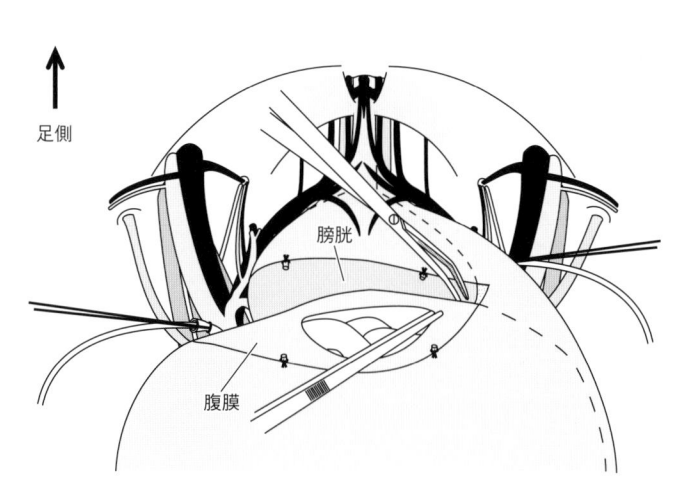

図4-4-50　膀胱・腹膜間の剝離を右へ広げる．

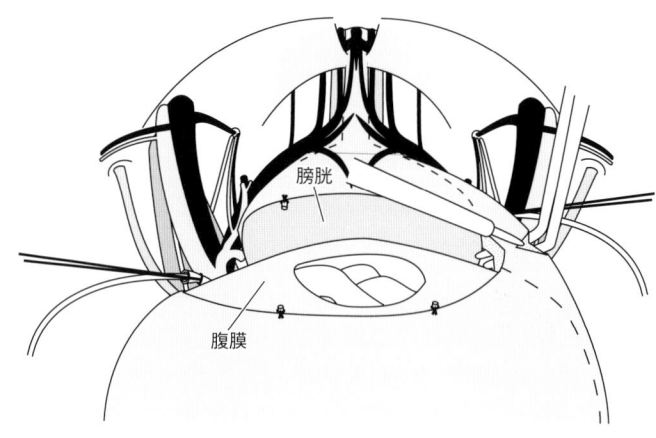

図4-4-51　左側と同様にして右側の膀胱・腹膜間脂肪組織を電気メスで切開する．

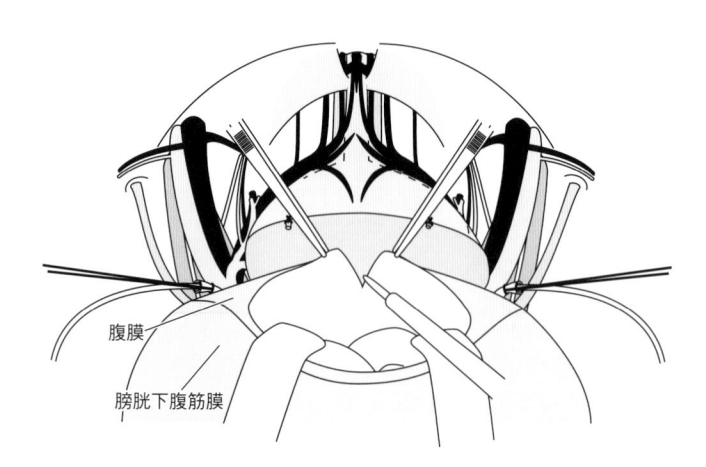

図4-4-52　膀胱を覆う腹膜を正中部で切開する．

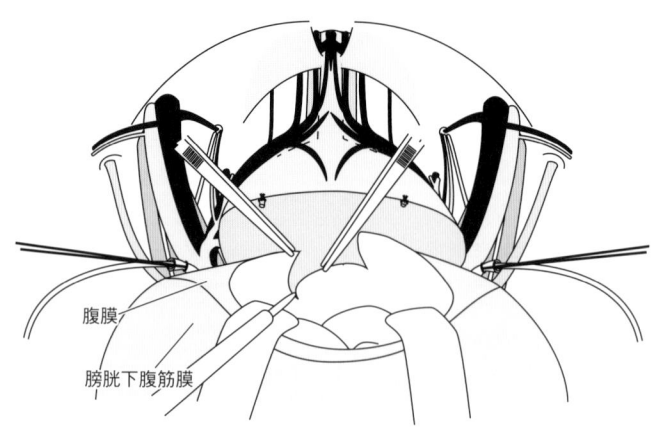

図4-4-53　生理的癒着部を残して腹膜の切開を左側に広げる．

腹膜と膀胱との剥離が終了したら子宮と膀胱間を鈍的に剥離する（図4-4-56）．剥離が十分行われると前腟円蓋が露出されてくる（図4-4-57）．この側方から尿管膀胱移行部周辺は血管の集約部であり，ちょっとした剥離操作でもかなりの出血をみることがあるため，この時点では手をつけないようにしておく．

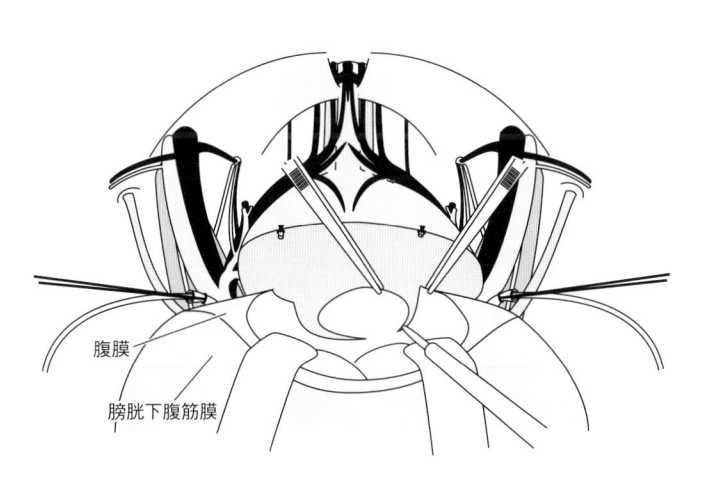

図4-4-54　腹膜の切開を右側に広げる．

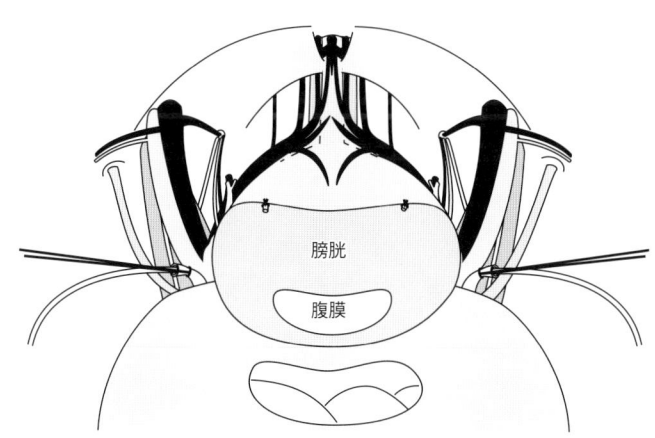

図4-4-55　生理的癒着部を残して膀胱と腹膜が離断されたところ．

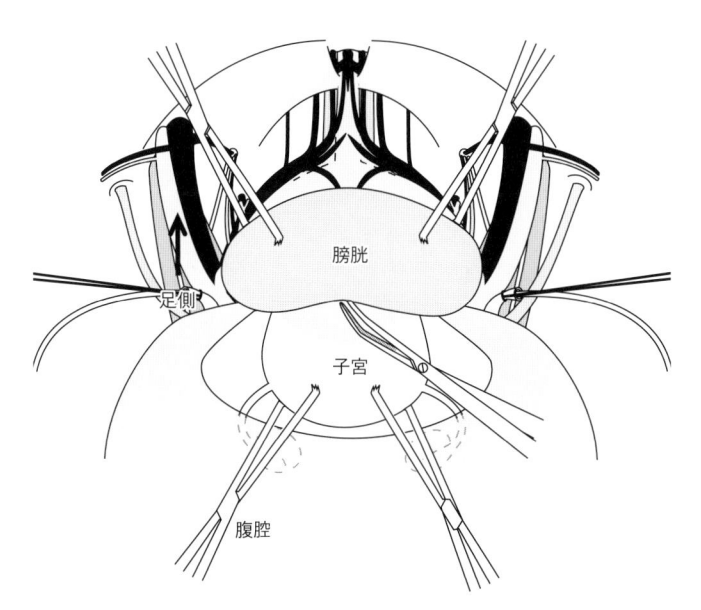

図4-4-56　膀胱をアリス鉗子で把持，牽引し膀胱子宮間を鈍的に剥離する．

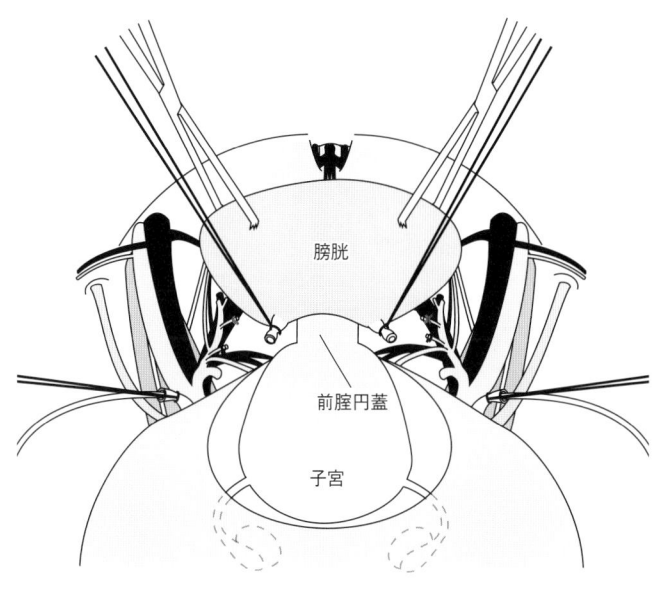

図4-4-57　膀胱子宮間の剥離を進め前腟円蓋を露出する．

9. 内骨盤筋膜の切開

膀胱と腹膜の剥離が終了したら腔前壁と尿道周辺の血管処理に移る．骨盤内の基本的な筋膜構造や血管走行は男女間で大きな差はないので手術手順も男性の膀胱全摘と大きく変わるところはない．まず内骨盤筋膜を切開し腔側面から直腸前面を大きく露出する．次いで男性の恥骨前立腺靱帯に相当する構造物を切開する（図4-4-58〜4-4-61）．

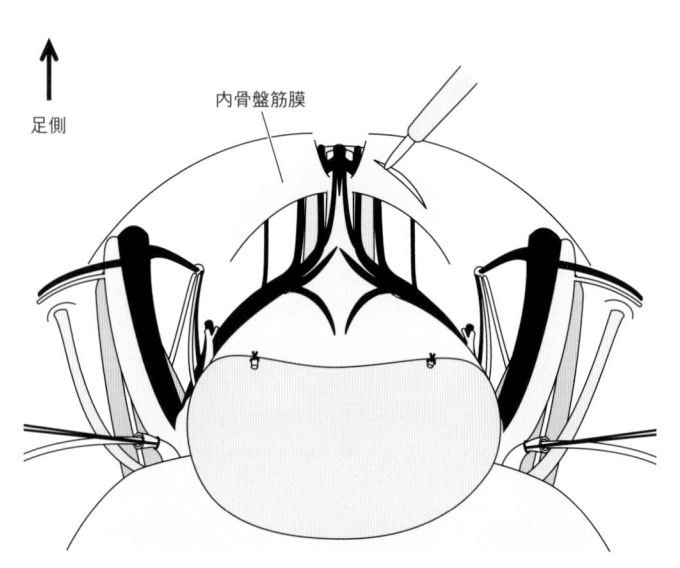

図4-4-58　右側の内骨盤筋膜を切開する．

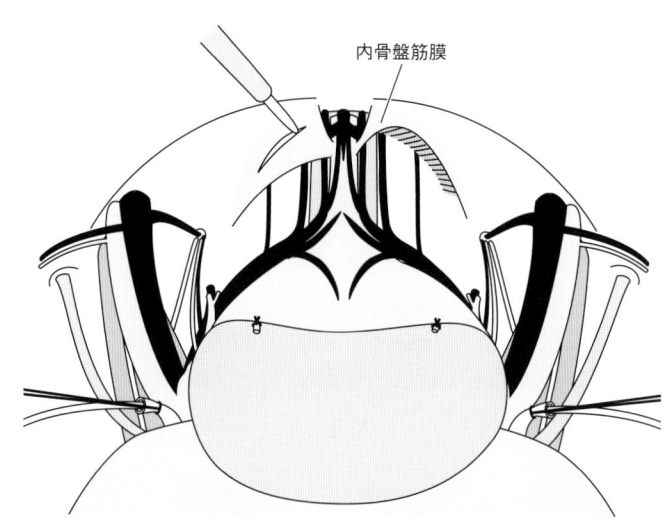

図4-4-59　左側の内骨盤筋膜を切開する．

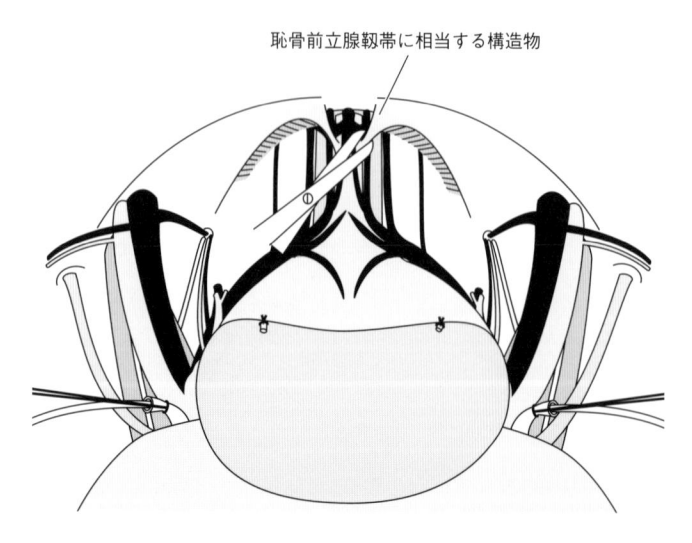

図4-4-60　右側で男性の恥骨前立腺靱帯に相当する靱帯様構造を切開する．

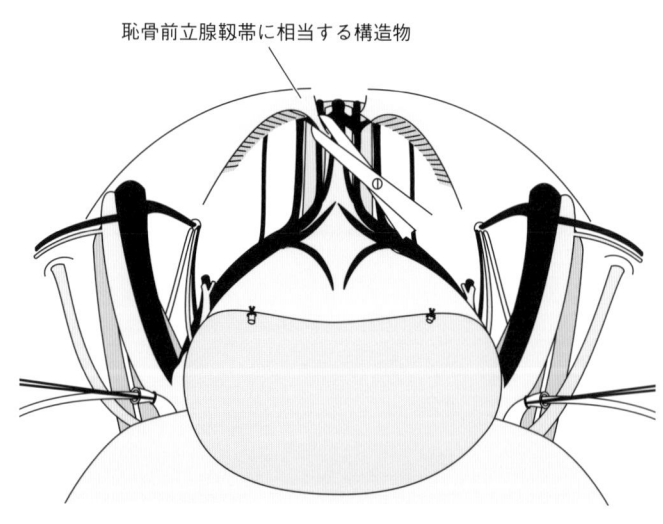

図4-4-61　左側でも男性の恥骨前立腺靱帯に相当する靱帯様構造を切開する．

10. 膀胱静脈叢の処理と収束縫合

　腟壁の側面が露出されたら膀胱頸部に側方から流入して尿道前面へと向かう膀胱静脈叢を縫合し，血流を遮断する（図4-4-62〜4-4-64）．これにより尿道尖部背静脈群処理の際の出血が大幅に減少する．まず神経血管束（腟と尿道間の溝を走行）と膀胱静脈叢の分岐部から尿道前面中央に向かって2-0針付バイクリルで大きく縫合，次いで中央部分を縫合する．その後いわゆるbunchingと同じ要領で静脈群全体に縫合糸をかけ静脈群を前立腺中央にまとめ上げていく．

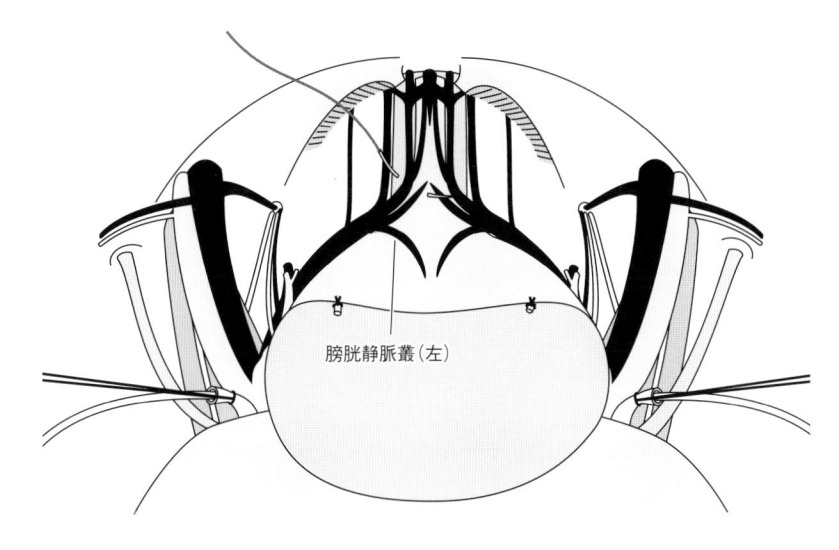

図4-4-62　膀胱頸部で膀胱静脈叢を2-0針付バイクリルを用いて止血縫合する（左）．

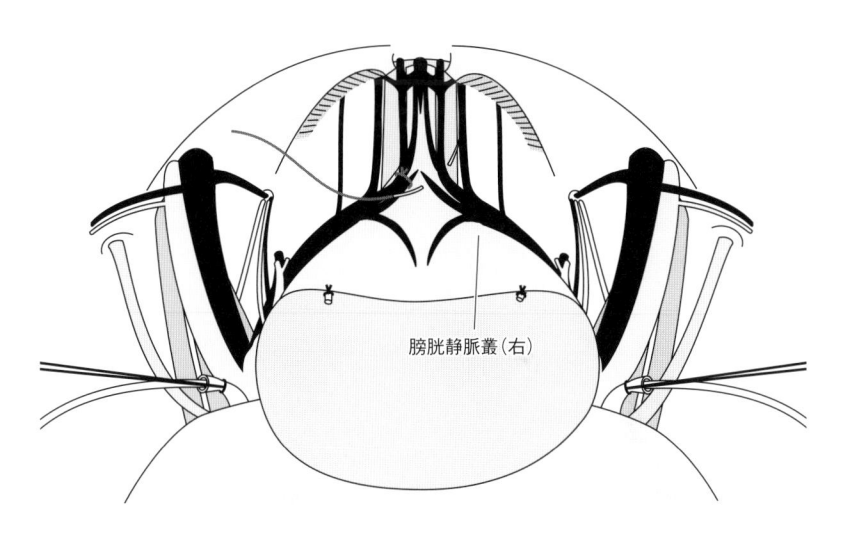

図4-4-63　右側も同様に膀胱頸部で膀胱静脈叢を2-0針付バイクリルを用いて止血縫合する．

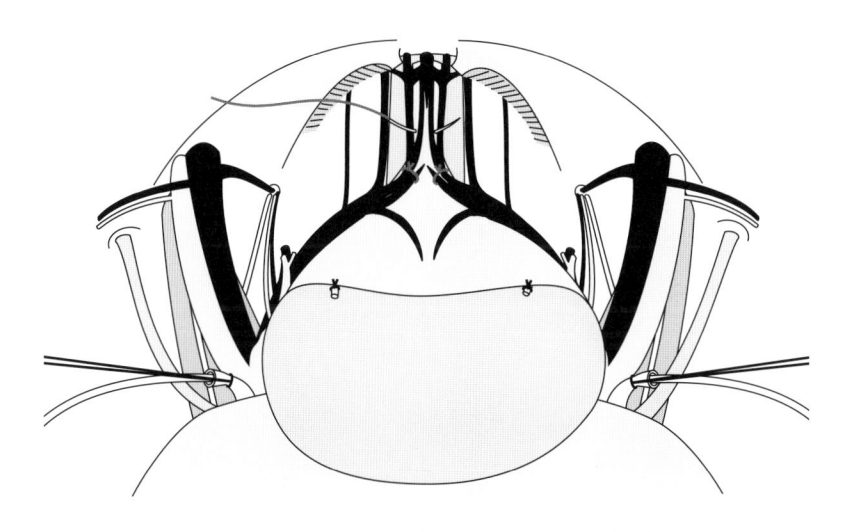

図4-4-64　尿道前面中央部にも2-0針付バイクリルで止血縫合をおく．

11. 背静脈群の処理

2-0針付バイクリルを用いて尿道背面で静脈群を収束縫合し,その手前でメッツェンバウムにて少しずつ静脈を含む尿道の背側の組織を切開する.必要に応じて先にかけておいた2-0針付バイクリルを用いて背静脈群切開断端を止血縫合する.背静脈群から尿道側方の骨盤壁へと潜り込む静脈枝(内陰部静脈との交通枝)に留意し,必要があれば縫合止血しておく(図4-4-65〜4-4-69).尿道の表面が露出されるまで同様の操作を進める.ていねいに取り扱えばこの時点で大量出血をみることはほとんどない.

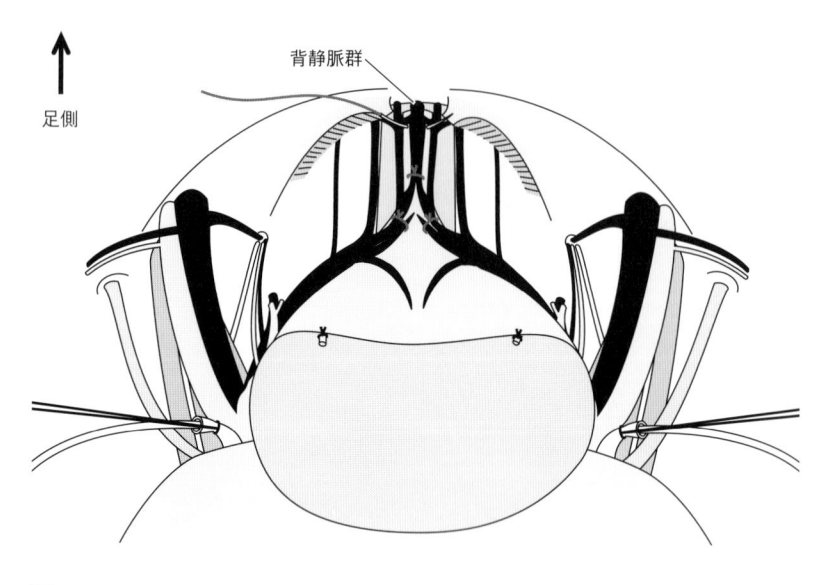

図4-4-65 尿道背側で背静脈群を2-0針付バイクリルで収束縫合する.

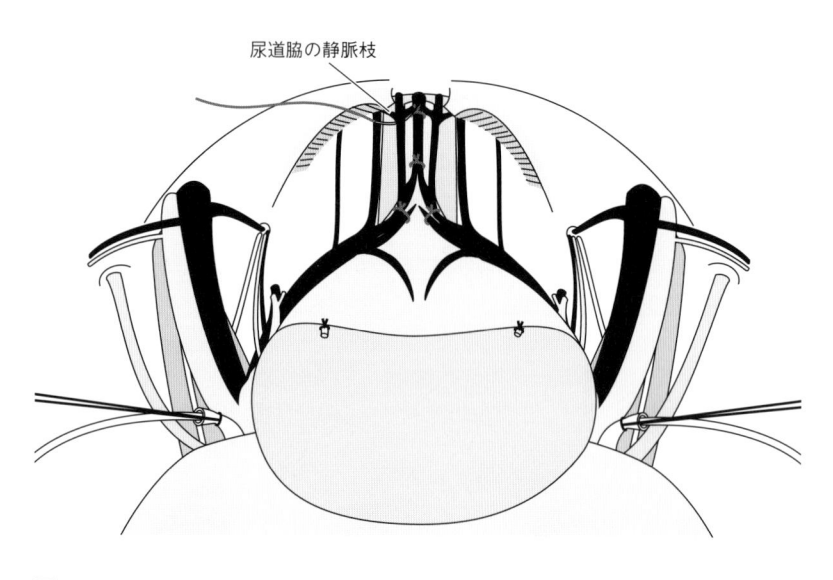

図4-4-66 神経血管束に相当する尿道左脇の静脈枝を3-0針付バイクリルで縫合する.

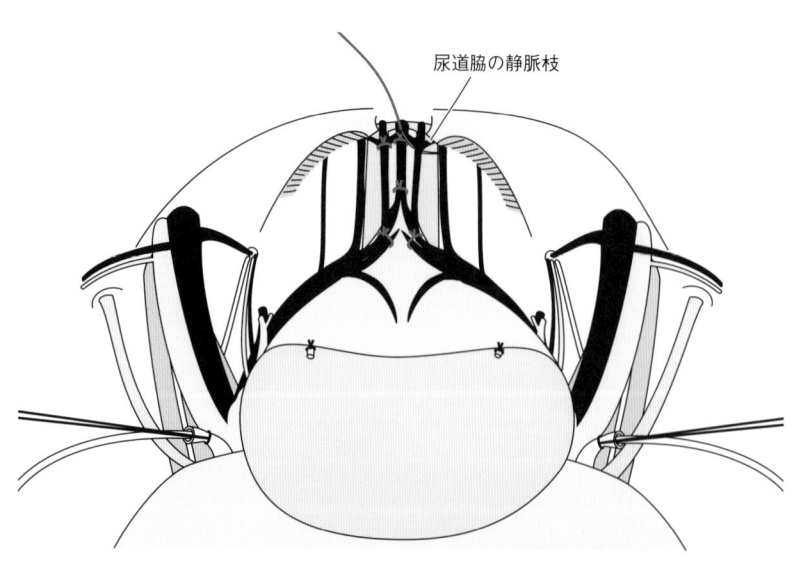

図4-4-67 神経血管束に相当する尿道右脇の静脈枝を2-0針付バイクリルで縫合する.

12. 膀胱頸部血管茎確保と切断

女性の膀胱全摘で出血しやすい部分の1つが腟の側壁である．これはその表面を網目状の血管群が覆っており，腟壁切開時にこれが損傷されるためである．したがって男性の場合と同様に膀胱頸部で血管流入部を一括確保してしまえばその後の操作がきわめて容易となる．

まず前腟円蓋の位置を確認し，次いで腟側壁で最も血管分布が疎な部分を探す．腟壁と血管群の間を鉗子を潜らせるようにしてこの2点間を連絡させネラトンカテーテルなどを用いて確保する．

カテーテルを牽引しながら左右の血管茎をいくつかに分けて結紮切断する．切断面からの出血は必要に応じて3-0針付バイクリルで縫合止血する（図4-4-70〜4-4-72）．

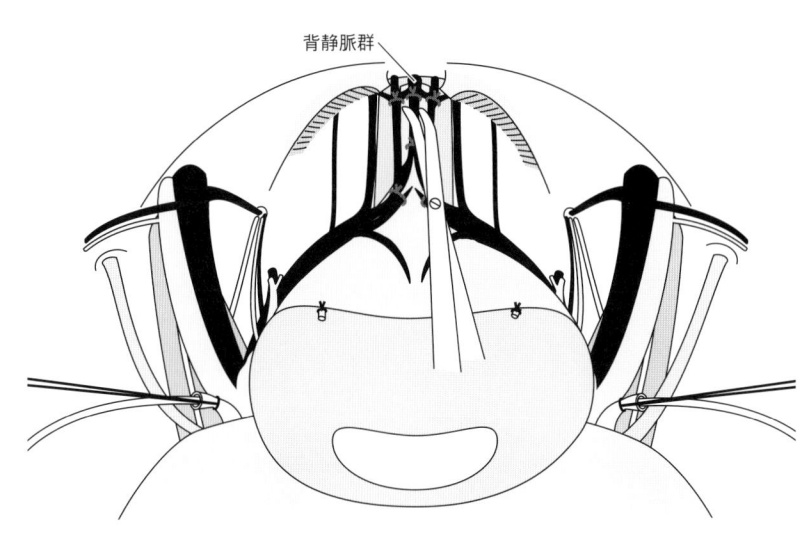

図4-4-68 背静脈群を切断する．出血があれば2-0針付バイクリルで周囲の筋膜ごと縫合止血する．

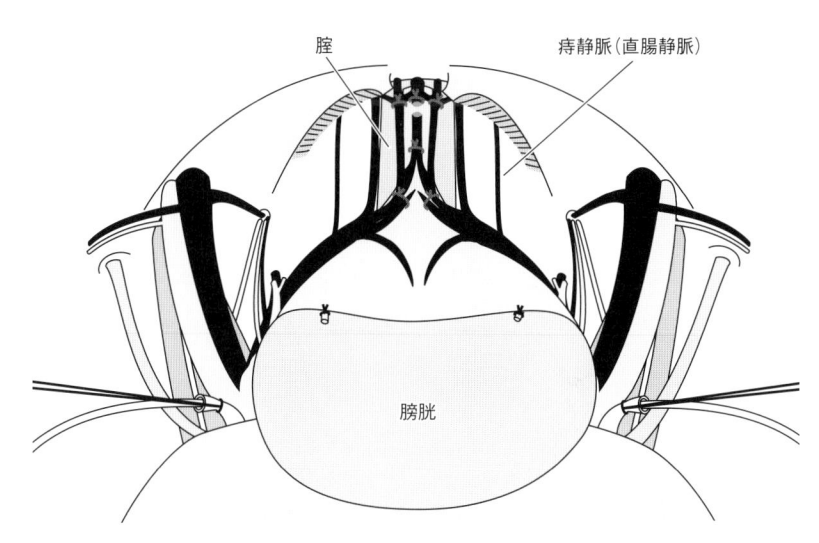

図4-4-69 背静脈が切断されたところ．基本的構造は男性と同一である．尿道，腟周辺の静脈走行は変異が多いので状況に合わせて柔軟に対応する．

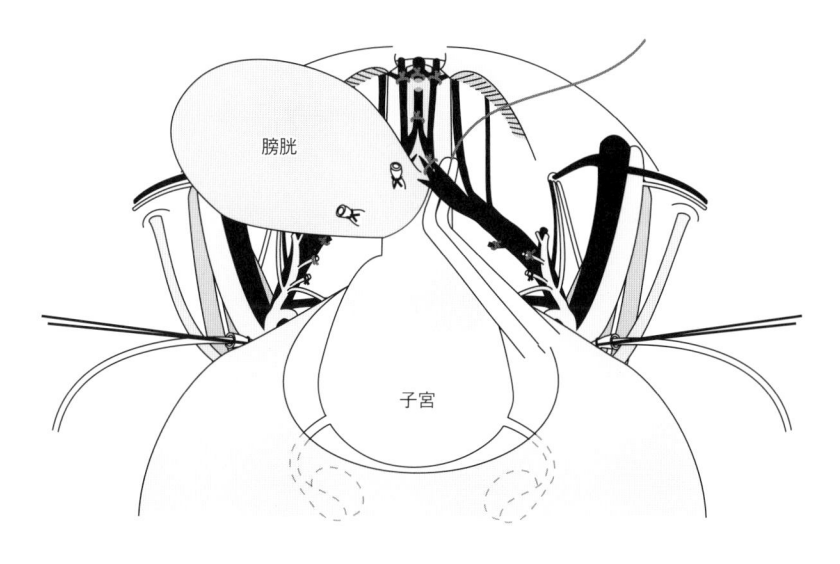

図4-4-70 前腟円蓋の血管が疎な部分から腟側壁の血管が疎な部分へと鉗子を通し，膀胱頸部へ向かう血管群を一括確保する．

以上の操作を対側にも行う（図 4-4-73〜4-4-75）．

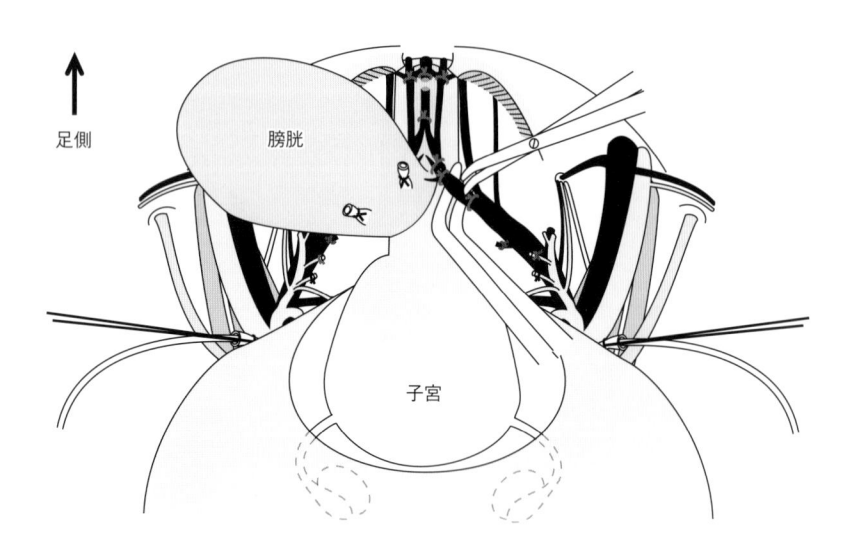

図 4-4-71　膀胱頸部へ向かう血管群を切断する．

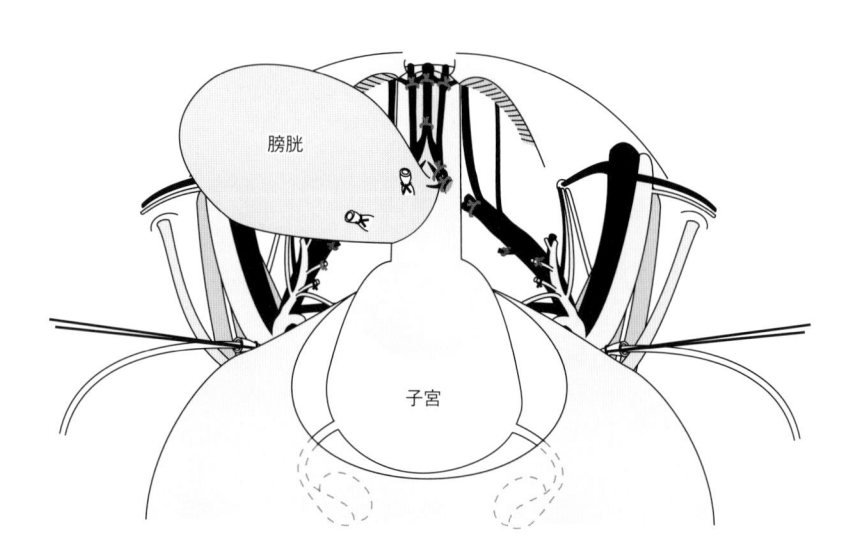

図 4-4-72　右側の血管茎切断が終了したところ．

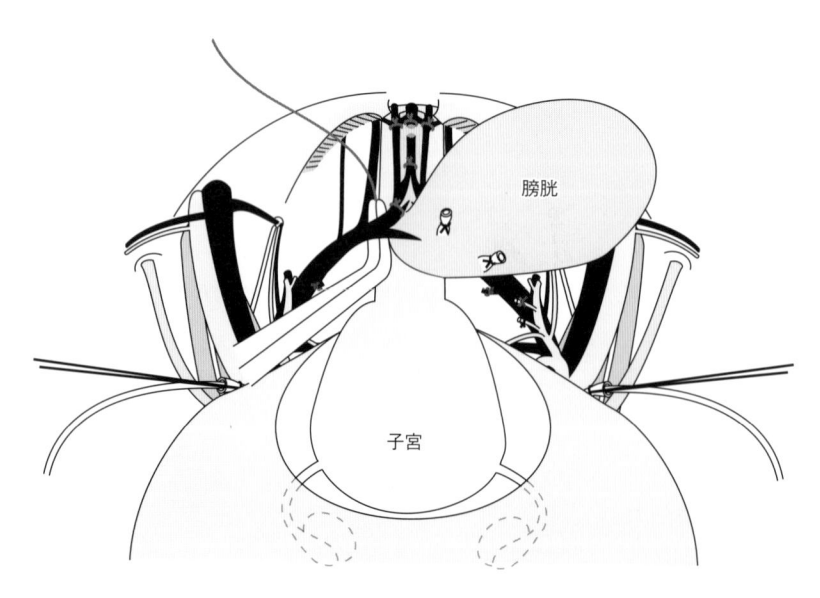

図 4-4-73　左側も同様にして前腟円蓋の血管が疎な部分から腟側壁の血管が疎な部分へと鉗子を通し，膀胱頸部へ向かう血管群を一括確保する．

13. 腟壁切開

腟内へ指を挿入して前腟円蓋の位置を確認し，これを電気メスで切開して腟内腔を開放する．これまでの操作で血流がコントロールされていれば出血は軽微である．腟壁切断端からの出血はその後の操作の邪魔になるので3-0針付バイクリルを用いてこまめに縫合止血しておく．腟壁の切開を尿道周囲全長に進める（図4-4-76〜4-4-78）．

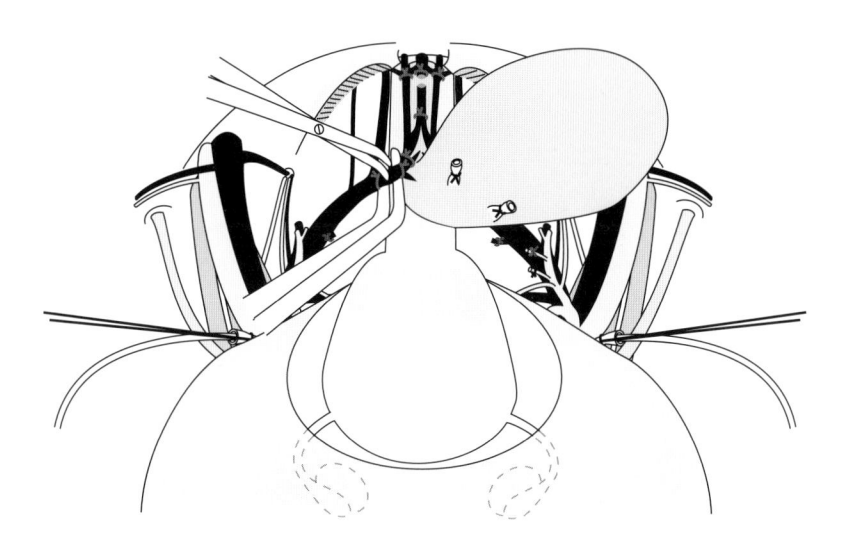

図4-4-74 左側で膀胱頸部へ向かう血管群を切断する．

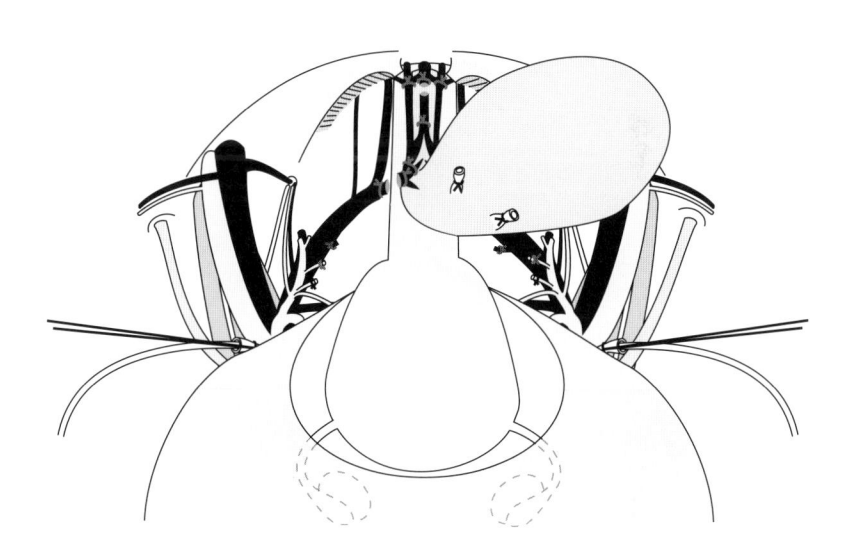

図4-4-75 左側の血管茎切断が終了したところ．以上の操作は1つのモデルであり，膀胱頸部から腟側方の血管分布は個人差が大きいので，症例に合わせて柔軟な対応が必要である．

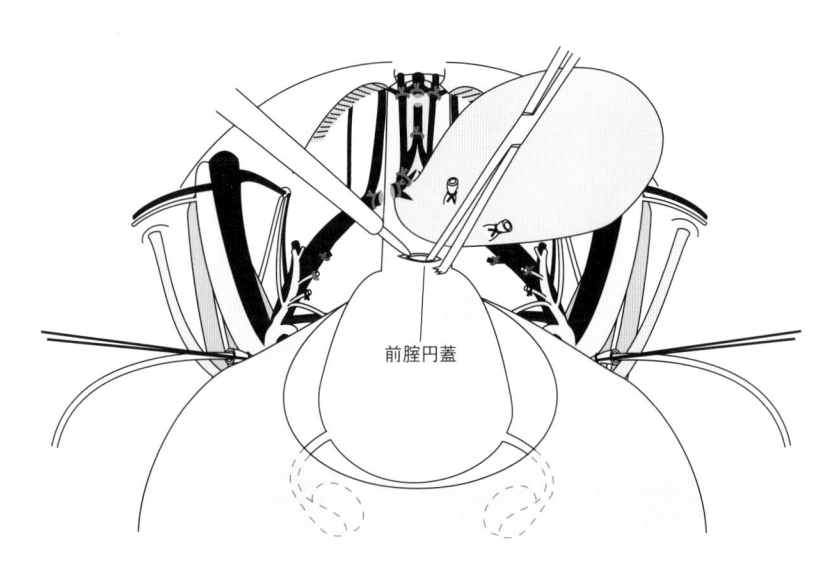

図4-4-76 前腟円蓋を切開し，腟内腔を開放する．腟内に指を挿入しその感触で切開部位を決めると確実である．

14. 外尿道口の切断

骨盤内から腟壁を切開すると同時進行で会陰部から外尿道口周囲を切開，切開線を骨盤内からの腟壁切開線とつなげる（図 4-4-79）．

これで膀胱は周囲との連続性を失い，摘出可能となる（図 4-4-80）．尿路変向の手順は男性と全く同様である（4-3-3 参照）．

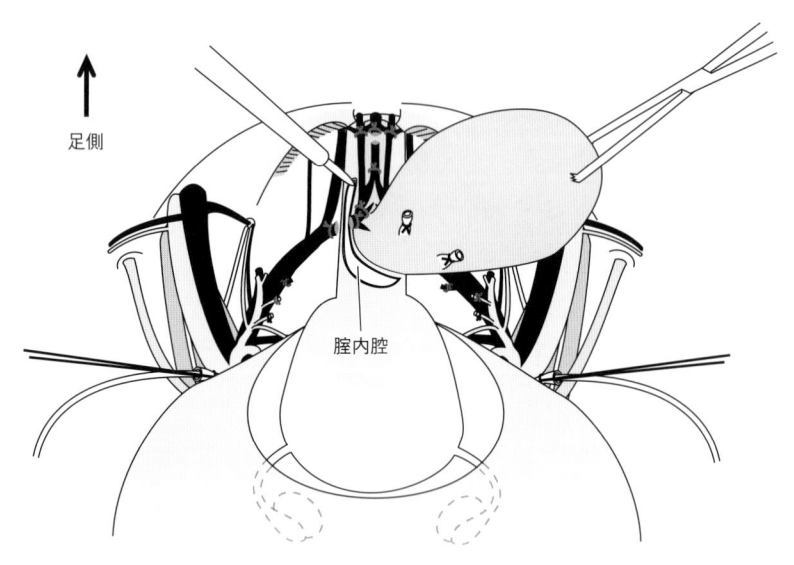

図 4-4-77　左側の腟壁を電気メスで切開する．太い血管を避けてこまめに止血しながら切開する．

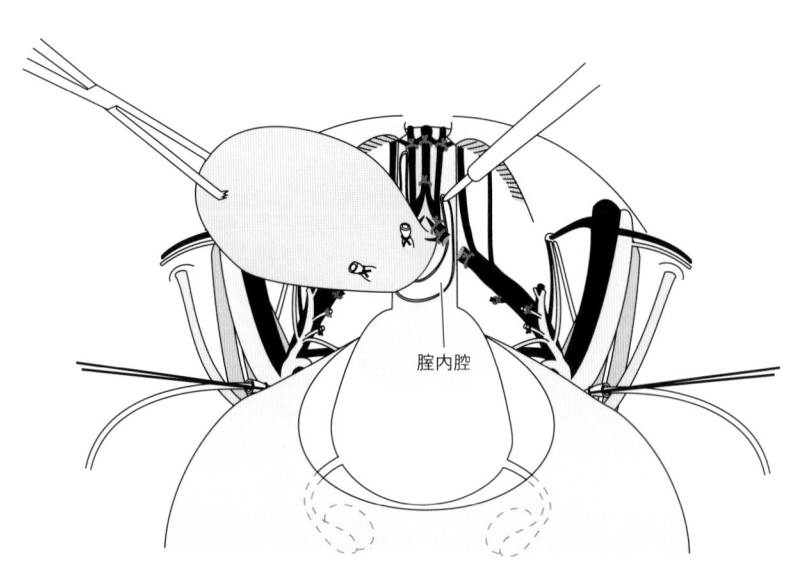

図 4-4-78　左側と同様に右側の腟壁を電気メスで切開する．太い血管を避けてこまめに止血しながら切開する．

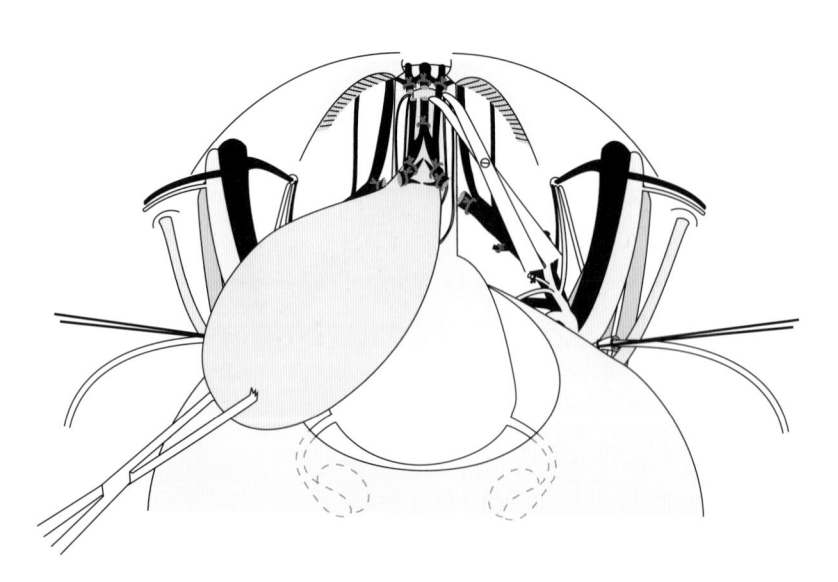

図 4-4-79　外尿道口の遠位で腟壁を完全に切断する．同時に会陰部から外尿道口周囲の切開を進める．

15. 閉創

　腟壁を骨盤内外から3-0針付バイクリルにて縫合閉鎖する．神経血管束の遠位断端，膀胱頸部の血管茎断端を観察し止血が不十分であれば3-0針付バイクリルをかけて縫合する（図4-4-81〜4-4-83）．尿路変向（4-3-3参照）が終了したら術野を生理食塩液2,000〜3,000 mLで洗浄し，腹膜を閉じて，閉鎖式ドレーンを留置する．腹直筋筋膜を縫合後に生理食塩液で皮下洗浄し，浅腹筋膜を縫合して，皮膚をステープラーで閉じて手術を終了する．

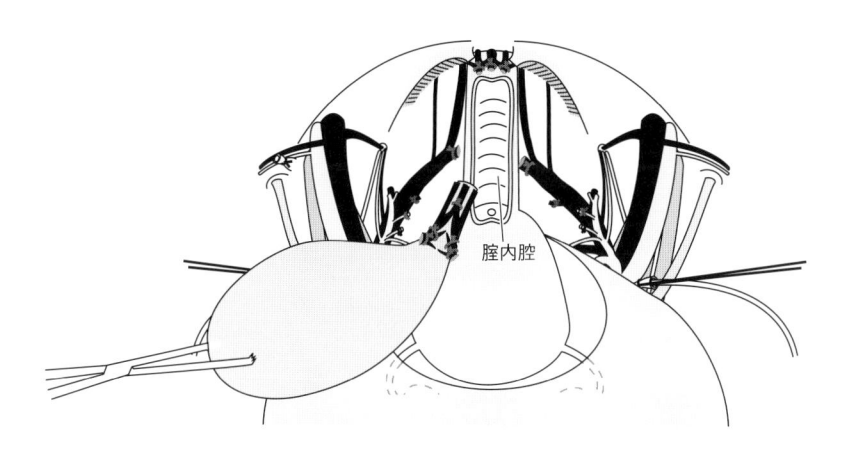

図4-4-80　左側で尿道後面の組織を切断する．腟壁を完全に切断して膀胱尿道を一塊として摘出する．

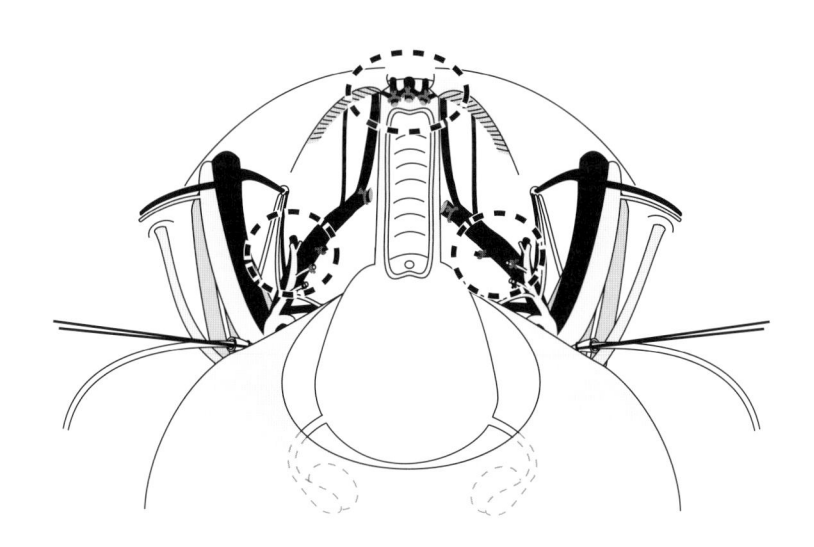

図4-4-81　尿道断端周辺，左右の血管茎断端を確認し，止血が不十分であれば3-0針付バイクリルによる止血縫合を追加する．

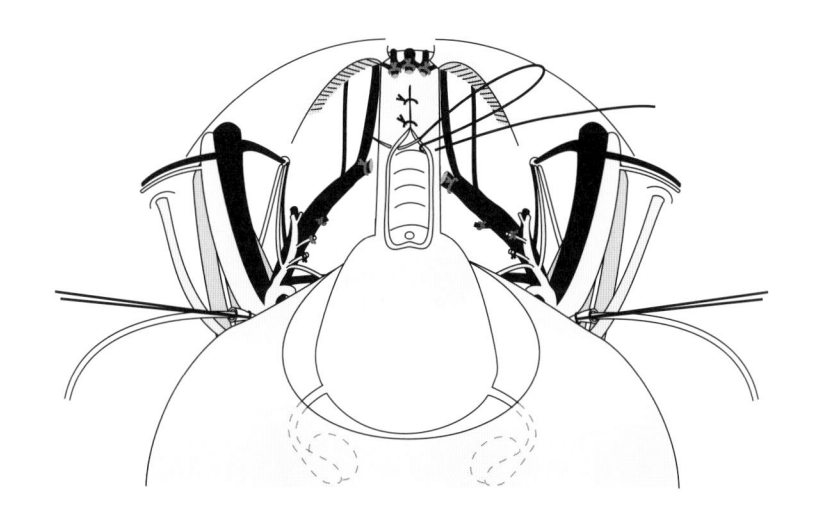

図4-4-82　腟壁を3-0針付バイクリルで縫合する．外尿道口切除部は会陰側から閉鎖する．

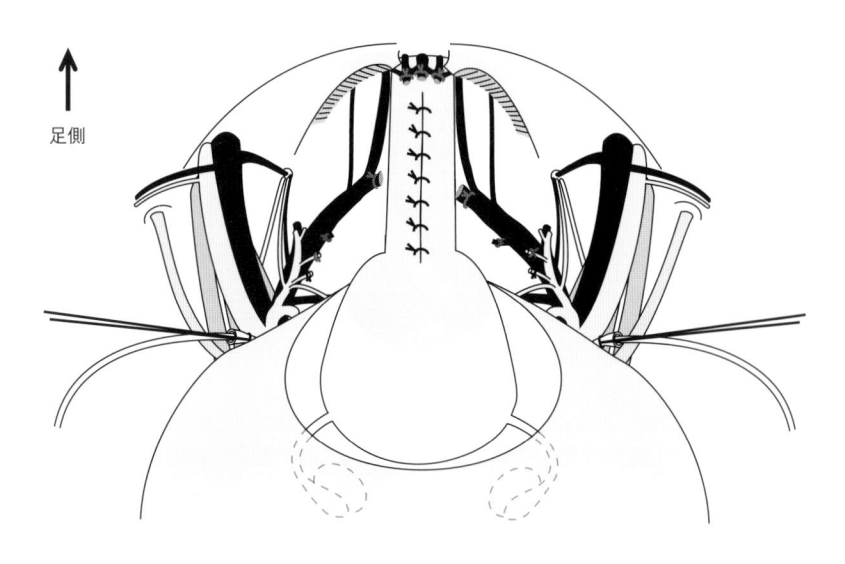

図 4-4-83　腟壁の縫合が終了したところ．この後，尿路変向に移る．

16. 術後管理

　手術翌日から歩行開始，腸管麻痺の改善状況をみて 5 日目前後で飲水許可，イレウスの所見がなければさらに数日で食事を開始する．血栓症予防として術中の SCD（メドマーなど）使用とともに，術後ヘパリンナトリウム 1 日 10,000 単位程度を点滴内に追加している．尿管ステントは術後 1 週間前後を目途に抜去する．われわれはまず右側のカテーテルを抜去し，発熱や水腎症の有無をチェック，数日の間隔を明けて左側のステントも抜去する．ドレーンは排液量 50 mL 以下となったら抜去可能であるがステント抜去まで置いておいてもよい．

4-5 経腰的根治的腎摘術：右腎

　膜構造の知識を生かすことできわめて効率的に手術を行うことができる．腹腔内操作が加わらないため術後の開腹も良好で術後癒着性イレウスの懸念もない．皮膚切開は7〜8 cm，手術時間は1時間半から2時間，出血は100 mLを超えることは少なく，輸血はまず必要ない．

1．適応

　後腹膜的アプローチによる根治的腎摘は術後の消化管合併症の懸念がほとんどなく，利点の多い術式であり，開腹手術の既往があっても安全に手術可能である．しかし，腎茎部の展開が鍵となるので，腎門部に位置する大きな腫瘍は避けたほうが無難である．また副腎への進展，腹膜への浸潤が疑われる場合は経腹膜的アプローチで行ったほうが安全性が高いと思われる．

2．術前準備

　特別の準備は不要で，一般の全身麻酔下開腹手術と同様に手術前日，当日の浣腸程度で十分である．手順どおりに行えば輸血が必要になることはほとんどないが，不測の事態に備えて輸血が行える準備だけはしておいたほうが無難である．

3．体位と皮膚切開

　手術は腰部を折った側臥位(腎摘位)で行い，術者は患者の背中側に立つ(図4-5-1〜4-5-3)．

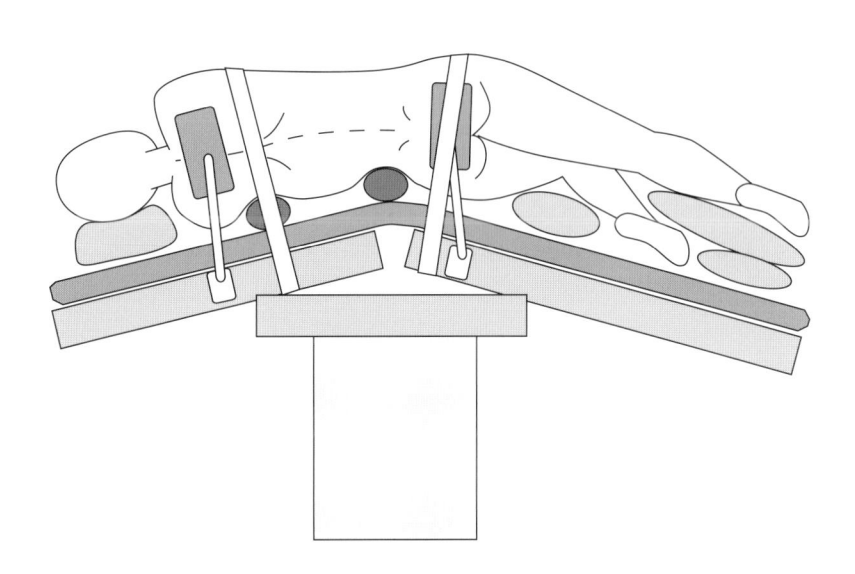

図4-5-1　右根治的腎摘の際の体位(後方より)　右側腹部を十分伸展させる．腋窩に枕を挿入し左腕の血流を阻害しないようにする．下肢が一部重なるためクッションを用いて圧迫障害の予防に努める．

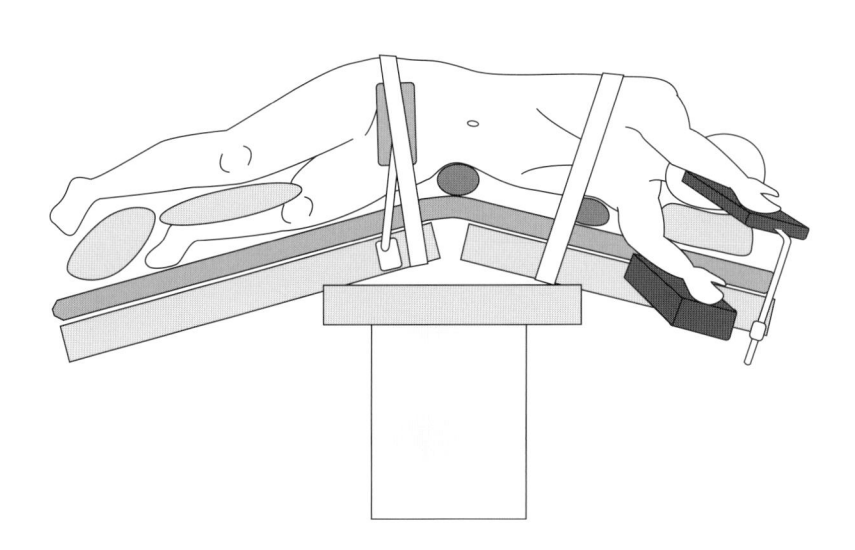

図4-5-2　右根治的腎摘の際の体位(前方より)　胸の上部と腰をテープで固定する．

第12肋骨の上を通る腰部斜切開で術野を展開する．腰方形筋の辺縁を起点とした前方に7〜8 cmの皮膚切開でほとんどの腫瘍に対応可能である．筋膜切開は皮膚切開よりも大きめにとる（図4-5-4，4-5-5）．

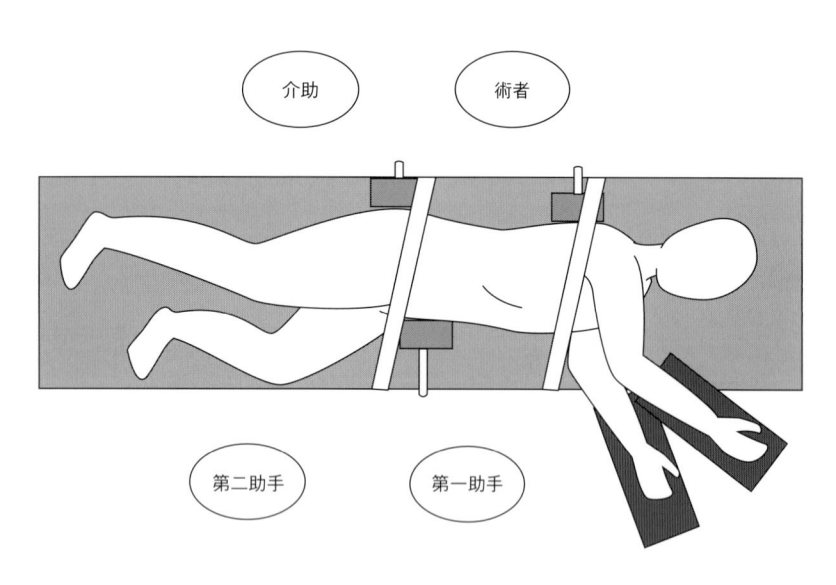

図4-5-3　スタッフの配置　術者はその場の状況に応じてポジションを変更する．

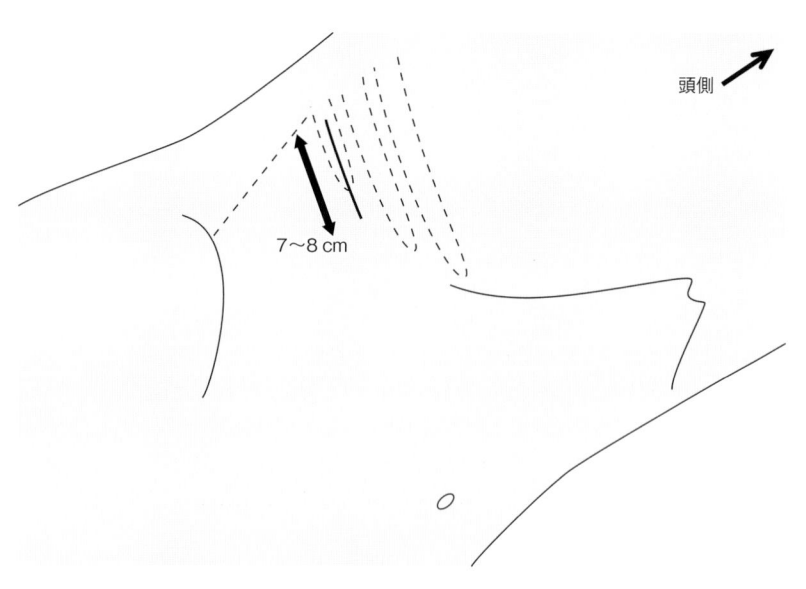

図4-5-4　皮膚切開　第12肋骨上を通る腰部斜切開とする．通常は7〜8 cmの切開で十分である．これより小さい皮膚切開でも手術は可能であるが腎摘出の際に延長が必要になることが多く，小さな切開にこだわるのはあまり意味がない．

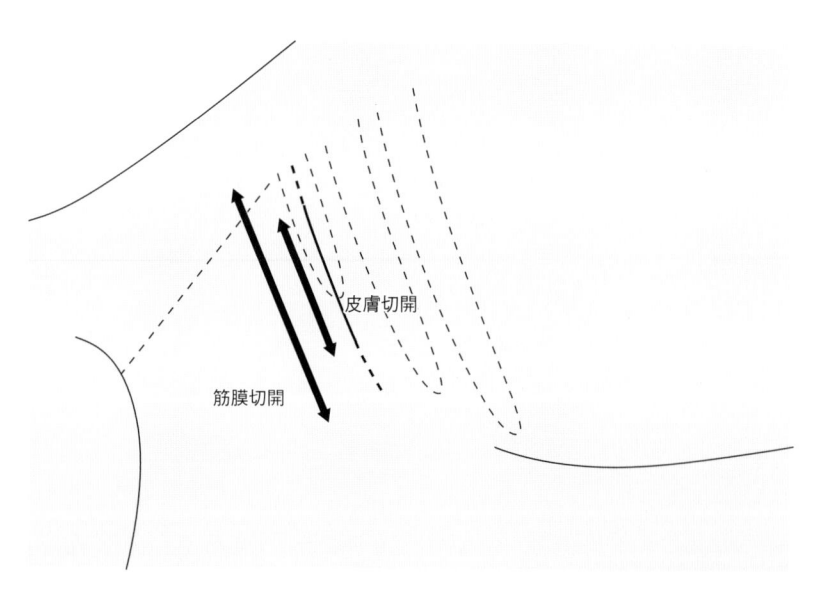

図4-5-5　筋膜切開は十分広く行う．これにより十分な展開が得られる．

表皮，真皮，皮下脂肪の順に切開を進める
（図 4-5-6〜4-5-8）．

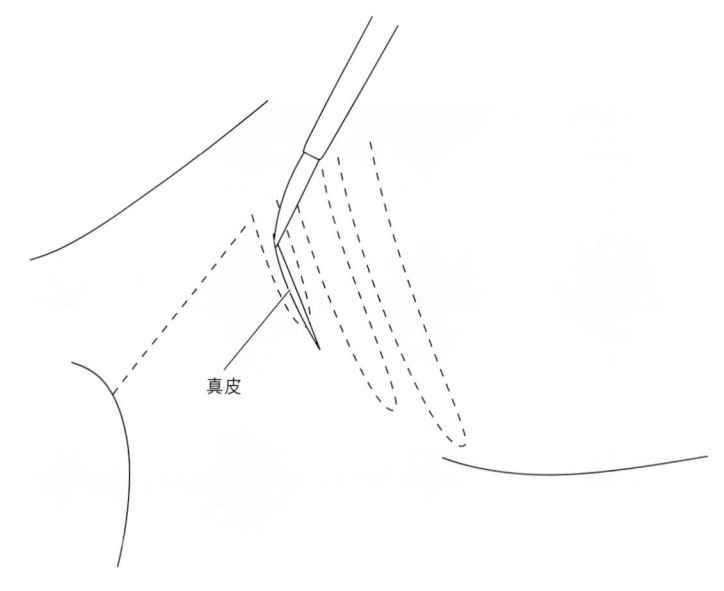

図 4-5-6　表皮を円刃メスで切開する．

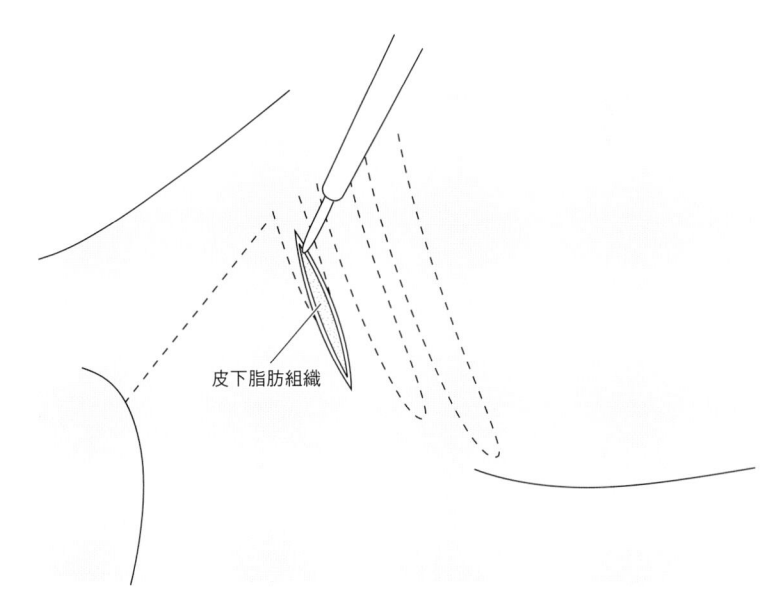

図 4-5-7　真皮を電気メスで切開する．

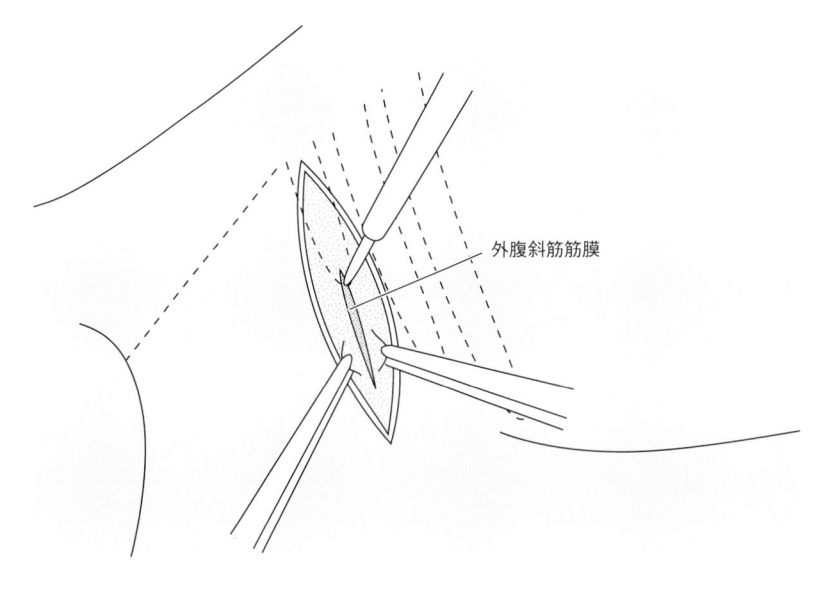

図 4-5-8　皮下の脂肪組織を電気メスで切開し側腹筋群の筋膜を露出する．

4. 筋層切開

まず第12肋骨上で筋膜を切開し，次いで筋層を切開して肋骨表面を露出する（図4-5-9）．通常は広背筋，下後鋸筋の2層の筋肉を切開することになるが，肋骨と筋肉との位置関係により遭遇する構造が微妙に異なる．細かい構造にこだわる必要はないが，指の感触を利用し，肋骨の辺縁に切開線が片寄らないようにして肋骨骨膜を露出する．

5. 肋骨切除（図4-5-10〜4-5-25）

骨膜の表面を十分露出し，次いでラスパトリウムを用いて骨膜を肋骨から剝離する．電気メスで肋骨表面を焼灼してもよいが，上縁では胸膜損傷を，下縁では肋下動静脈を損傷しやすいので注意する．

肋骨辺縁の骨膜を剝離したらラスパトリウムを肋骨の裏に通して肋骨裏面の骨膜も剝離する．肋骨の裏に十分なスペースが確保できたら肋骨剪刀で肋骨を切断する．次いで電気メスで肋骨表面をなぞるように切開を進め，肋骨の先端部を肋軟骨を含めて完全に除去する．肋骨断端はリューエルで削り取り，ヤスリで平滑にしておく．

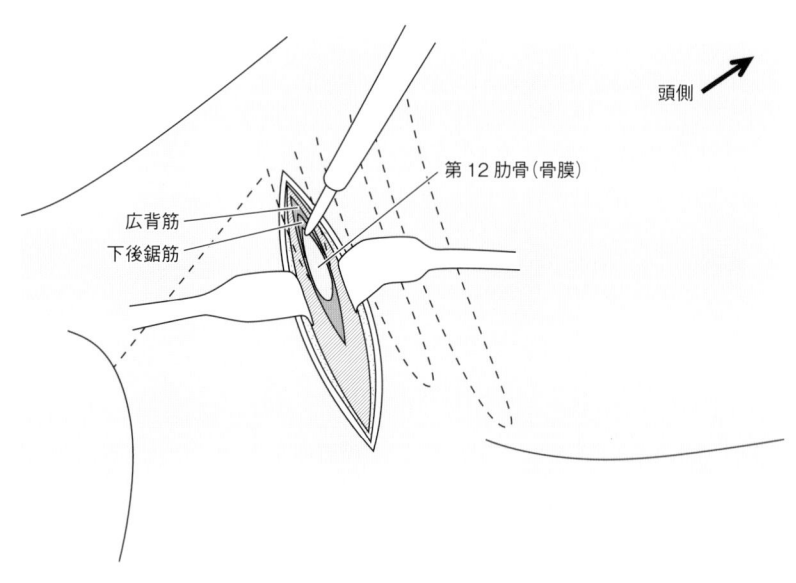

図4-5-9　指で第12肋骨の位置を確認しながらその直上で背部の筋（広背筋，下後鋸筋）を切開し，骨膜に覆われた第12肋骨を露出する．

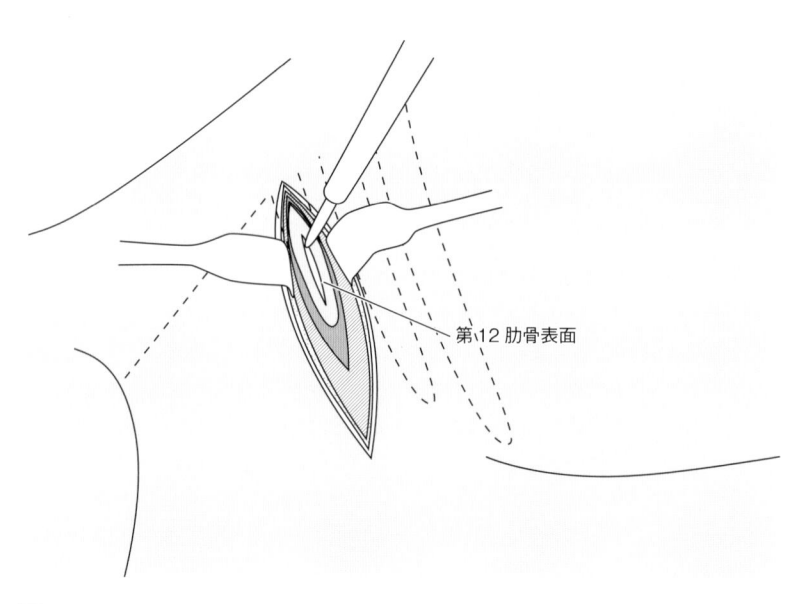

図4-5-10　電気メスで骨膜を切開する．

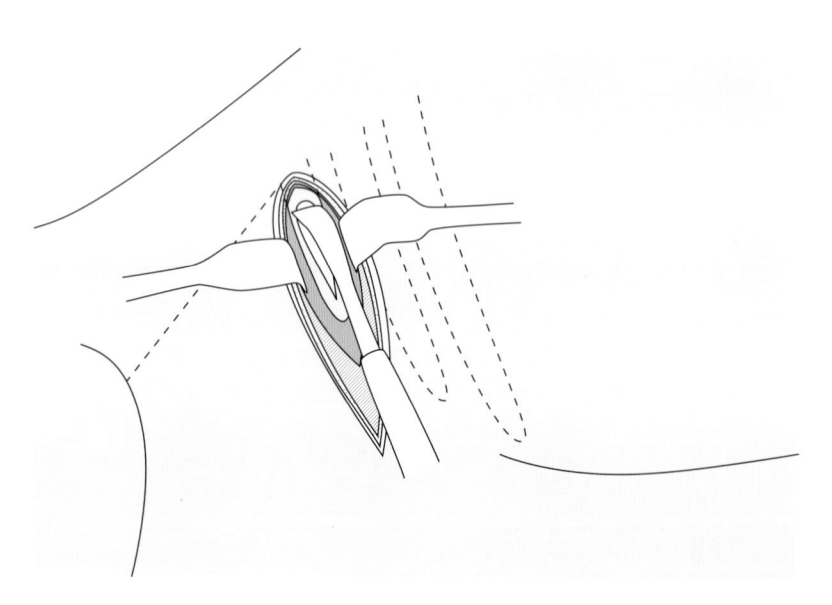

図4-5-11　ラスパトリウムを用いて肋骨から骨膜をはがす．

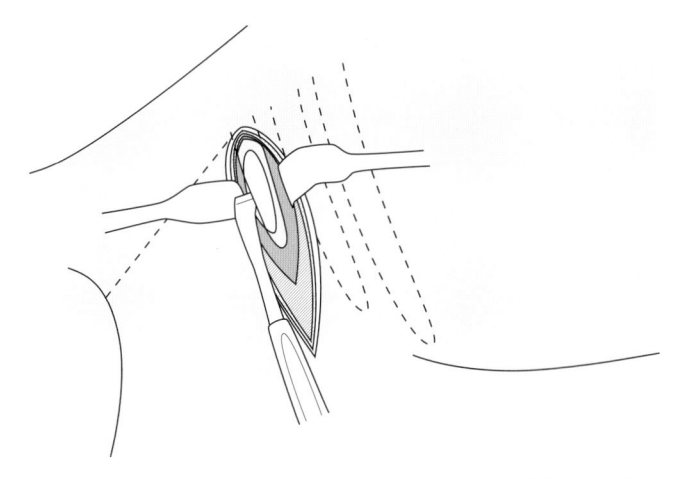

図 4-5-12　第 12 肋骨下縁で骨膜を剝離する．肋下動静脈を損傷しないように留意する．

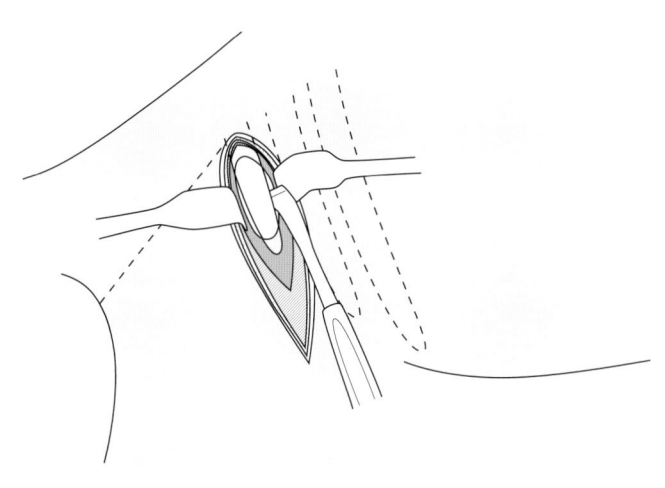

図 4-5-13　第 12 肋骨上縁の骨膜も同様に剝離する．胸膜を損傷しやすいので注意深くていねいに操作する．

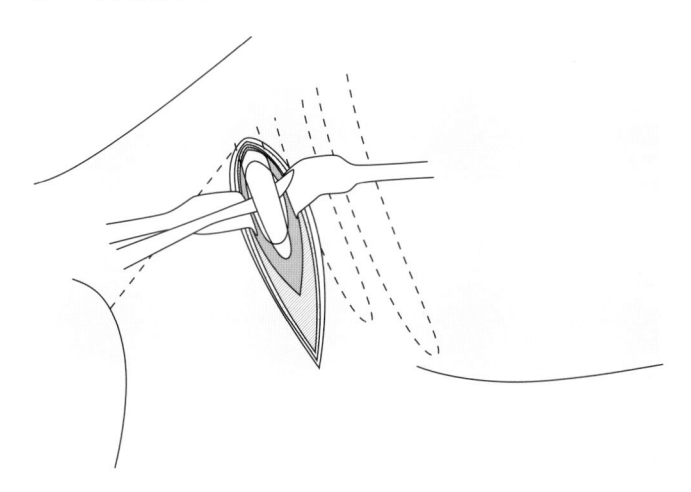

図 4-5-14　前面から側面の骨膜がはがれたらエレバトリウムを用いて肋骨裏面の骨膜を剝離する．

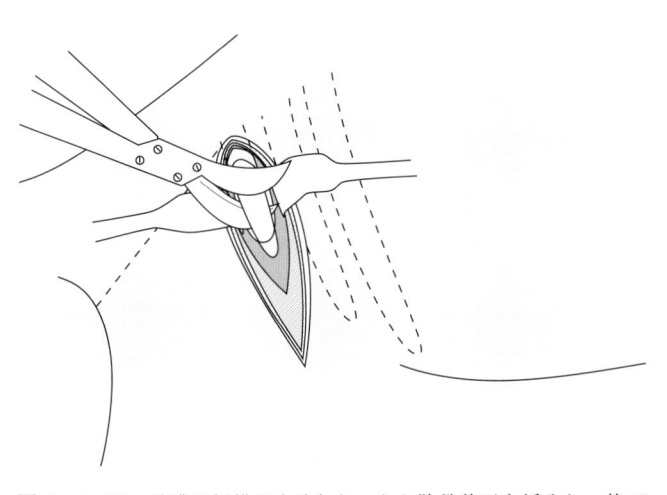

図 4-5-15　骨膜の剝離が十分となったら肋骨剪刀を挿入し，第 12 肋骨を切断する．

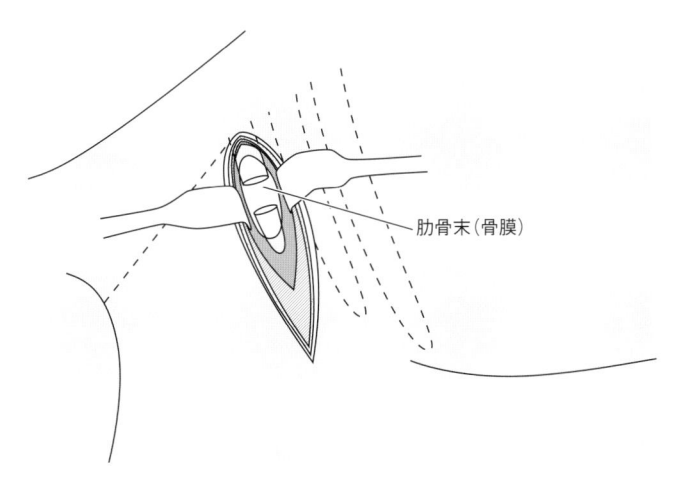

肋骨末（骨膜）

図 4-5-16　これまでの操作で肋骨裏面の骨膜は切開されていることも多いが，ていねいに操作を行えば肋骨床を形成する骨膜全体がきれいに展開されてくる．

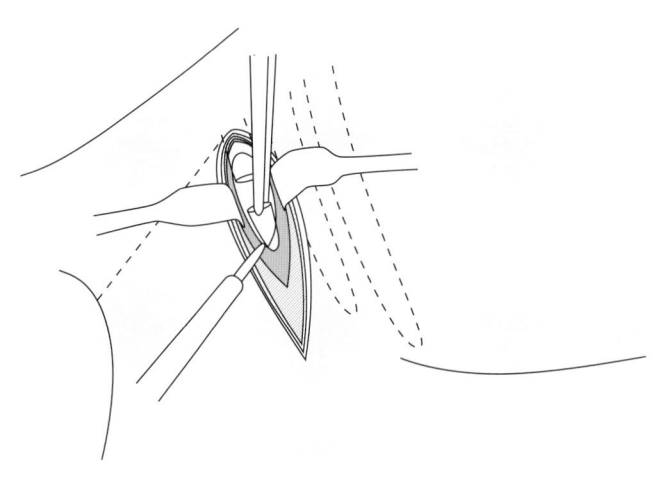

図 4-5-17　第 12 肋骨先端（肋軟骨）の表面を電気メスでこそぐように切開する．

204　第4章　臨床解剖学的知識に基づいた主な泌尿器科手術の実際

頭側 ↗

図 4-5-18　第12肋骨先端（肋軟骨）を完全に除去する．

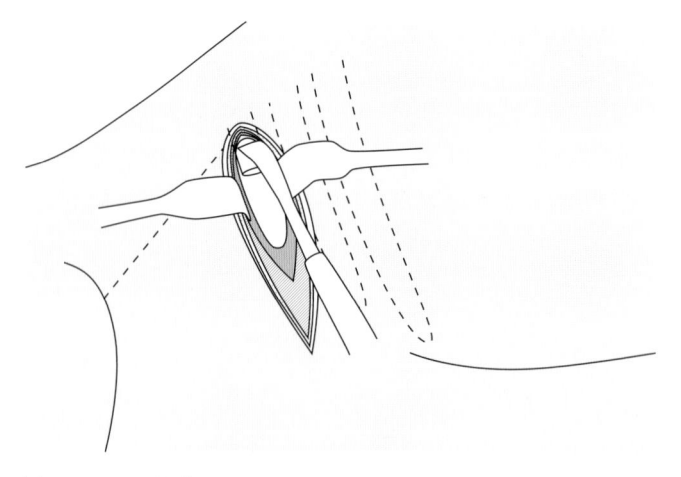

図 4-5-19　骨膜の剝離を第12肋骨近位へ進める．骨膜と骨の間を剝離すれば周囲の構造を損傷する危険はほとんどない．

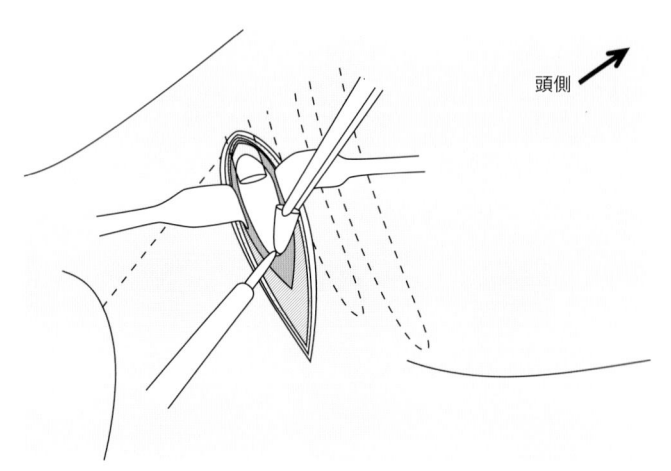

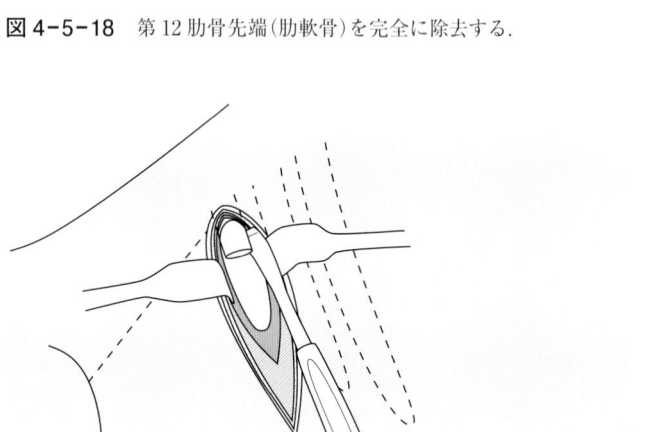

図 4-5-20　肋骨上縁の骨膜を近位へ剝離する．

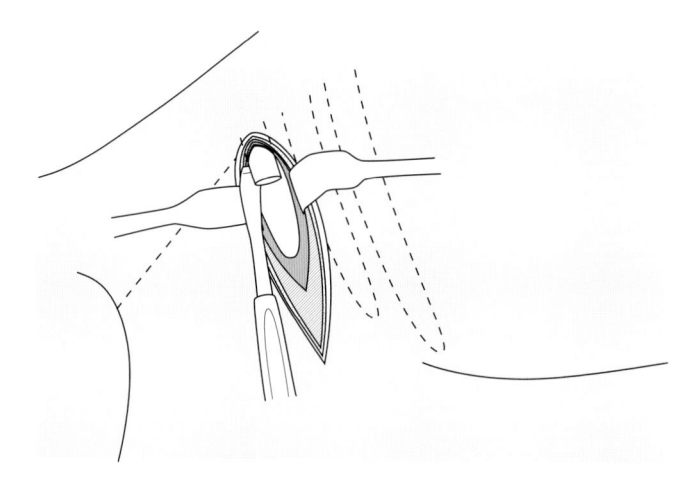

図 4-5-21　肋骨下縁の骨膜を近位へ剝離する．

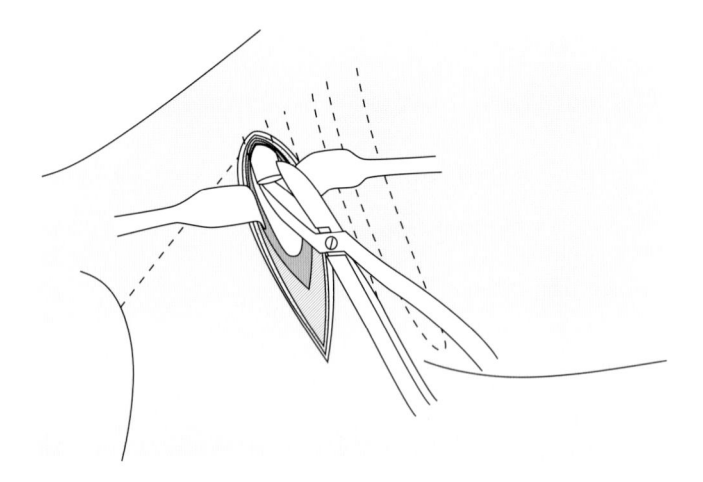

図 4-5-22　骨膜の剝離が十分となったらリューエルで肋骨断端を削りとる．

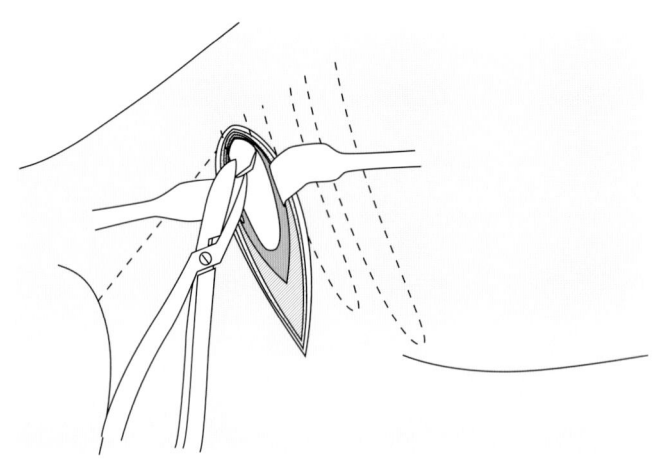

図 4-5-23　断端が平坦になるように少しずつ断端をかじりとっていく．

6. 腎周囲剥離腔の展開

剥離がていねいに行われた場合は肋骨床に骨膜が残るのでこれを切開する（図4-5-26）。骨膜の下に現れる筋束は横隔膜であるが，横隔膜の位置が高い場合は横筋筋膜に包まれた側腹部脂肪（フランクパッド）が直接露出されることもある。

横隔膜の筋束表面を頭側に展開して胸膜の下縁を確認する。横隔膜の位置が低い場合は筋束ではなく胸膜が広く露出し，一見腹部を包む膜構造のようにみえることがある。慌てて膜を切開せずに必ず横隔膜の位置を確認するようにする。自信がもてない場合は肋骨床の足側を剥離し腹横筋筋膜を露出してこれを切開し，その内面を頭側に追いかけて横隔膜の位置を確認するとよい。

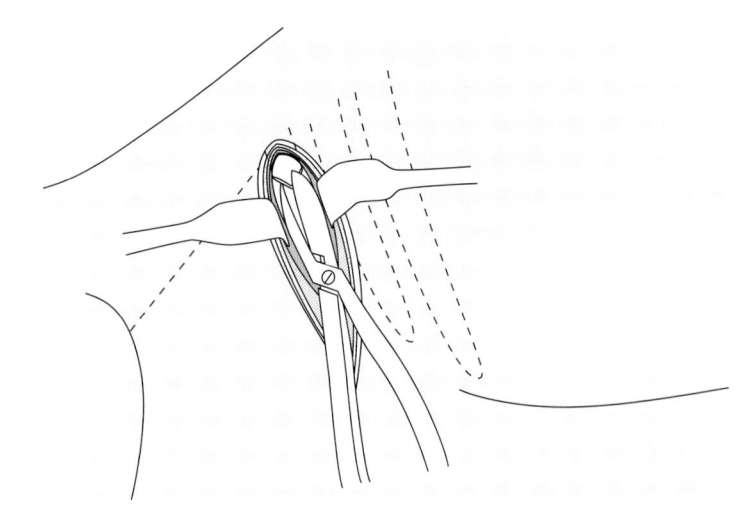

図4-5-24　肋骨断端中央部を除去している．

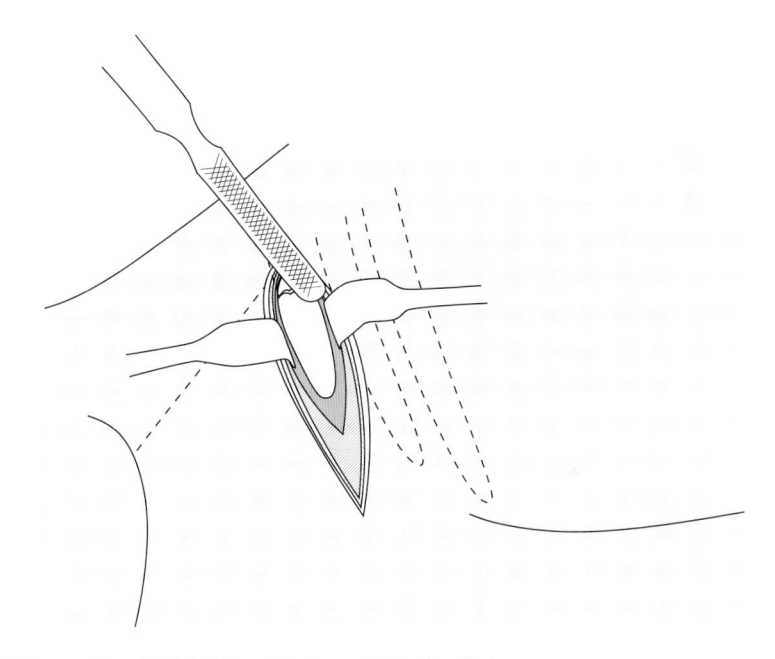

図4-5-25　断端は骨ヤスリを用いて平坦にしておく．

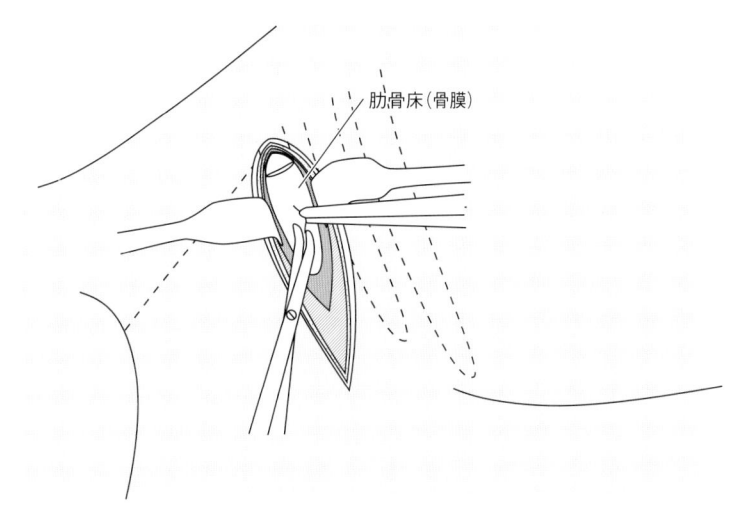

図4-5-26　肋骨床（骨膜）が残存している場合はこれをハサミで切開する．その下には横隔膜の位置により胸膜，横隔膜筋束，横筋筋膜に覆われたフランクパッドのいずれかが現れる．

いずれにしても横筋筋膜に包まれた脂肪組織（フランクパッド）が同定できたらその表面に沿って筋層の切開を前方へ広げる．筋層を切開しなくても手術は可能ではあるが，きわめて狭い視野となるので条件がよくないと手際のよい操作が困難となる．逆に筋層を大きく切開すると創ヘルニア可能性が高くなるので必要十分にとどめておく（図4-5-27〜4-5-30）．

側腹壁筋層の処理が終了したら，横筋筋膜を切開して脂肪層を露出する（図4-5-31）．横筋筋膜の厚さは個人差が大きいが多くはきわめて薄い膜構造で，肋骨や筋層処理の段階で切開さ

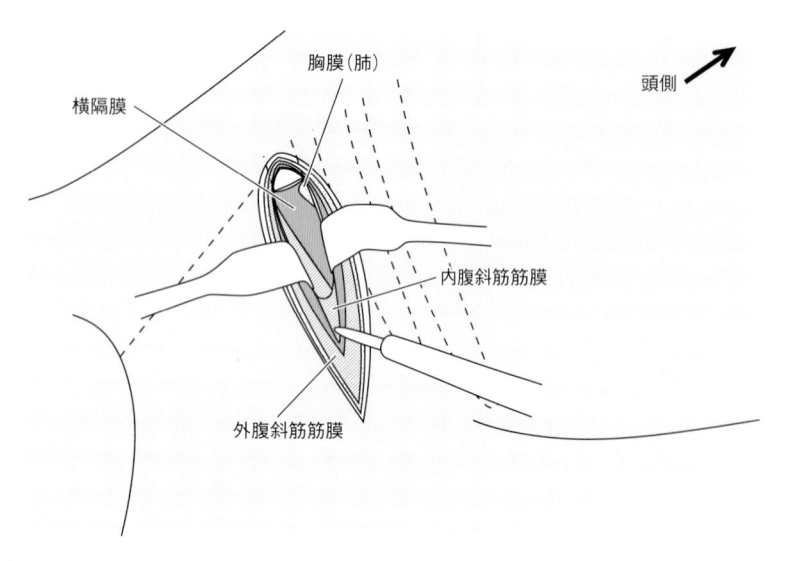

図4-5-27　根治腎摘の場合は肋骨床前方の側腹筋群を切開する（副腎摘除の場合は筋群の切開は不要なことが多い）．まずは外腹斜筋を処理する．

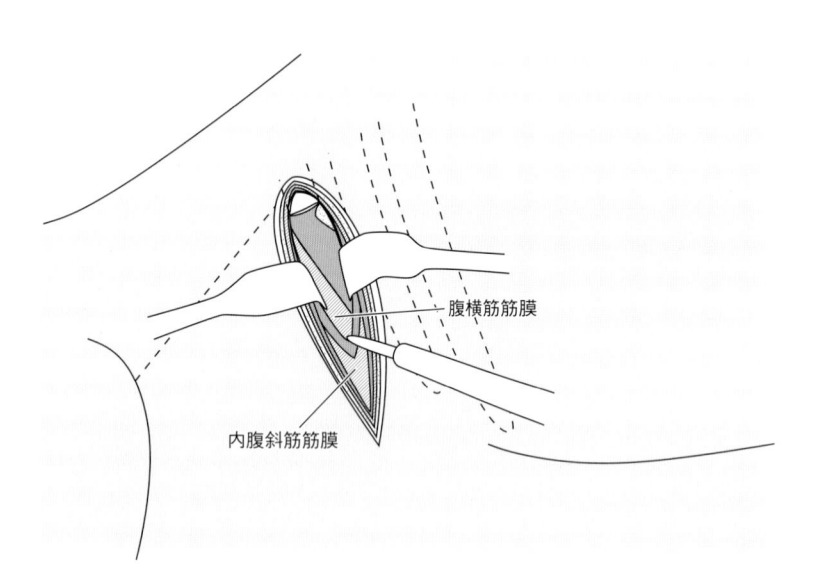

図4-5-28　次いで内腹斜筋を切開する．

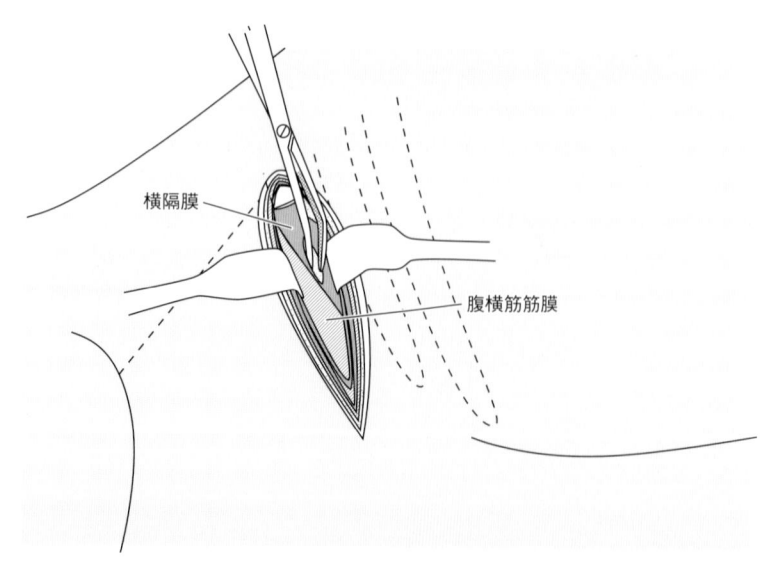

図4-5-29　横隔膜の筋束を分けて横筋筋膜に包まれたフランクパッドを露出する．横隔膜の位置がわかりにくい場合は同定が容易な腹横筋筋膜を切開すると胸膜損傷の危険が少ない．

れてしまっていることも多い．しかしながら，横筋筋膜が切開されてしまっているにしろ，そうでないにしろ，この膜構造を確認しておくことはその後の操作を円滑に進めるためにきわめて重要である．

　横筋筋膜の切開が終了したらその下に現れた脂肪層を鉤の操作で腹側へ圧排し，腰方形筋およびそれに付着する外側円錐筋膜の辺縁を確認する（図4-5-32）．外側円錐筋膜は強固な膜構造であり，その表面に沿って脂肪を大胆に圧排するのがコツである．

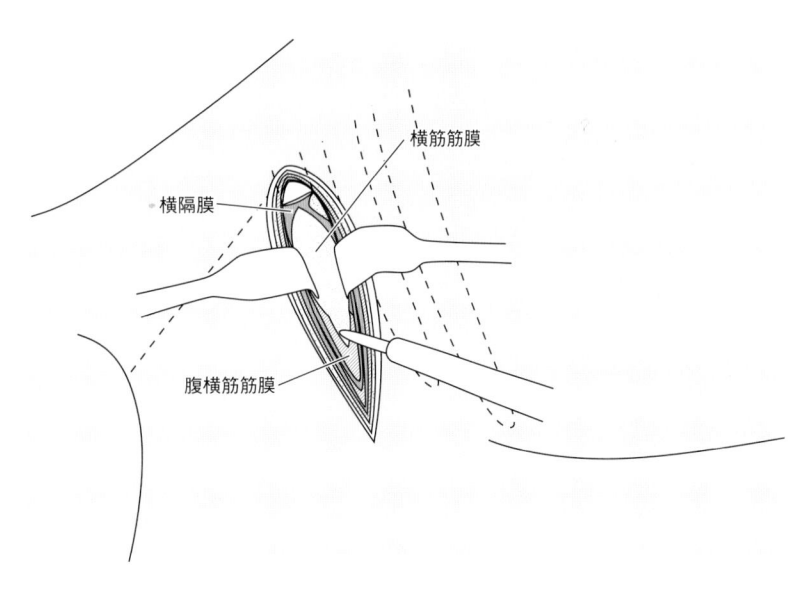

図4-5-30　腹横筋筋膜を横切って切開を前方へ延長する．

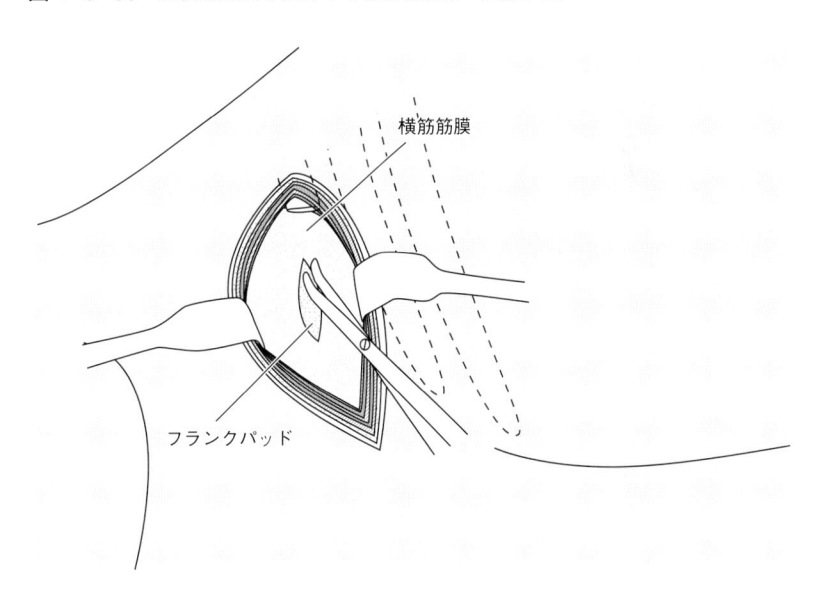

図4-5-31　横筋筋膜を切開する．薄い膜なのでこれまでの操作で切開されてしまっていることも多い．横筋筋膜と外側円錐筋膜を間違えないように注意する．

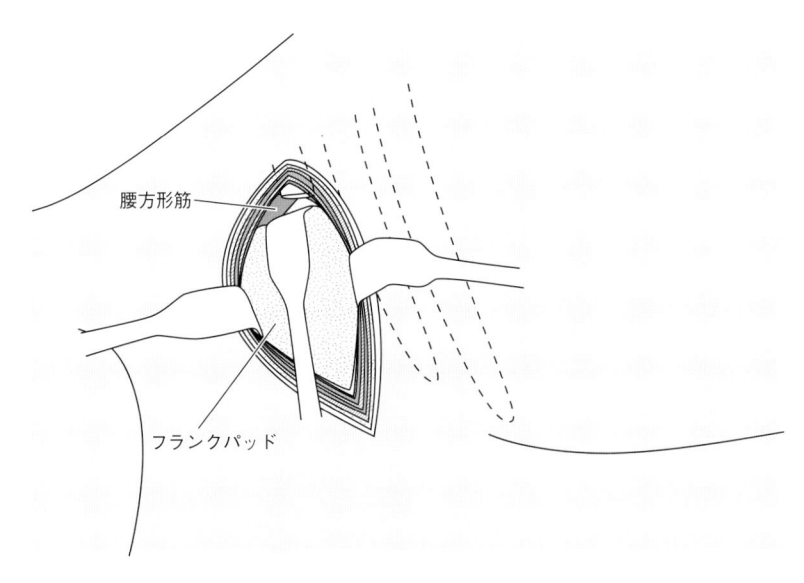

図4-5-32　腰方形筋の辺縁を確認し，フランクパッドを鉤の操作で前方へ圧排する．

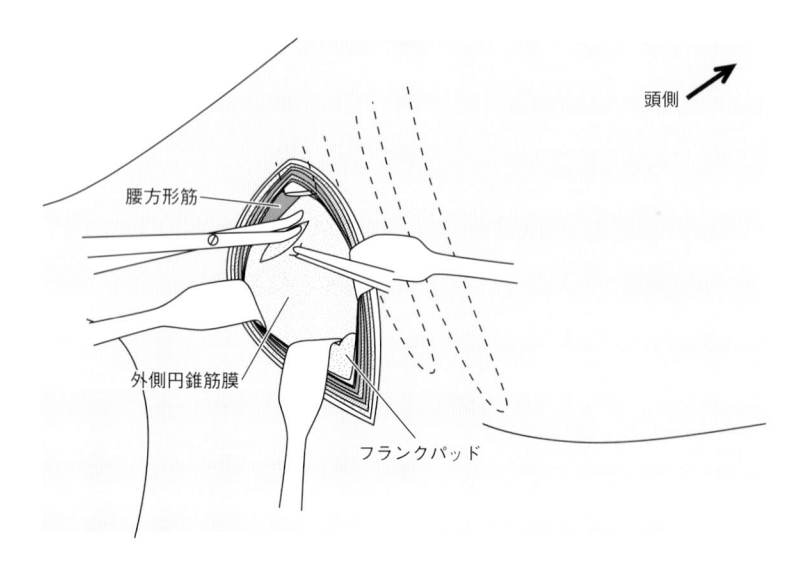

図 4-5-33 腰方形筋の近傍で外側円錐筋膜の折り返しを確認し，その手前で外側円錐筋膜を切開する．正しい操作が行われれば，きわめて疎な結合組織に包まれた腎周囲脂肪が現れる．

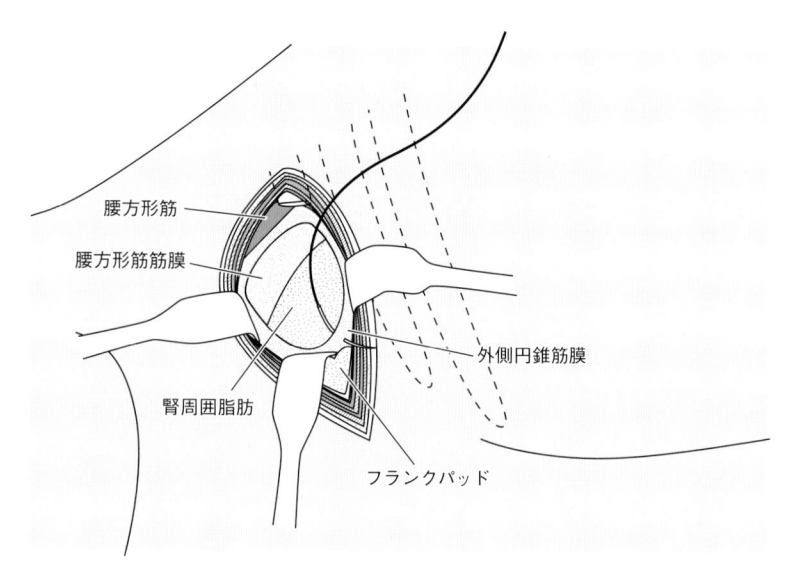

図 4-5-34 外側円錐筋膜は腹膜と腎周囲脂肪との間の剝離の際に重要な指標となるので，糸をかけて牽引できるようにしておく．

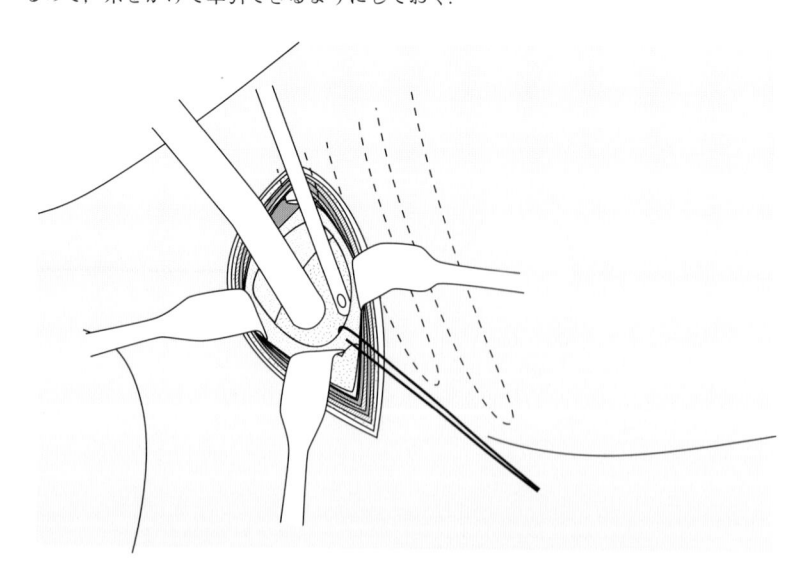

図 4-5-35 腎門部へのアプローチを始める前に前方で外側円錐筋膜およびこれに連続する腹膜と腎周囲脂肪との剝離面を展開しておくと後の操作が円滑になる．

露出された外側円錐筋膜を腰方形筋付着部の近くで鋭的に切開するとその下に腎周囲脂肪が現れる(**図 4-5-33**)．この時点で腰方形筋が膜構造(外側円錐筋膜の続き)に覆われていることを確認する．もし筋束とその表面を走行する腸骨鼠径神経，腸骨下腹神経が直接露出された場合は剝離層が外側円錐筋膜の外側(本来の剝離面の1層外側)に入ってしまっていることを意味する．左側の場合は，そのまま剝離を進めてしまうと横隔膜の表面に沿って膵臓の裏へ入ってしまうことになる．脾動静脈は一見腎動静脈にみえることがあるので剝離層の誤りに気づかない場合もある．そのまま操作を進めれば膵臓損傷や脾臓損傷の可能性もあり，注意が必要である．

外側円錐筋膜を切開したら腹側の切開縁に牽引糸をかけ(**図 4-5-34**)，これを引きながら腎周囲脂肪と外側円錐筋膜との間を少し剝離する(**図 4-5-35**)．

腎臓中央部の前側は腹膜と腎周囲脂肪の間に
もう1層膜構造が存在するため剝離面の同定が
難しい場合があるが，鈍的操作を根気よく続け
て光沢のある腹膜表面を探す．正しい剝離面の
同定が難しい場合は脾臓（右腎では肝臓）の位置
でその表面から脂肪層を拭いとるような感触で
剝離すると剝離面を同定しやすい．

　腎臓前面で腹膜・腎周囲脂肪間の剝離面が同
定できたら，腎臓背面で腎周囲脂肪と腰方形筋
表面を覆う膜構造（外側円錐筋膜の続き）との間
を剝離する．きわめて疎な結合織が介在するだ
けなので腎臓に鉤をかけて腹側に牽引するだけ
で容易に剝離することができる．これにより一
気に腎門部が展開できる（図4-5-36）．

7．腎動脈の同定（図4-5-37）

　左腎では腹部大動脈の表面，右腎では下大静
脈表面が展開されるが，厚い組織（リンパ管網，
脂肪組織，神経枝）に覆われているため直接腎
動脈の表面が確認できないことも多い．やせ型
の症例であれば拍動する腎動脈がその表面を覆
う結合組織を通して確認できるので腎動脈の同
定に困難を感じることは少ないが，肥満傾向の
症例では厚い脂肪組織に覆われ腎門部血管の位
置がわかりにくい場合も少なくない．脂肪組織
やリンパ管網を切開して少し深い層に入る必要
があるが，脂肪の厚い患者では細かい静脈枝が
発達しており，わずかな剝離操作でも操作の邪
魔になる出血をきたすことがある．

　腎動脈の位置を推定するための指標を知って
おくと迷いなく手際のよいアプローチが可能と
なる．腎下極で精巣（卵巣）静脈を同定し，これ
を近位に追いかけ，腎静脈の下縁（左側）ないし
下大静脈（右側）を同定・露出してしまうのが最
も簡単である．腎静脈（下大静脈）表面に沿って
剝離を頭側に進めれば腎動脈を覆う結合組織を
効率よく処理することができる．

　精巣（卵巣）静脈がわかりにくい場合は，腰静
脈も目安となる．経腰的に背面からアプローチ
した場合，最も浅い層に存在するのが腰静脈で
ある．腸腰筋の表面を大動脈（下大静脈）方向に
たどっていくと容易に同定できる．これを近位
に追いかければ腎静脈本幹が確認できる．腰静
脈は動脈のすぐ下縁を走行することが多いの
で，腰静脈の頭側の結合組織を剝離すれば腎動

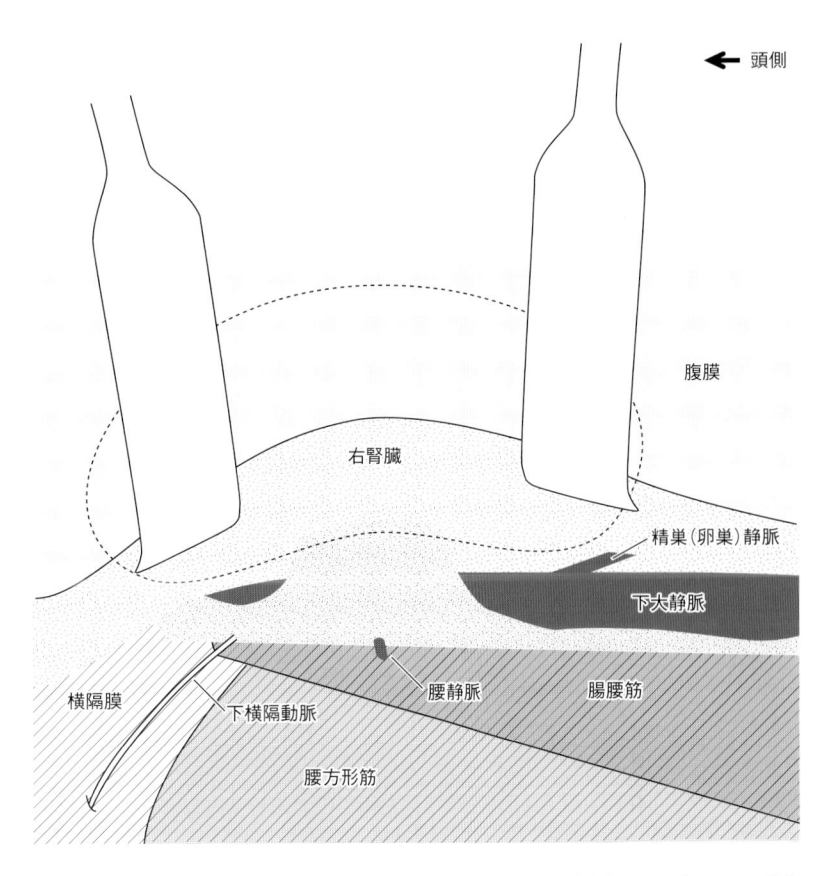

図4-5-36 腎周囲脂肪と腰方形筋筋膜（外側円錐筋膜の続き）の間はきわめて疎な剝離面であり，鉤による牽引のみで簡単に腎門部が展開される．腎血管にアプローチする前に主な解剖学的構造を確認しておく．

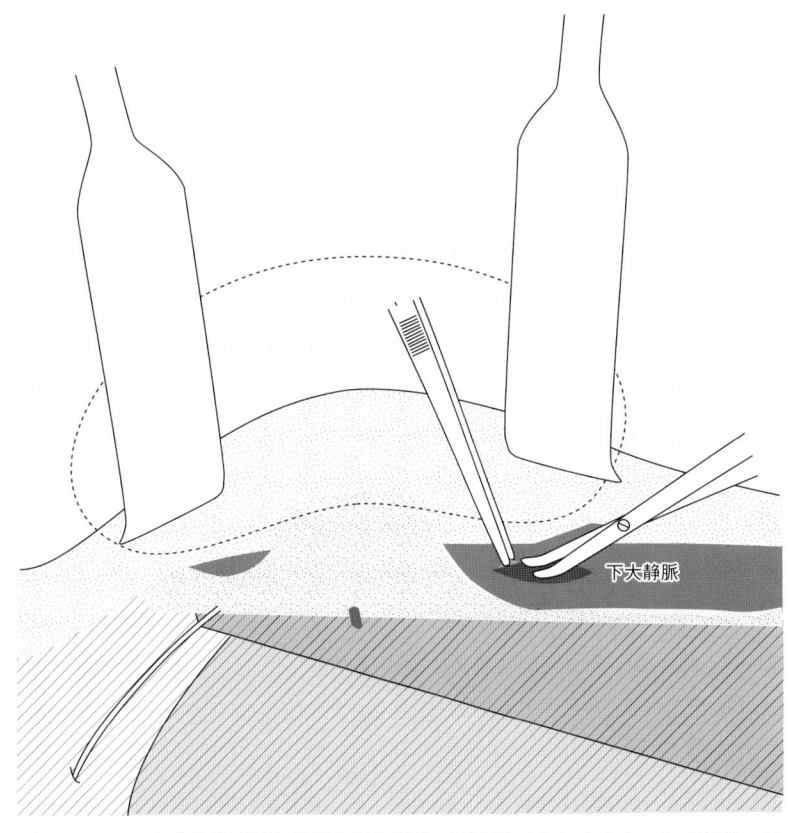

図4-5-37 まず精巣（卵巣）静脈起始部付近の下大静脈を同定する．この部分では下大静脈を覆うリンパ管網はほとんどないので安全に操作を行うことができる．下大静脈の血管鞘を鑷子でつまみあげ切開し，静脈壁を露出する．

脈が現れる．左腎では腰静脈からは腎動脈をまたぐ細い枝が出ていることがよくあるので，その場合はこれを損傷しないように注意しながら結紮切断する．なお，腰静脈は操作の妨げになるようであれば切断しても構わないが，多くは温存したまま操作が可能である．

　腎動脈の位置を推定するためのもう1つの指標は下横隔動脈である．下横隔動脈は腹腔動脈からあるいはその近傍の大動脈から分岐し，横隔膜の下面に沿って走行し，途中で横隔膜の筋層の中に潜り込む．腎背面を剥離する際に，横隔膜下面を正中方向に向かって剥離していくと横隔膜下縁のやや上方で斜めに走行する血管が現れるが，これが下横隔動脈である．腎動脈はその起始部から約1cmほど足側に位置するので，その部分の結合組織を剥離すると腎動脈が同定できる．下横隔動脈自体は処理する必要はない．なお，いずれの場合でも手が入る層であれば指の感触で動脈拍動を確認するのも有用である．

8. 腎動脈の処理

　腎動脈の位置が確認できたら，動脈の血管鞘を切開して腎動脈そのものの表面を露出させる．血管鞘の切開が十分でないと腎動脈周辺の細かい血管を損傷し，思わぬ出血をみることがあるので，動脈の表面が完全に現れるまでしっかり血管鞘を切開する必要がある．次いで腎動脈に1-0絹糸をかけこれを牽引しながら近位，遠位へと剥離を進める．十分な長さが剥離されたらまず最も中枢側で1-0絹糸を結紮する．次に新たに1-0絹糸をかけ，最も末梢側を結紮する．動脈の切断位置を想定してその中枢側に2-0針付絹糸をかけいわゆるtransfixing sutureをおく．動脈の処理はこれで十分であるが，結紮糸の滑脱防止のためクリップをかけてもよい（図4-5-38～4-5-45）．

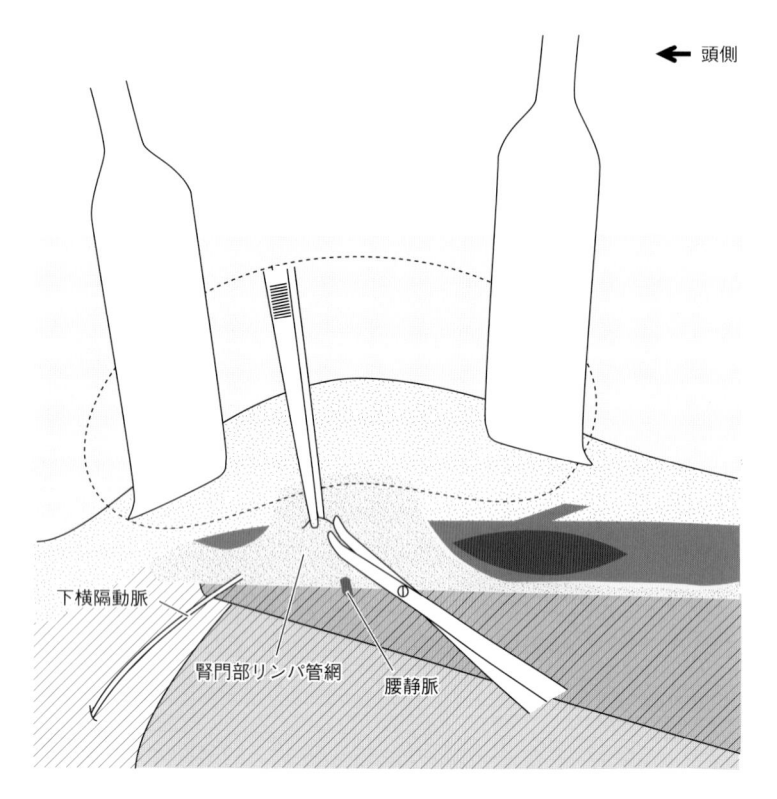

図4-5-38　腎門部は厚いリンパ組織で被われていることが多く，時に腎動脈の位置の同定が困難な場合がある．腎臓上極の高さで横隔膜へ向かって走行する下横隔動脈が確認できればその約1cmほど足側に腎動脈が走行する場合が多い．また腰静脈が同定できればそのすぐ頭側に腎動脈が位置する．あるいは手が入るなら指の感触で動脈の位置を同定してもよい．推定される動脈の位置でリンパ管網をつまみ上げ切開する．

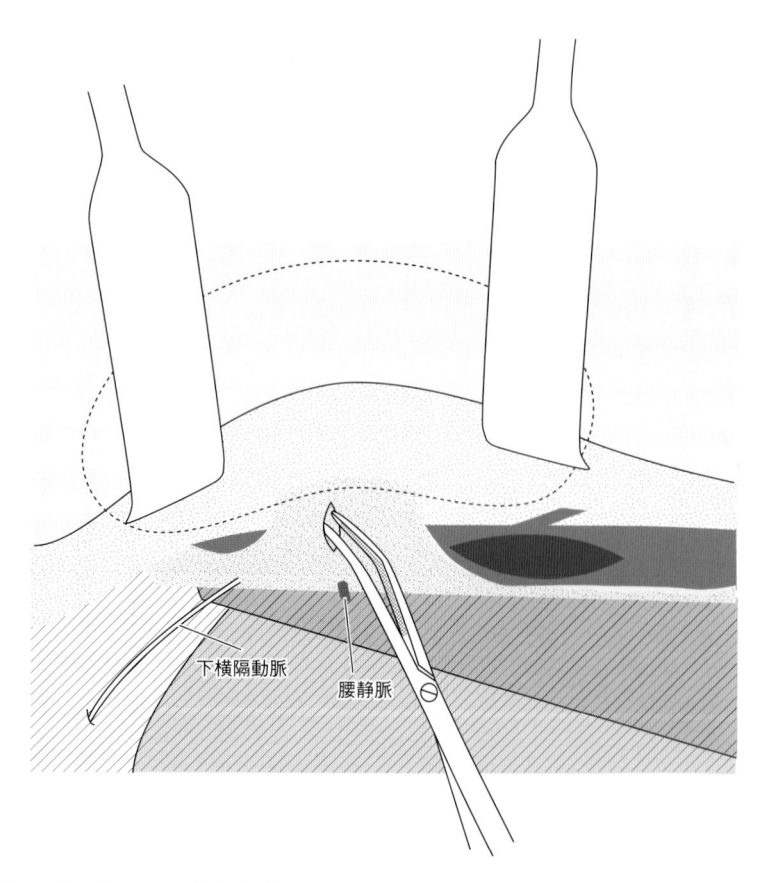

図4-5-39　リンパ管網を鉗子でていねいに選り分けると，その下に拍動する腎動脈が現れる．

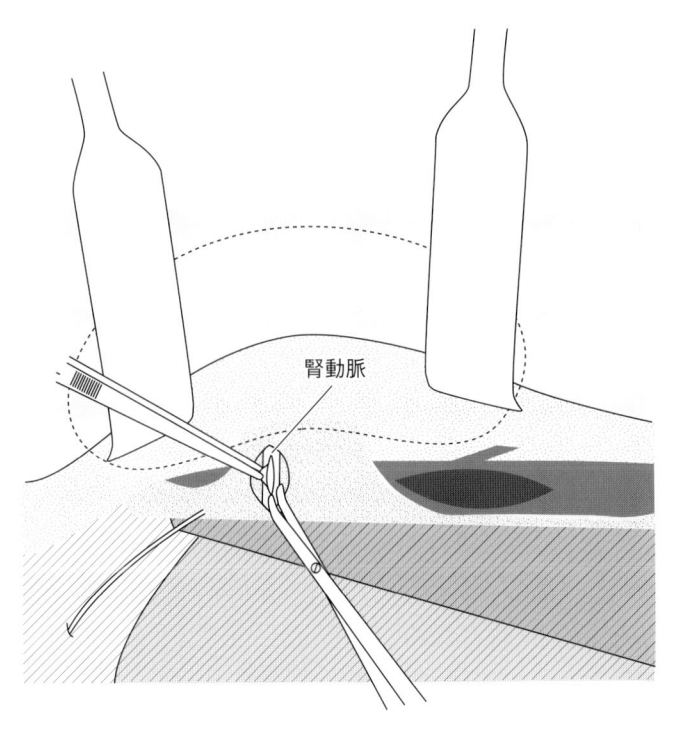

図 4-5-40 腎動脈の血管鞘を切開する．切開が不十分であると周辺の細かい血管を損傷し，思わぬ出血を招くことがある．

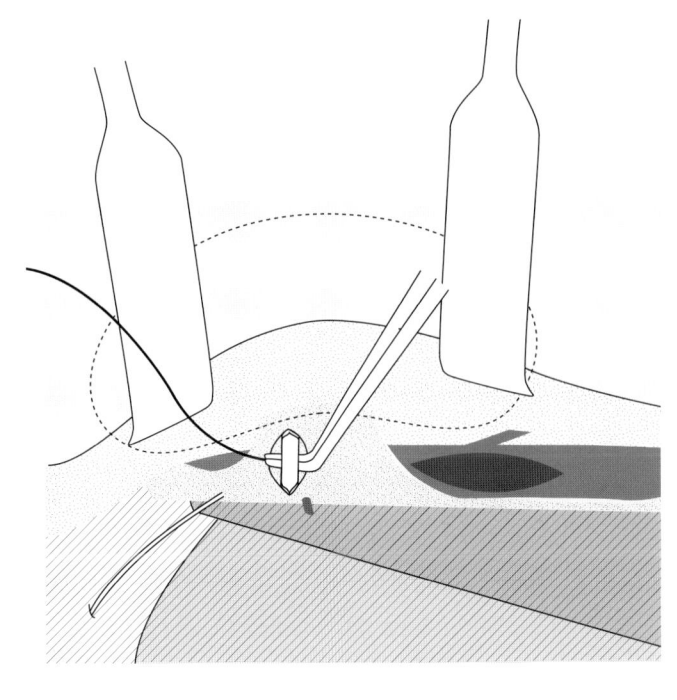

図 4-5-41 腎動脈に細かい分枝はないので大胆に剥離して構わない．動脈処理を行うための十分な長さが確保できたら 1-0 絹糸をかける．

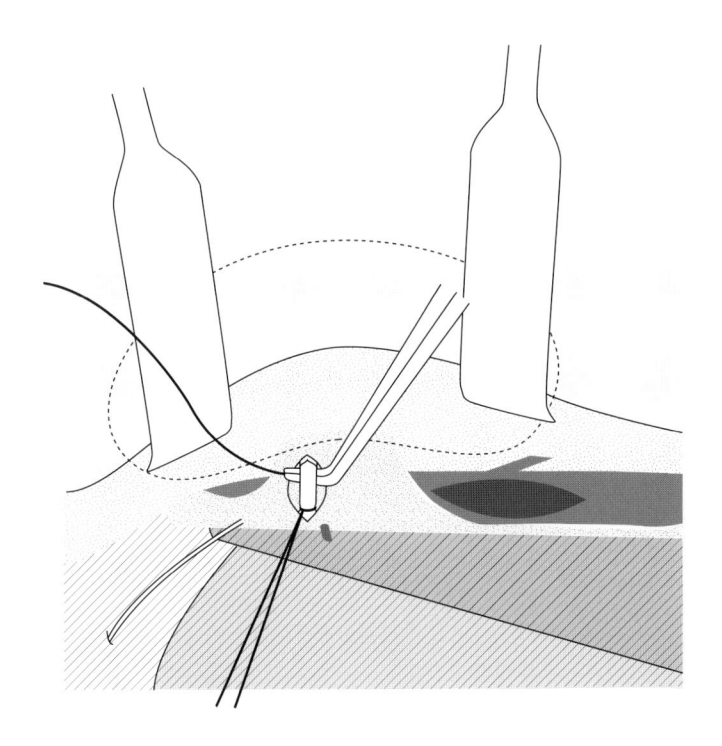

図 4-5-42 動脈の中枢側を結紮し，再び 1-0 絹糸をかける．

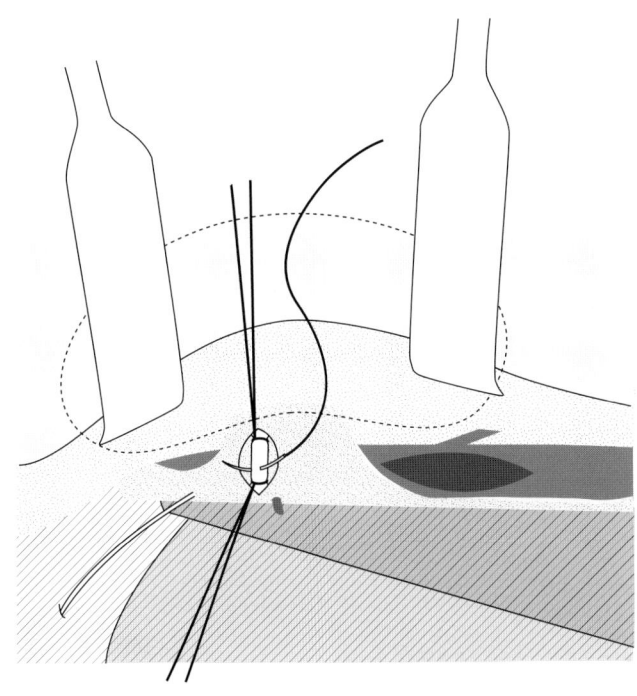

図 4-5-43 末梢側の糸を結紮したら切断予定部の中枢に 2-0 針付絹糸をかける．

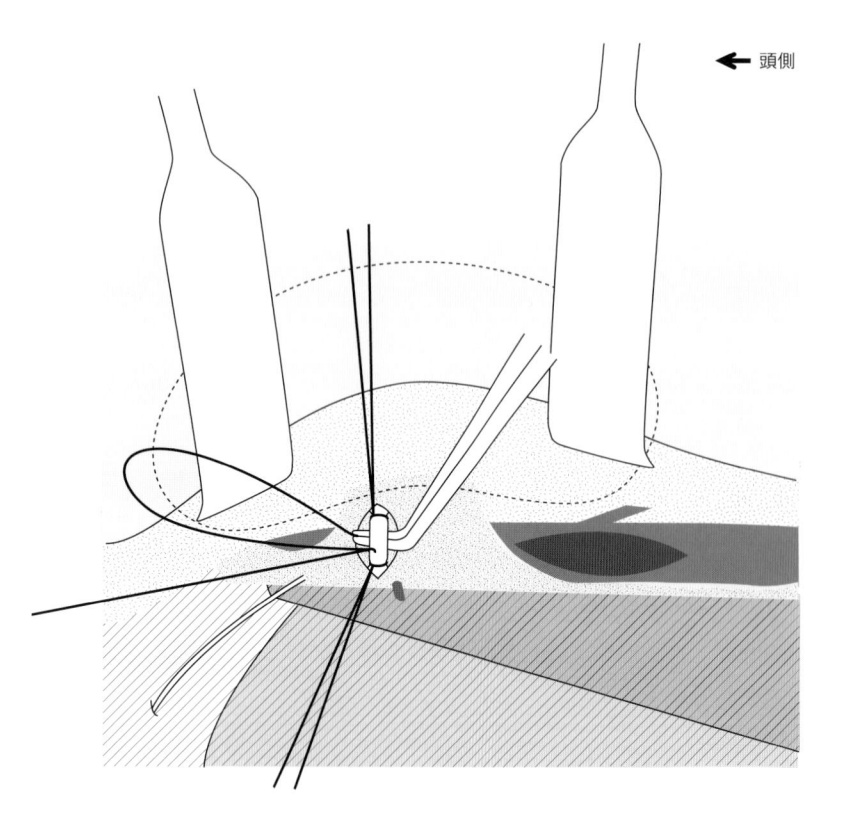

図4-5-44 1度結紮してから糸を回し，動脈全体を結紮する．

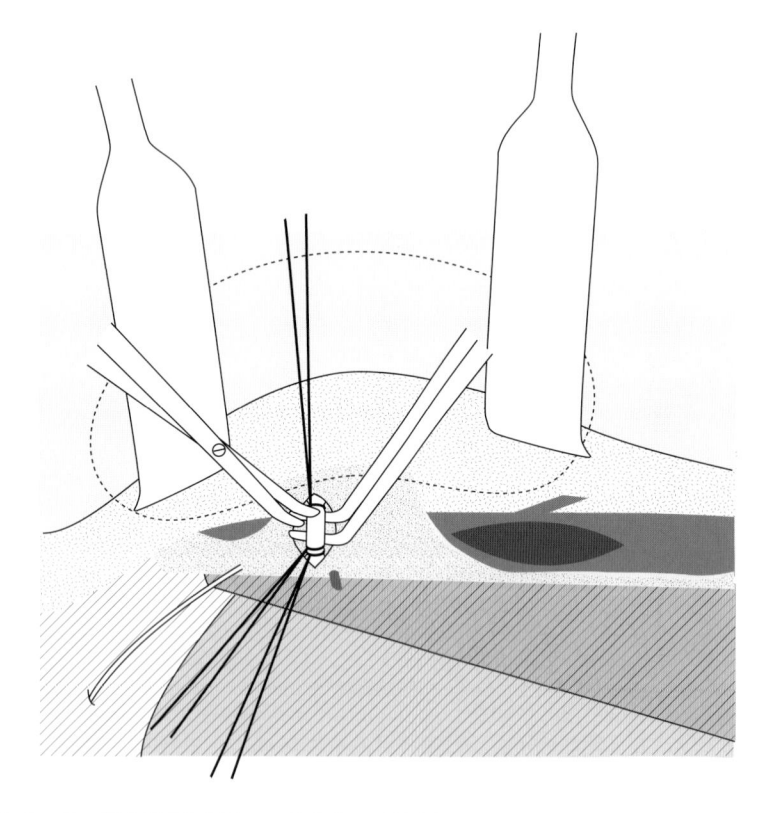

図4-5-45 腎動脈を切断する．結紮糸の滑脱防止にクリップをかけておいてもよい．

9. 腎静脈の処理(図4-5-46〜4-5-57)

腎動脈の処理が終わったらその下のリンパ管網を選り分けて腎静脈の表面を確認する．左腎では精巣(卵巣)静脈の表面を，右腎では精巣(卵巣)静脈分岐部付近の下大静脈の表面を同定，その血管鞘を切開し，静脈表面に沿って剝離を進めると安全かつ効率よく処理を進めることができる．この場合も血管鞘を十分に切開することが重要で，そうでないと細かい分枝を損傷しやすい．なお左右いずれの腎の場合も腰静脈の位置(通常腎動脈のすぐ尾側)を確認し，これを損傷しないように注意する．

腎静脈の本幹が確認できたらその周囲をていねいに鈍的に剝離し，腎静脈全体を露出させる．左腎では精巣静脈，副腎静脈を処理する．右側は大きな分枝はないが腎静脈の表面から，あるいは腎静脈周辺の下大静脈から細い静脈枝が腎門部へ向かって走行することがあり，その場合はあらかじめその分枝を結紮切断しておく．細い分枝であるが損傷すると腎静脈の処理がきわめて難しくなるので細心の注意を払って処理を行う．

腎静脈全体が剝離できたら1-0絹糸をかけてこれを牽引し，糸の腎臓側の腎静脈が虚脱していることを確認する．完全に虚脱しない場合はすでに処理した腎動脈とは別に動脈枝が残存している可能性がある．その際は腎臓と大動脈(下大静脈)の間を完全に剝離し，残りの動脈枝を探して結紮切断する．症例によっては腎上極から動脈枝が流入することがあるので，腎静脈を処理する前に腎上極と副腎の間を先に剝離しておいてもよい．いずれにしても動脈血流が残存したまま腎静脈を結紮してしまうとその後の処理が大変難しくなるので慎重に対応する．

腎静脈も腎動脈と同じ手順で中枢側，末梢側を結紮，切断予定部の中枢側に2-0絹糸でtransfixing sutureをおいてから腎静脈を切断する．動脈の場合と同様に結紮糸の滑脱防止にクリップをかけてもよい．腎静脈を切断したら腎門部のリンパ管網をその向こうの腹膜表面が完全に露出するまで剝離し，結紮切断を繰り返して，腎門部と大動脈(下大静脈)との連続性を完全に断つ．

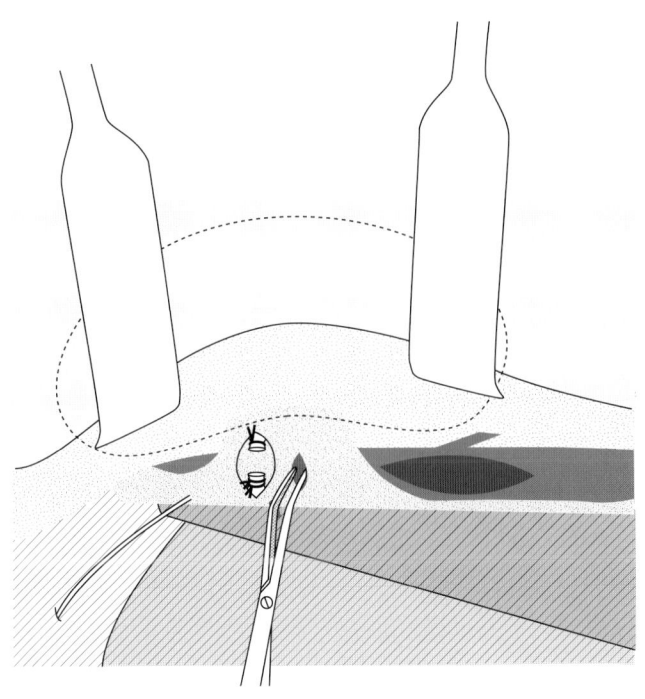

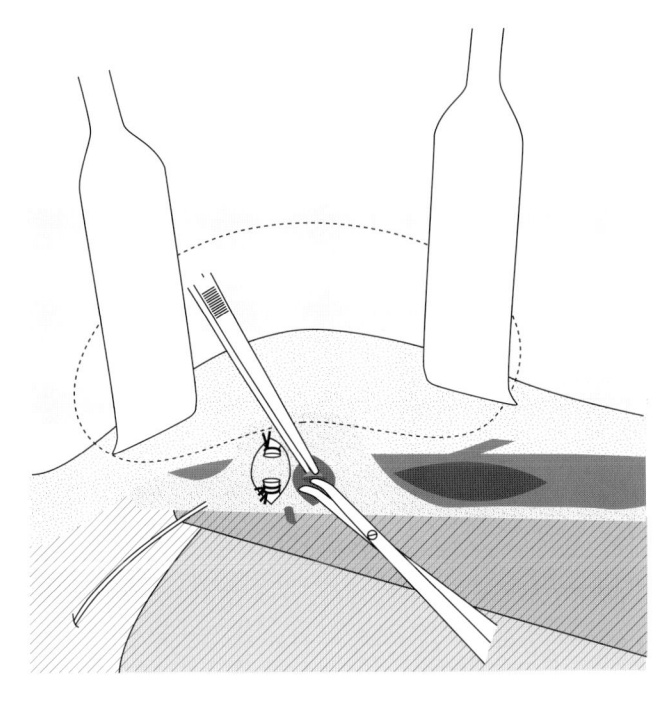

図 4-5-46　腎動脈の処理が終了したら腎門部リンパ管網を鉗子で選り分けて下大静脈の剥離を頭側へ進める.

図 4-5-47　下大静脈の血管鞘を切開する.

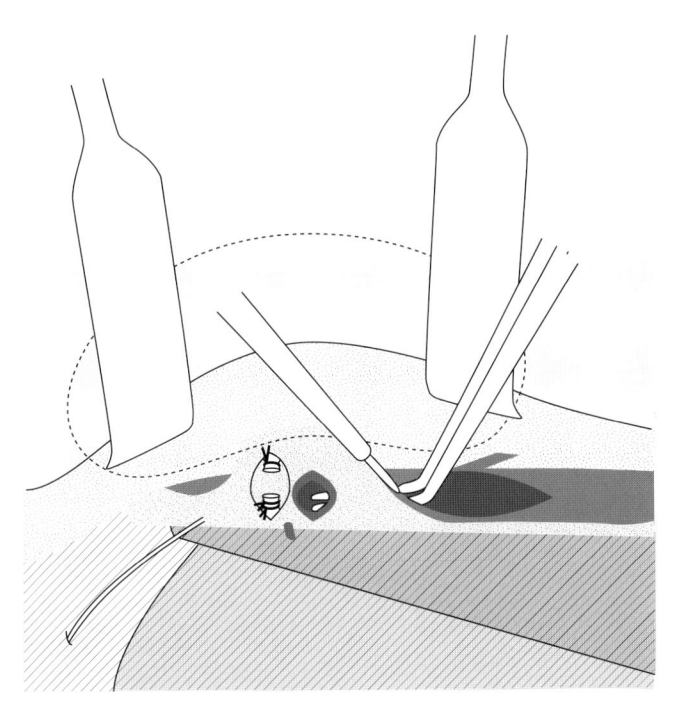

図 4-5-48　血管鞘とリンパ管網を電気メスで切断する.細い枝が下大静脈から直接出ていることも多く,これらを損傷しないようにていねいに操作を進める.

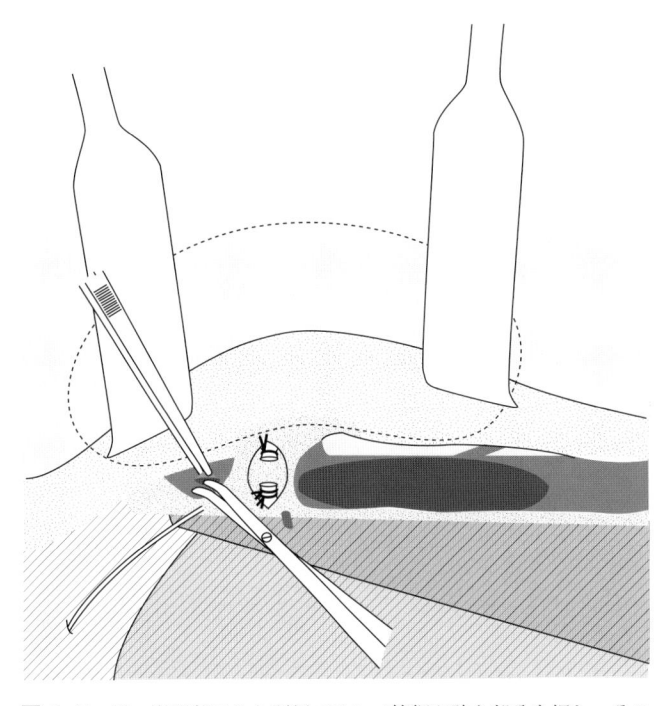

図 4-5-49　腎門部のやや頭側でリンパ管網が疎な部分を探し,そこで改めて下大静脈の血管鞘を切開する.

↙ 頭側

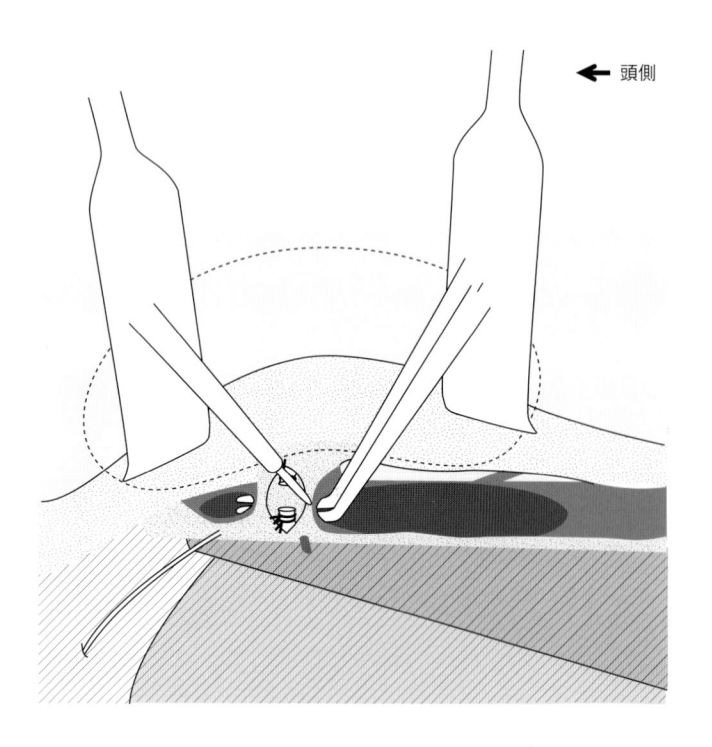

図 4-5-50 下大静脈の表面を滑らせるようにして鉗子を進めリンパ管網を電気メスで切開する．ここでも下大静脈から直接腎臓へ向かう細かい静脈枝に注意する．

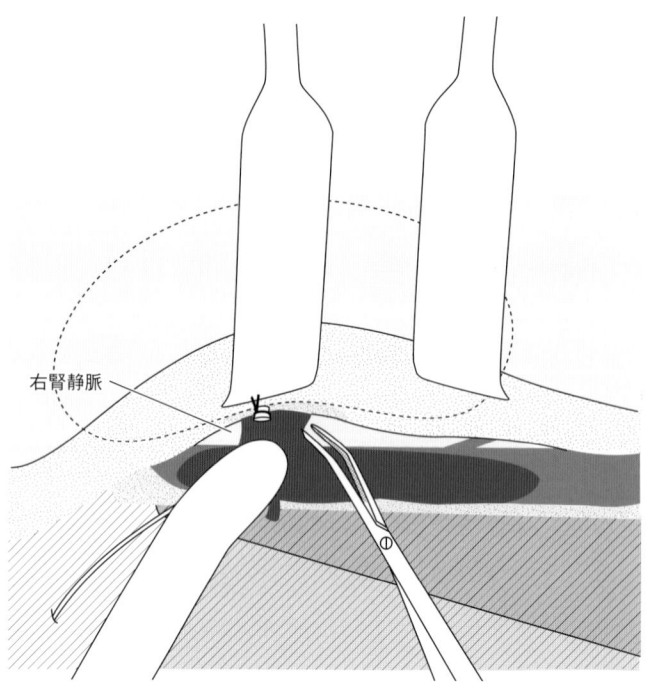

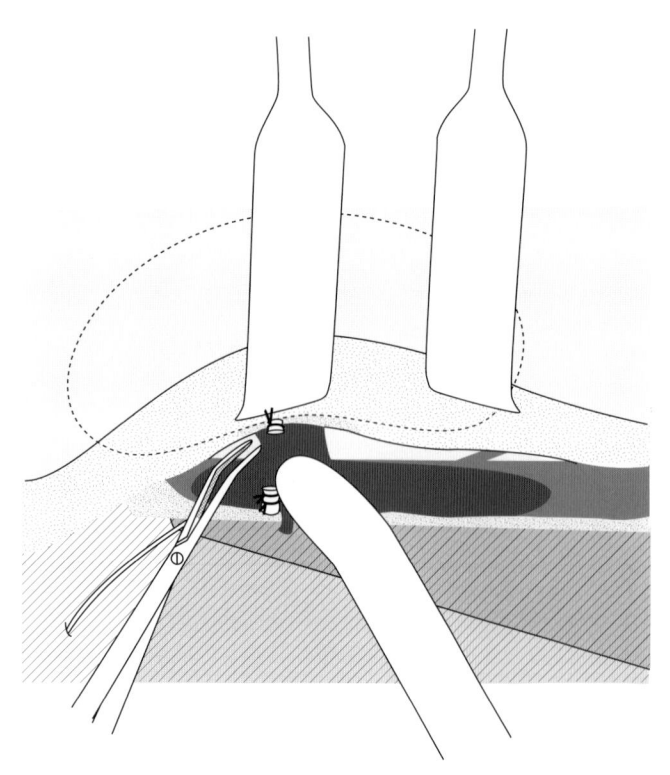

図 4-5-51 腎門部のリンパ管網の切断が終了すると腎臓を牽引するだけで腎静脈が展開されてくる．まず腎静脈の下縁を剝離する．光沢のある腹膜表面に沿って処理を行う．

図 4-5-52 腎静脈上縁も同様に剝離する．腹膜に沿って操作を行えば安全である．

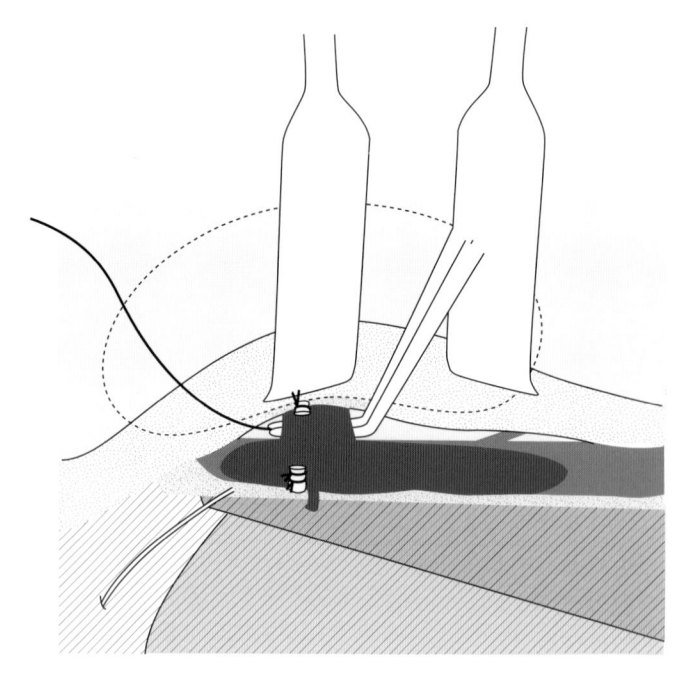

図 4-5-53 剝離が十分となったら鉗子を通して腎静脈に糸をかける．剝離が正しく行われていれば抵抗なく腎静脈の裏に鉗子を通すことができる．もし鉗子を通す際に抵抗を感じたら無理せず静脈の剝離をやり直す．

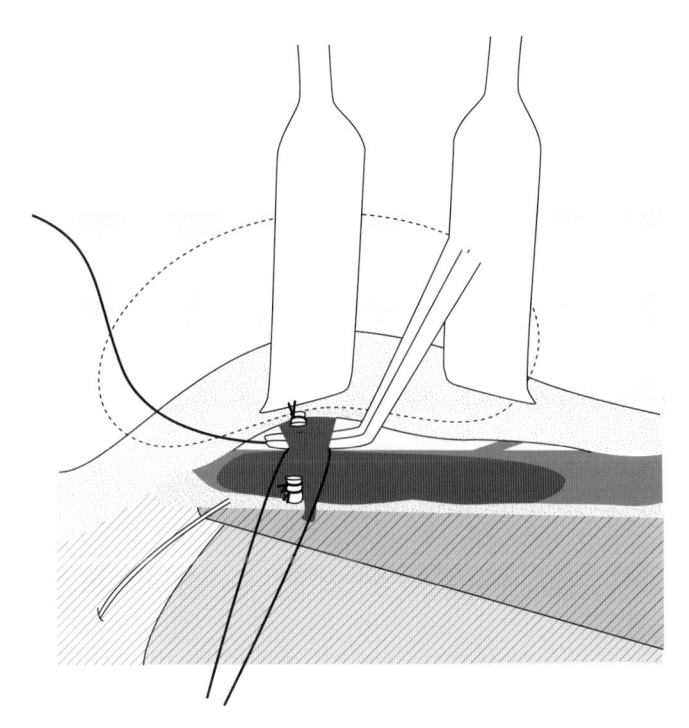

4-5　経腰的根治的腎摘術：右腎　215

図 4-5-54　腎静脈はすぐに結紮せず糸をかけて軽く牽引し，その腎臓側が虚脱しているかどうかを確認する．もし虚脱しない場合は他に動脈枝が残存している場合がありその処理を先に行う．多くは腎上極ないし腎下極から流入するので静脈処理の前に腎臓周囲の剥離を進めるとよい．無理に静脈を結紮するとその後の操作がきわめて難しくなる．なお図に示すように，糸を牽引しながらその腎臓側にもう1本糸をかけ，手前の糸を引きながら腎臓側の糸を先に結紮すると手際がよい．

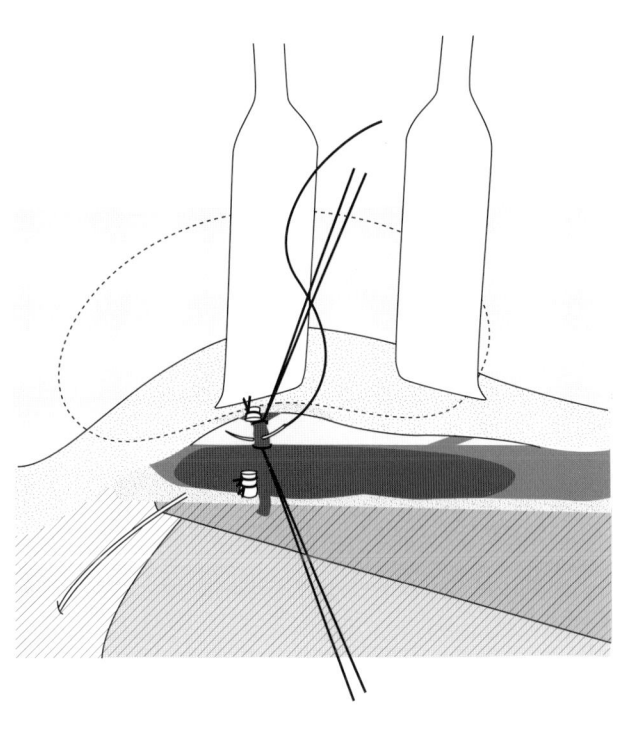

図 4-5-55　2つの結紮糸の間，予定切断部位の手前で 2-0 針付絹糸をかける．十分なスペースがとれない場合はこれを省略し，下大静脈側の結紮糸の前後にクリップをかけてもよい．

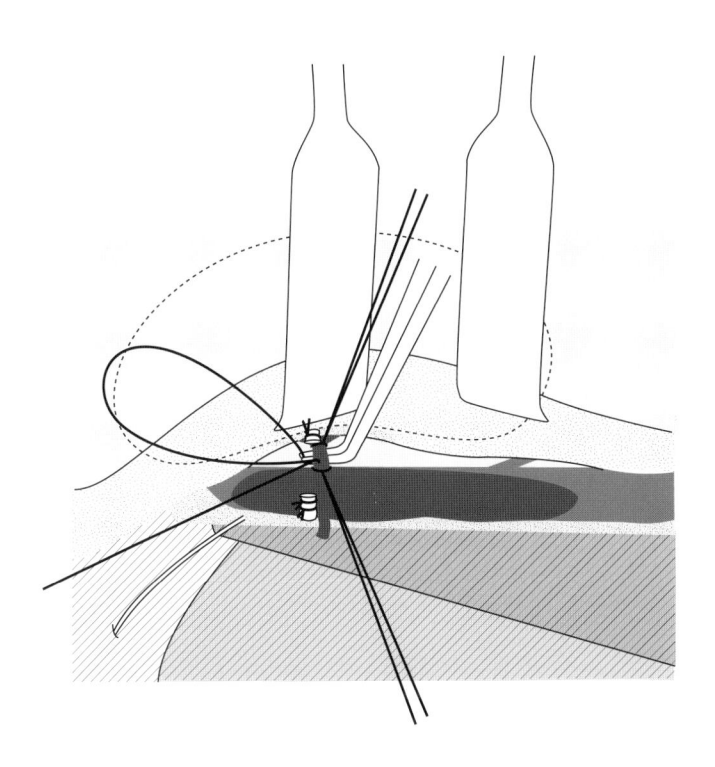

図 4-5-56　1度 2-0 絹糸を結紮した後，糸を回して静脈全体を結紮する．

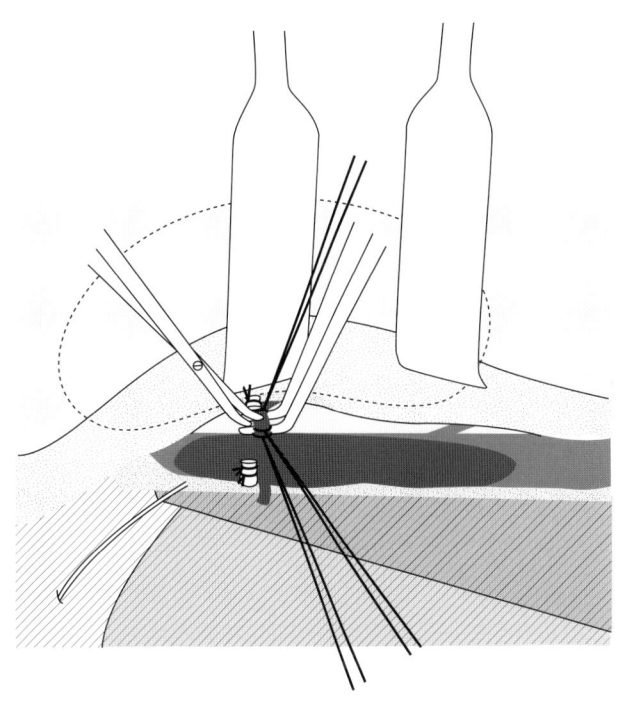

図 4-5-57　腎静脈を切断する．結紮糸の滑脱防止にクリップをかけておいてもよい．

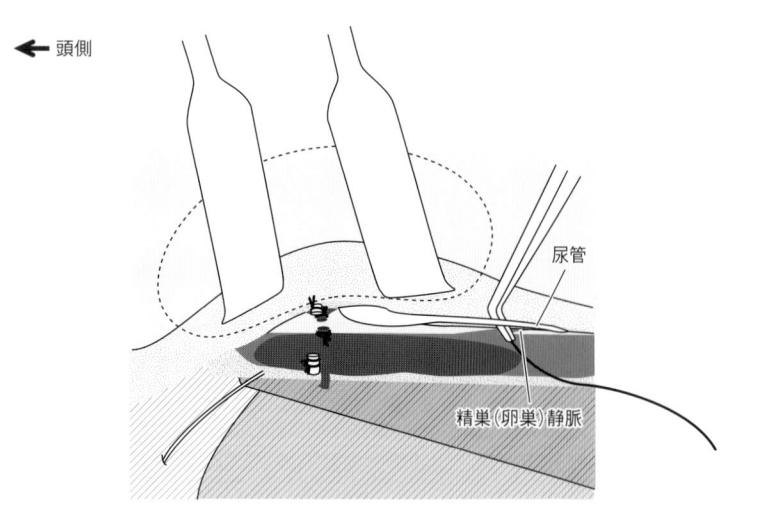

図4-5-58　精巣(卵巣)静脈を末梢にたどり，これに交差する尿管を同定し，これに1-0絹糸をかけて確保する．尿管は腎周囲脂肪側，精巣(卵巣)静脈は腹膜側に付着しており，その間が正しい剥離面となる．

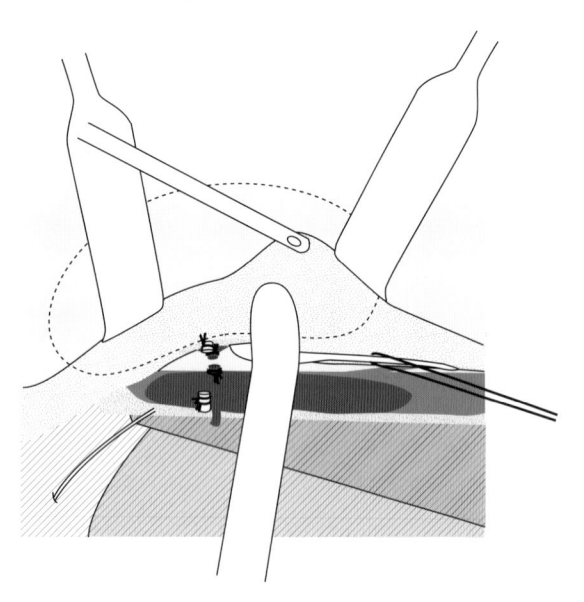

図4-5-59　尿管は剥離の指標となるためすぐには切断せず，腎臓下極の剥離に移る．腎臓をスパーテルで牽引しながらそれを覆う光沢のある腹膜を圧排操作で押しやるようにして剥離する．

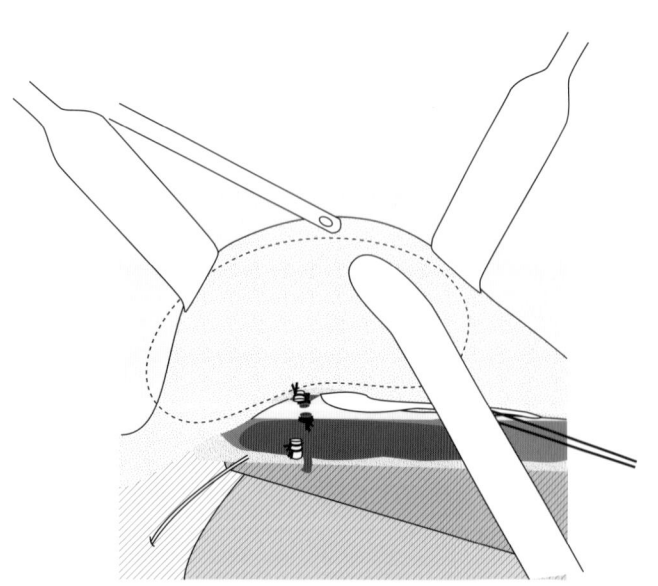

図4-5-60　腎周囲脂肪と腹膜との剥離を頭側に進める．

10. 尿管の剥離(図4-5-58)

　腎門部の処理が終わったら同じ術野で尿管を同定し確保する．これまでの剥離操作で尿管表面が露出され，容易に同定できる場合もあるが，もし同定にくい場合はまず精巣(卵巣)静脈を確認しこれを末梢へ追いかけると腎下極のやや尾側で精巣(卵巣)静脈と交差する尿管が確認できる．

11. 腎下極の処理

　尿管が確保できたら腎下極で腎周囲脂肪を切断する．尿管は腎臓側に，精巣(卵巣)静脈は腹膜側に付着しているので精巣(卵巣)静脈と尿管の間が正しい剥離面となる．したがって，腎下

極の処理が終了するまで尿管は切断せず剝離の指標とすると効率がよい（図4-5-59）．腎下極前面で腹膜と腎周囲脂肪の間の，腎下極後面で尿管と精巣（卵巣）静脈の間の剝離を進めるとやがて前後の剝離面が自然に連絡する（図4-5-60，4-5-61）．

次いで下極の腎周囲脂肪を一括確保し切断する（図4-5-62）．精巣（卵巣）静脈が腎周囲脂肪から完全に剝離されていれば下極脂肪組織は必ずしも結紮する必要はない．腎下極脂肪組織を切断したら，尿管を切断する（図4-5-63，4-5-64）．次いで剝離面を腎門部へと進め，すでに処理した腎動静脈の切断端を確認する．残存する結合組織やリンパ管群を処理し，腎臓の下半分を完全に遊離する．

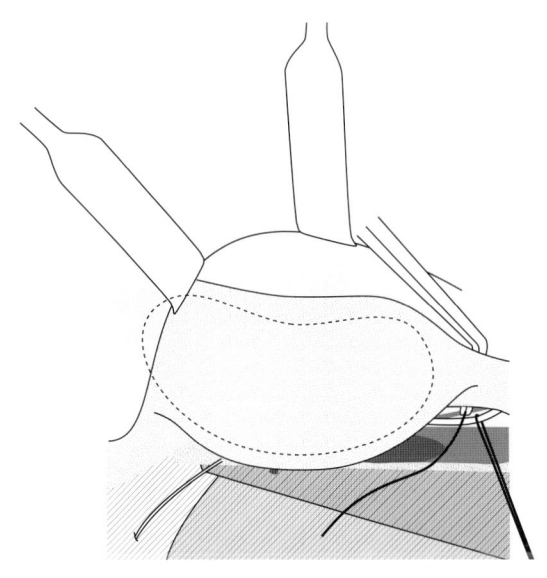

図4-5-61　剝離が進むと尿管・精巣（卵巣）静脈間の剝離面と腹膜・腎臓周囲脂肪間の剝離面が自然に連絡する．2-0絹糸をかけて腎臓下極の脂肪組織を一括して確保する．

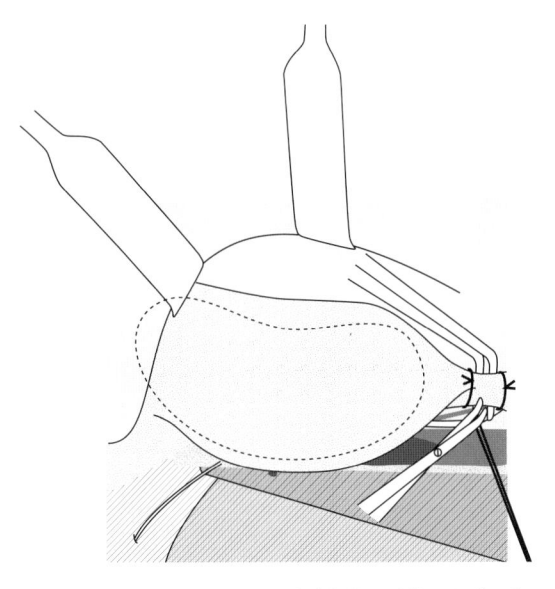

図4-5-62　下極の脂肪組織を切断する．脂肪組織の結紮は必ずしも必要ない．

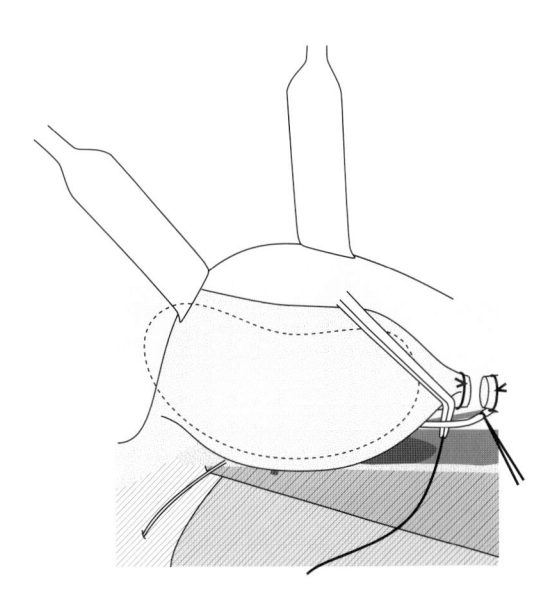

図4-5-63　尿管を結紮した後，もう1本2-0絹糸をかける．

12. 腎上極の処理

次に上極の剥離に移る．上極で腹膜と腎周囲脂肪の間の剥離を副腎の一部が確認できるまで進める（**図 4-5-65〜4-5-68**）．

←頭側

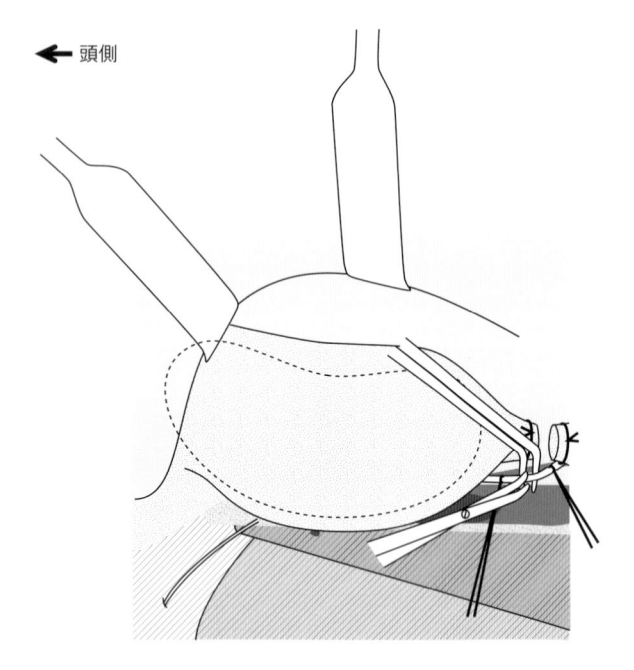

図 4-5-64 尿管を切断する．

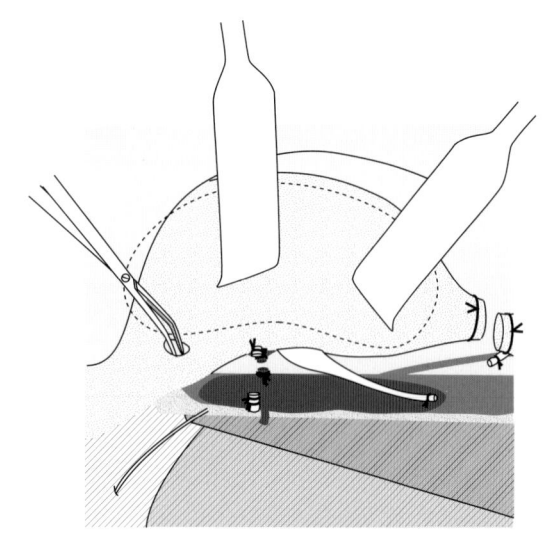

図 4-5-65 腎門部をみながら上極の剥離に移る．腎周囲脂肪を鉗子で剥離して少しずつ処理していく．

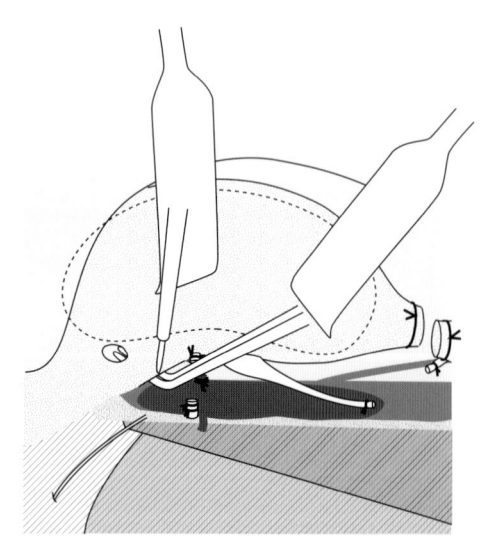

図 4-5-66 剥離した脂肪組織を切断する．細かい血管があれば結紮する．

副腎が同定できたらその尾側で腎・副腎間の脂肪組織を結紮切断する（図4-5-69，4-5-70）．腎門部の位置を確認しながら大きく剝離を進めると効率がよい．左側の場合，途中腹膜表面を副腎へ向かって走行する副腎静脈が露出されることがあるが，副腎を温存する場合は必ずしも処理する必要はない．腎上極をスパーテルなどで尾側に牽引しながら腎動静脈の断端がみえるようになるまで十分剝離する．

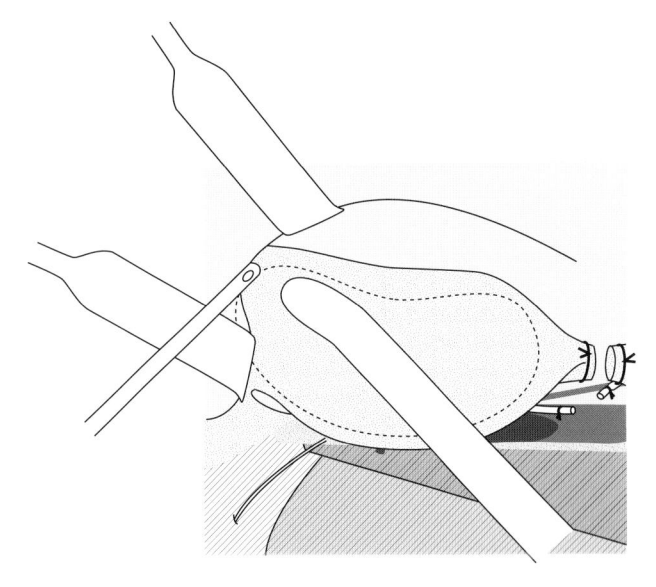

図 4-5-67 腎臓の腹側面を展開し腹膜，腎周囲脂肪の間の剝離を上極へと進める．

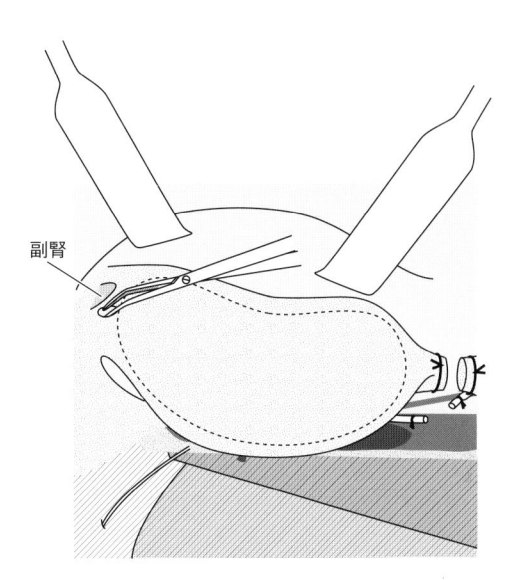

図 4-5-68 腹膜に沿って剝離を進めると肝臓下面付近に副腎が現れる．副腎と腎臓との間の脂肪組織を剝離する．

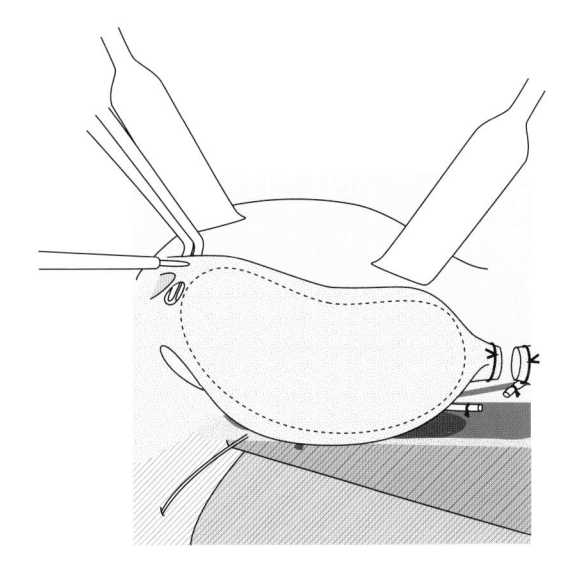

図 4-5-69 副腎と腎臓との間には細かい血管が走行している場合も多いので，ていねいに処理を行う．血管がなければ電気メスで切開して構わない．

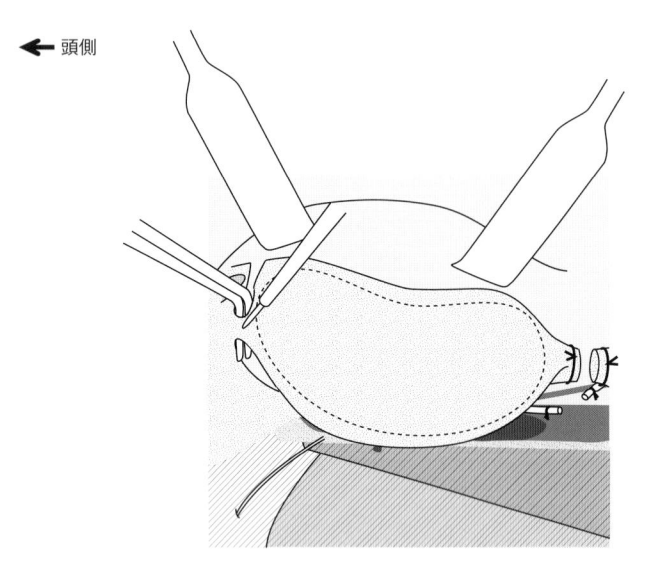

図 4-5-70 副腎と腎臓との連絡が絶たれると腎臓のほぼ全周が剥離されたことになる．腹膜と腎門部前面との連絡が残っている場合があるので，創内で腎臓の位置をずらすか，あるいは用手的に残った結合組織を確認して切断する．

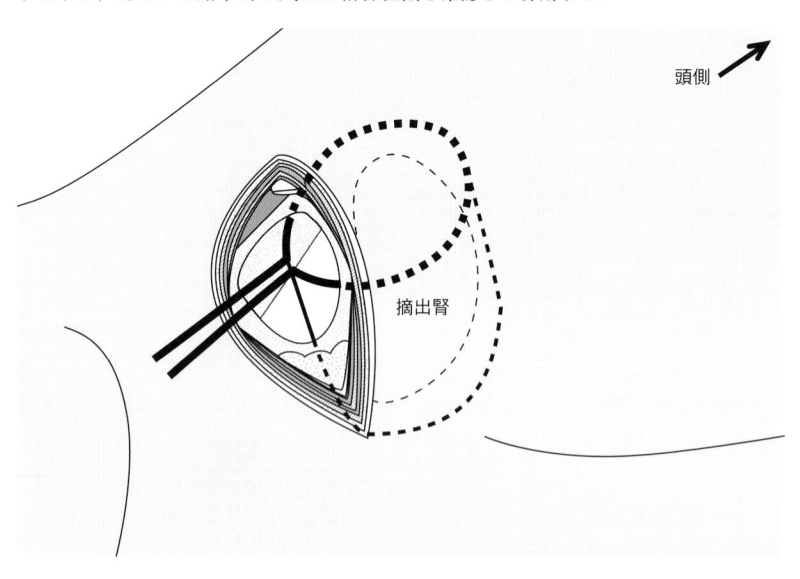

図 4-5-71 摘出腎はそのまま取り出すと創縁への腫瘍細胞播種の懸念があるため，バッグに収納して取り出す．

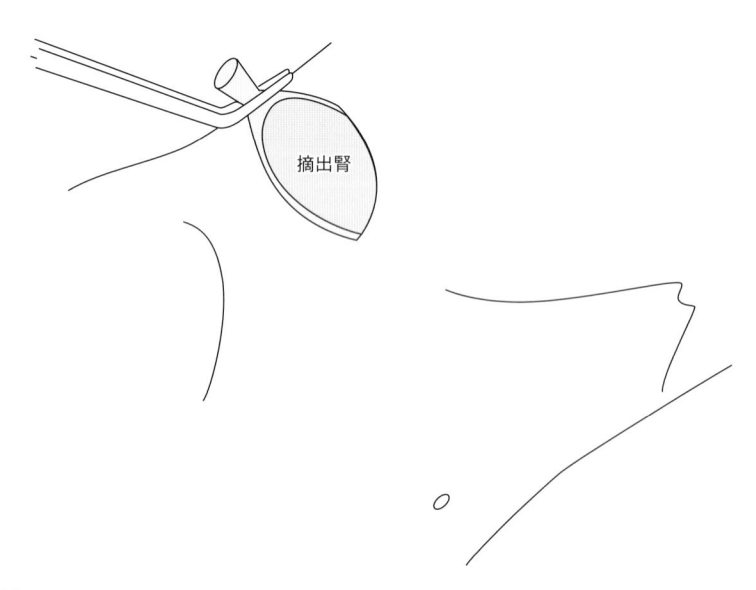

図 4-5-72 バッグの内容が漏れ出ないようにして腎臓を摘出する．

13. 腎臓の摘出と閉創

　上記の操作で腎前面を残して剥離が終了したことになる．腹膜を前方に引きながら腎周囲脂肪と腹膜間の鈍的剥離をていねいに進めて腎臓前面を腹膜から遊離する．すべての剥離操作が終了したら用手的に腎臓が完全に遊離されていることを確認する．結合組織が残存している場合はそれを処理する．次いで腎臓摘出用のバッグを腎下極から創内に挿入(**図 4-5-71**)，バッグ内に腎臓を回収して創外へ取り出す(**図 4-5-72**)．

　腎臓が摘出されたらまず止血を確認する．腎動脈断端，腎静脈断端，精巣(卵巣)静脈，副腎下縁の順で確認作業を進め，出血があれば止血縫合する．また腹膜の損傷があれば縫合閉鎖する(**図 4-5-73**)．すべての操作が終了したら切開創の尾側から閉鎖式のドレナージチューブを挿入，手術台の屈曲を戻して筋層を縫合閉鎖する．外腹斜筋，内腹斜筋，腹横筋は全層ないし2層に縫合閉鎖する．肋骨床は縫合閉鎖困難であり，その上を覆う広背筋，下後鋸筋を1層で縫合閉鎖する．この際，胸膜を損傷しないように注意する．筋層閉鎖後，生理食塩液で創を洗浄，皮下組織を3-0針付バイクリルで縫合，皮膚はステープラーで閉鎖して手術を終了する(**図 4-5-74**)．

14. 術後管理

　血栓症予防として術中のSCD(メドマーなど)使用とともに，術後ヘパリンナトリウム1日10,000単位程度を点滴内に追加している．食事歩行は翌日から開始してよい．尿道留置カテーテルも翌日の歩行開始に合わせて抜去する．ドレーンは排液量が50 mLを下回ったら抜去する．状態がよければドレーン抜去の翌日以降退院可能である．

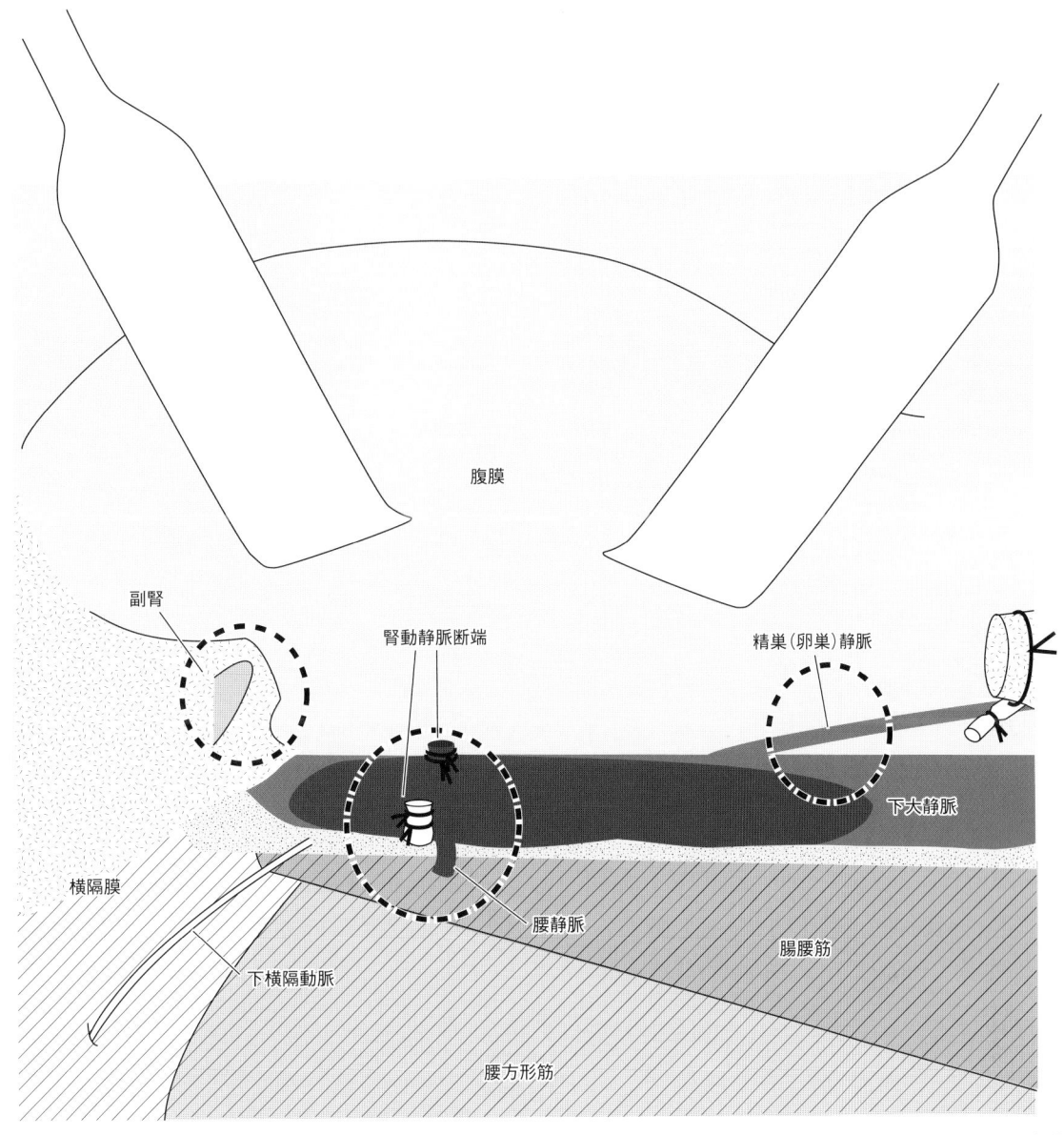

図 4-5-73　腎臓が摘出されたら止血を確認する．腎動静脈断端，腰静脈，副腎下面，精巣(卵巣)静脈の順に確認する．次いで腹膜に損傷がないことを確認する．腹膜の破損があれば 3-0 絹糸で縫合閉鎖する．

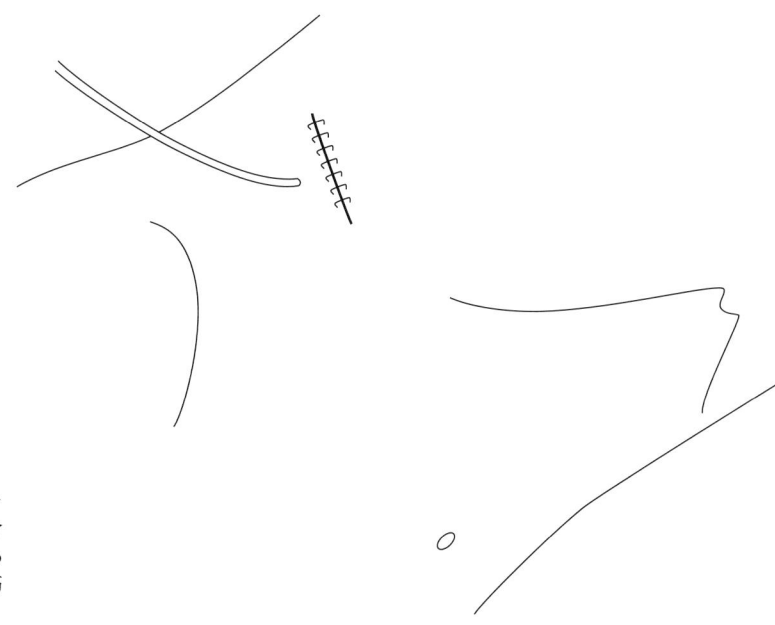

図 4-5-74　創内を生理食塩液で洗浄し，閉鎖式ドレーンを挿入留置して創を閉鎖する．側腹筋群を切開した場合は層別に閉鎖したほうが術後のヘルニアが少ない印象がある．肋骨切除部は縫合できる強固な組織がないので広背筋のみを寄せる形になる．

4-6 経腰的根治的腎摘術：左腎

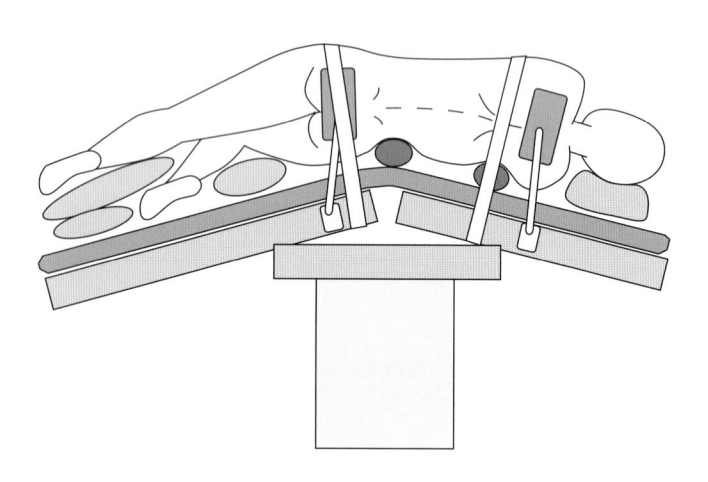

図 4-6-1 左根治的腎摘の際の体位（後方より） 左側腹部を十分伸展させる．腋窩に枕を挿入し右腕の血流を阻害しないようにする．下肢が一部重なるためクッションを用いて圧迫障害の予防に努める．

図 4-6-2 左根治的腎摘の際の体位（前方より） 胸の上部と腰をテープで固定する．

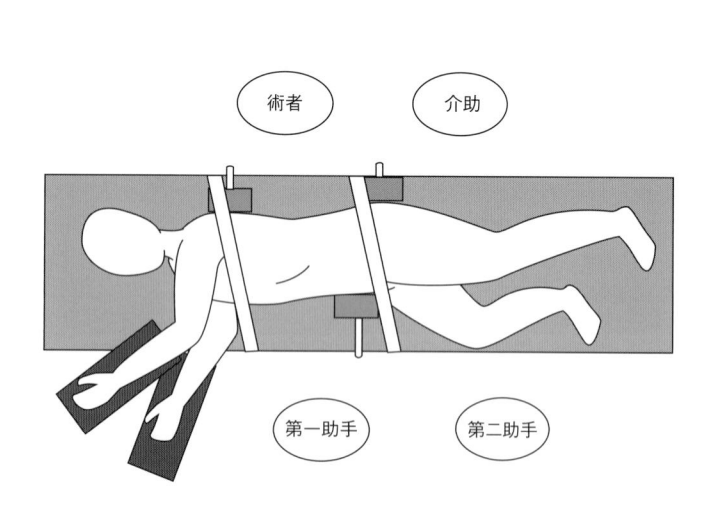

図 4-6-3 スタッフの配置 術者はその場の状況に応じてポジションを変更する．

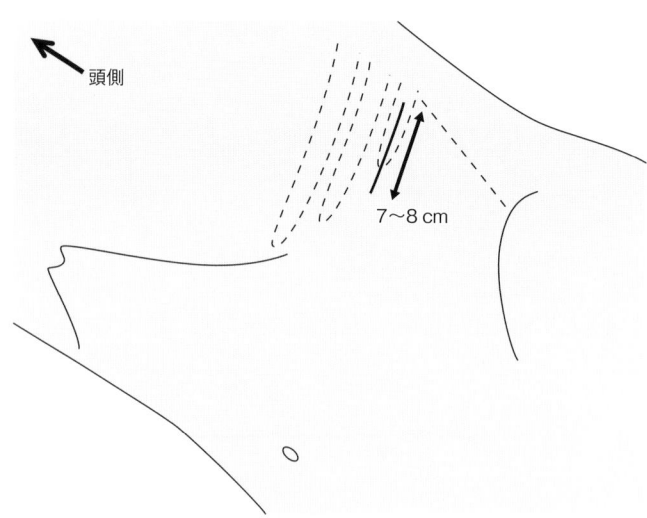

図 4-6-4 皮膚切開 第 12 肋骨上を通る腰部斜切開とする．通常は 7〜8 cm の切開で十分である．これより小さい皮膚切開でも手術は可能であるが腎摘出の際に延長が必要になることが多く，小さな切開にこだわるのはあまり意味がない．

4-6 経腰的根治的腎摘術：左腎

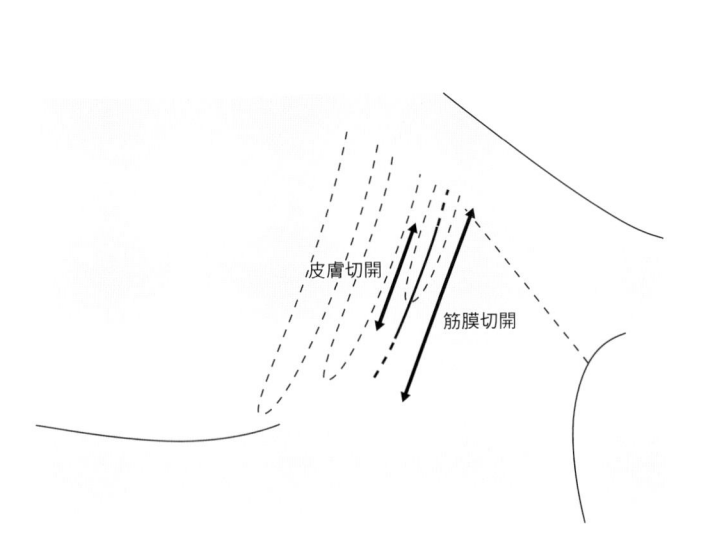

図 4-6-5 筋膜切開は十分広く行う．これにより十分な展開が得られる．

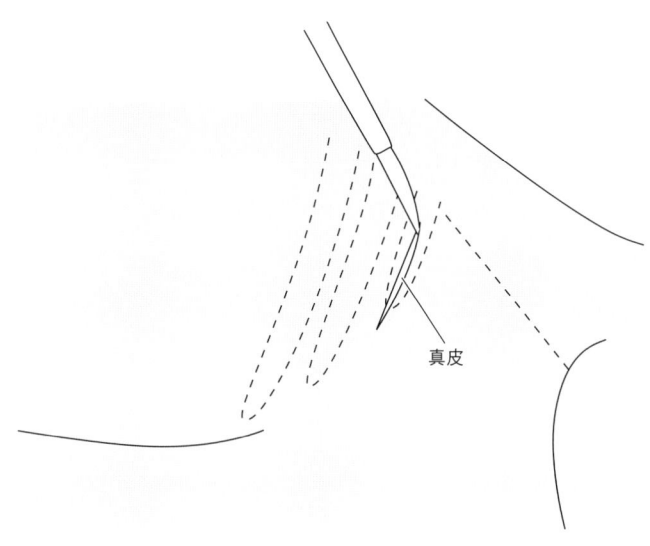

図 4-6-6 表皮を円刃メスで切開する．

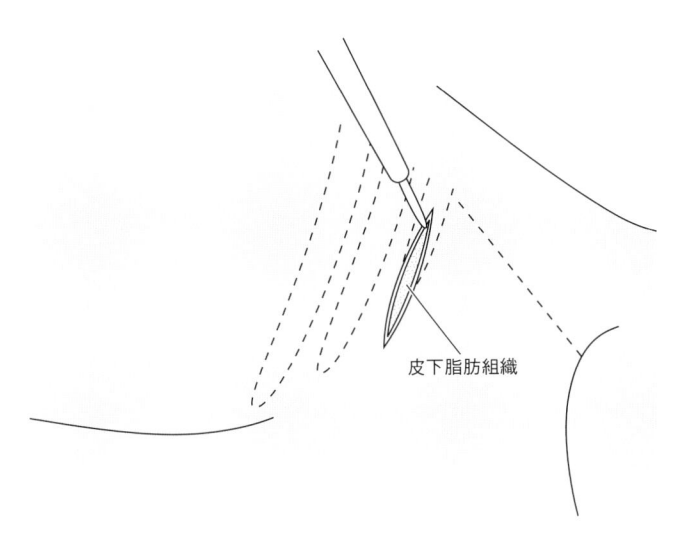

図 4-6-7 真皮を電気メスで切開する．

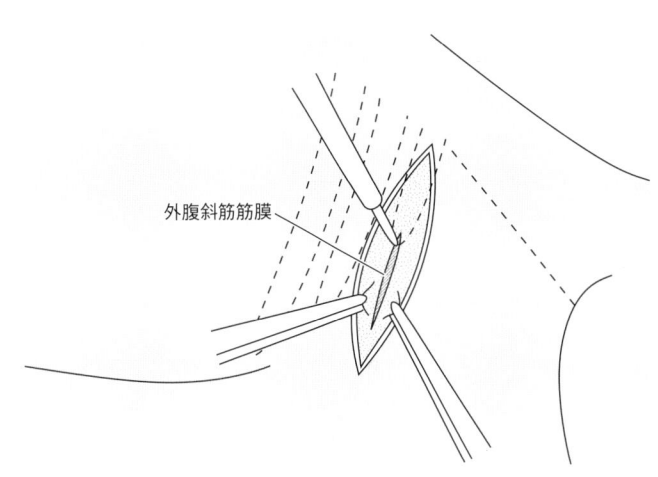

図 4-6-8 皮下の脂肪組織を電気メスで切開し，側腹筋群の筋膜を露出する．

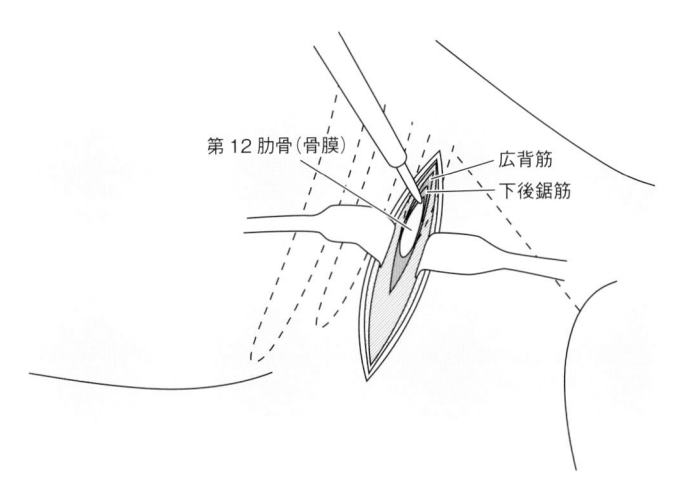

図 4-6-9 指で第12肋骨の位置を確認しながらその直上で背部の筋（広背筋，下後鋸筋）を切開し，骨膜に覆われた第12肋骨を露出する．

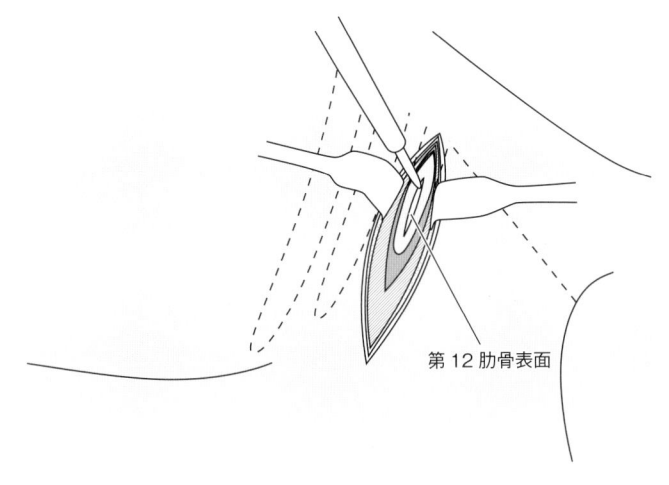

図 4-6-10 電気メスで骨膜を切開する．

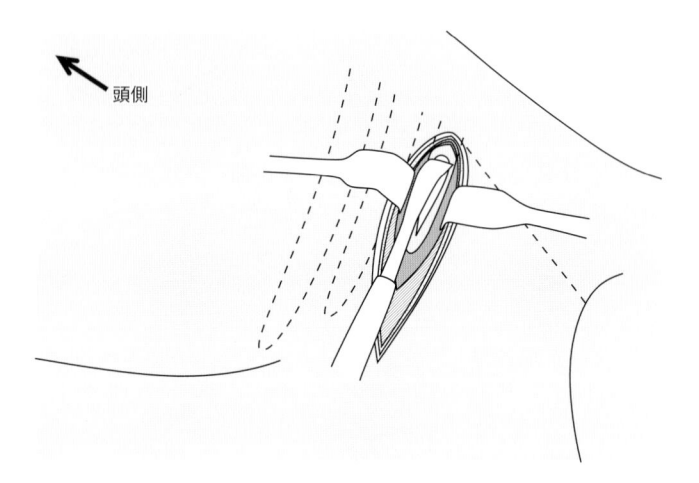

図 4-6-11　ラスパトリウムを用いて肋骨から骨膜をはがす．

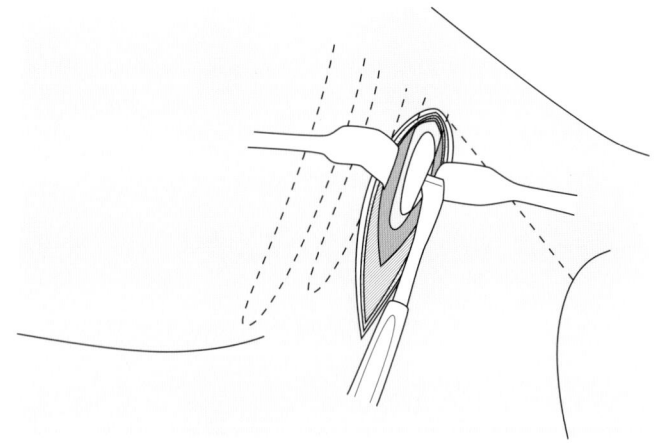

図 4-6-12　第12肋骨下縁で骨膜を剝離する．肋下動静脈を損傷しないように留意する．

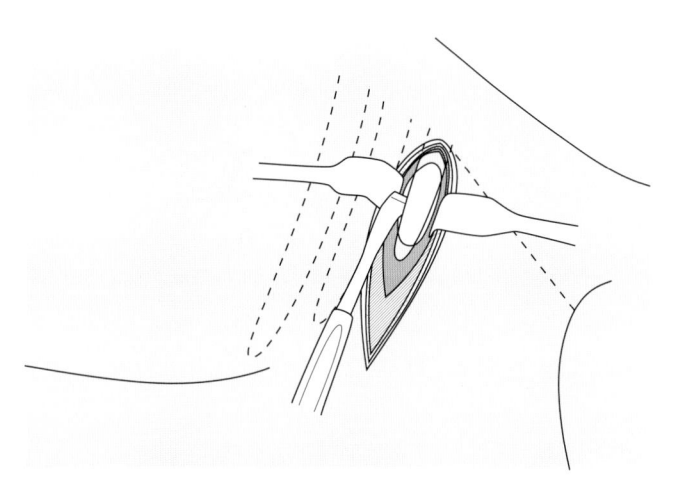

図 4-6-13　第12肋骨上縁の骨膜も同様に剝離する．胸膜を損傷しやすいので注意深くていねいに操作する．

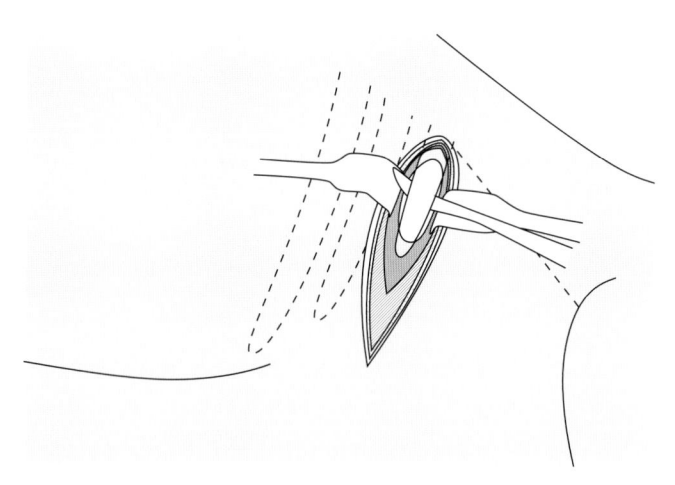

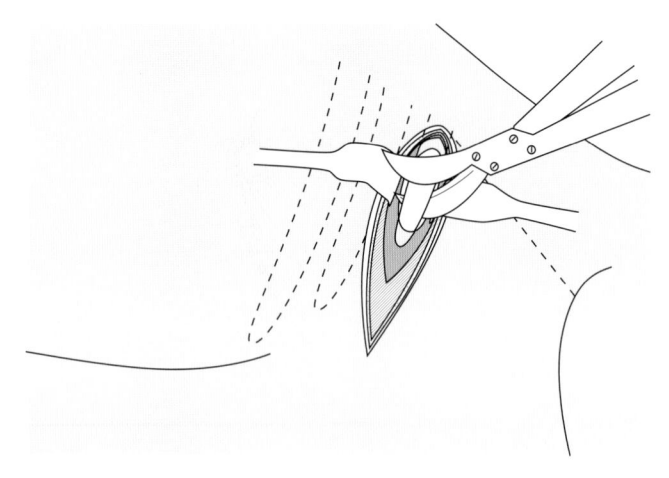

図 4-6-14　前面から側面の骨膜がはがれたらエレバトリウムを用いて肋骨裏面の骨膜を剝離する．

図 4-6-15　骨膜の剝離が十分となったら肋骨剪刀を挿入し，第12肋骨を切断する．

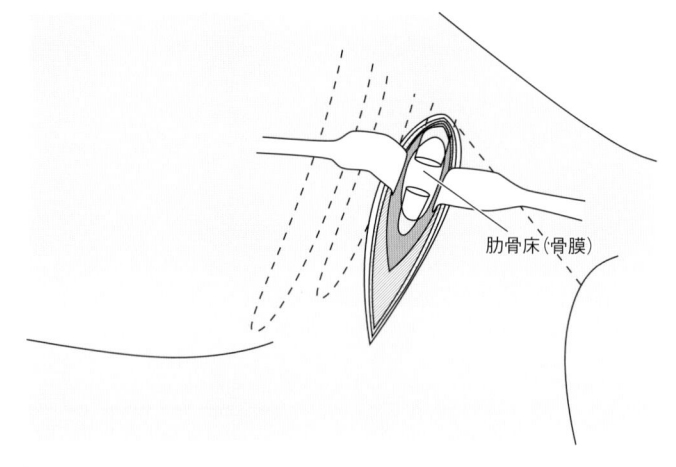

図 4-6-16　これまでの操作で肋骨裏面の骨膜は切開されていることも多いが，ていねいに操作を行えば肋骨床を形成する骨膜全体がきれいに展開されてくる．

肋骨床（骨膜）

頭側

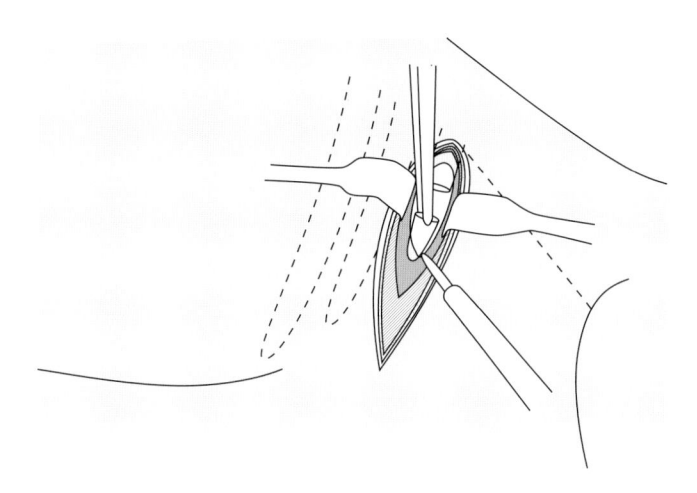

図 4-6-17　第12肋骨先端(肋軟骨)の表面を電気メスでこそぐように切開する．

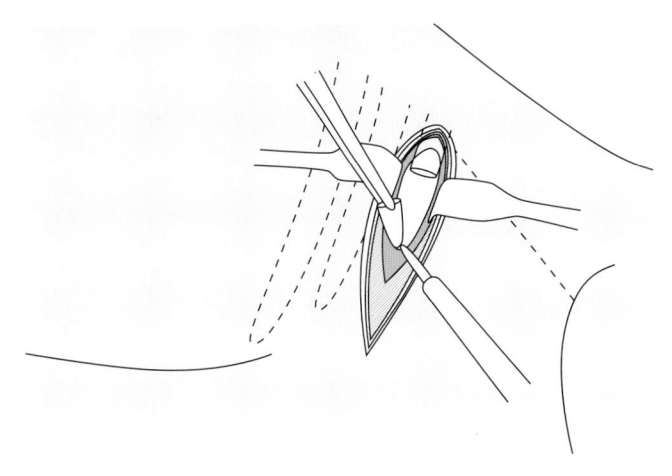

図 4-6-18　第12肋骨先端(肋軟骨)を完全に除去する．

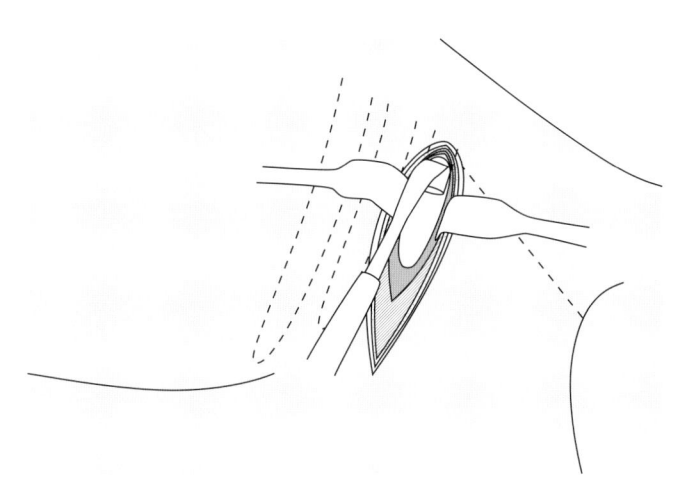

図 4-6-19　骨膜の剥離を第12肋骨近位へ進める．骨膜と骨の間を剥離すれば周囲の構造を損傷する危険はほとんどない．

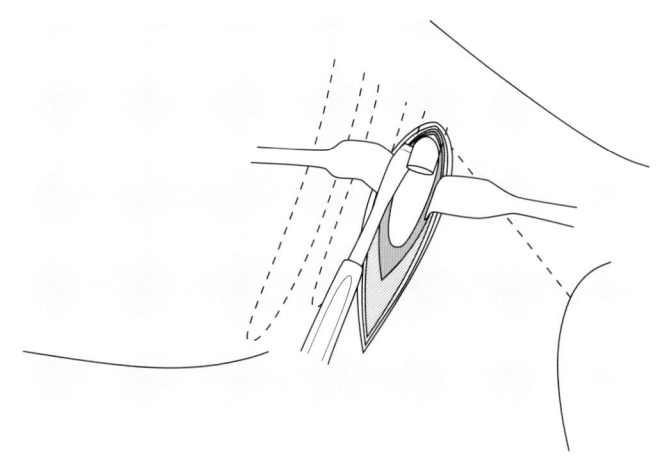

図 4-6-20　肋骨上縁の骨膜を近位へ剥離する．

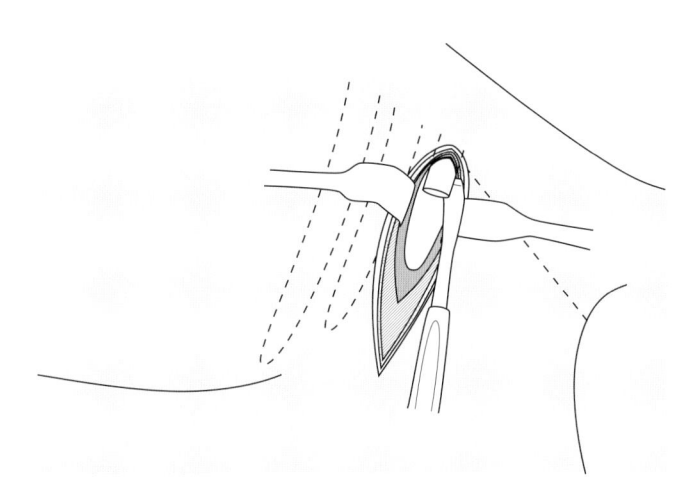

図 4-6-21　肋骨下縁の骨膜を近位へ剥離する．

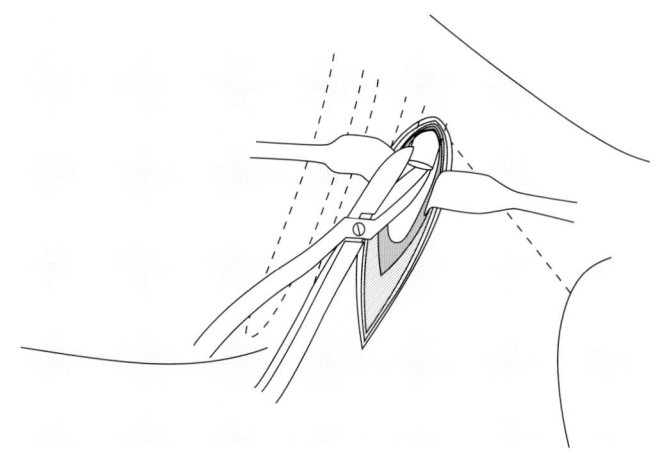

図 4-6-22　骨膜の剥離が十分となったらリューエルで肋骨断端を削りとる．

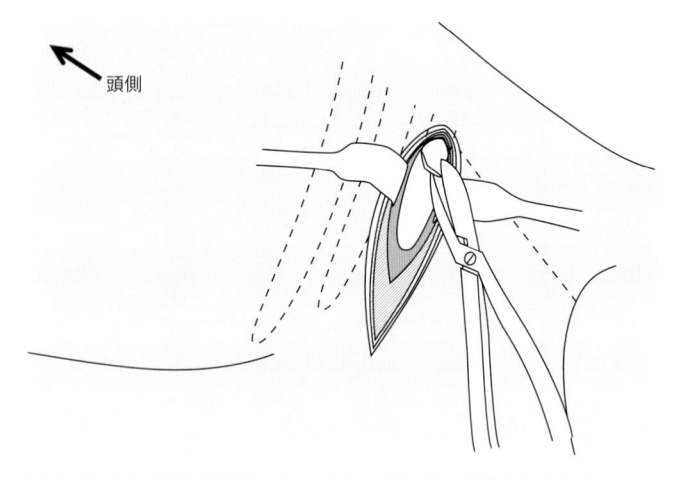

図 4-6-23　断端が平坦になるように少しずつ断端をかじりとっていく.

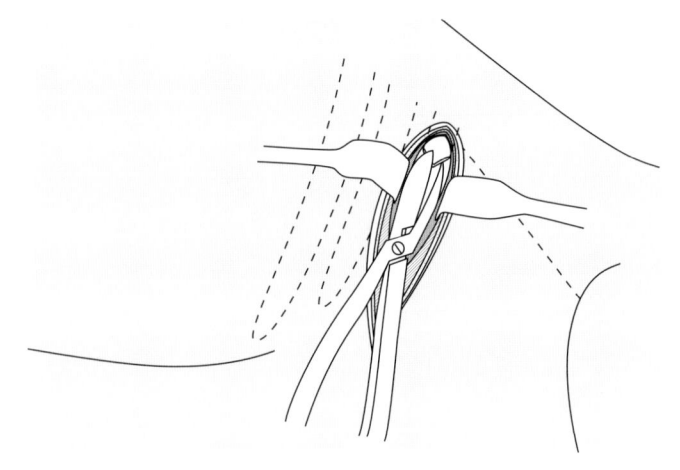

図 4-6-24　肋骨断端中央部を除去している.

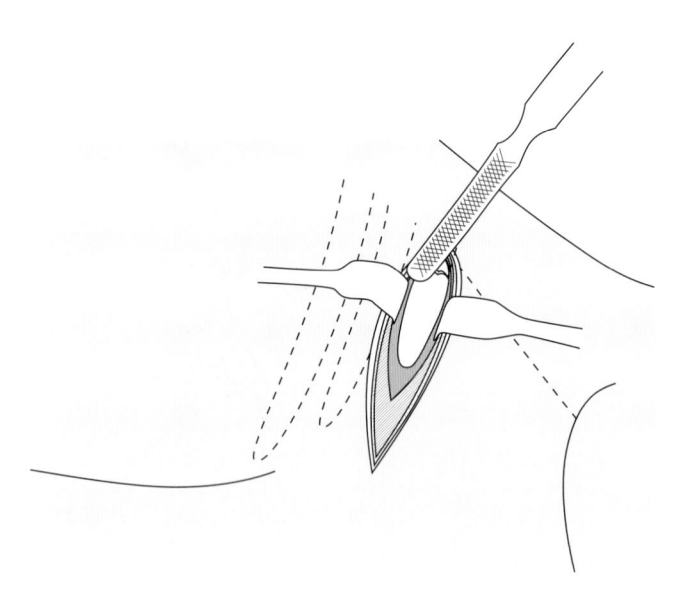

図 4-6-25　断端は骨ヤスリを用いて平坦にしておく.

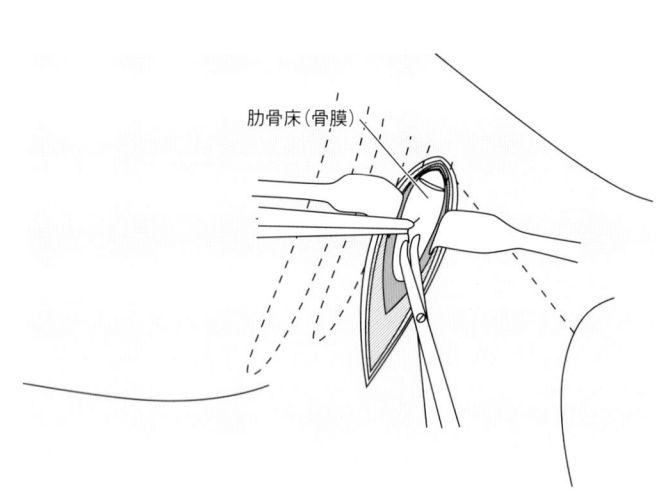

図 4-6-26　肋骨床(骨膜)が残存している場合はこれをハサミで切開する. その下には横隔膜の位置により胸膜, 横隔膜筋束, 横筋筋膜に覆われたフランクパッドのいずれかが現れる.

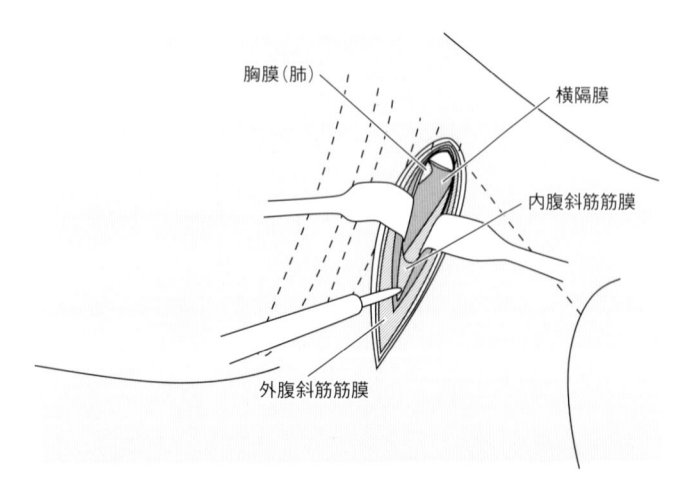

図 4-6-27　根治腎摘の場合は肋骨床前方の側腹筋群を切開する(副腎摘除の場合は筋群の切開は不要なことが多い). まずは外腹斜筋を処理する.

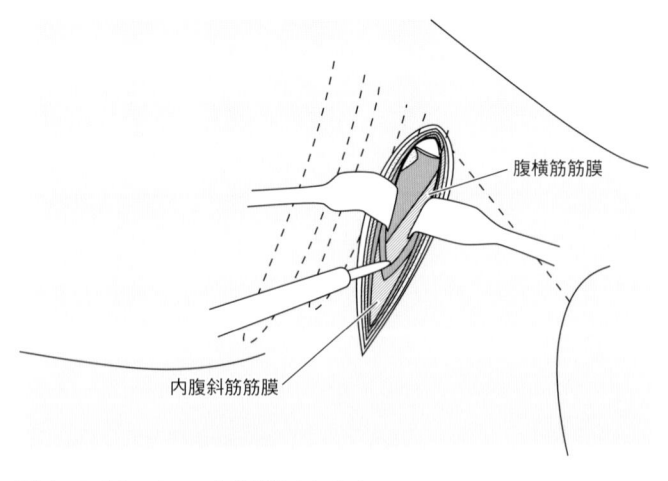

図 4-6-28　次いで内腹斜筋を切開する.

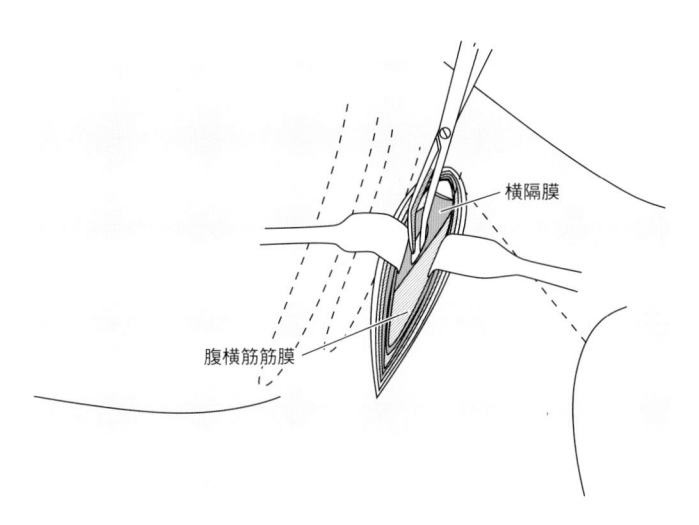

図 4-6-29　横隔膜の筋束を分けて横筋筋膜に包まれたフランクパッドを露出する．横隔膜の位置がわかりにくい場合は無理せず，同定が容易な腹横筋筋膜を切開すると胸膜損傷の危険が少ない．

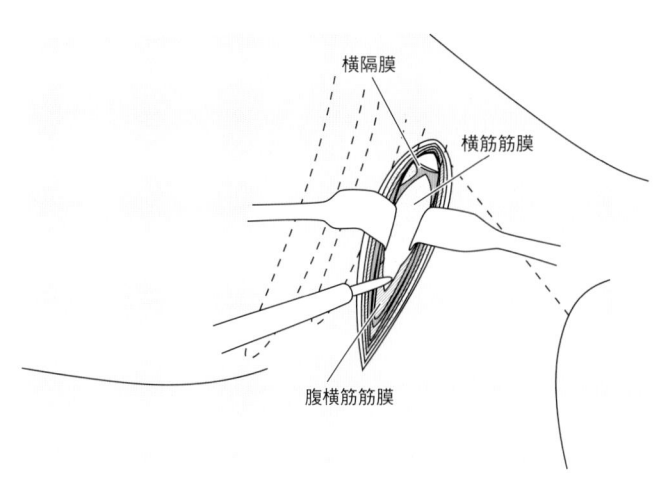

図 4-6-30　腹横筋筋膜を横切って切開を前方へ延長する．

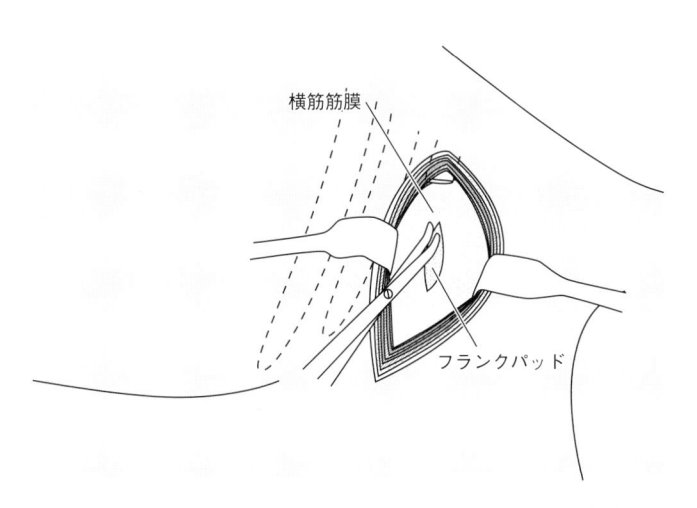

図 4-6-31　横筋筋膜を切開する．薄い膜なのでこれまでの操作で切開されてしまっていることも多い．横筋筋膜と外側円錐筋膜を間違えないように注意する．

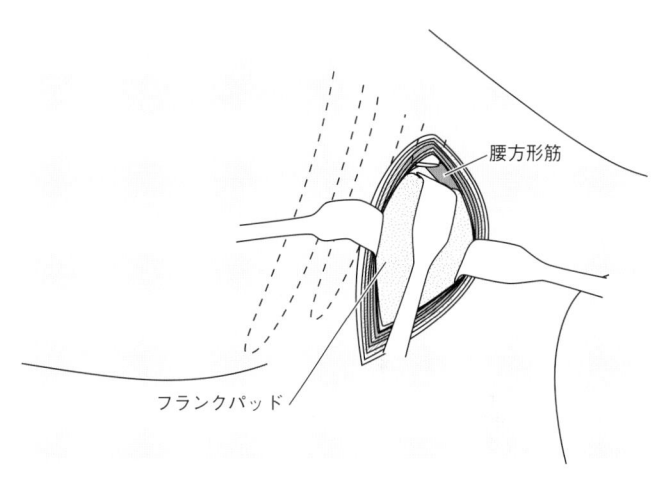

図 4-6-32　腰方形筋の辺縁を確認し，フランクパッドを鉤の操作で前方へ圧排する．

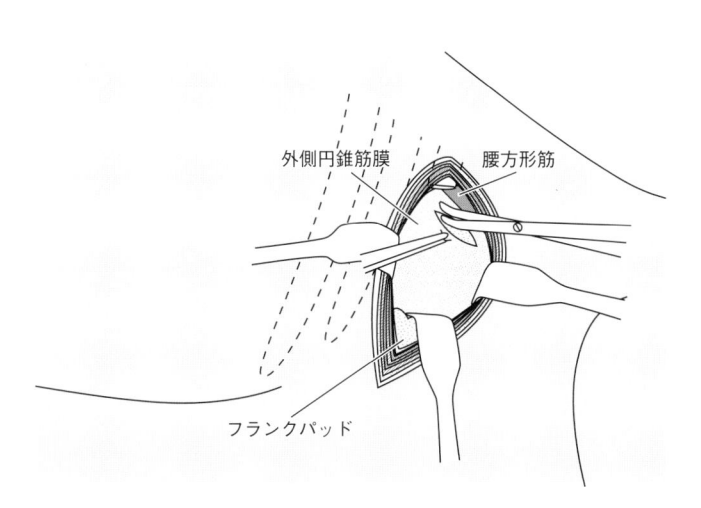

図 4-6-33　腰方形筋の近傍で外側円錐筋膜の折り返しを確認し，その手前で外側円錐筋膜を切開する．正しい操作が行われればきわめて疎な結合組織に包まれた腎周囲脂肪が現れる．

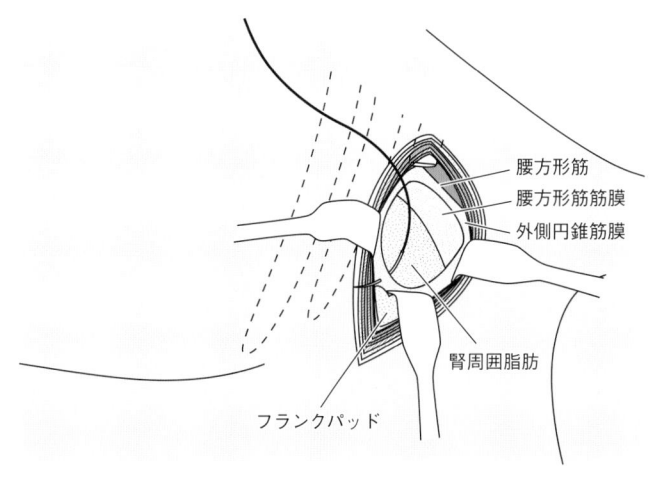

図 4-6-34　外側円錐筋膜は腹膜と腎周囲脂肪との間の剝離の際に重要な指標となるので，糸をかけて牽引できるようにしておく．

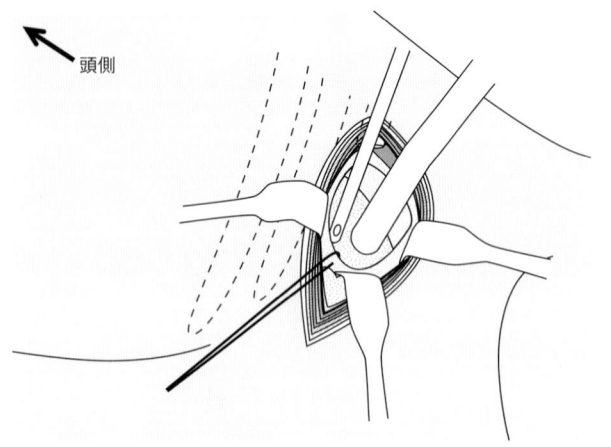

図 4-6-35 腎門部へのアプローチを始める前に前方で外側円錐筋膜およびこれに連続する腹膜と腎周囲脂肪との剥離面を展開しておくと後の操作が円滑になる.

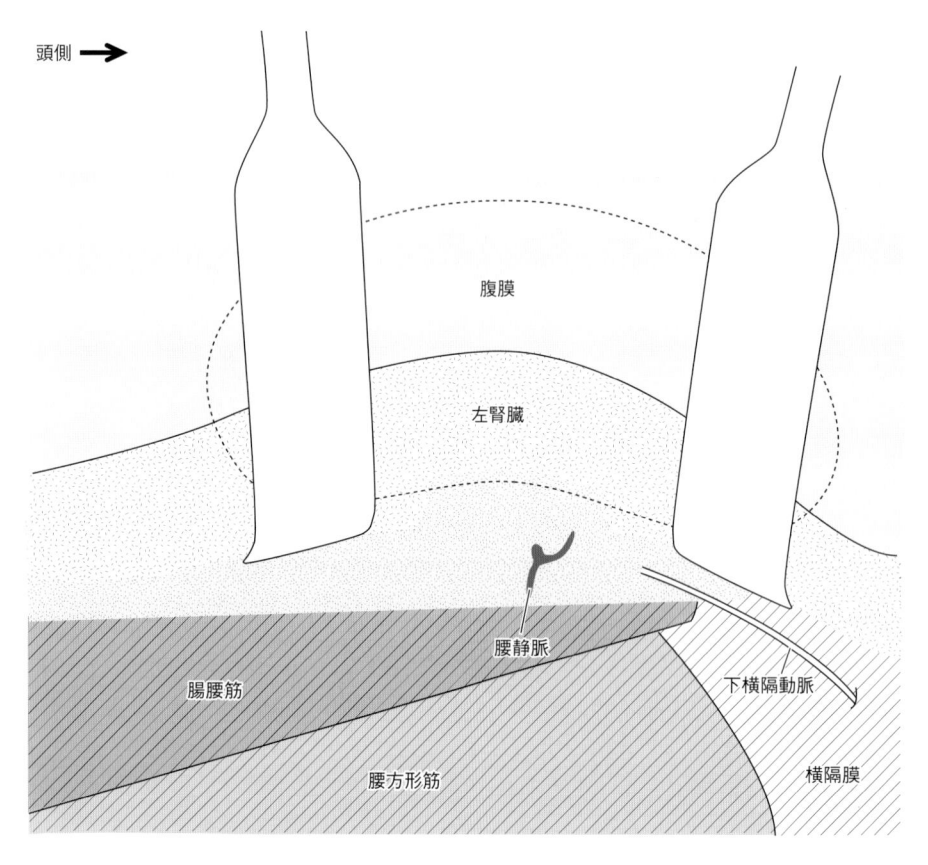

図 4-6-36 腎周囲脂肪と腰方形筋筋膜(外側円錐筋膜の続き)の間はきわめて疎な剥離面であり,鉤による牽引のみで簡単に腎門部が展開される.腎血管にアプローチする前に主な解剖学的構造を確認しておく.

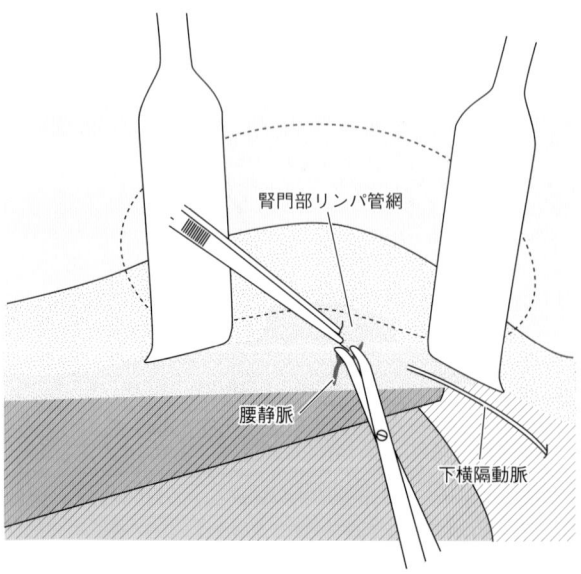

図 4-6-37 腎門部は厚いリンパ組織で覆われていることが多く,時に腎動脈の位置の同定が困難な場合がある.腎臓上極の高さで横隔膜へ向かって走行する下横隔動脈が確認できればその約1cmほど足側に腎動脈が走行する場合が多い.また腰静脈が同定できればそのすぐ頭側に腎動脈が位置する.あるいは手が入るなら指の感触で動脈の位置を同定してもよい.推定される動脈の位置でリンパ管網をつまみあげ切開する.

4-6 経腰的根治的腎摘術：左腎

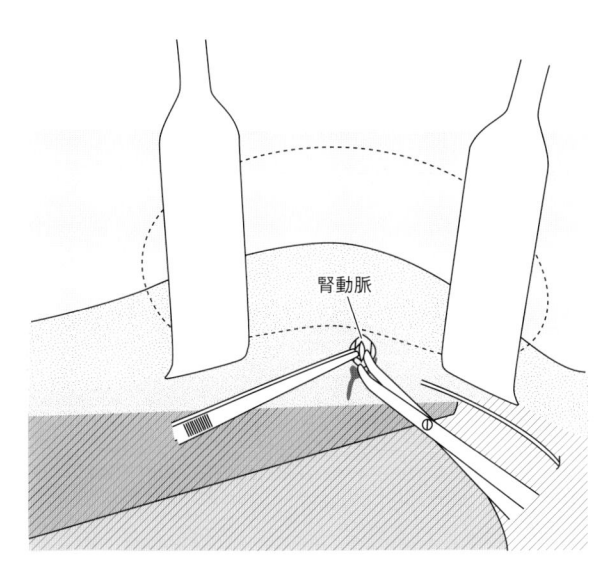

図 4-6-38 腎動脈の血管鞘を切開する．切開が不十分であると周辺の細かい血管を損傷し思わぬ出血を招くことがある．

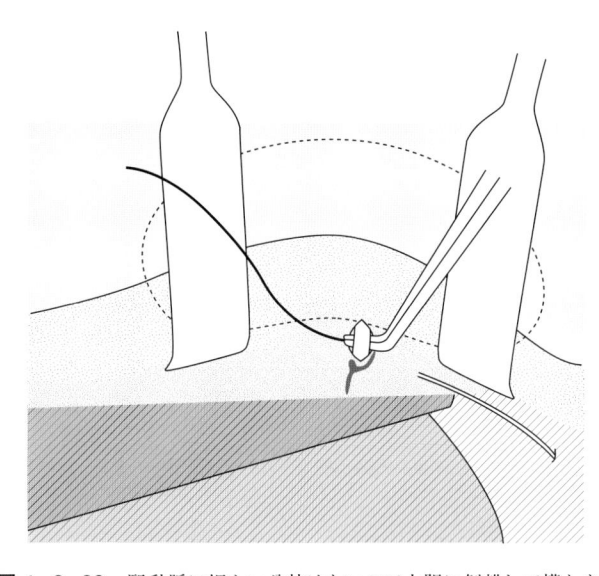

図 4-6-39 腎動脈に細かい分枝はないので大胆に剝離して構わない．動脈処理を行うための十分な長さが確保できたら 1-0 絹糸をかける．

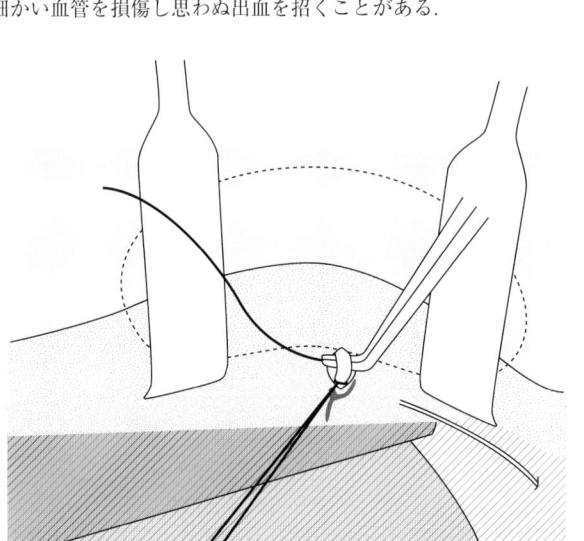

図 4-6-40 動脈の中枢側を結紮し，再び 1-0 絹糸をかける．

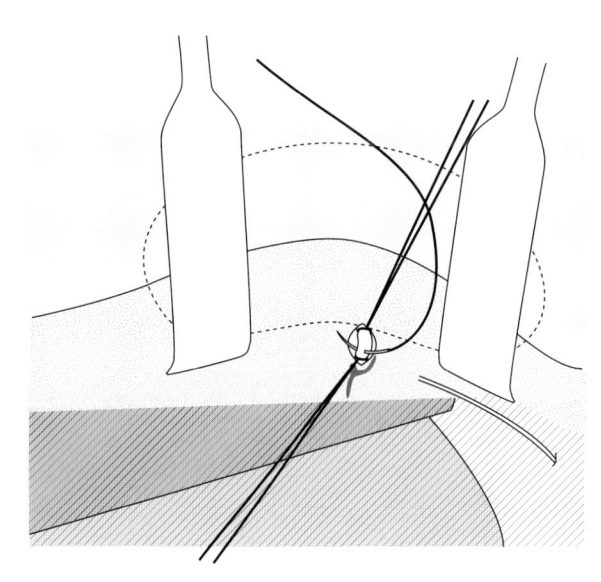

図 4-6-41 末梢側の糸を結紮したら切断予定部の中枢に 2-0 針付絹糸をかける．

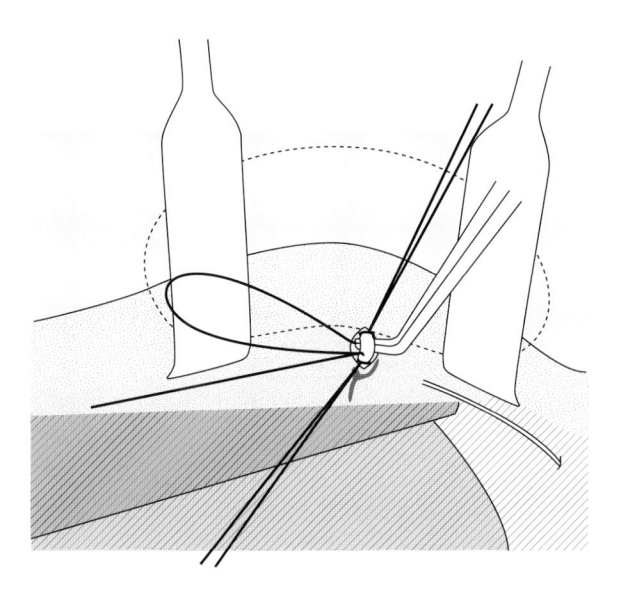

図 4-6-42 1 度結紮してから糸を回し，動脈全体を結紮する．

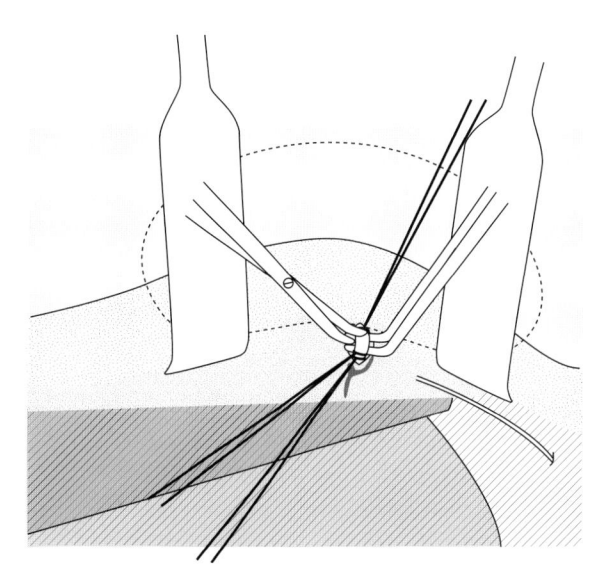

図 4-6-43 腎動脈を切断する．結紮糸の滑脱防止にクリップをかけておいてもよい．

230　第4章　臨床解剖学的知識に基づいた主な泌尿器科手術の実際

頭側 →

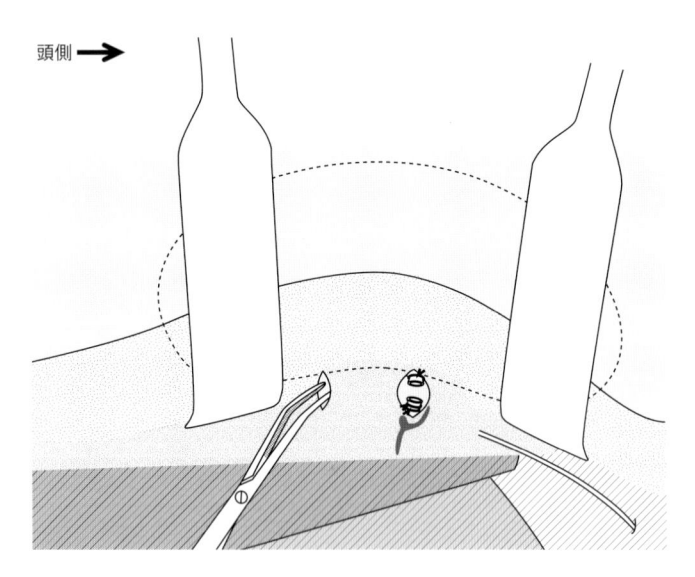

図 4-6-44　腎動脈尾側で腎門部リンパ管網を選り分ける．

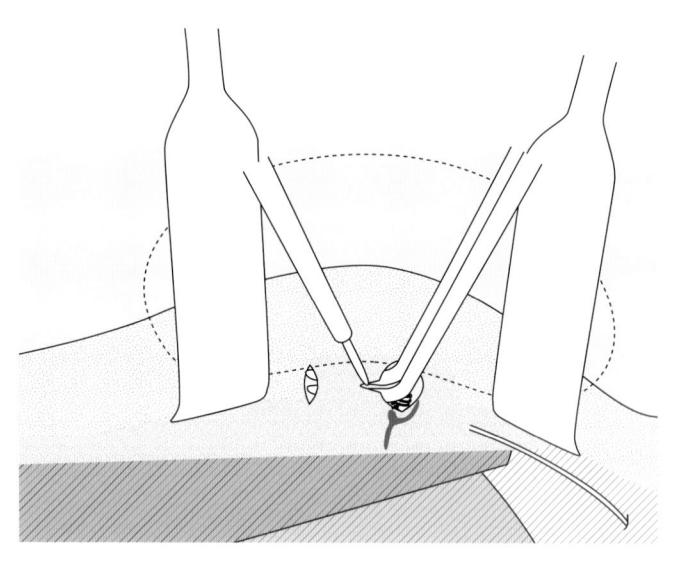

図 4-6-45　鉗子を通してリンパ管網を切断する．下層にある腎静脈とその枝を損傷しないように注意する．リンパ管網は結紮してもよい．

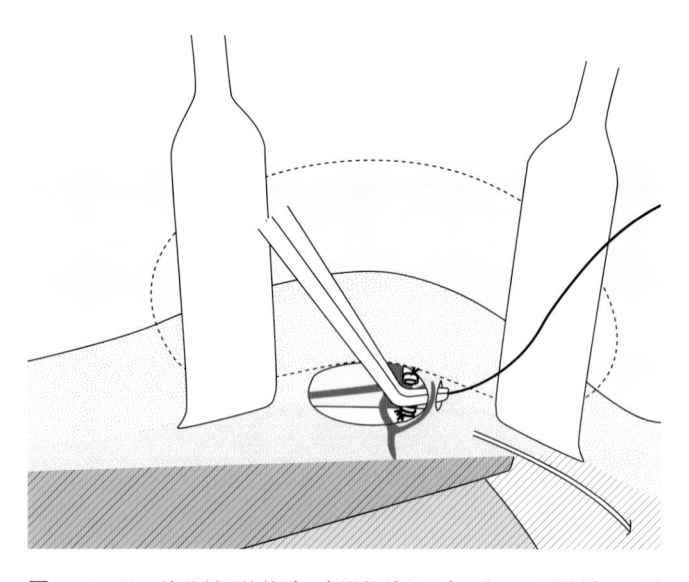

図 4-6-46　精巣（卵巣）静脈，左腎静脈が同定できる．腰静脈から腎臓へ向かう細い静脈枝があれば剥離し糸をかける．

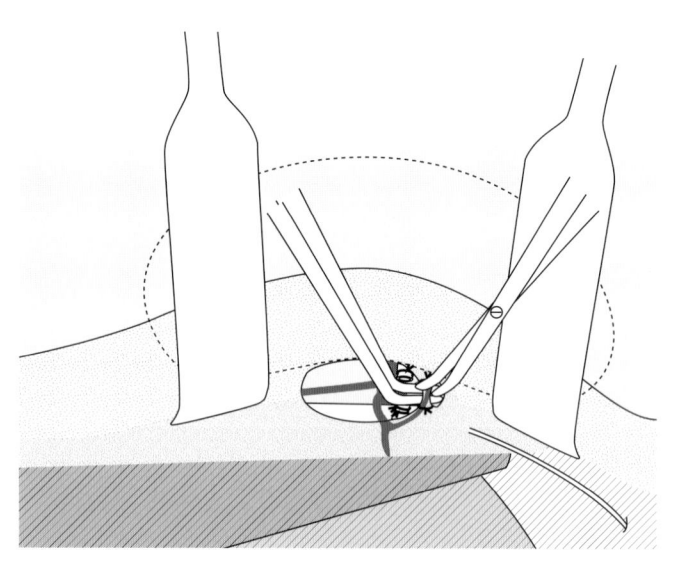

図 4-6-47　腰静脈から腎臓へ向かう細い静脈枝を切断する．

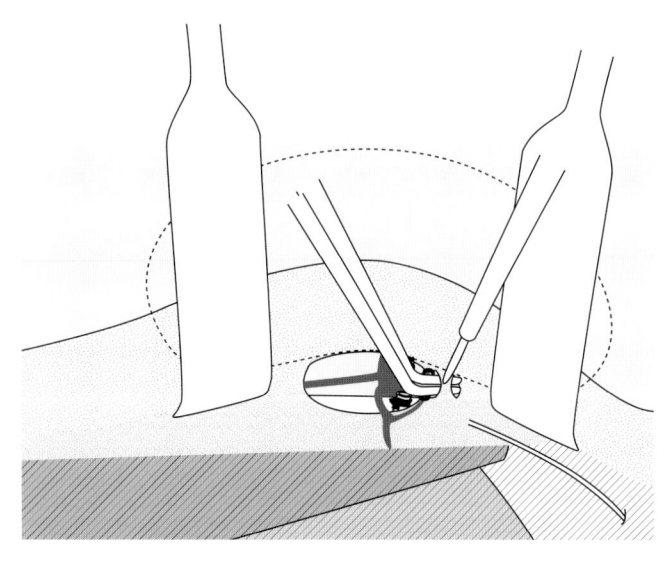

図 4-6-48　副腎静脈を同定するため腎門部頭側のリンパ管網を剥離し切断する．

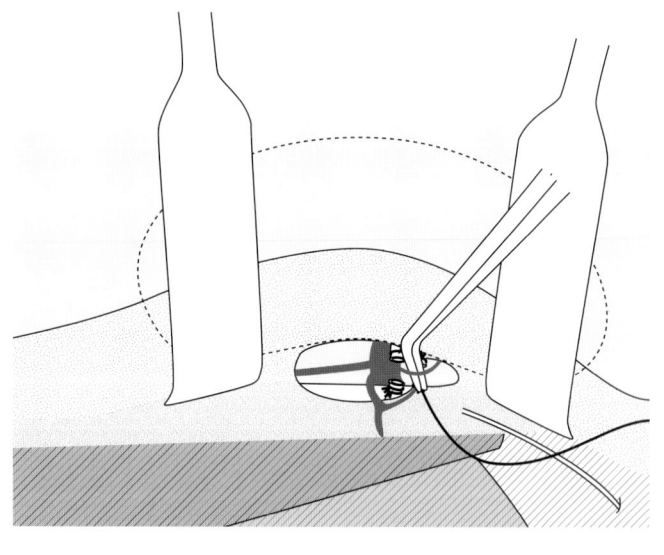

図 4-6-49　副腎静脈が同定できたら 2-0 の絹糸をかける．

4-6 経腰的根治的腎摘術：左腎

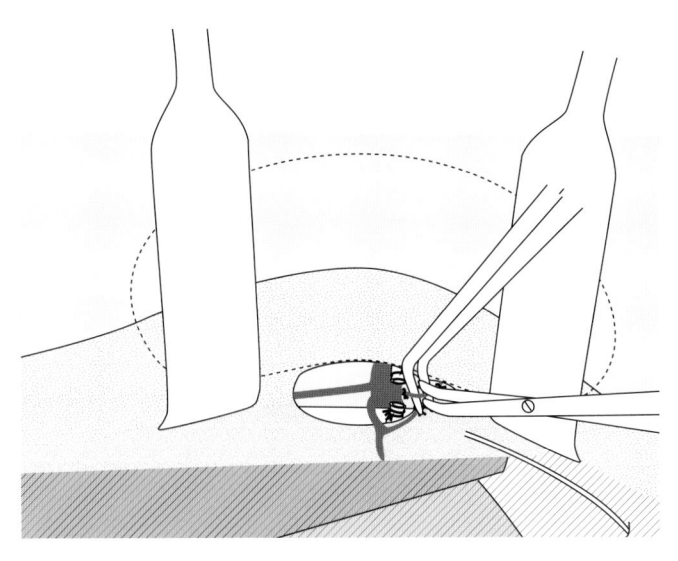

図 4-6-50　副腎静脈を切断する．

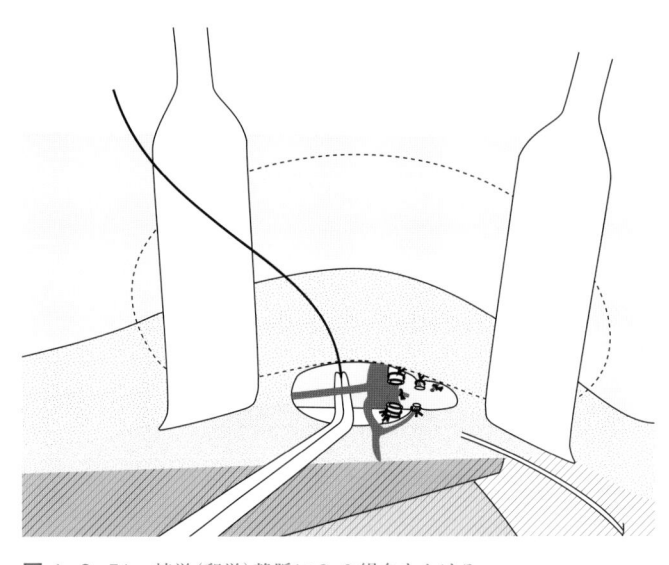

図 4-6-51　精巣（卵巣）静脈に 2-0 絹糸をかける．

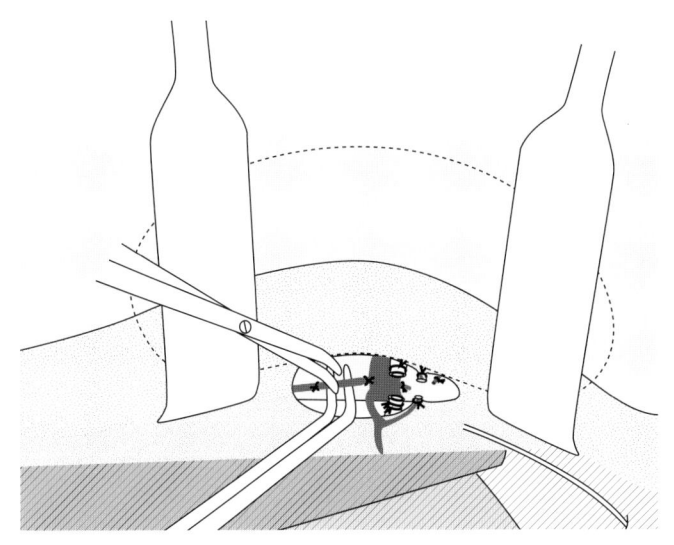

図 4-6-52　精巣（卵巣）静脈を切断する．

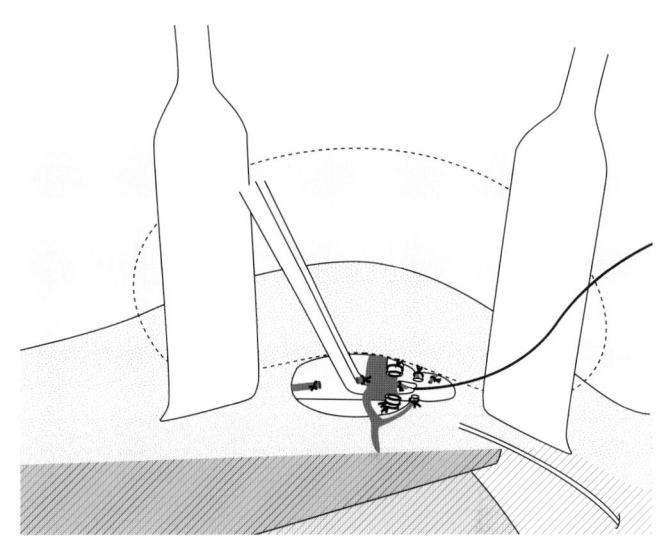

図 4-6-53　左腎静脈を剥離しその奥の腹膜面に沿って鉗子を挿入，1-0 絹糸をかけて確保する．かけた糸を軽く牽引し，腎臓側が虚脱していることを確認する．もし虚脱しない場合は動脈枝が残存している可能性があるので腎静脈を結紮する前に腎臓上極，下極で残った動脈枝を探し，処理する．

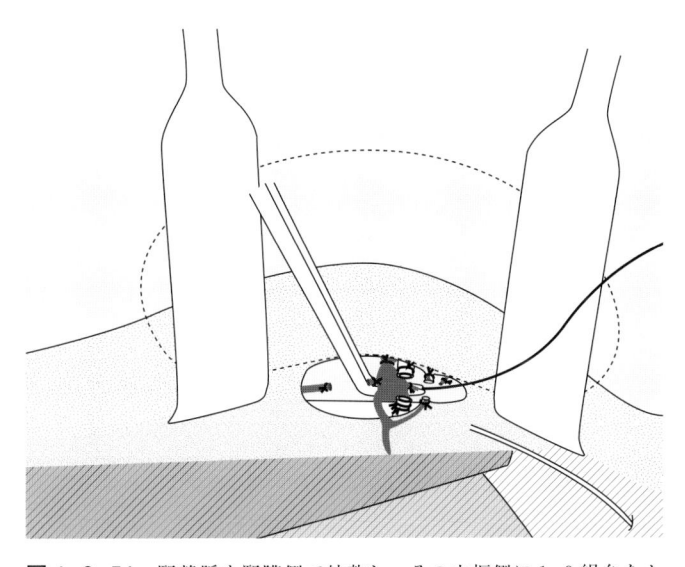

図 4-6-54　腎静脈を腎臓側で結紮し，その中枢側に 1-0 絹糸をかける．

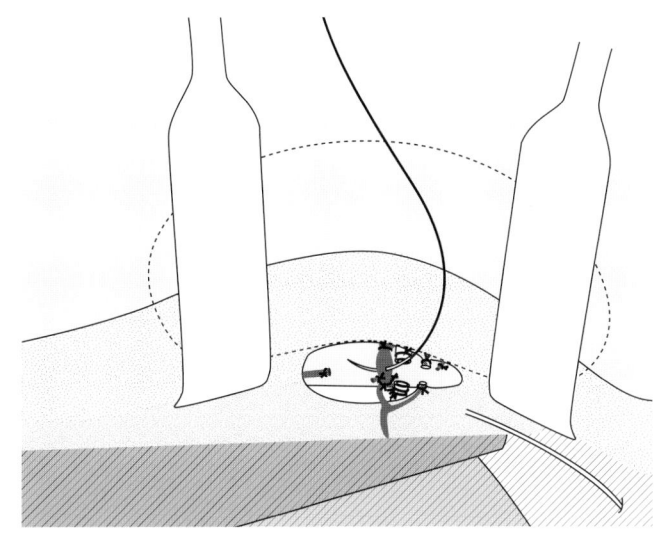

図 4-6-55　中枢側の糸を結紮したら切断予定部の中枢に 2-0 針付絹糸をかける．

頭側 →

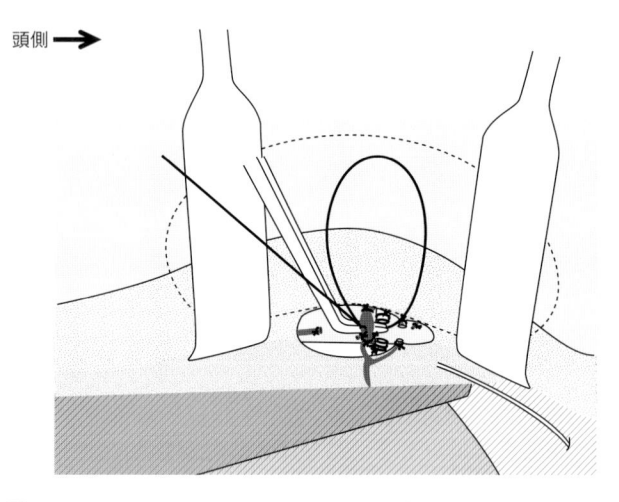

図4-6-56 1度2-0絹糸を結紮した後，糸を回して静脈全体を結紮する．

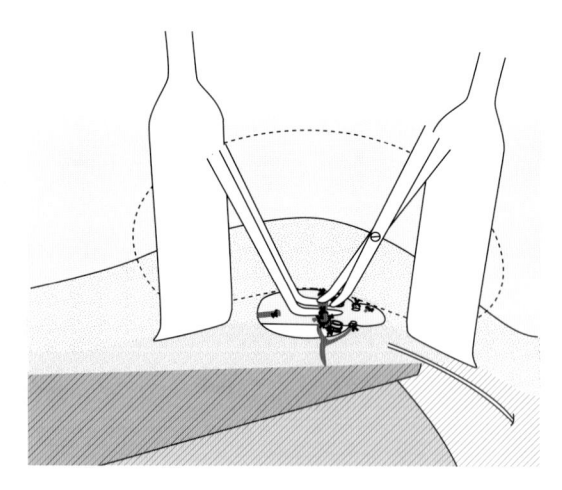

図4-6-57 腎静脈を切断する．結紮糸の滑脱防止にクリップをかけておいてもよい．

尿管
精巣(卵巣)静脈

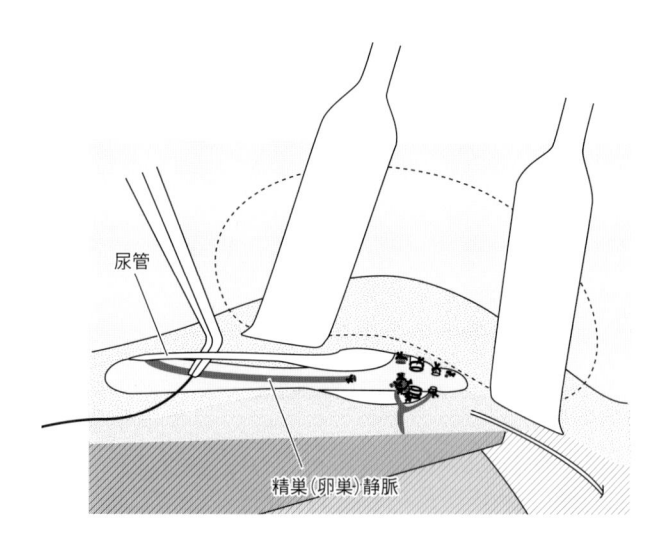

図4-6-58 精巣(卵巣)静脈を末梢にたどり，これに交差する尿管を同定，これに1-0絹糸をかけて確保する．尿管は腎周囲脂肪側，精巣(卵巣)静脈は腹膜側に付着しており，その間が正しい剝離面となる．

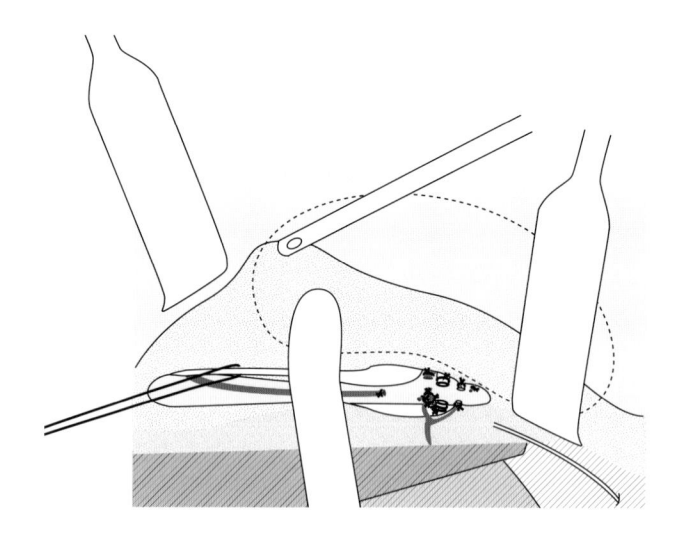

図4-6-59 尿管は剝離の指標となるためすぐには切断せず，腎臓下極の剝離に移る．腎臓をスパーテルで牽引しながらそれを覆う光沢のある腹膜を圧排操作で押しやるようにして剝離する．

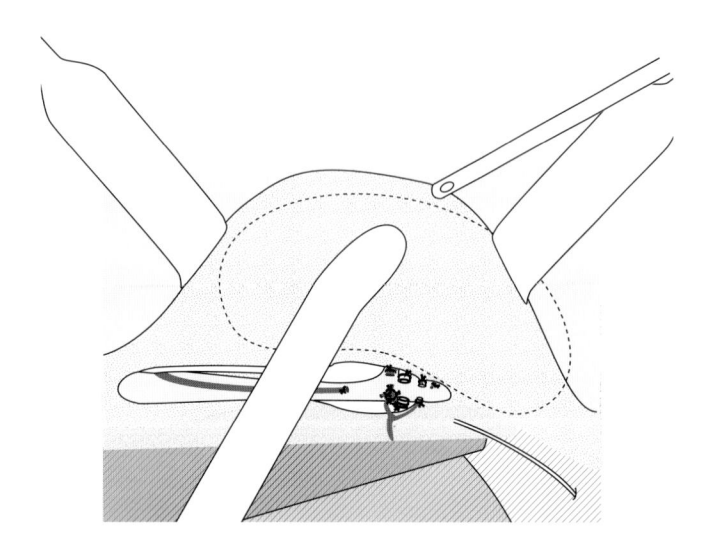

図4-6-60 腎周囲脂肪と腹膜との剝離を頭側に進める．

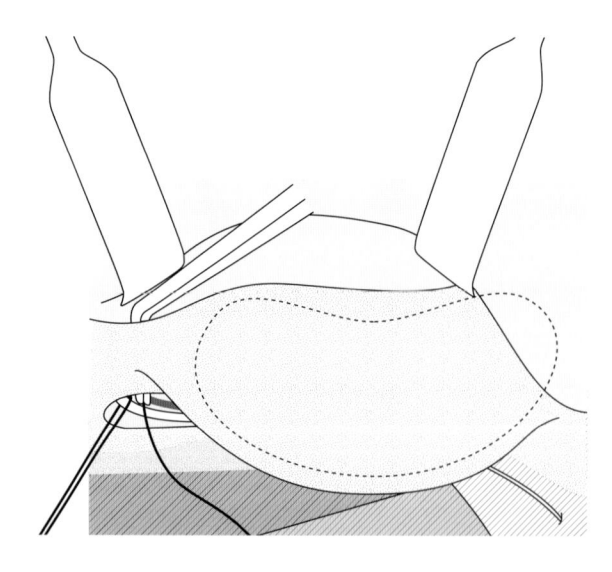

図4-6-61 剝離が進むと尿管・精巣(卵巣)静脈間の剝離面と腹膜・腎周囲脂肪間の剝離面が自然に連絡する．2-0絹糸をかけて腎臓下極の脂肪組織を一括して確保する．

4-6 経腰的根治的腎摘術：左腎

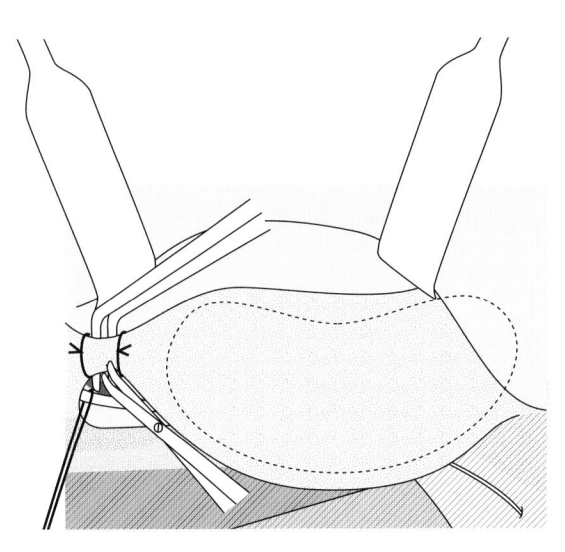

図 4-6-62　下極の脂肪組織を切断する．脂肪組織の結紮は必ずしも必要ない．

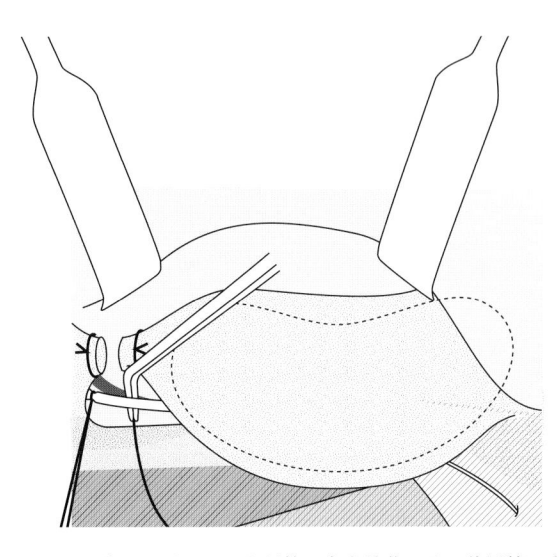

図 4-6-63　先にかけておいた尿管の糸を結紮，その後尿管にもう1本結紮糸をかける．

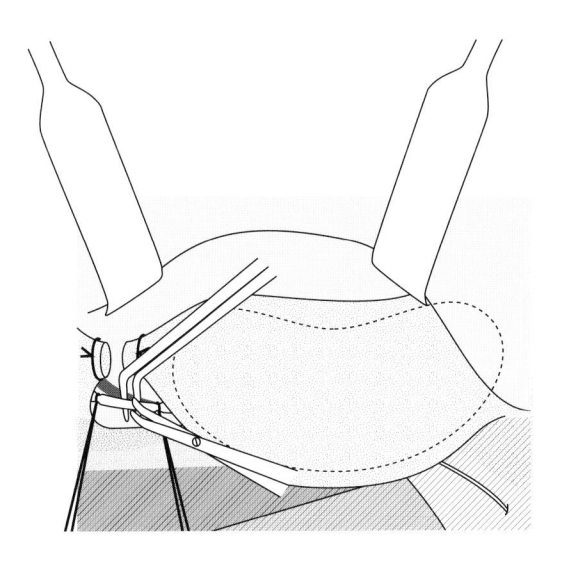

図 4-6-64　尿管を切断する．

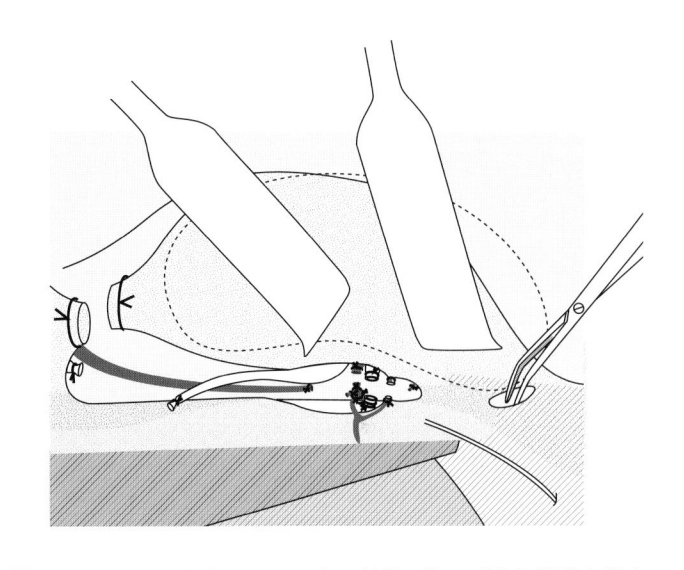

図 4-6-65　腎門部をみながら上極の剝離に移る．腎周囲脂肪を鉗子で剝離して少しずつ処理していく．

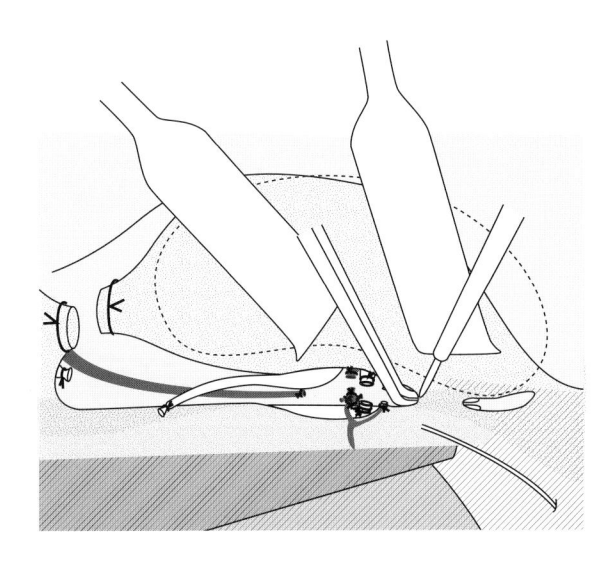

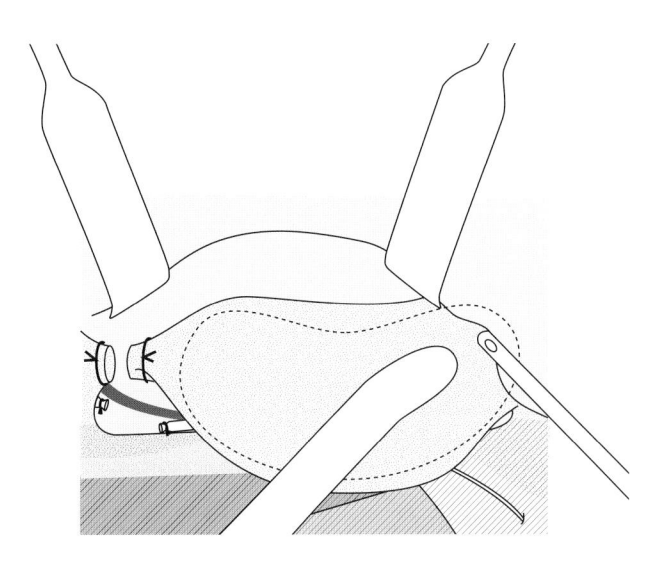

図 4-6-66　剝離した脂肪組織を切断する．細かい血管があれば結紮する．

図 4-6-67　腎臓の腹側面を展開し腹膜，腎周囲脂肪の間の剝離を上極へと進める．

頭側 →

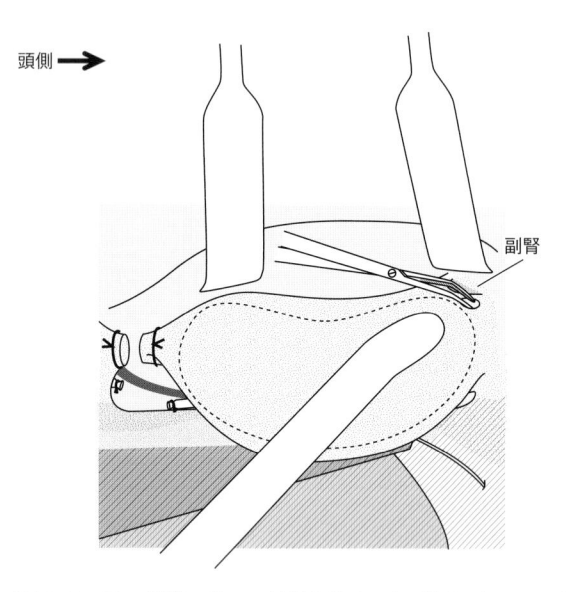

図 4-6-68　腹膜に沿って剝離を進めると副腎が現れる．副腎と腎臓との間の脂肪組織を剝離する．

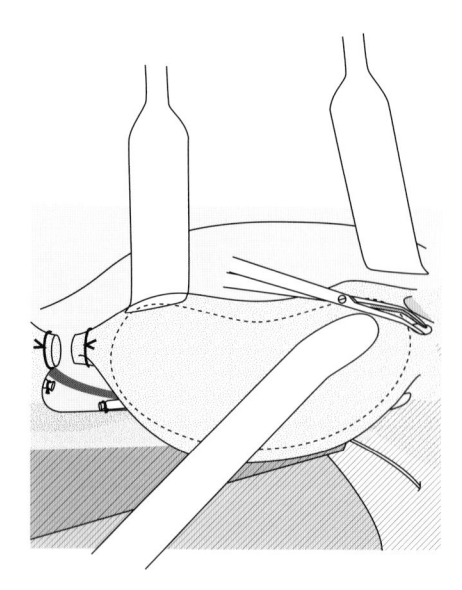

図 4-6-69　副腎・腎臓間には細かい血管が走行している場合も多いのでていねいに処理を行う．

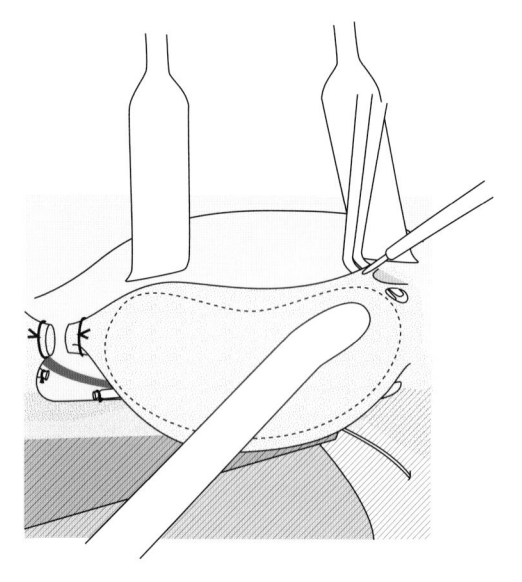

図 4-6-70　副腎・腎臓間の脂肪組織を切断する．血管がなければ電気メスで切開して構わない．

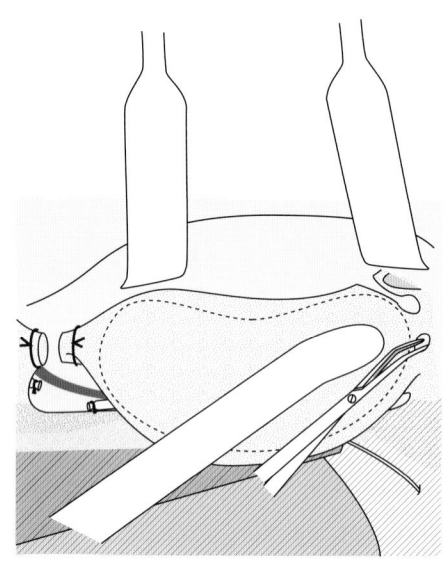

図 4-6-71　腎臓上極に残った脂肪組織を剝離する．

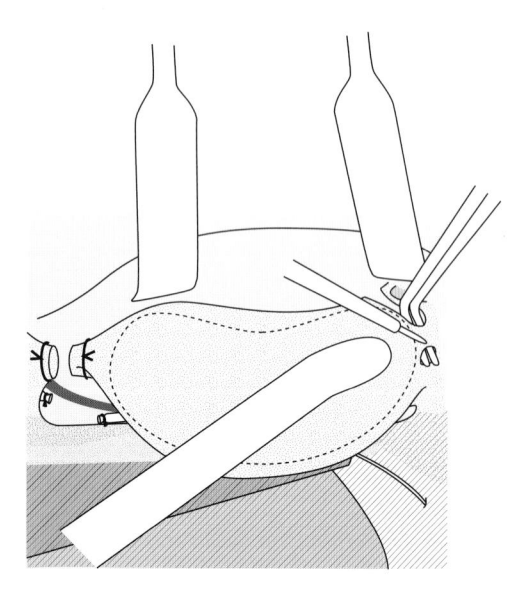

図 4-6-72　腎臓上極に残った脂肪組織を切断する．

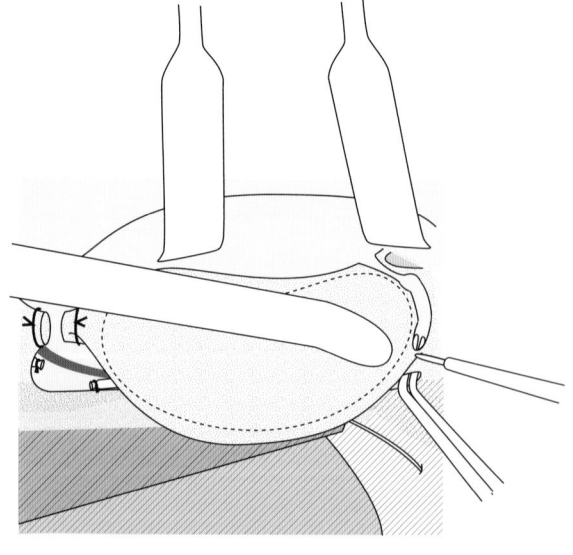

図 4-6-73　腎臓上極に残った脂肪組織を切断する．

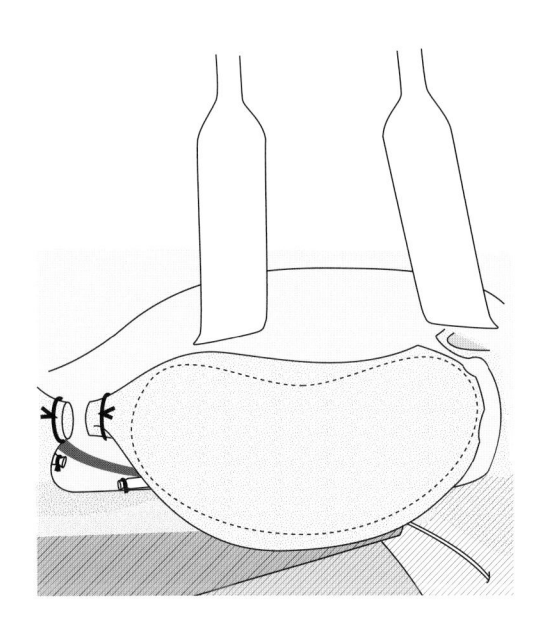

図 4-6-74　副腎と腎臓との連絡が絶たれると腎臓のほぼ全周が剥離されたことになる．腹膜と腎門部前面との連絡が残っている場合があるので創内で腎臓の位置をずらすか，あるいは用手的に残った結合組織を確認し切断する．

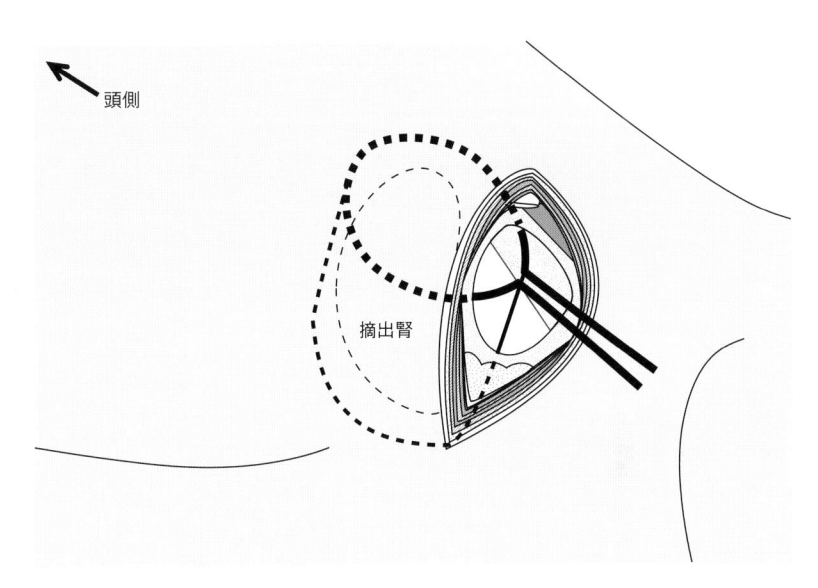

図 4-6-75　摘出腎はそのまま取り出すと創縁への腫瘍細胞播種の懸念があるため，バッグに収納して取り出す．

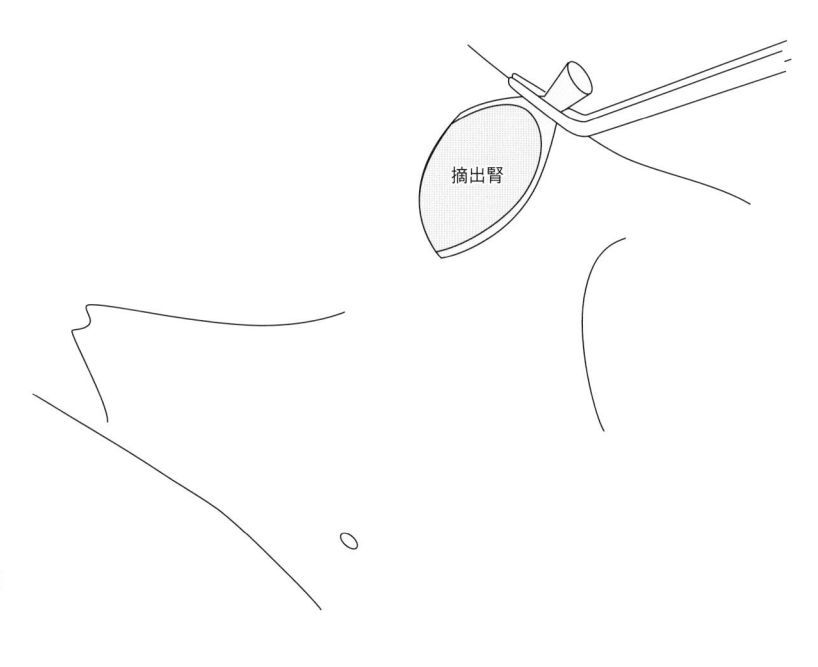

図 4-6-76　バッグの内容が漏れ出ないようにして腎臓を摘出する．

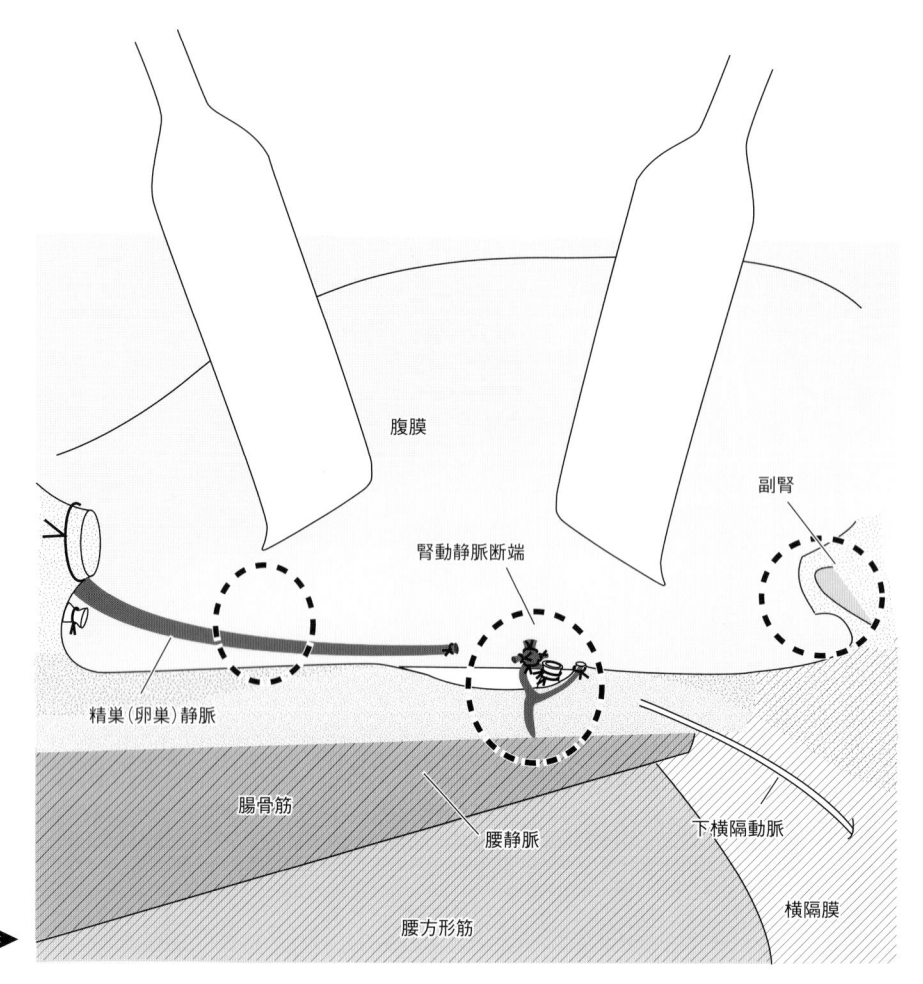

図4-6-77 腎臓が摘出されたら止血を確認する．腎動静脈断端，腰静脈，副腎下面，精巣（卵巣）静脈の順に確認する．次いで腹膜に損傷がないことを確認する．腹膜の破損があれば3-0絹糸で縫合閉鎖する．

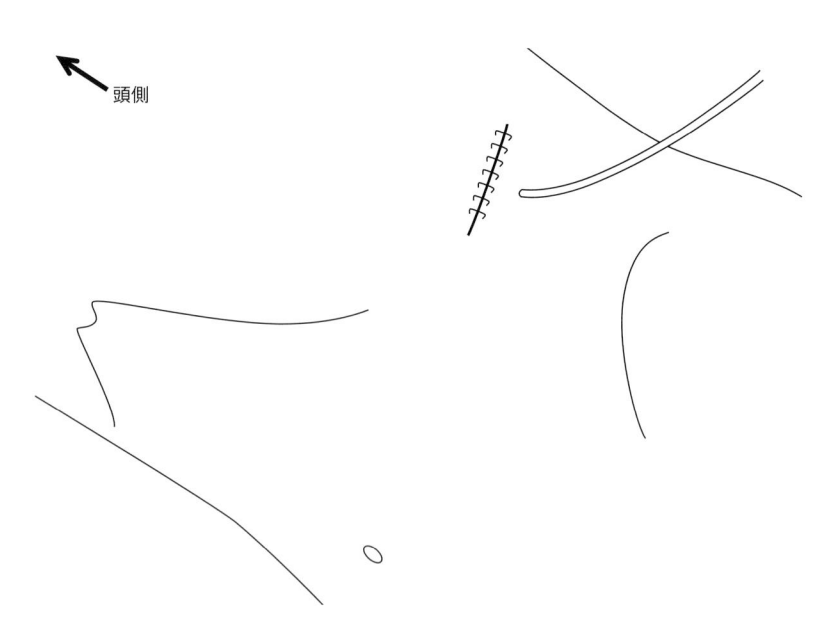

図4-6-78 創内を生理食塩液で洗浄し，閉鎖式ドレーンを挿入留置して創を閉鎖する．側腹筋群を切開した場合は層別に閉鎖したほうが術後のヘルニアが少ない印象がある．肋骨切除部は縫合できる強固な組織がないので広背筋のみを寄せる形になる．

4-7 腹膜外アプローチ腎尿管全摘術：下部尿管の処理

　腎臓および上部尿管の処理は経腰的根治的腎摘術(4-5, 4-6)と同じ手法で行い，下部は下腹部の小切開で行う．腹腔内操作が加わらないことが利点の1つであり，術後の回復はきわめて良好で，癒着性イレウスの懸念もない．皮膚切開は上部が7～8 cm，下部が6～7 cm，手術時間は体位変換を含めて2時間半～3時間，出血は100 mL程度で，輸血を要することはほとんどない．

　腎臓摘出までの操作は腎癌における根治的腎摘と同じなので，ここでは下腹部正中切開創からの中部～下部尿管の処理を記載する．なお，上部尿管や腎盂の腫瘍では腎動静脈の処理が終了した時点で腫瘍の遠位で尿管を結紮する．これにより術後の膀胱内再発が減少するとの報告がある．

1. 適応

　比較的早期の上部尿路腫瘍が対象となる．周囲への浸潤傾向のある症例，腎門部周辺のリンパ節郭清が必要な症例は経腹膜的アプローチをとったほうが無難と思われる．また，腹腔，骨盤内に癒着が予想される場合は，下腹部正中切開創からの腎臓の摘出が困難となるため，腹部正中を大きく切開する経腹膜的方法で行ったほうが安全である．なお，下部尿管腫瘍の場合は腫瘍と同側の骨盤リンパ節郭清を同時に行っている．

2. 術前準備

　一般の全身麻酔下開腹手術に準じて術前準備を行う．原則として腹腔内操作が加わることはないので，腸管処理は必要ない．

3. 皮膚切開

　腎尿管全摘の場合，骨盤内操作は比較的単純であり大きな皮切は必要ない．体型にもよるが6～7 cmで十分である．他の小切開手術と同様に筋膜を皮膚切開より大きくすることで十分な視野が得られる（図4-7-1）．

4. 骨盤展開

　他の骨盤内手術と同様に表皮，真皮，皮下脂肪組織（浅腹筋膜），白線，横筋筋膜の順に切開を加え，横筋筋膜とその下の脂肪組織の間を剝離する．正しい剝離面に入れば鉤による鈍的な牽引操作のみで容易に大きなスペースを得ることができる．術野の確保はオムニトラクトなどの開創器を用いると省力化が可能である（図4-7-2～4-7-7）．

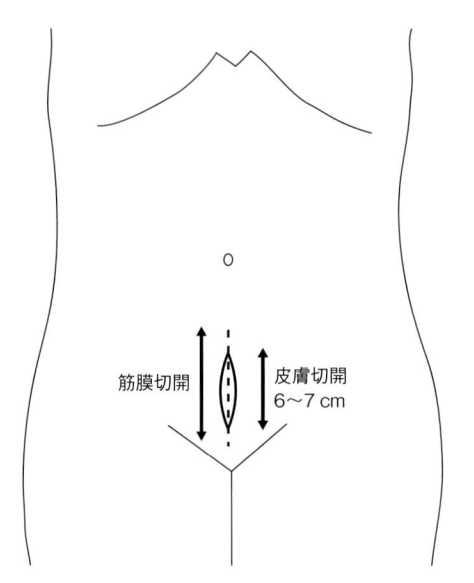

図 4-7-1　下部尿管処理用の皮膚切開　リンパ節郭清を行ったとしても 6〜7 cm で十分である．下腹部の皮膚は伸展性に富むので腎臓の摘出も問題なく行える．

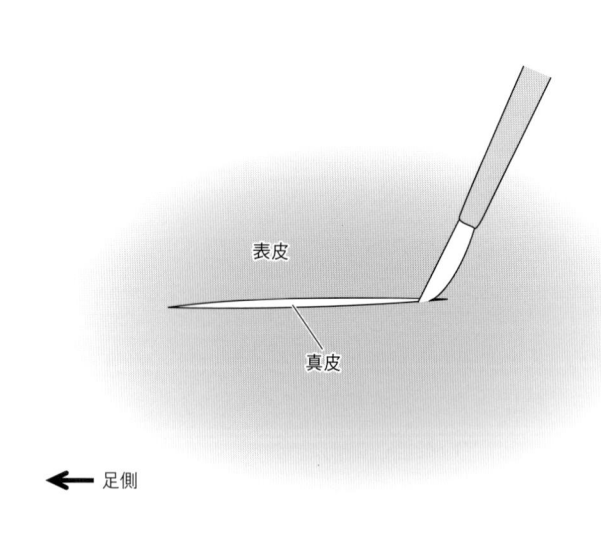

図 4-7-2　骨盤展開までは他の骨盤内手術と同様である．まず表皮をメスで切開する．

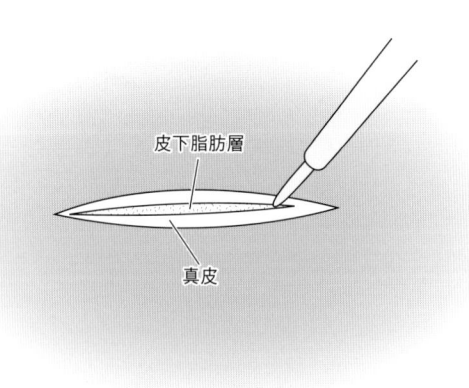

図 4-7-3　皮下脂肪層を電気メスで切開する．

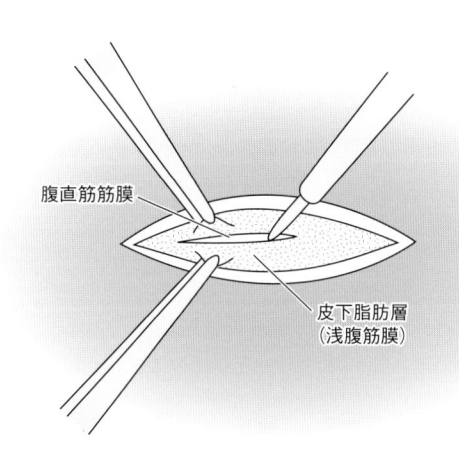

図 4-7-4　皮下脂肪層の中間層は厚く肥厚して筋膜様構造となっている．これを切開してその下の腹直筋筋膜表面を展開する．

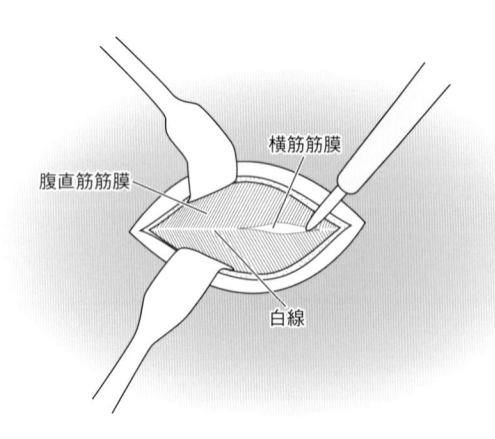

図 4-7-5　白線（腹直筋筋膜の正中癒合部）を切開してその下の横筋筋膜を展開する．白線は皮膚切開より広く切開する．

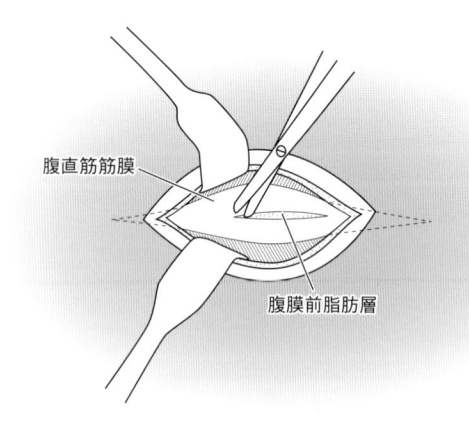

図 4-7-6　薄い横筋筋膜を切開して腹膜前脂肪層（正確には膀胱下腹筋膜前脂肪層）を展開する．

骨盤展開は骨盤リンパ節郭清と基本的に同じで腸骨血管と腹膜（正確には膀胱下腹筋膜に囲まれた腹膜）との間を鈍的に剥離し内外腸骨動脈を露出させる．下部尿管腫瘍の場合はここで同じ側の骨盤リンパ節郭清を行う（図4-7-8）．

内腸骨動脈が同定できたらそこから膀胱表面を通って腹部正中へと向かう側臍動脈を確認する．尿管は側臍動脈と交差し，側臍動脈と腹膜との間を走行する．したがって，側臍動脈を目印としてその近傍を探せば比較的容易に尿管が同定できる（図4-7-9）．

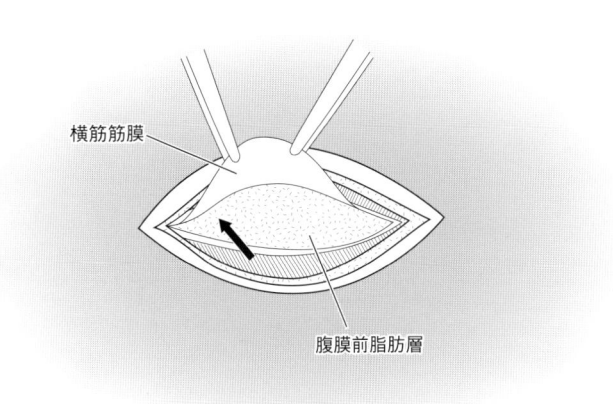

図4-7-7 横筋筋膜の裏側に沿って（矢印）横筋筋膜・腹膜前脂肪層間を足側から鈍的に剥離する．

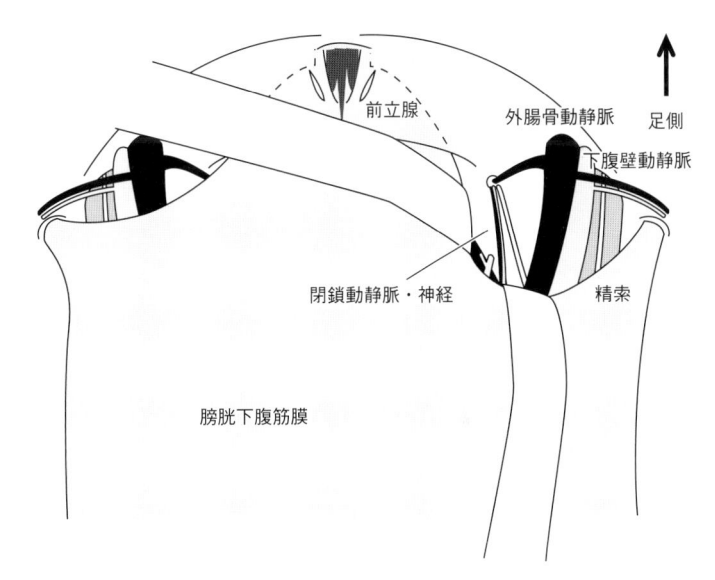

図4-7-8 膀胱下腹筋膜にスパーテルなどをかけて外腸骨静脈表面をなぞるように鈍的に展開する．

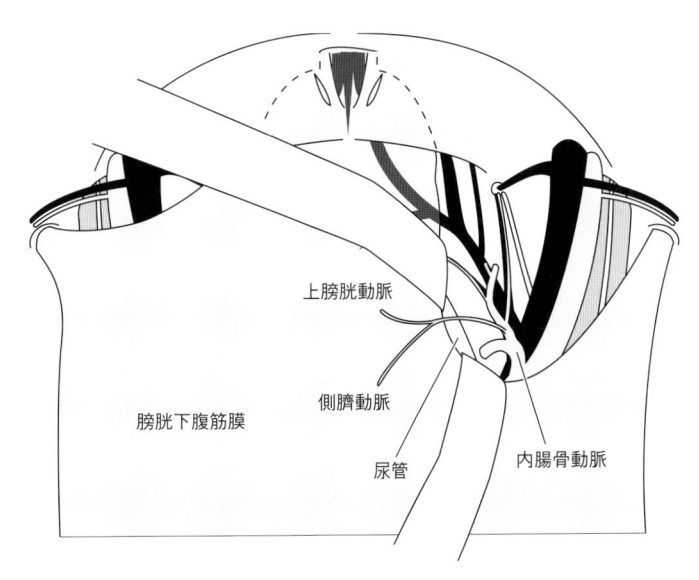

図4-7-9 内腸骨動脈が見えるところまで展開すると側臍動脈とこれに交差して腹膜面を膀胱へと走行する尿管が確認できる．

側臍動脈はこの時点で切断する(図 4-7-10, 4-7-11).尿管を腹膜から剥離したら血管テープをかけて確保する.

その後尿管を腸骨筋の表面に沿って剥離し,すでに腎臓が摘出されている上部後腹膜の剥離面と連続させる(図 4-7-12〜4-7-14).

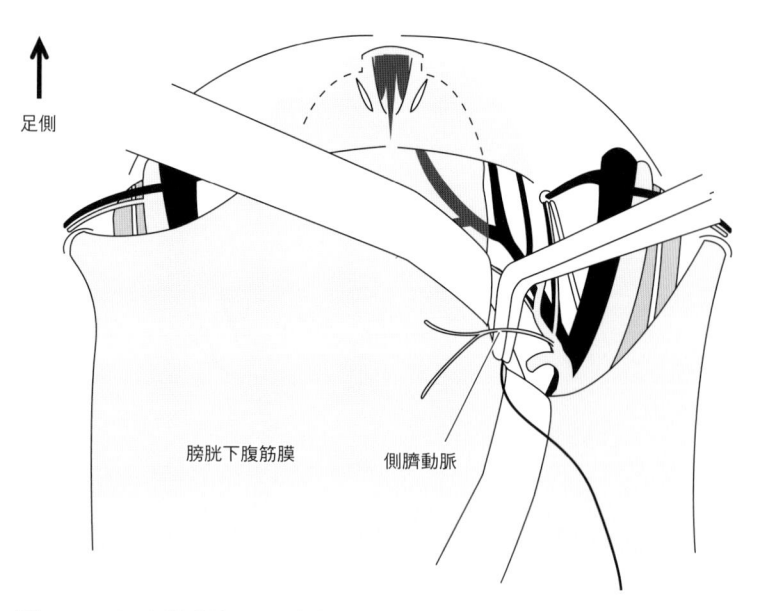

図 4-7-10　側臍動脈に 2-0 絹糸をかける.

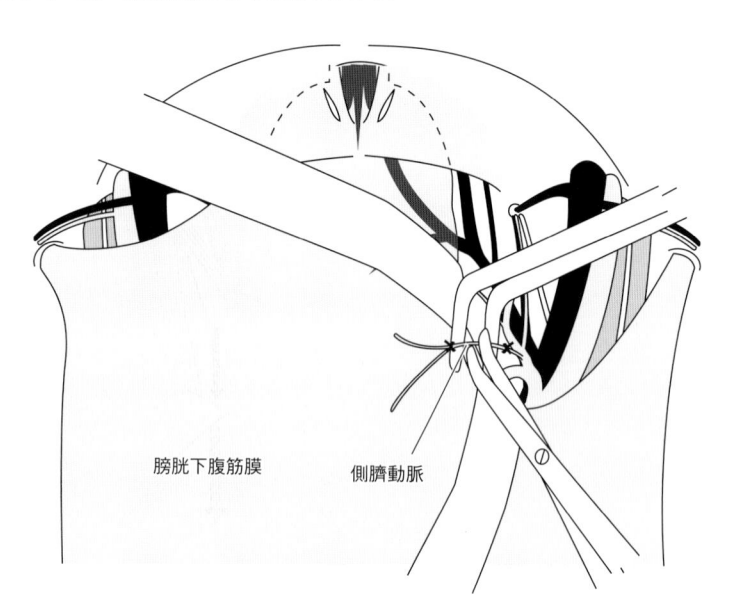

図 4-7-11　側臍動脈を切断する.

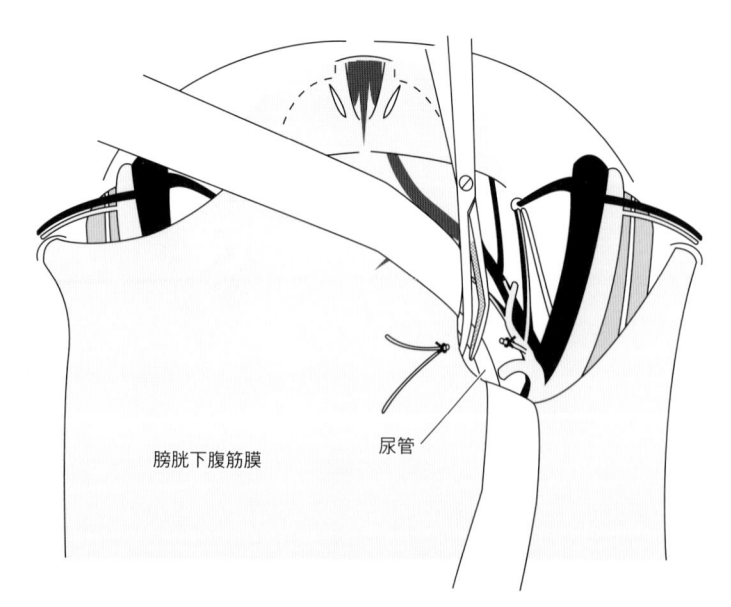

図 4-7-12　尿管を腹膜より剥離する.末梢へと剥離を進める.

5. 摘出腎の骨盤腔への引き出し

　腸腰筋に沿って術者の手を腎周囲の剥離腔へ挿入し，用手的に腎臓を骨盤腔内へ引き出す．癒着がなければ操作は容易である．腎臓を創外に引き出して尿管周囲の剥離を膀胱側へと進める（図4-7-15～4-7-20）．

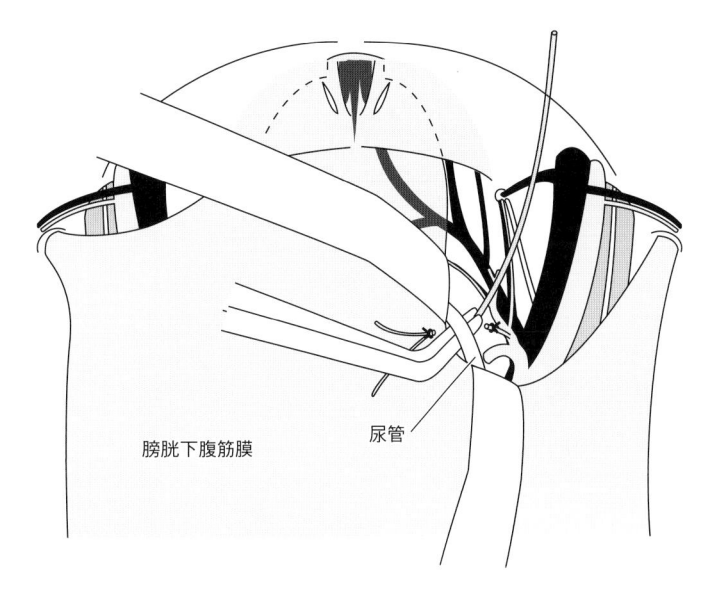

図4-7-13 尿管にネラトンカテーテルをかけて確保する．

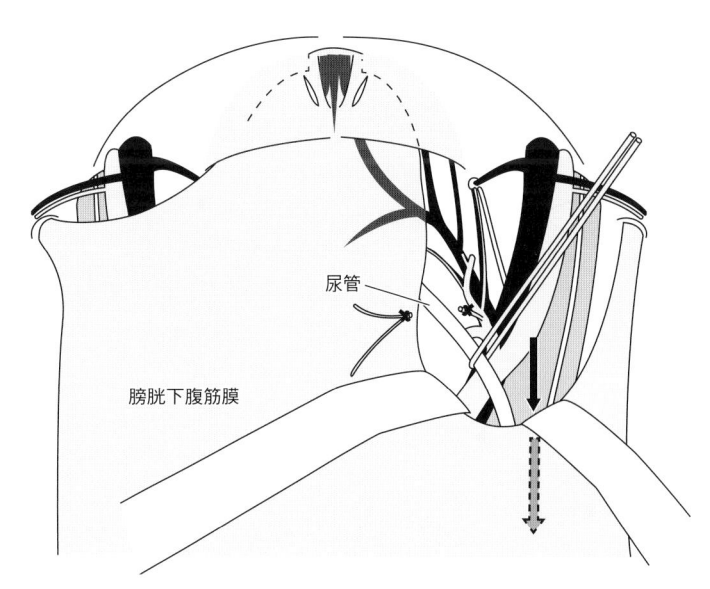

図4-7-14 腸腰筋の表面に沿って尿管を中枢へと剥離し，腎臓摘除の剥離腔と連絡させる．

← 頭側

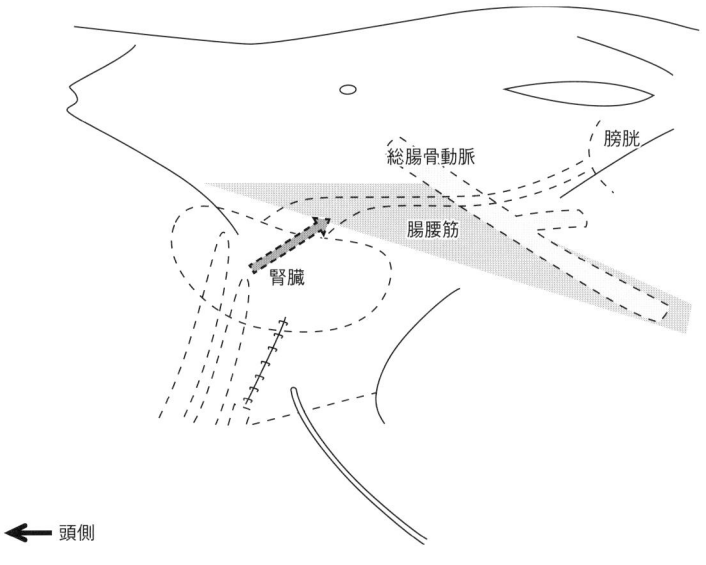

図4-7-15 腎臓を腸腰筋表面に沿って下腹部の創へと誘導する．用手的に行っている．

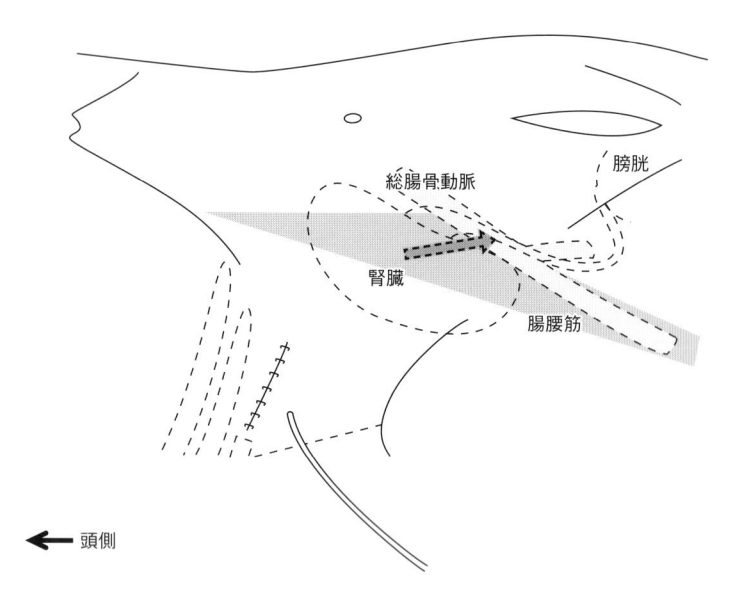

図4-7-16 剥離が正しく行われていれば何の抵抗もなく容易に腎臓を引き出すことができる．

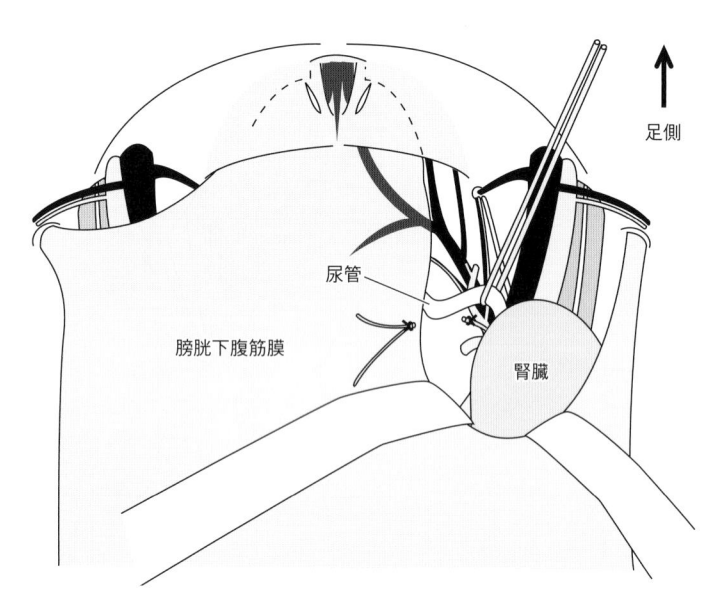

図4-7-17 腎臓を取り出す途中を内腔からみたところ．

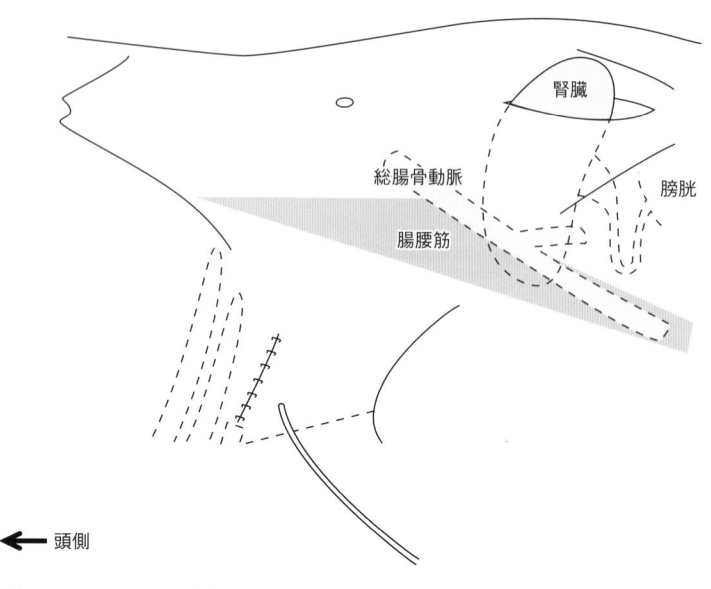

図4-7-18 腎臓を創外へと引き出しているところ．

6. 尿管末端の処理

　尿管を膀胱側へと剥離していく際に遭遇するのは膀胱下腹筋膜，膀胱下腹筋膜の下を通る血管群，膀胱筋層である．尿管末端部周囲は多数の細かい血管が走行しており，ていねいに処理しないと思わぬ出血をみる．うまく筋層まで切

開されると尿管に連なる粘膜が扇状に広がるようになる．露出された粘膜周辺の膀胱壁に糸をかけ，これを牽引しながら粘膜を切開し，膀胱内腔を開放する．尿管口を確認しその周辺を切開して尿管を完全に切断する（図4-7-21～4-7-37）．

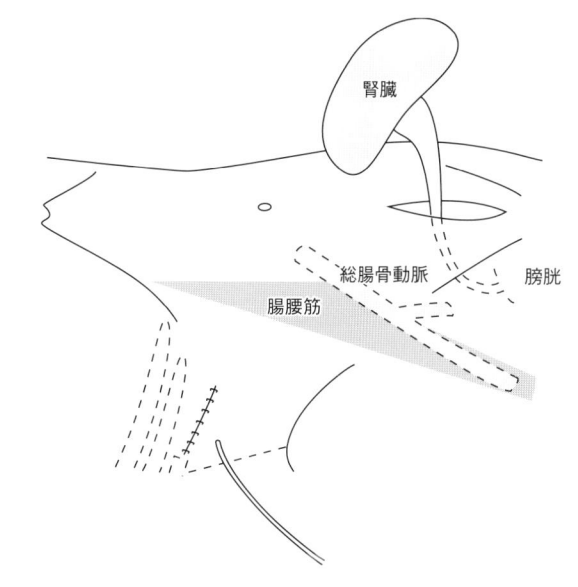

図4-7-19　創外へ取り出した腎臓はバッグなどに収納しておく．

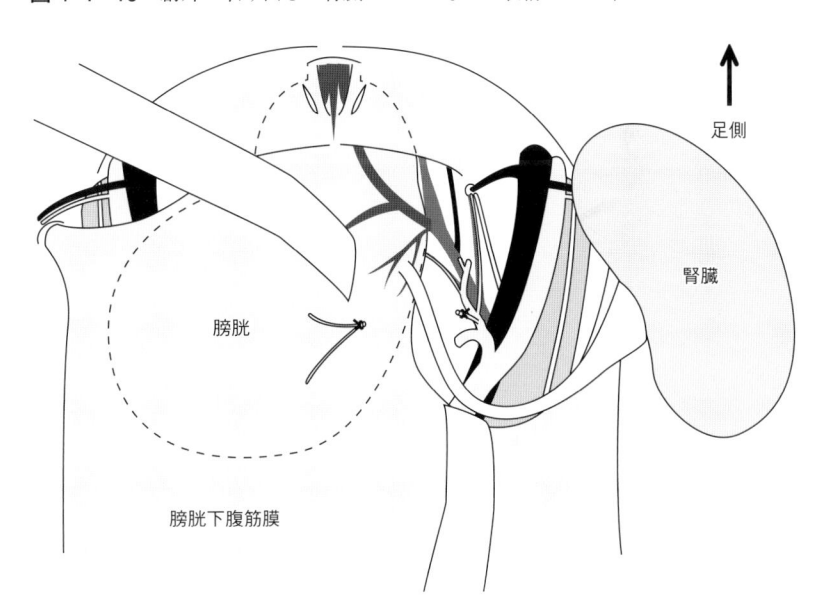

図4-7-20　腎臓が下部の術野へ引き出されたところ．中部尿管へ流入する血管は適宜結紮切断する．尿管膀胱移行部の周辺は細かい血管が複数走行する．

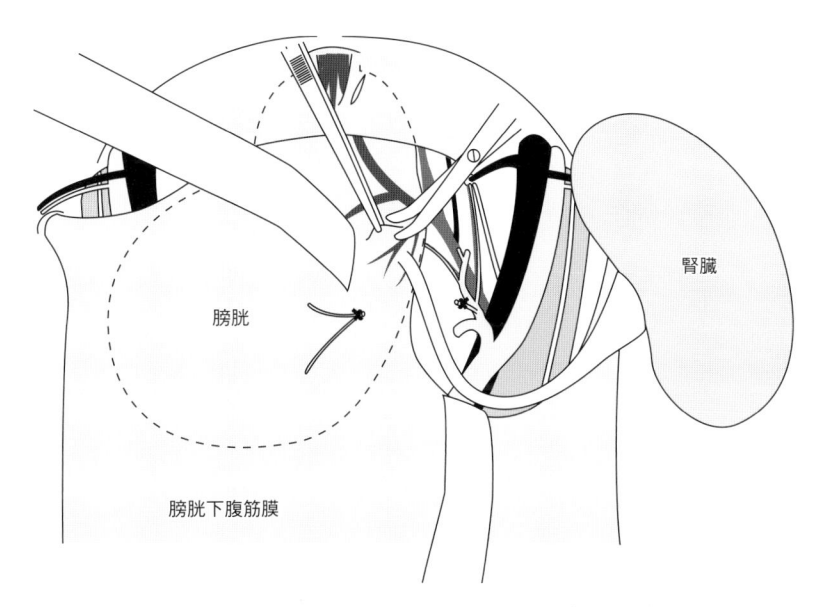

図4-7-21　膀胱尿管移行部近傍，血管の脇で膀胱下腹筋膜を切開する．

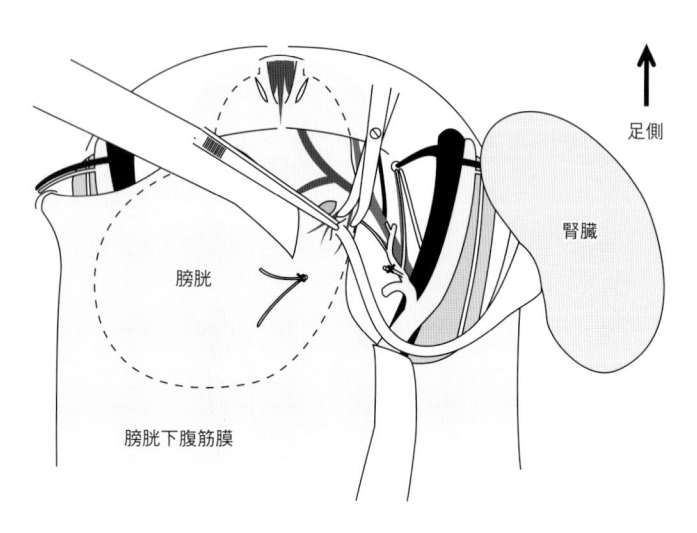

244　第4章　臨床解剖学的知識に基づいた主な泌尿器科手術の実際

図 4-7-22　血管の手前側でも膀胱下腹筋膜を切開する．

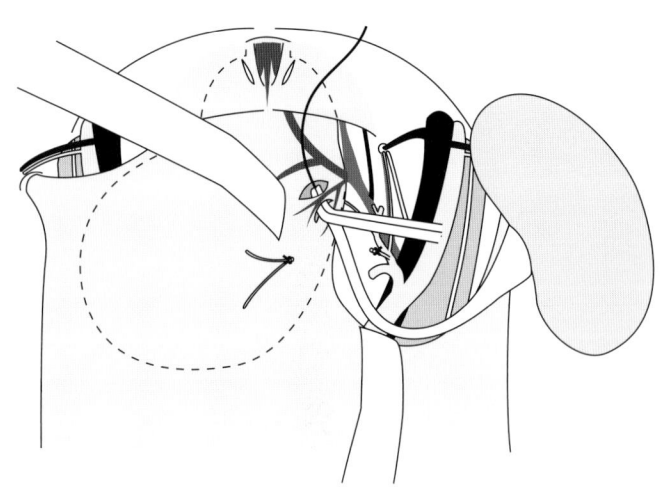

図 4-7-23　血管を 2-0 バイクリルで結紮する．

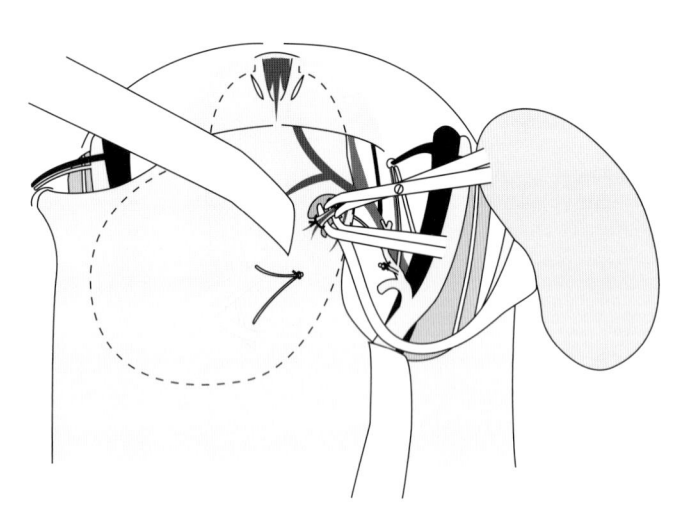

図 4-7-24　血管を切断する．

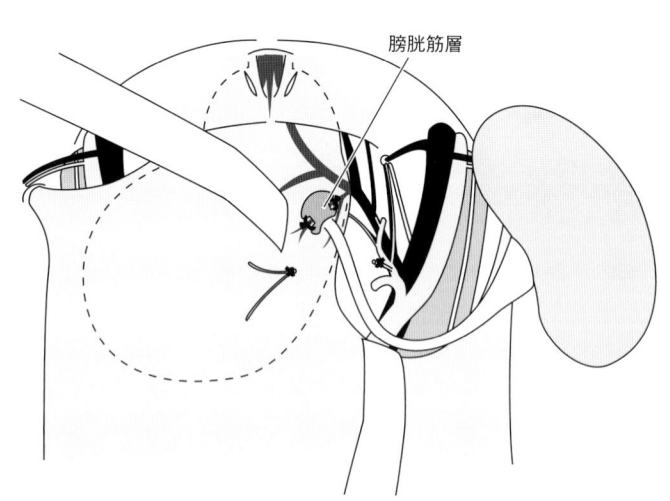

図 4-7-25　尿管膀胱移行部の遠位部の処理が終わったところ．

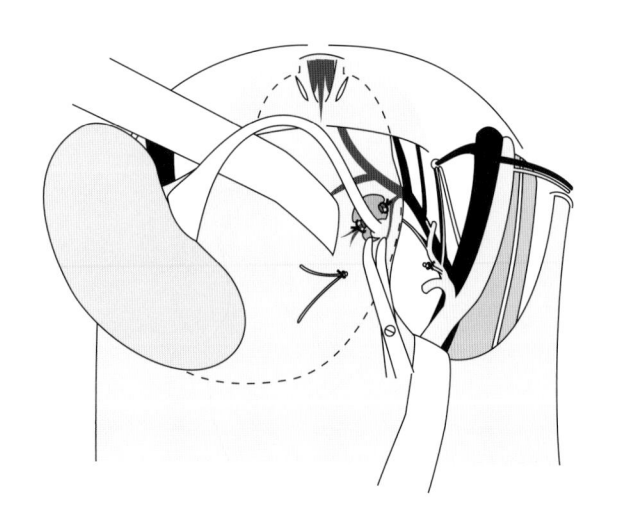

図 4-7-26　尿管膀胱移行部の手前側でも同様の血管処理を行い尿管口周囲の膀胱壁を切除する準備を行う．

図 4-7-27　血管の手前で膀胱下腹筋膜を切開する．

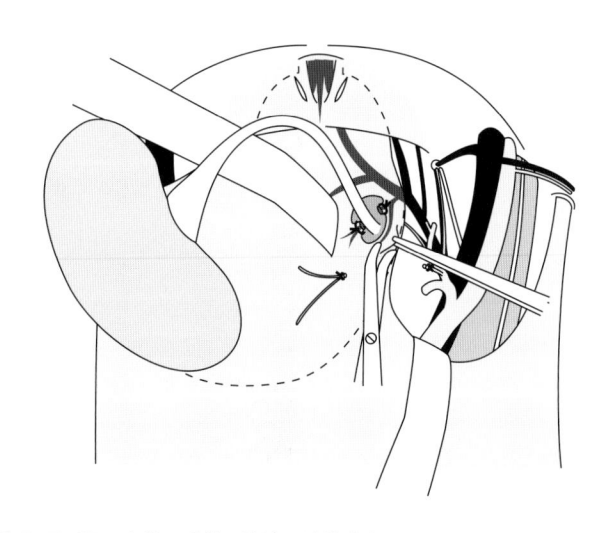

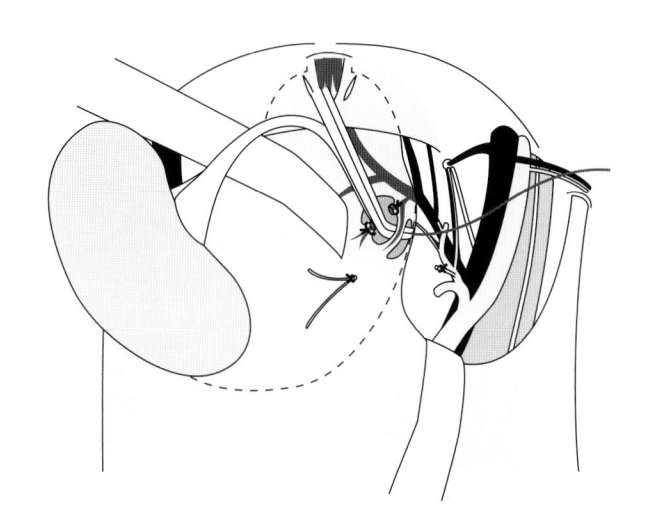

4-7 腹膜外アプローチ腎尿管全摘術：下部尿管の処理

図 4-7-28　血管に 2-0 バイクリルをかけて結紮する．

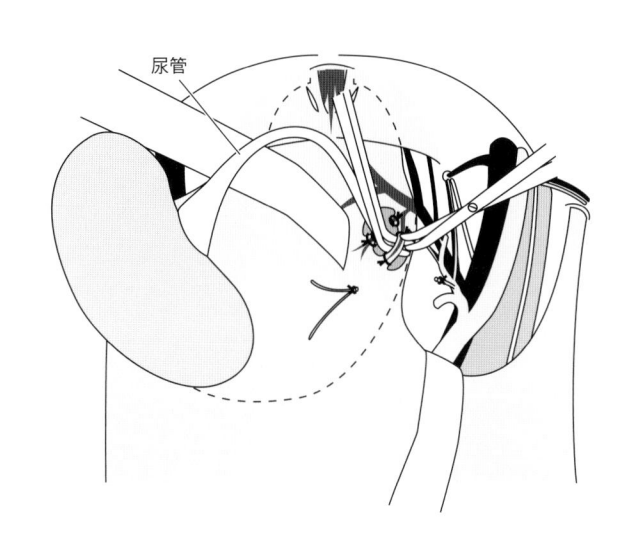

図 4-7-29　血管を切断する．

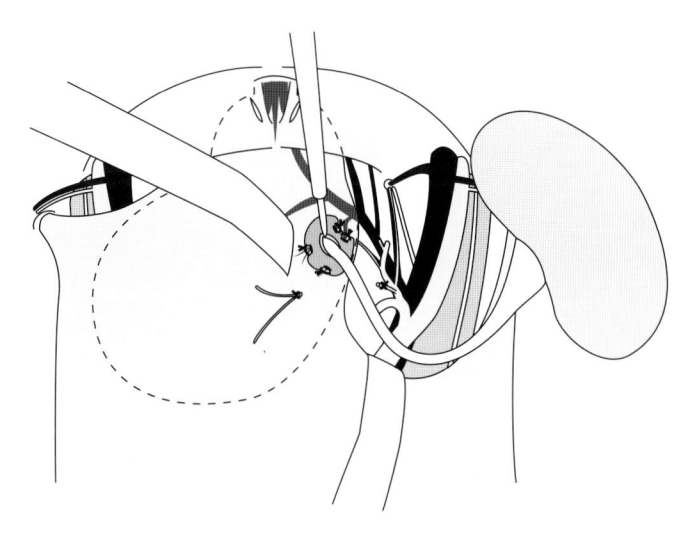

図 4-7-30　尿管膀胱移行部周辺の膀胱壁筋層が十分露出されたら筋層を切開して壁内尿管粘膜を剝離する．

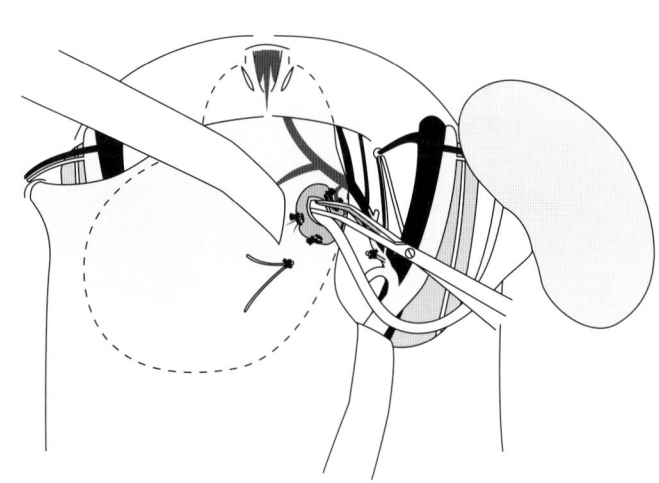

図 4-7-31　尿管粘膜が扇状に引き出されてくるまで剝離を行う．

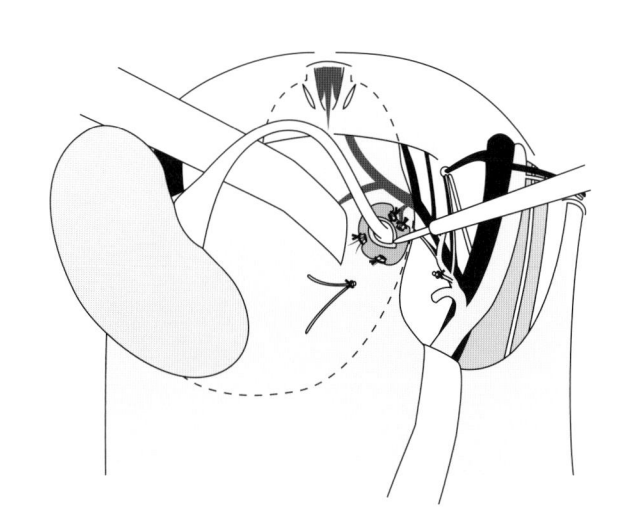

図 4-7-32　尿管膀胱移行部手前でも同様に膀胱筋層を切開する．

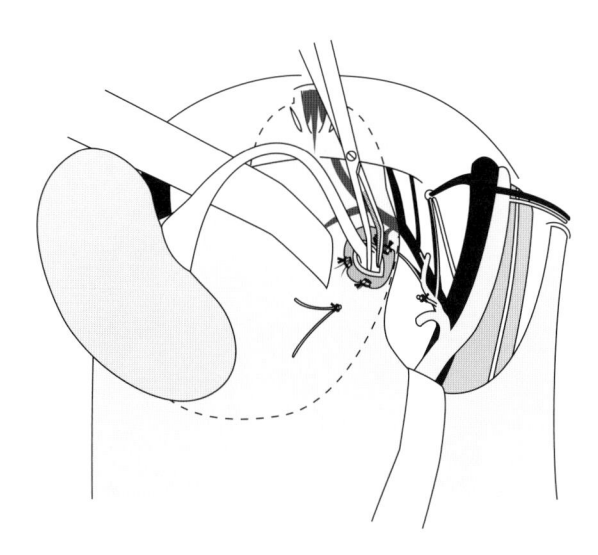

図 4-7-33　膀胱壁と壁内尿管の間を十分に剝離する．

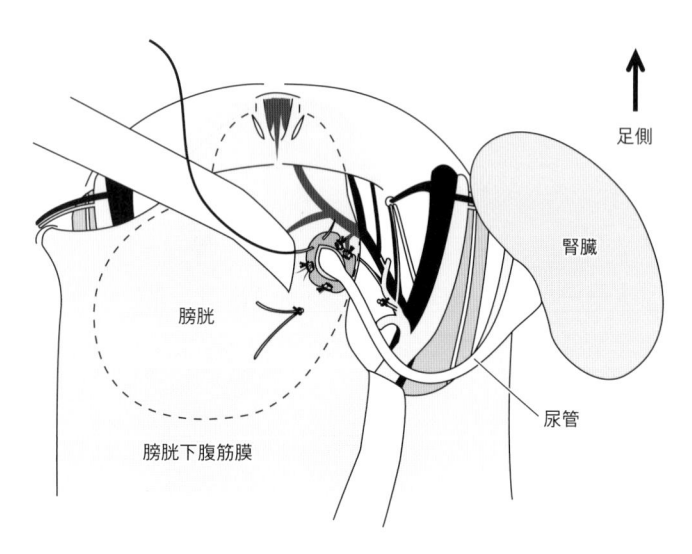

246　第4章　臨床解剖学的知識に基づいた主な泌尿器科手術の実際

図4-7-34　膀胱壁に牽引糸として3-0針付バイクリルをかける．

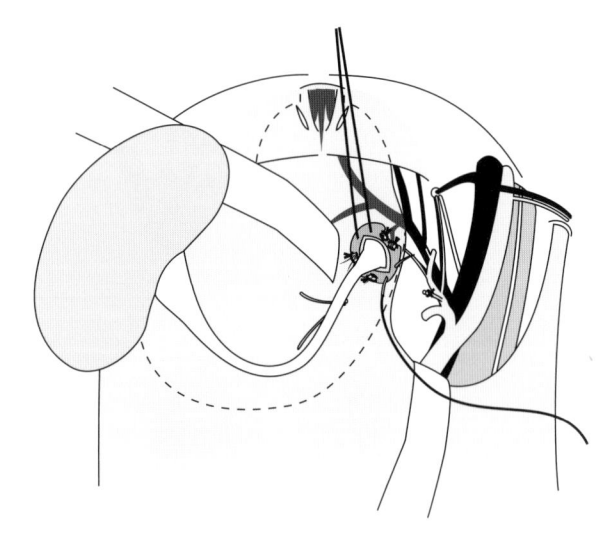

図4-7-35　手前側の膀胱壁にも牽引用の3-0針付バイクリルをかける．

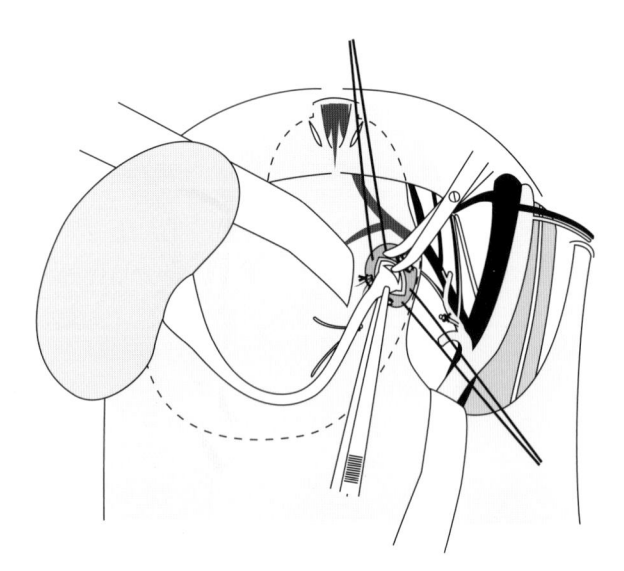

図4-7-36　牽引糸を引きながら尿管壁を切開する．

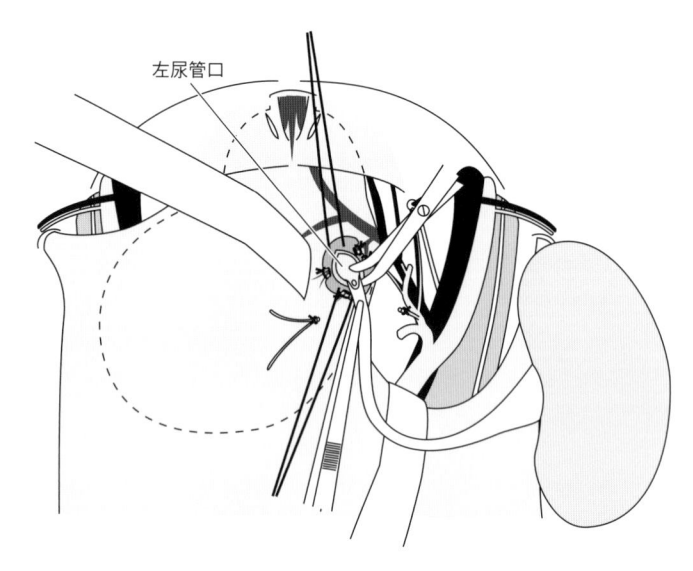

図4-7-37　尿管口を確認しその周辺の膀胱壁を切開する．

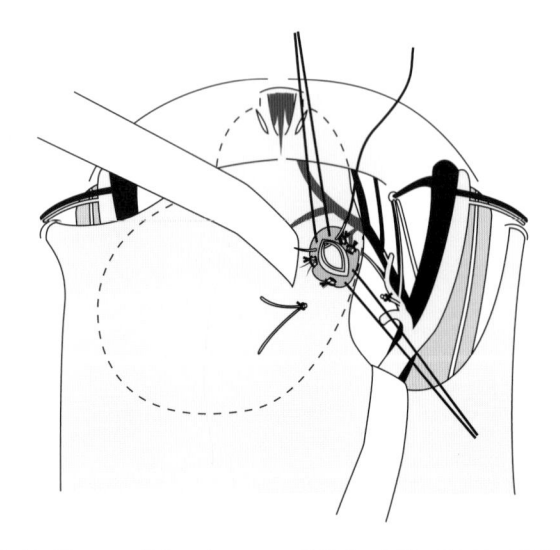

図4-7-38　3-0針付バイクリルで膀胱壁の粘膜，筋層を結節縫合する．

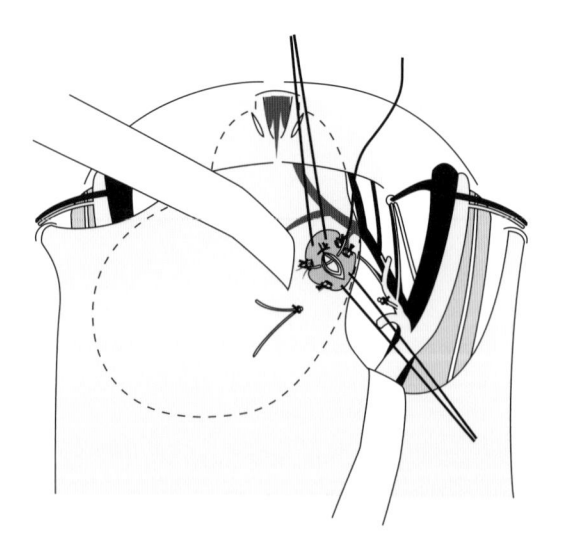

図4-7-39　3-0針付バイクリル結節縫合で順次膀胱壁を閉じていく．

7. 膀胱壁の閉鎖

　膀胱壁は2層に縫合閉鎖する．まず筋層と粘膜を3-0針付バイクリルで縫合して膀胱内に生理食塩液100 mL程度を注入し，縫合が不十分であれば縫合糸を追加する．生理食塩液の漏出がなければ膀胱下腹筋膜を3-0針付バイクリルで縫合する（図4-7-38～4-7-41）．術野を生理食塩液で洗浄，閉鎖式ドレーンを留置して腹壁を閉鎖する（図4-7-42）．

8. 術後管理

　血栓症予防として術中のSCD（メドマーなど）使用とともに，術後ヘパリンナトリウム1日10,000単位程度を点滴内に追加している．翌日に安静解除，食事も開始可能である．ドレーンは排液量が1日あたり50 mLを下回ったら抜去する．尿道留置カテーテルは1～2週で抜去する．

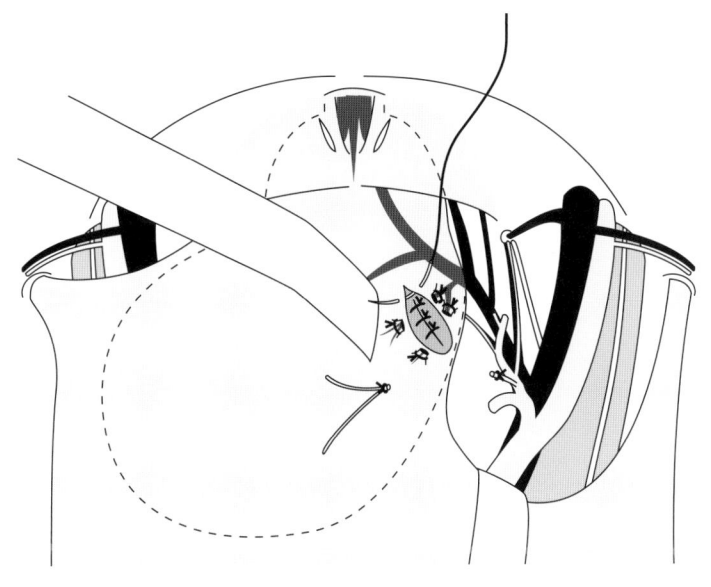

図4-7-40　膀胱内に生理食塩液100 mL程度を注入し，縫合部からの漏れがないことを確認し漿膜（膀胱下腹筋膜）縫合に移る（3-0針付バイクリル）．

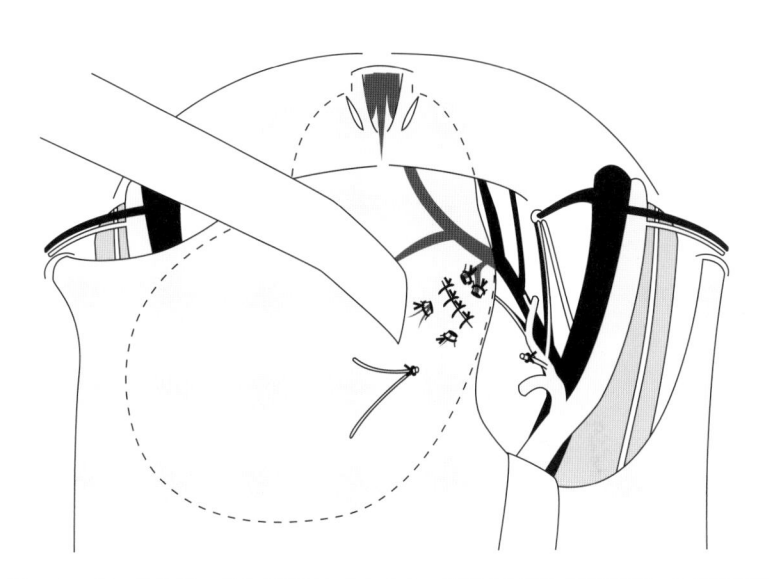

図4-7-41　膀胱壁の縫合が終了したところ．術野を生理食塩液2,000 mL程度で洗浄する．

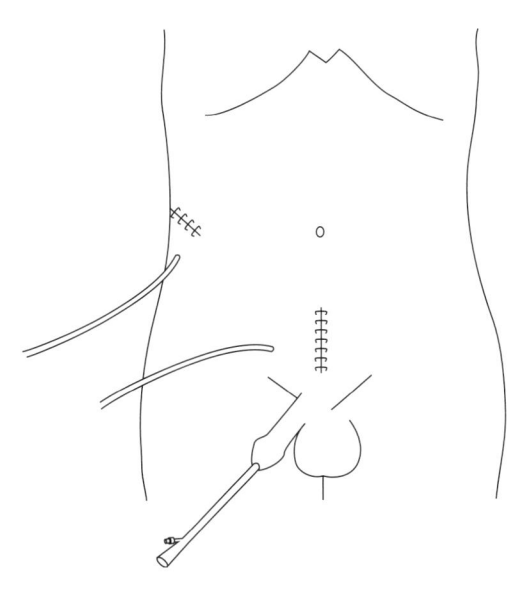

図4-7-42　骨盤内に閉鎖ドレーンをおいて閉創する．

4-8 経腰的副腎摘除術：右副腎

　副腎摘除は腹腔鏡手術が標準になった感があるが経腰的腹膜外アプローチの手術でも侵襲性の低さは遜色ない．膜構造の判断が的確にできれば4〜5 cmの皮膚切開で十分対応できる．副腎静脈の処理がポイントで，左副腎は下横隔静脈の枝との交通があるためこれを含めて処理する必要がある．手術時間は1時間程度，出血はごくわずかである．ドレーンの挿入は必要ないので手術翌日の退院も可能である．

1．適応

　比較的小さな副腎良性腫瘍が対象となる．原発性アルドステロン症，副腎腺腫などがよい適応である．副腎癌が疑われる場合は癒着などにより操作が困難となることが多く，また褐色細胞腫は術中の血圧コントロールが難しいので経腹膜的なアプローチで行ったほうが無難である．結節性過形成で両側の副腎への操作が必要な場合も経腹膜的な前方からのアプローチのほうがよい．

2．術前準備

　機能性腺腫でコルチゾール過剰による症状がみられる場合は数か月間薬物投与を行い，症状を改善しておく．手術自体は腹腔内操作が加わらないので，ごく一般的な全身麻酔下手術の準備，前日夜の下剤，当日朝の浣腸などで十分である．

3．皮膚切開

　根治的腎摘と同じように第12肋骨上を通る腰部斜切開をおく．副腎の場合は摘出臓器が小さいので5〜6 cmの切開でほとんどの症例に対応できる（図4-8-1）．

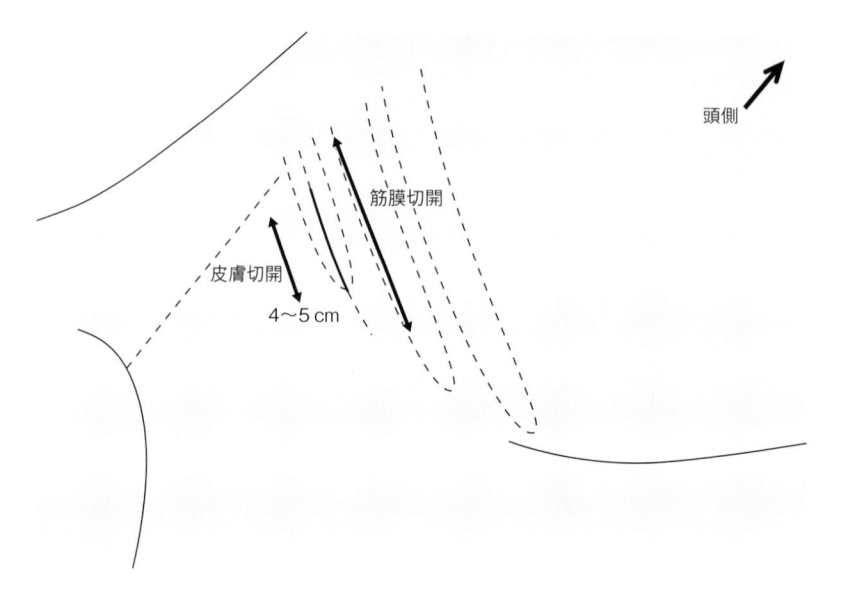

図4-8-1　副腎摘除の皮膚切開は体型にもよるが4〜5 cmあれば十分対応可能である．腎摘出と異なり，肋骨切除のみで側腹筋群の切開はほとんど必要ない．

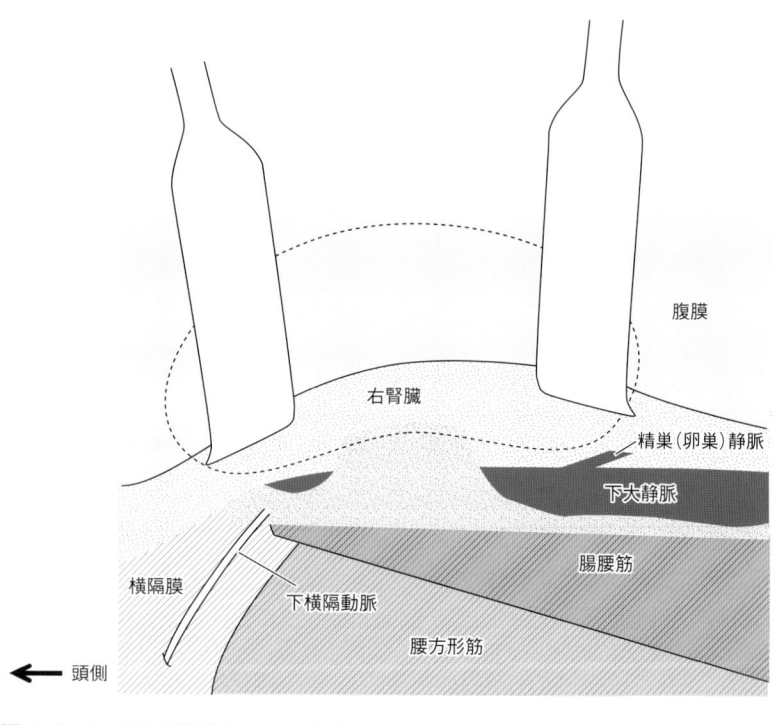

図4-8-2　根治的腎摘出と同じ手順で腎門部を展開する．

4. 腹壁切開と術野の展開

肋骨は原則的にその先端部を除去するが，肋骨が短い場合は省略してもよい（肋骨切除の手順は 4-5, 4-6 を参照）．側腹筋群の切除は必要ない場合が多い．肋骨切除後，横筋筋膜を切開しその下のフランクパッド（脂肪層）を腹側へ圧排，外側円錐筋膜を露出してこれを腰方形筋付着部で切開する手順は根治的腎摘と全く同じである．

5. 副腎へのアプローチ

根治的腎摘と同様に鉤の牽引による鈍的操作で腎周囲脂肪に包まれた腎臓背面と腰方形筋筋膜との間を剥離し，腎門部から腎臓上極背面を展開する（図 4-8-2）．次いで腎臓上極およびその前面で腹膜と腎周囲脂肪との間を鈍的に剥離する．肝臓下面を覆う腹膜の表面に沿って剥離を進めると自然に副腎が露出されてくる（図 4-8-3）．

6. 副腎周囲の剥離の開始

副腎の位置が確認できたら腎臓上極で腎周囲脂肪を選り分けて，腎臓そのものを露出する．腎上極をスパーテルなどを用いて足側に牽引すると副腎が術野の中央へと引き出されてくる．まずは腎・副腎間の脂肪組織を少しずつ処理していく（図 4-8-4, 4-8-5）．副腎側の結紮糸を残しておいてこれを牽引しながら操作を進めると手際がよい．

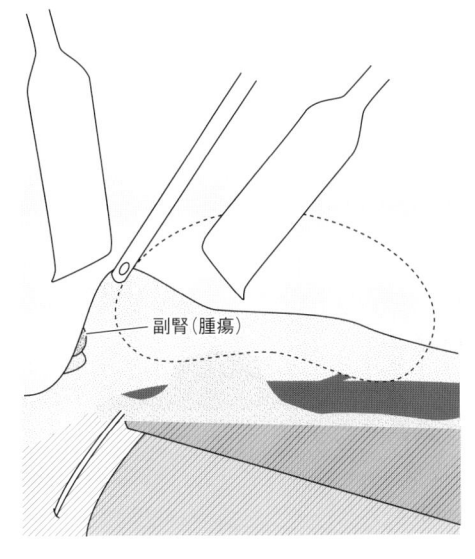

図 4-8-3 腎臓上極で腹膜と腎臓周囲脂肪との間を鈍的に剥離する．肝臓下面に沿って剥離を進めると副腎が露出される．

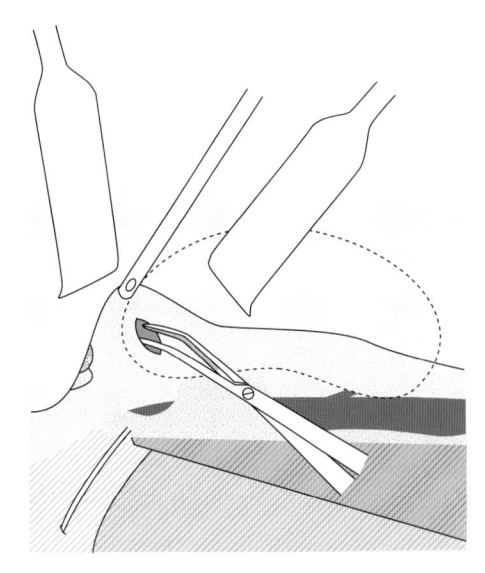

図 4-8-4 副腎が確認できたら腎臓上極で腎周囲脂肪を剥離し，腎臓を露出させる．

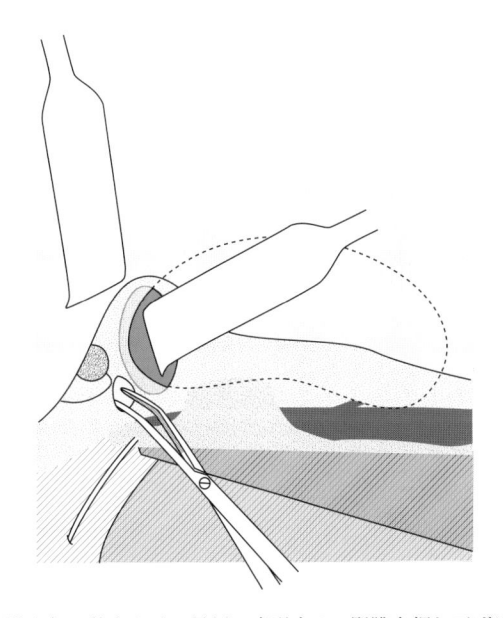

図 4-8-5 腎臓上極に鉤をかけて足側に牽引する．腎臓を押し下げることで副腎が術野の中心部へと移動し操作が容易となる．副腎と腎臓間の脂肪組織を剥離する．

7. 副腎静脈の処理

　左副腎では副腎・腎臓間の脂肪組織の剝離を進めると，その腹側で腹膜と腎周囲脂肪組織の間を副腎に向かって走行する副腎静脈が確認できる．副腎静脈が確認しにくい場合は腎臓上極表面を腎門部へとたどり，左腎静脈を露出，副腎静脈の起始部を同定する．右副腎では副腎周囲の脂肪組織を処理しながら（図 4-8-6〜4-8-20），下大静脈の表面を頭側へとたどり副腎静脈の起始部を同定する（図 4-8-21）．

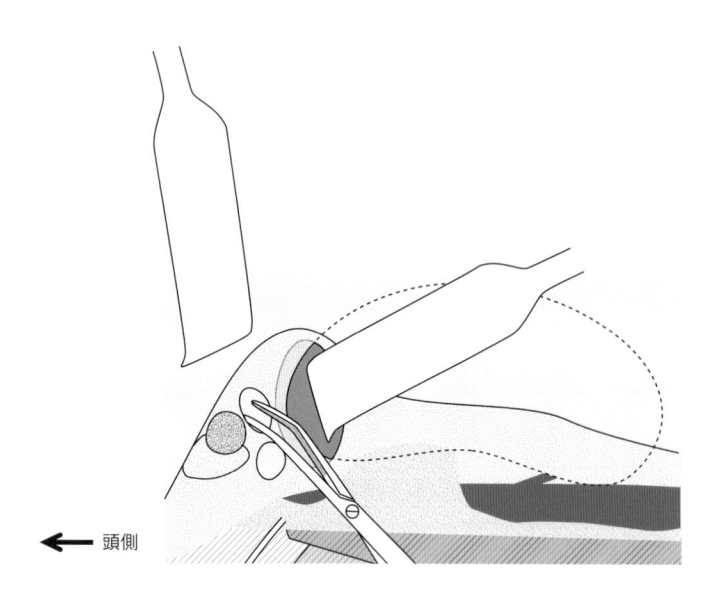

図 4-8-6　副腎・腎臓間には細かい血管が走行していることがあるので，ていねいに剝離操作を進める．

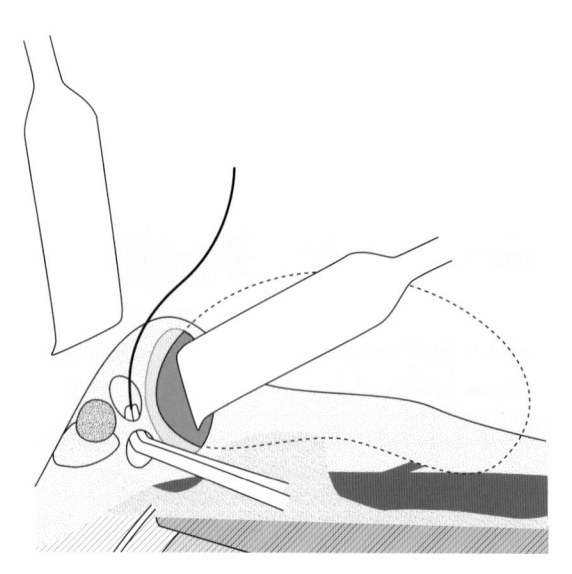

図 4-8-7　結合組織に 3-0 絹糸をかける．

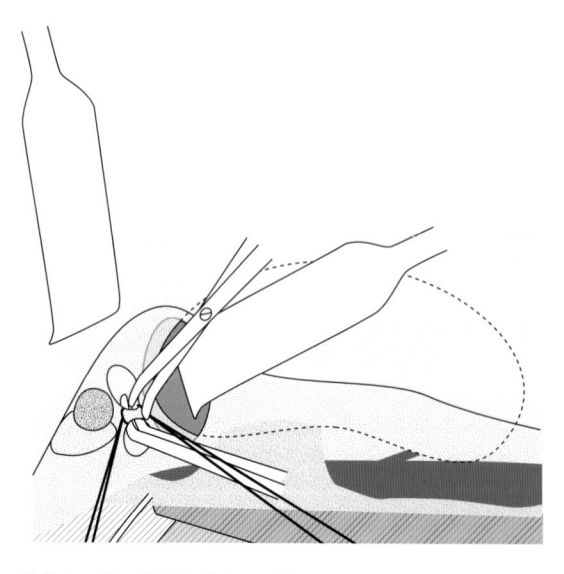

図 4-8-8　結紮糸の間で脂肪組織を切断する．副腎側の糸は切らずに牽引に用いる．

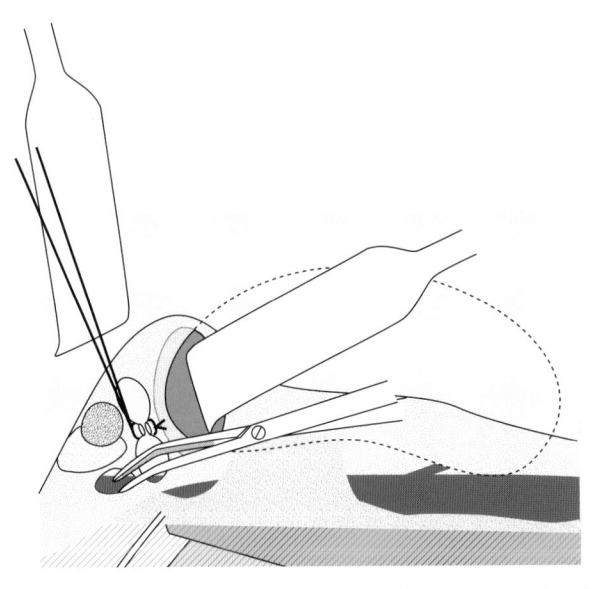

図 4-8-9　下大静脈と副腎の間へと剝離を進める．細かい静脈枝を損傷しないように注意する．

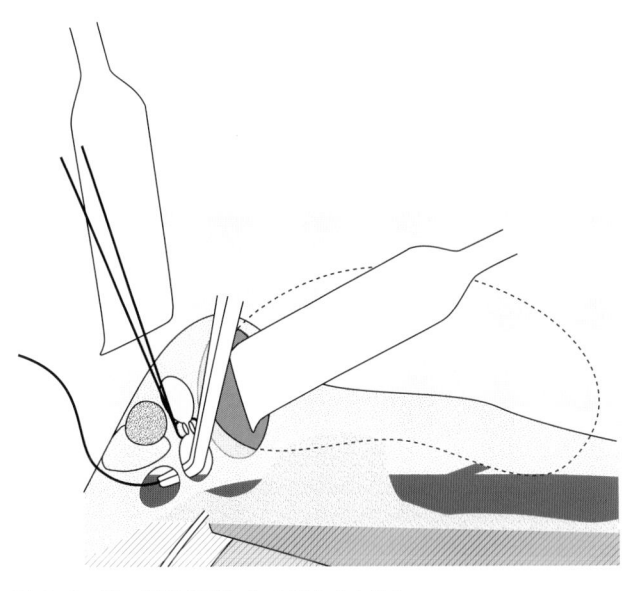

図 4-8-10　脂肪組織に 3-0 絹糸をかける．

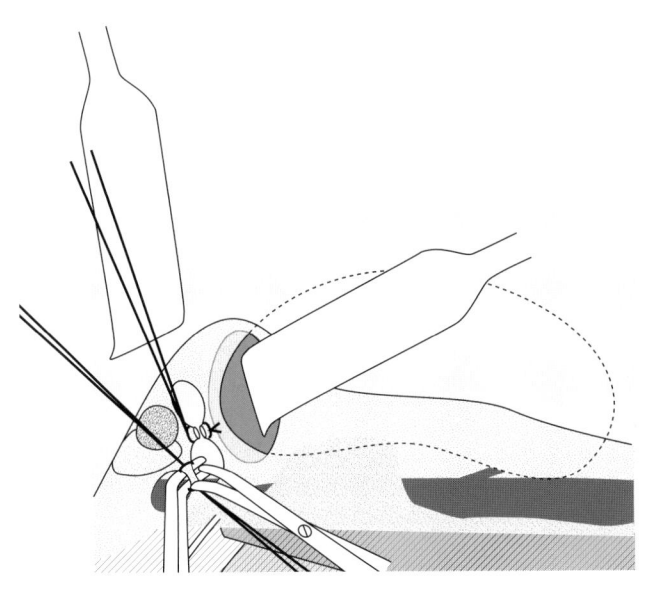

図 4-8-11　二重結紮後，脂肪組織を切断する．

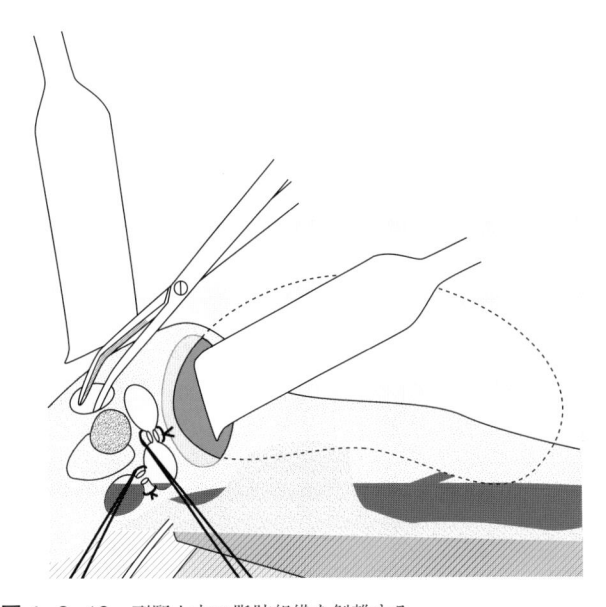

図 4-8-12　副腎上方の脂肪組織を剝離する．

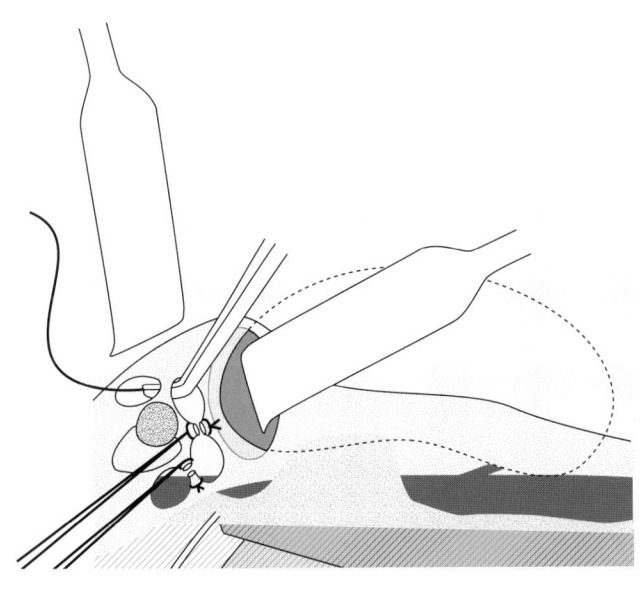

図 4-8-13　脂肪組織に 3-0 絹糸をかける．

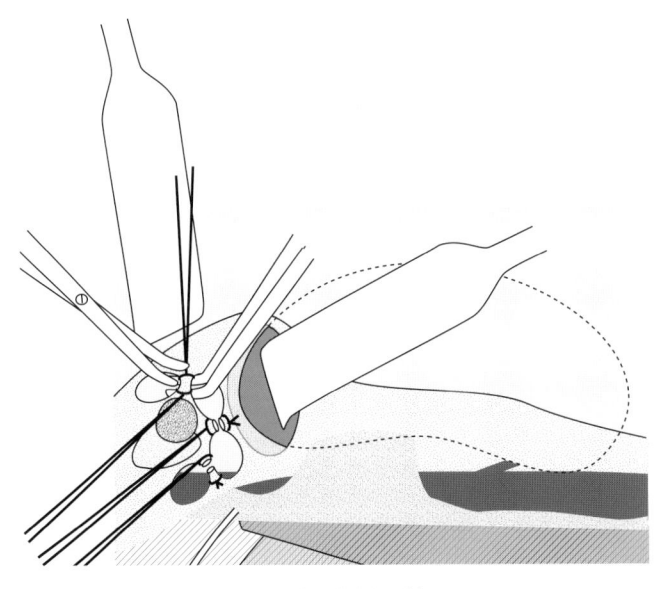

図 4-8-14　二重結紮後，脂肪組織を切断する．

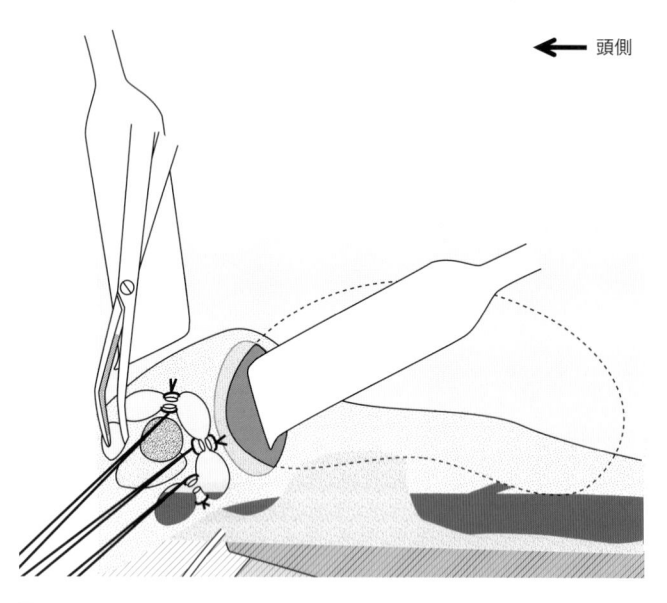

図 4-8-15 副腎周囲脂肪組織の剝離を手前へと進める．

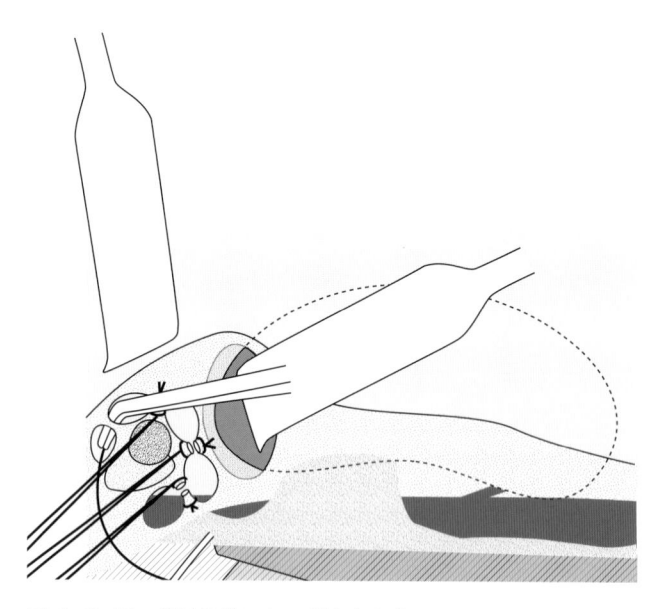

図 4-8-16 脂肪組織に 3-0 絹糸をかける．

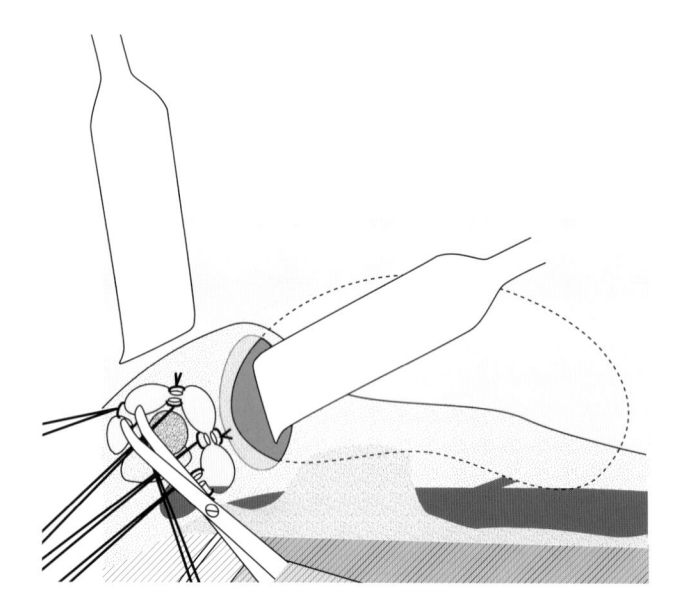

図 4-8-17 二重結紮後，脂肪組織を切断する．

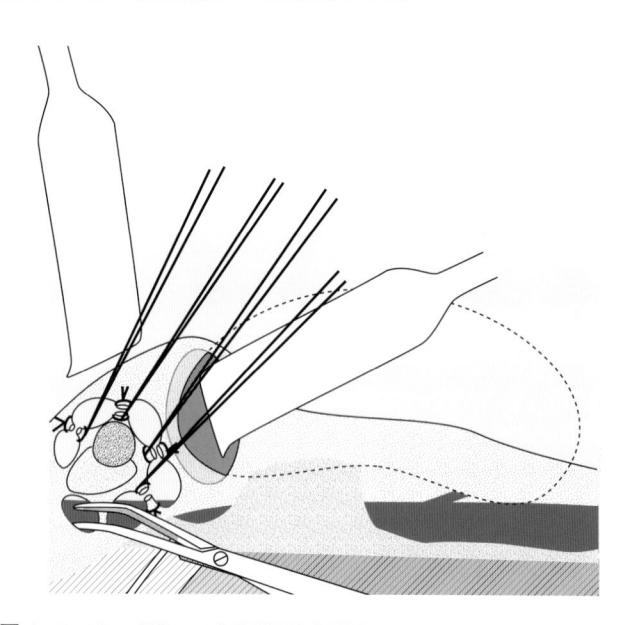

図 4-8-18 副腎・下大静脈間を剝離を頭側へと進める．

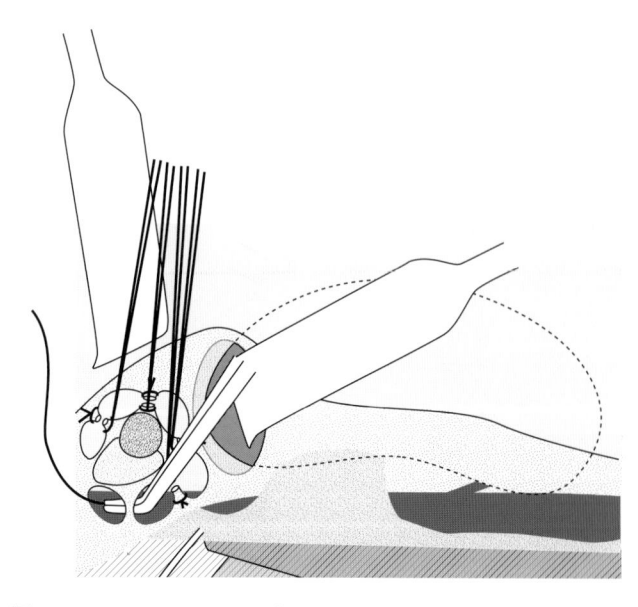

図 4-8-19 副腎・下大静脈間の脂肪組織に 3-0 絹糸をかける．

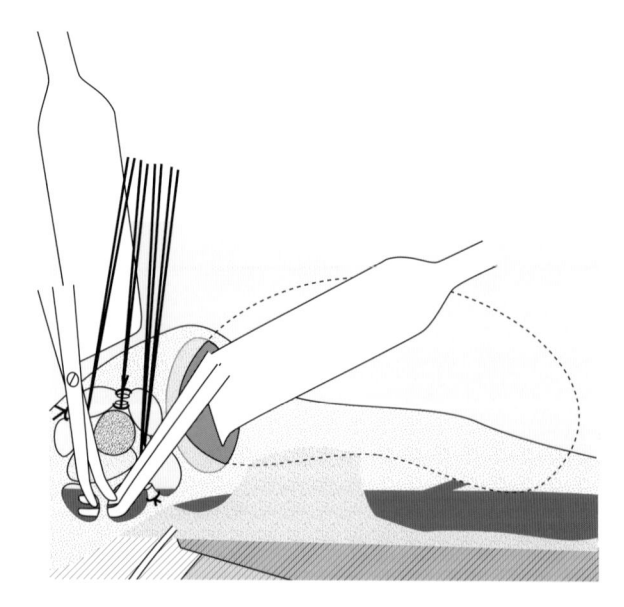

図 4-8-20 二重結紮後，脂肪組織を切断する．

副腎静脈が確認できたら，3-0絹糸をかけて二重結紮し切断する（図4-8-22，図4-8-23）．中枢側にクリップをかけておくと結紮糸の脱落による出血の懸念がない．なお左側では副腎静脈はそのまま下横隔静脈からの分枝と交通している場合が多く，確実に処理しないと思わぬ出血をきたすことがある．副腎静脈の断端を横隔膜方向へたどり，下横隔静脈を確認して先に処理してしまうと後の操作が容易となる．

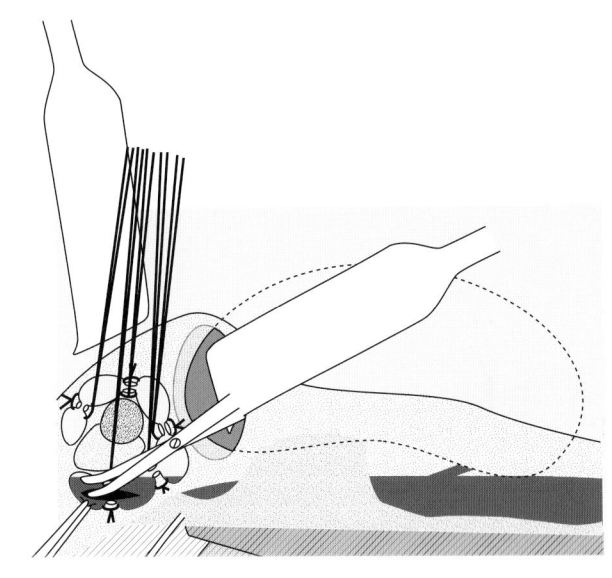

図4-8-21 下大静脈の血管鞘をつまみあげメッツェンバウムで切開し静脈壁を露出する．血管鞘の切開が不十分だとその後の操作が難しくなるので確実に処理する．

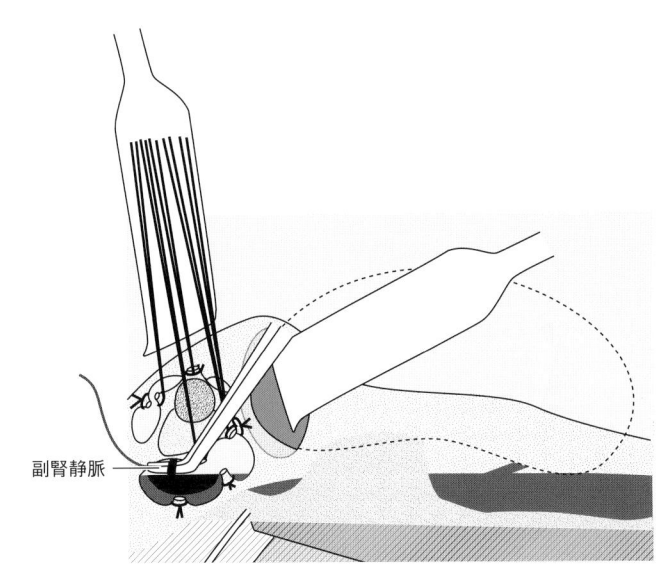

副腎静脈

図4-8-22 下大静脈の血管鞘を切開して副腎を牽引すると副腎静脈が展開されてくる．これに3-0絹糸をかける．

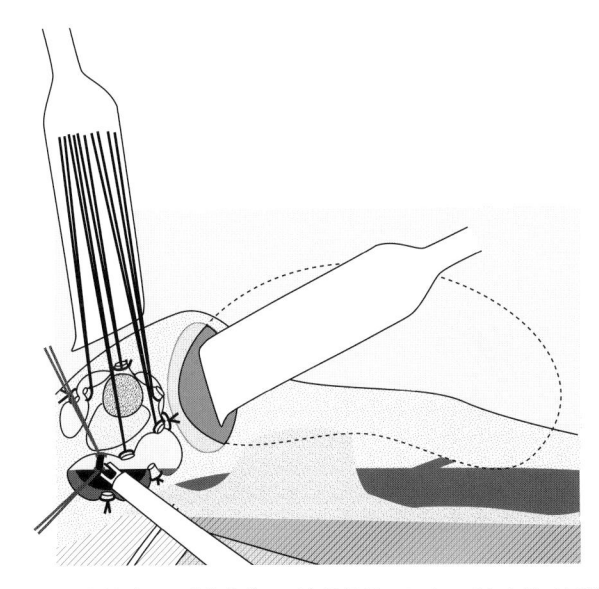

図4-8-23 副腎静脈は二重結紮後，下大静脈側にクリップをかけて切断する．

8. 副腎の摘出

　副腎主静脈が処理できたら後は個別の処理を要する血管はないので，結紮糸を牽引しながら脂肪組織をまとめて処理していく．副腎が遊離されたらそのまま創外へ摘出する（図4-8-24～4-8-26）．良性腫瘍なのでバッグに収納する必要はない．

←頭側

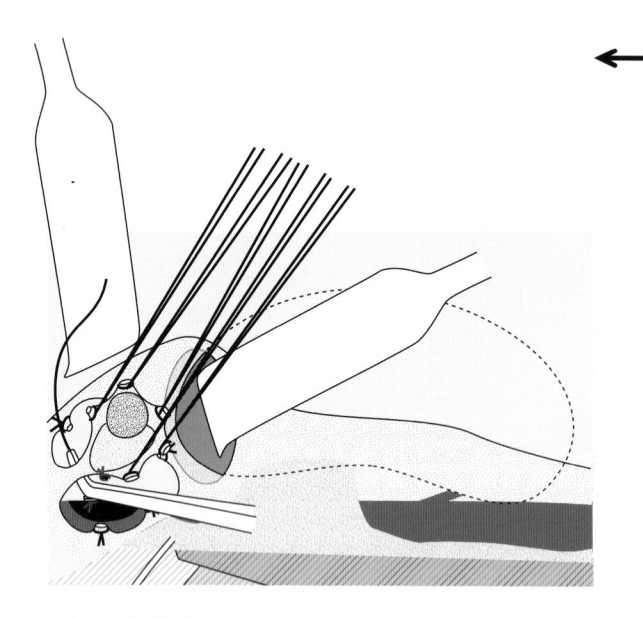

図4-8-24　残った脂肪組織に3-0絹糸をかけて結紮する．

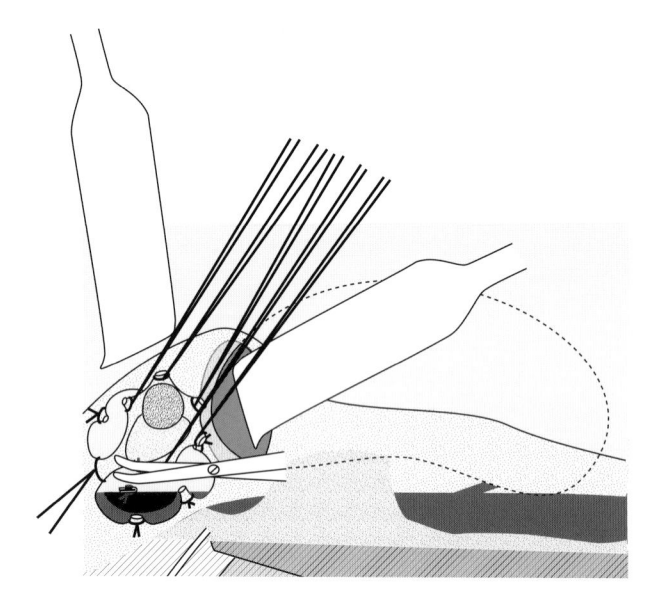

図4-8-25　脂肪組織を切断する．

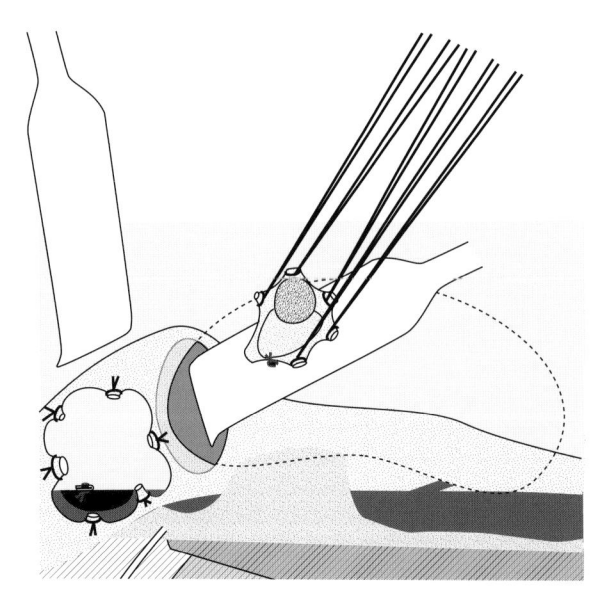

図4-8-26　副腎を創外へ摘出する．

9. 摘出後の処理

　副腎周辺，特に副腎静脈，左側では下横隔静脈の断端を観察，止血が十分であることを確認する（図4-8-27）．腹膜（左側ではトルド癒合筋膜）の損傷の有無を確認し，必要があれば縫合閉鎖する．創内を生理食塩液で洗浄し創を閉鎖する（図4-8-28）．術中に問題がなければドレーンの挿入は必ずしも必要ないが，不安があれば細径の閉鎖式ドレーンを留置してもよい．

10. 術後管理

　血栓症予防として術中のSCD（メドマーなど）使用とともに，術後ヘパリンナトリウム1日10,000単位程度を点滴内に追加している．翌朝安静を解除し，昼から食事も再開する．ドレーンを留置した場合は排液量が50 mLを切ったら抜去する．原発性アルドステロン症では術後もしばらく高血圧が続くことが多いので必要に応じて降圧剤を投与する．コルチゾール産生腺腫の場合はステロイドの補充（コートリル®）を漸減し1週間程度で生理量以下（1日20 mg程度）にするのが目標であるが，罹病期間が長い場合は生理量（通常1日30 mg前後）の長期継続が必要になることも多い．副腎不全症状が見られたら追加で服薬するように指導しておく．早朝，摂食前の採血でコルチゾールの分泌量が十分となったら投薬を中止する．

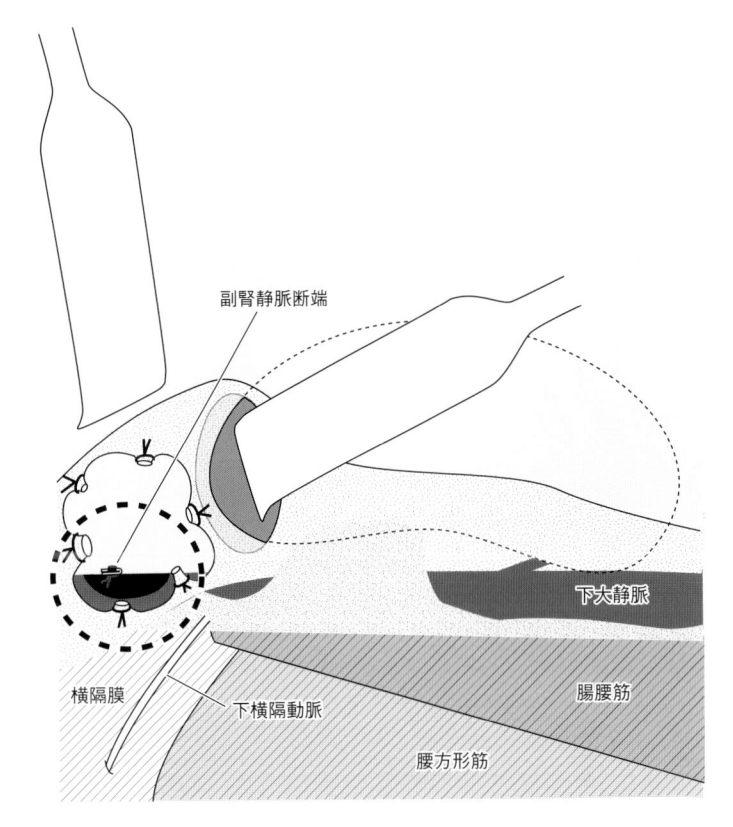

図4-8-27　副腎静脈周辺の止血を確認する．

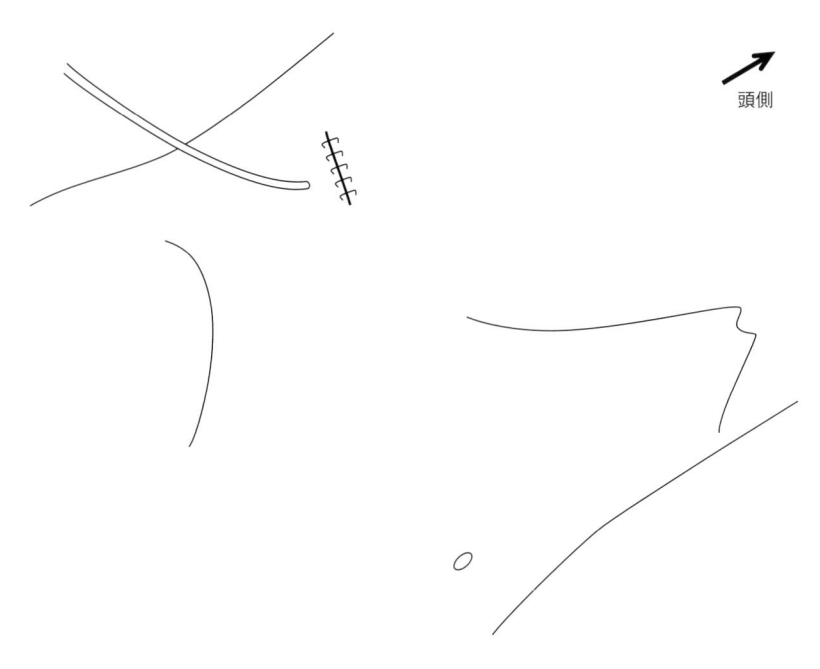

図4-8-28　閉鎖ドレーンを挿入留置し，筋層（広背筋），皮下組織を縫合，皮膚をステープラーで留めて手術を終了する．

4-9 経腰的副腎摘除術：左副腎

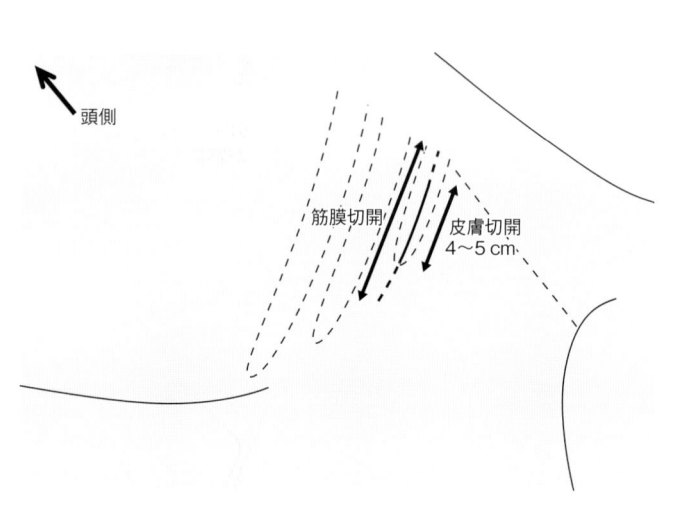

図 4-9-1 副腎摘除の皮膚切開は体型にもよるが 4～5 cm あれば十分対応可能である．腎摘出と異なり，肋骨切除のみで側腹筋群の切開はほとんど必要ない．

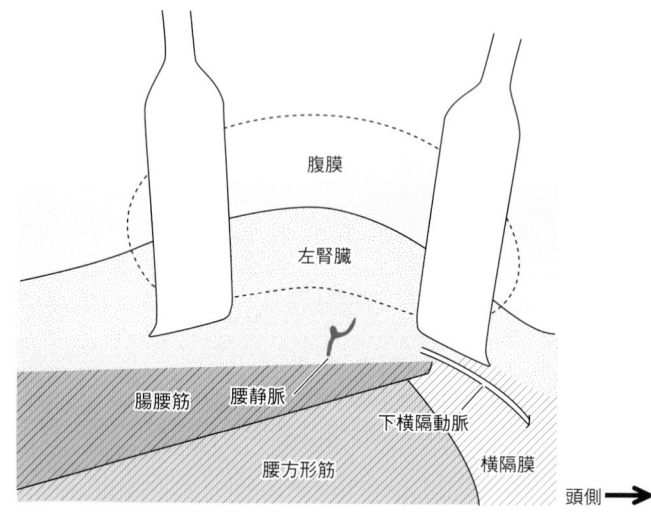

図 4-9-2 根治的腎摘出と同じ手順で腎門部を展開する．

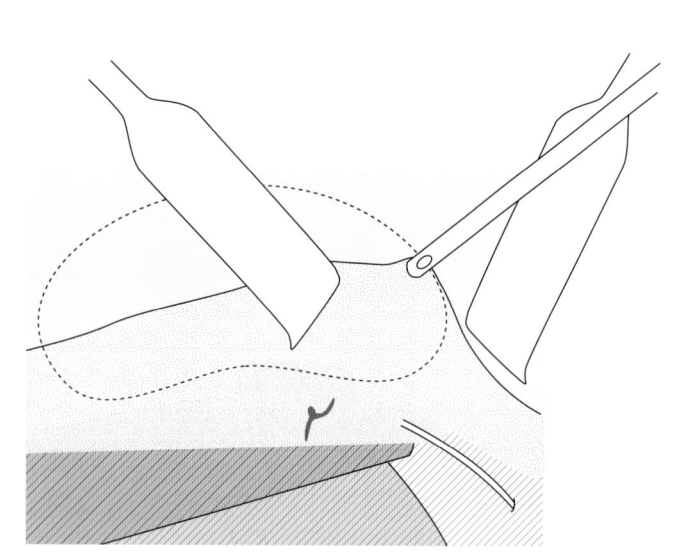

図 4-9-3 腎臓上極で腹膜と腎周囲脂肪との間を鈍的に剝離する．

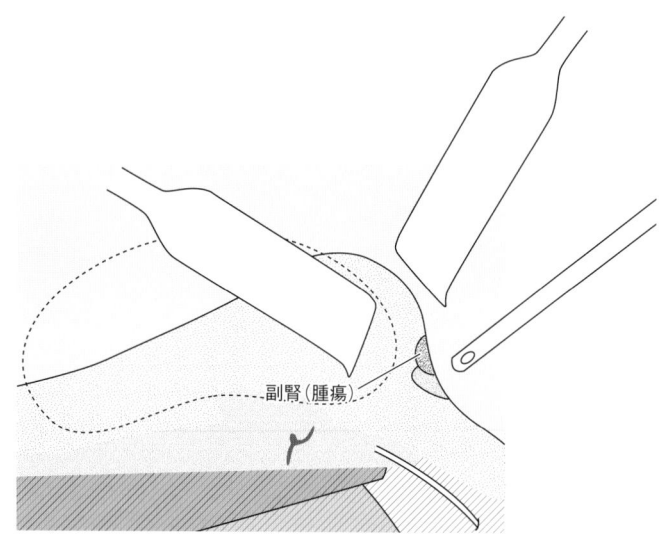

図 4-9-4 脾臓，膵臓を被う腹膜面に沿って剝離を進めると副腎が露出される．

4-9 経腰的副腎摘除術：左副腎　257

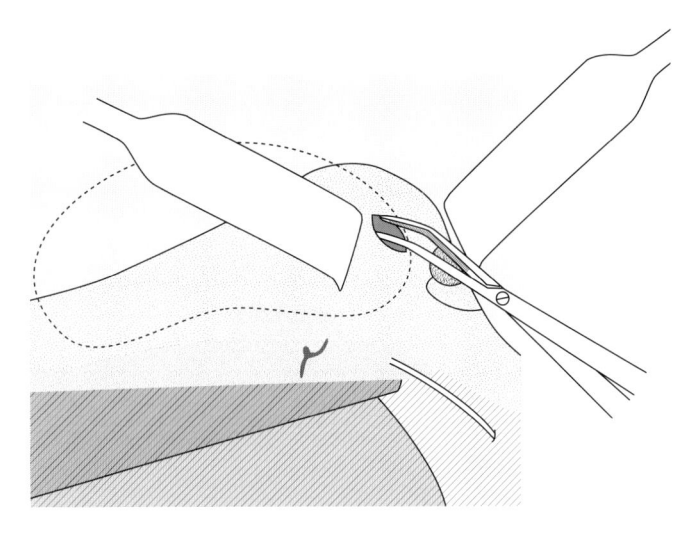

図 4-9-5　副腎が確認できたら腎臓上極で腎周囲脂肪を剥離し，腎臓を露出させる．

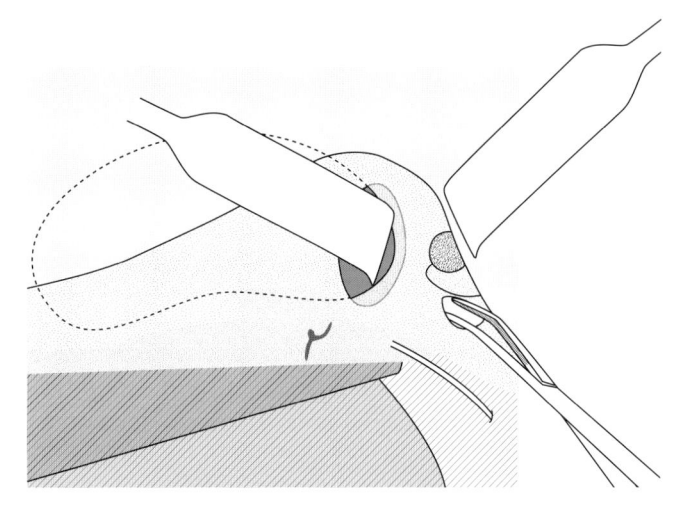

図 4-9-6　腎臓上極に鉤をかけて足側に牽引する．腎臓を押し下げることで副腎が術野の中心部へと移動し操作が容易となる．副腎と腎臓間の脂肪組織を剥離する．

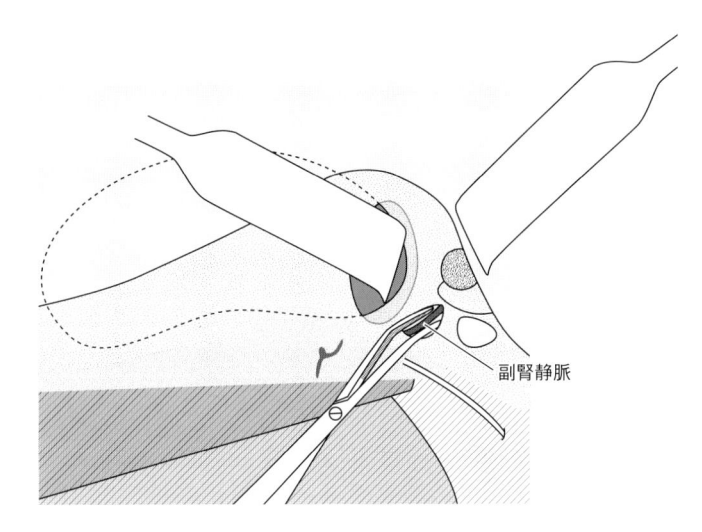

副腎静脈

図 4-9-7　腎門部と副腎の間の脂肪組織を剥離して副腎静脈を露出する．副腎静脈は腎周囲脂肪の腹側を腹膜に沿って走行する．副腎静脈が同定しにくい場合は腎静脈を剥離して確認してもよい．

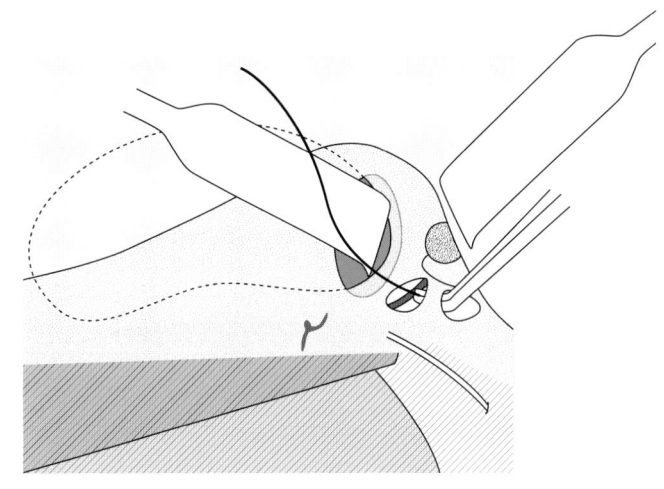

図 4-9-8　副腎静脈周辺の脂肪組織に 3-0 絹糸をかける．

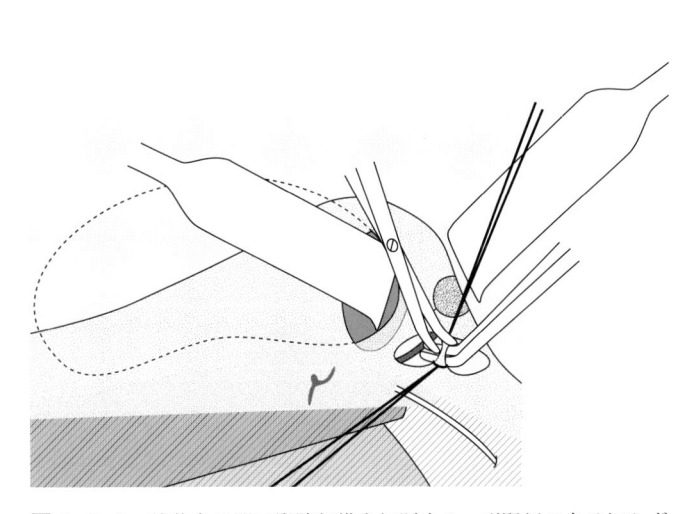

図 4-9-9　結紮糸の間で脂肪組織を切断する．副腎側の糸は切らずに牽引に用いる．

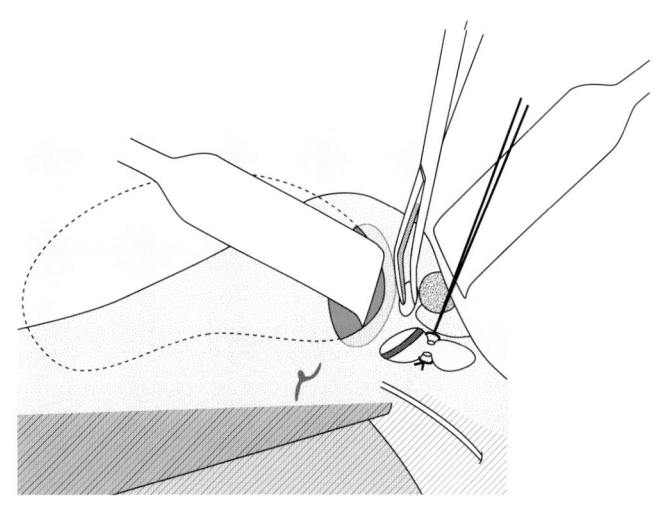

図 4-9-10　副腎・腎上極間へと剥離を進める．細かい静脈枝を損傷しないように注意する．

258　第4章　臨床解剖学的知識に基づいた主な泌尿器科手術の実際

頭側 →

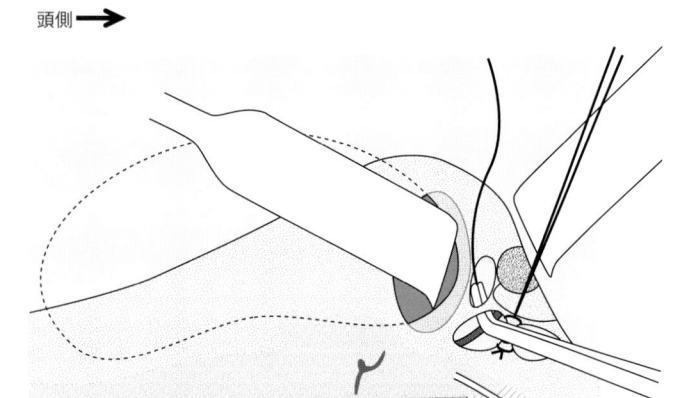

図 4-9-11　脂肪組織に 3-0 絹糸をかける．

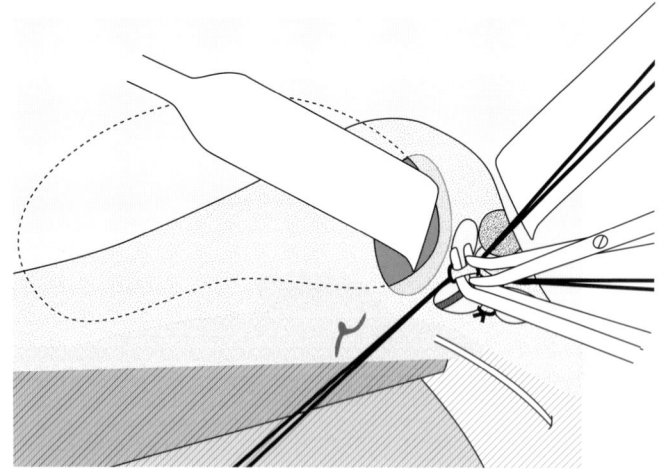

図 4-9-12　二重結紮後，脂肪組織を切断する．

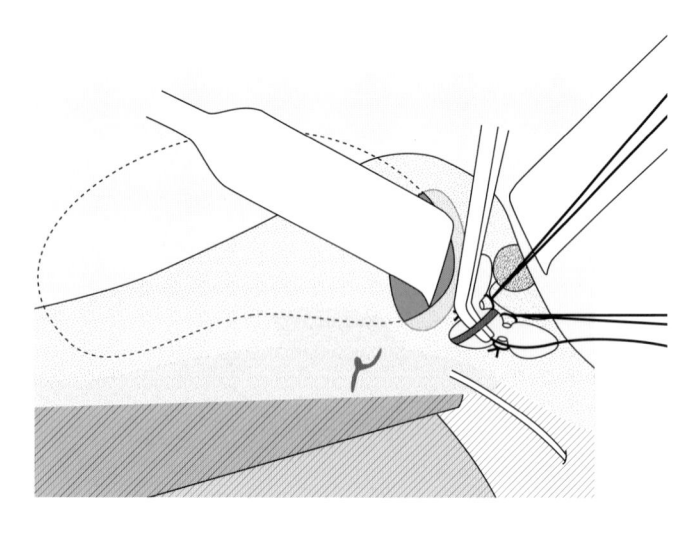

図 4-9-13　副腎静脈の全貌が明らかになったら 3-0 絹糸をかけて結紮する．

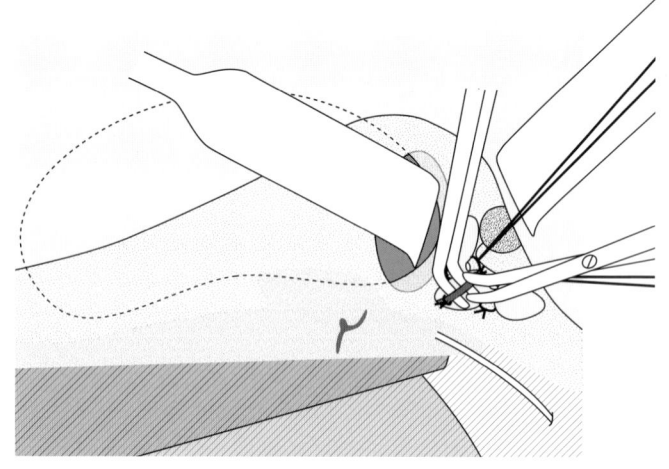

図 4-9-14　二重結紮して副腎静脈を切断する．

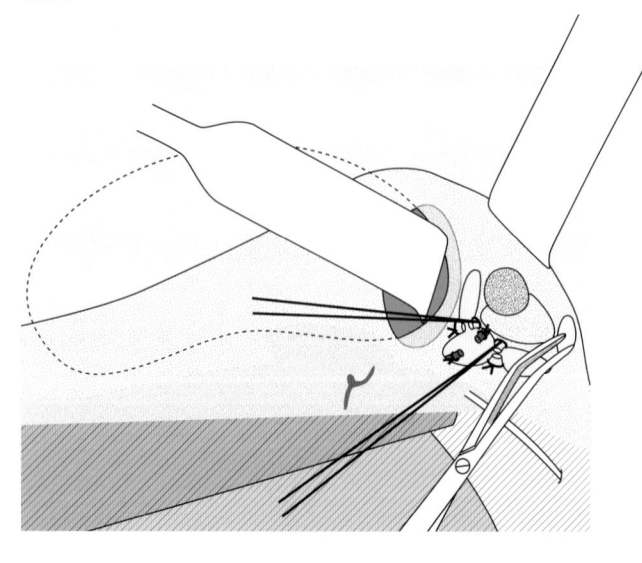

図 4-9-15　副腎周囲脂肪組織の剝離を奥へと進める．

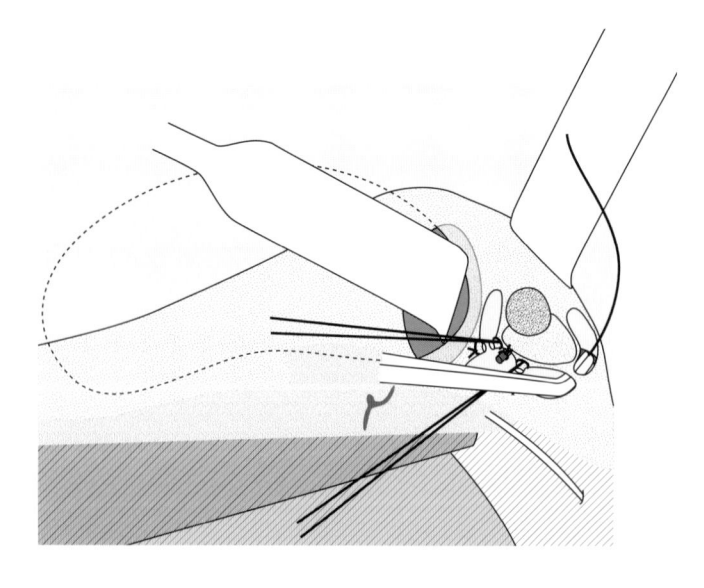

図 4-9-16　副腎周囲脂肪組織に 3-0 絹糸をかける．

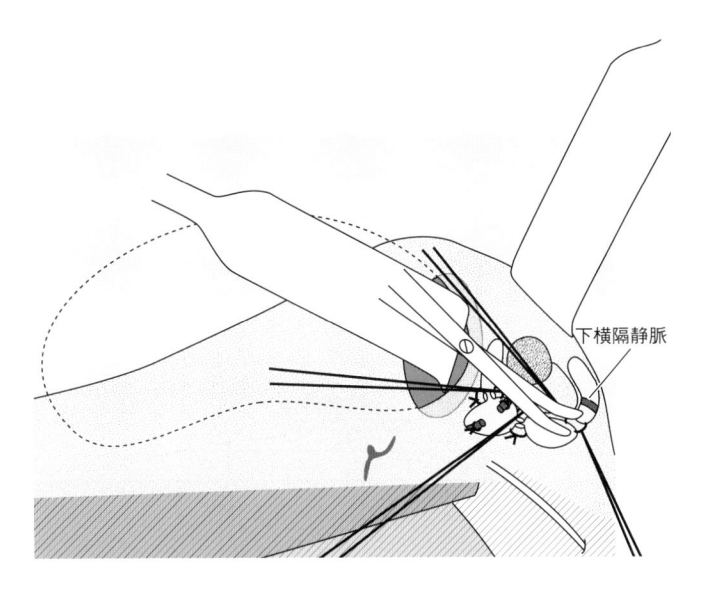

図 4-9-17　二重結紮後，脂肪組織を切断すると下横隔静脈からの枝が展開されてくる．下横隔静脈の分枝は副腎静脈と連続していることが多い．

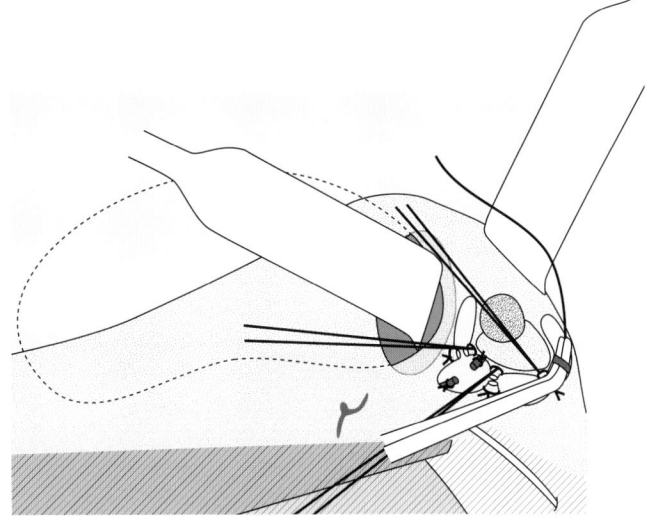

図 4-9-18　下横隔静脈の枝に 3-0 絹糸をかける．

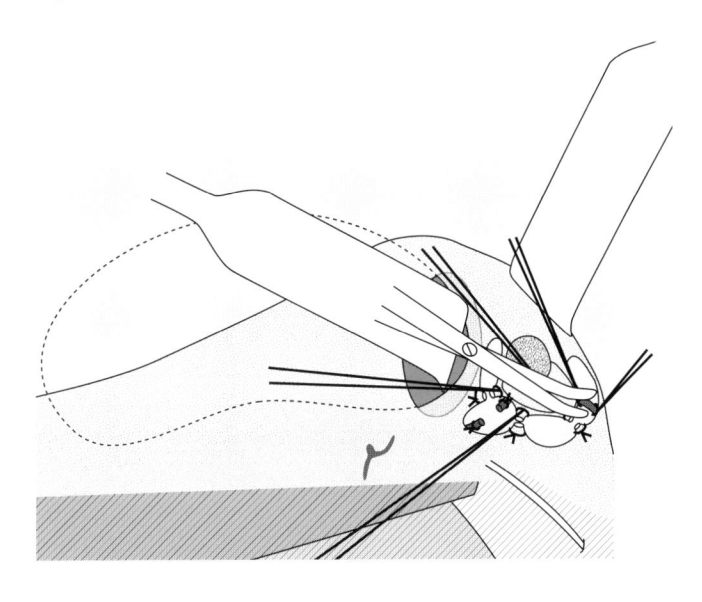

図 4-9-19　二重結紮後，下横隔静脈を切断する．

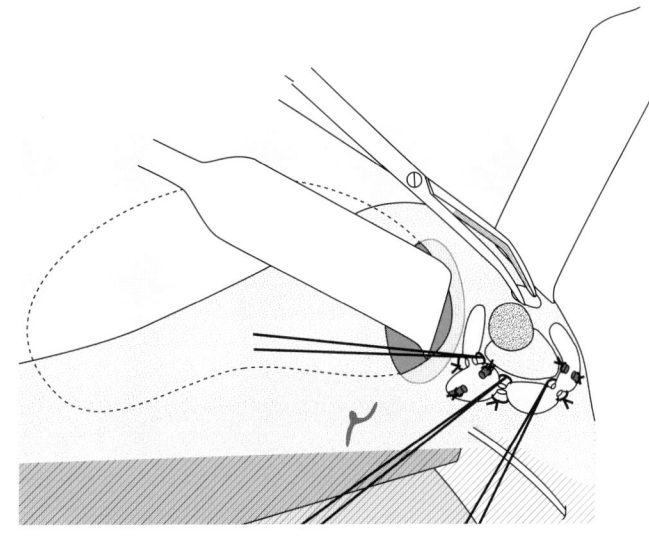

図 4-9-20　副腎周囲の剝離を腹側へと進める．

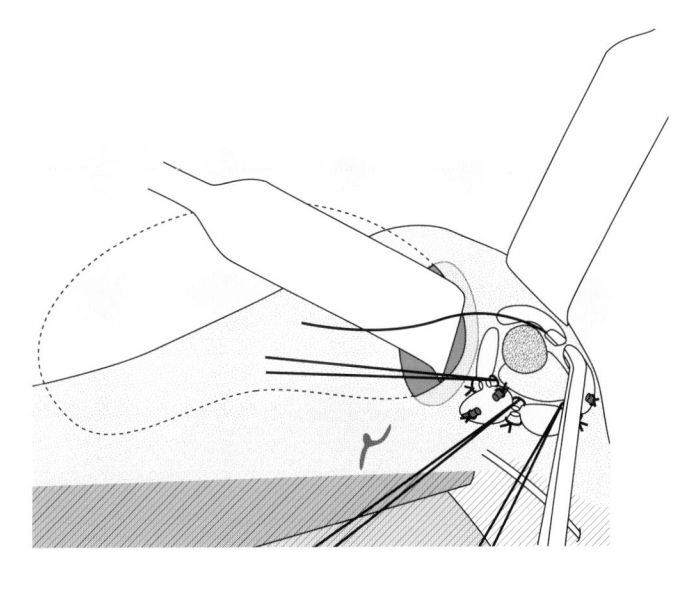

図 4-9-21　副腎周囲脂肪組織に 3-0 絹糸をかける．

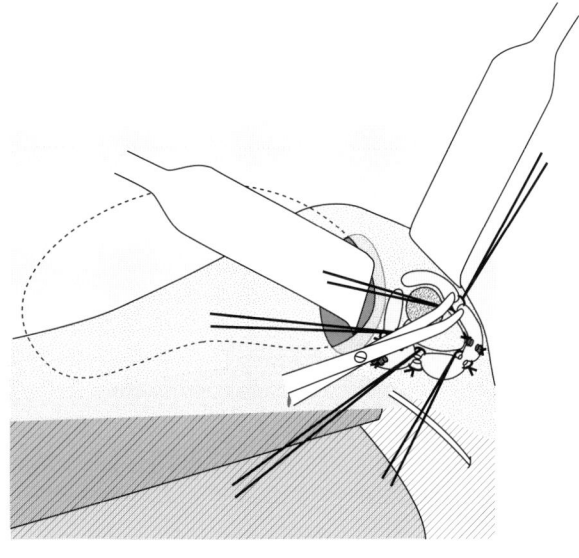

図 4-9-22　二重結紮後，脂肪組織を切断する．

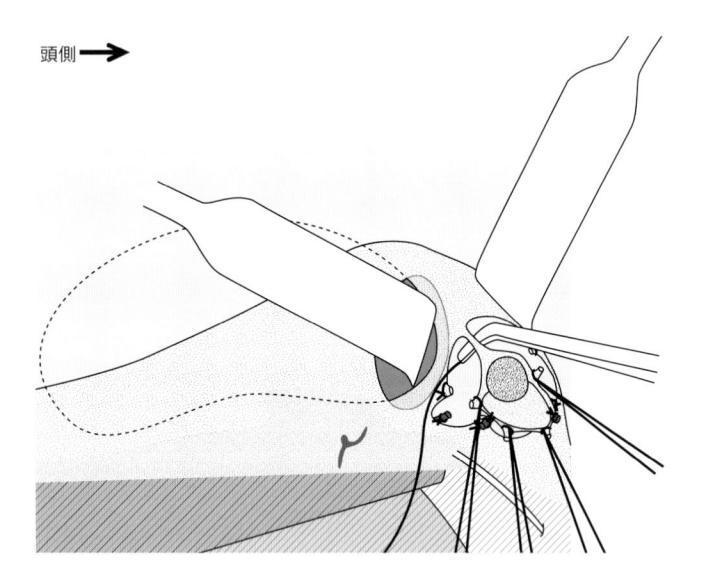

260　第4章　臨床解剖学的知識に基づいた主な泌尿器科手術の実際

図 4-9-23　残った脂肪組織に 3-0 絹糸をかけて結紮する．

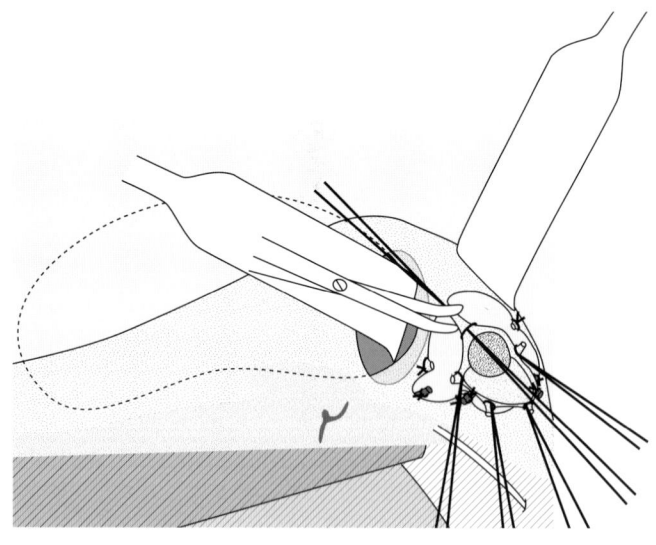

図 4-9-24　脂肪組織を切断する．

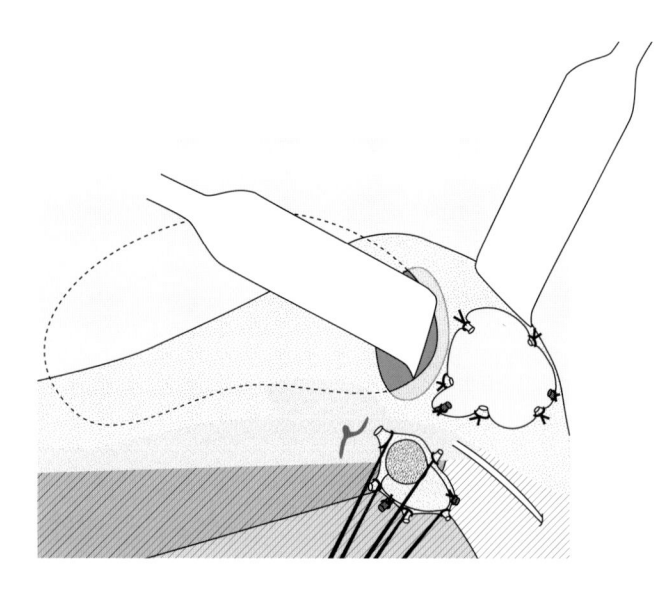

図 4-9-25　副腎を創外へ摘出する．

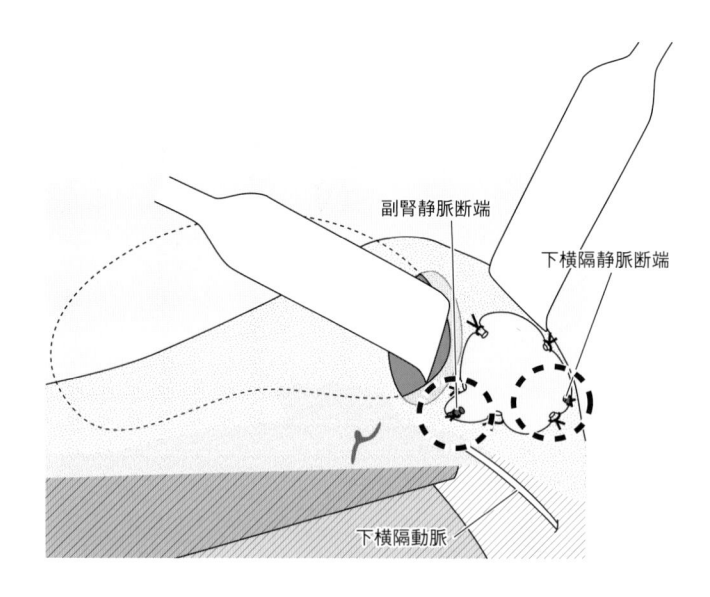

図 4-9-26　副腎静脈，下横隔静脈断端周辺の止血を確認する．

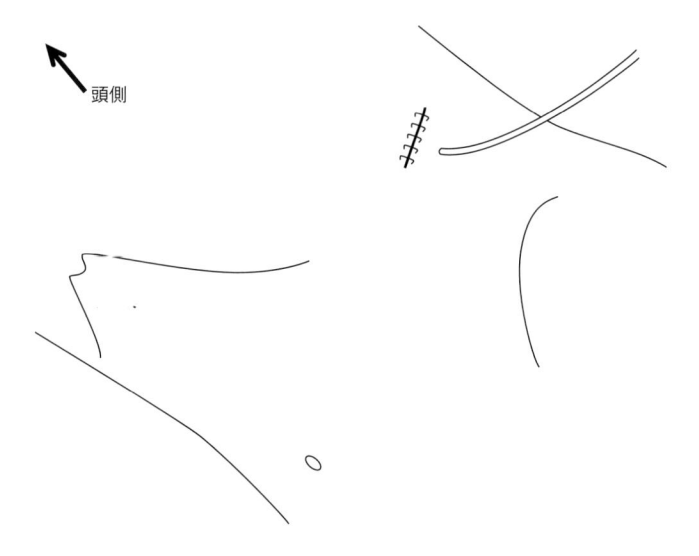

図 4-9-27　閉鎖ドレーンを挿入留置し，筋層（広背筋），皮下組織を縫合，皮膚をステープラーで留めて手術を終了する．

4-10 陰茎部分切除術

早期の陰茎癌の局所療法として，必要があれば鼠径リンパ節郭清と組み合わせて行う．手技は単純であるが解剖学的構造を断面で直接観察できるので学ぶところが多い手術である．陰茎部分切除だけであれば1時間前後で終了する．

1. 適応

陰茎に限局した早期の腫瘍が対象となる．リンパ節の腫大がみられる場合は鼠径リンパ節郭清も同時に行う．

2. 術前準備

陰茎癌は病巣に感染を併発していることが少なくない．術前に十分な洗浄を行い，また必要なら抗生物質を使用して術後の創感染の危険性を減らしておく．手術自体は一般の全身麻酔による手術の準備で十分である．なお陰茎部分切除のみであれば腰椎麻酔下での手術も可能である．

3. 腫瘍の被覆

術野の消毒の際に腫瘍を被覆し，腫瘍細胞の術野への散布と感染の波及を防止する．様々な方法があるが腫瘍がそれほど大きくない場合は手術用手袋の親指部分を切ってかぶせ，3-0絹糸で陰茎に縫合している．その後，陰茎根部を細いネラトンカテーテルなどを用いて緊縛し血流を遮断する．

4. 皮膚切開

まず切離縁を決定する．皮膚および尿道海綿体は腫瘍の近位端から約1cm，陰茎海綿体は約2cm離れた部位で切開する（図4-10-1）．予定切開線に沿って皮膚を切開，次いで皮下の

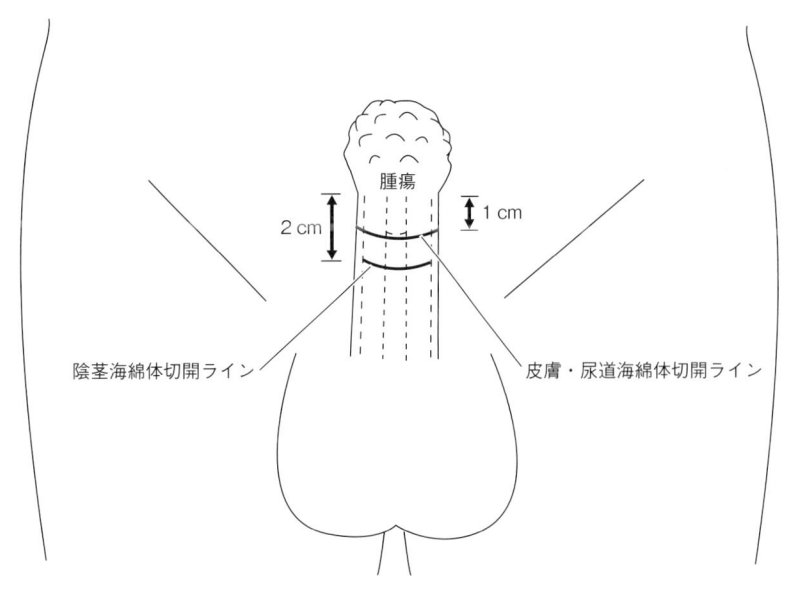

図4-10-1 切開ライン 皮膚および尿道海綿体は腫瘍より約1cmの部位で，陰茎海綿体は腫瘍より約2cm離して切開する．

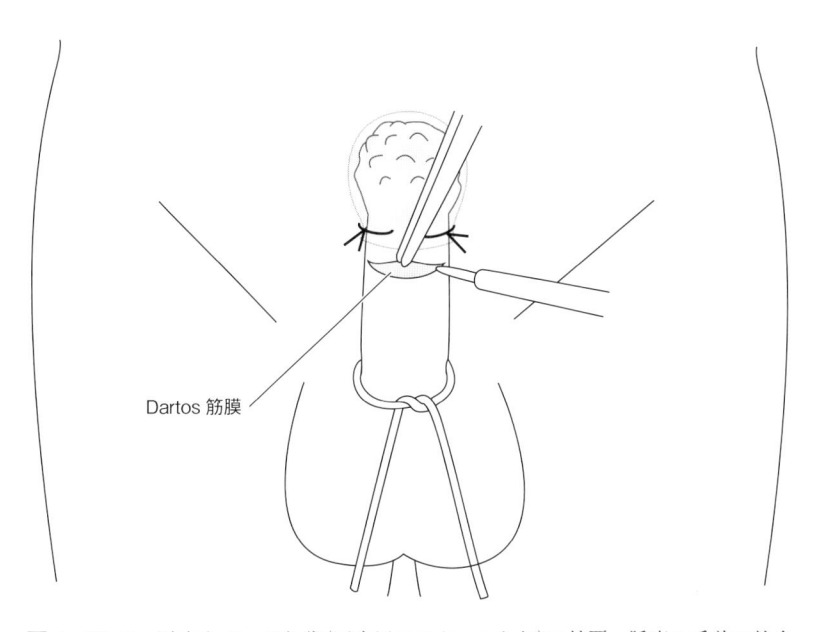

図4-10-2 腫瘍をガーゼと袋（医療用コンドームなど）で被覆，腫瘍の手前で縫合固定しておく．陰茎根部をネラトンカテーテルなどで緊縛して手術を開始する．まず皮膚を切開してその下のDartos筋膜（層として下腹部の浅腹筋膜，会陰部のColles筋膜と同じ）を露出する．

Dartos 筋膜を切開し，海綿体を覆う Buck 筋膜を露出する（図 4-10-2, 4-10-3）．

5. 尿道海綿体の剥離

Buck 筋膜が十分露出されたら尿道海綿体を陰茎海綿体から剥離する．尿道海綿体は陰茎海綿体切離線より約 1 cm 離れた部位，皮膚の切開線とほぼ同じ位置で切断する（図 4-10-4〜4-10-7）．

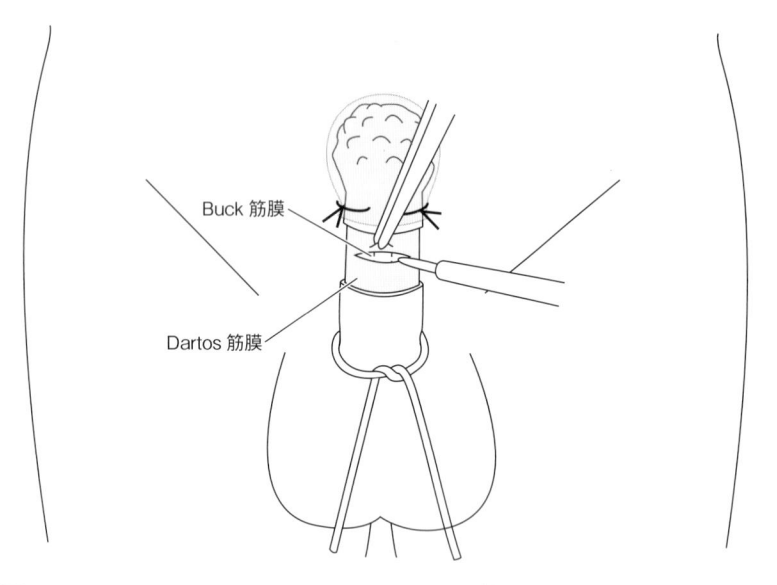

図 4-10-3 Dartos 筋膜を切開し，その下で Buck 筋膜に包まれた海綿体を露出する．

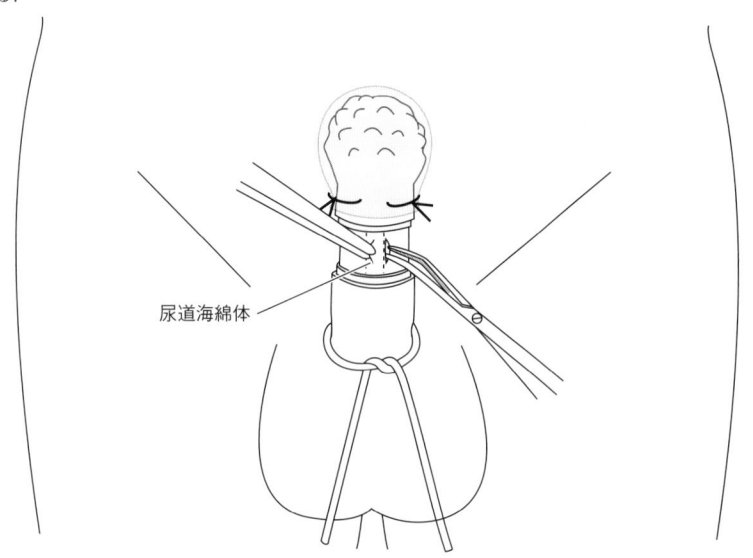

図 4-10-4 尿道海綿体の脇で Buck 筋膜を切開し，鉗子操作で尿道海綿体と陰茎海綿体の間を剥離する．

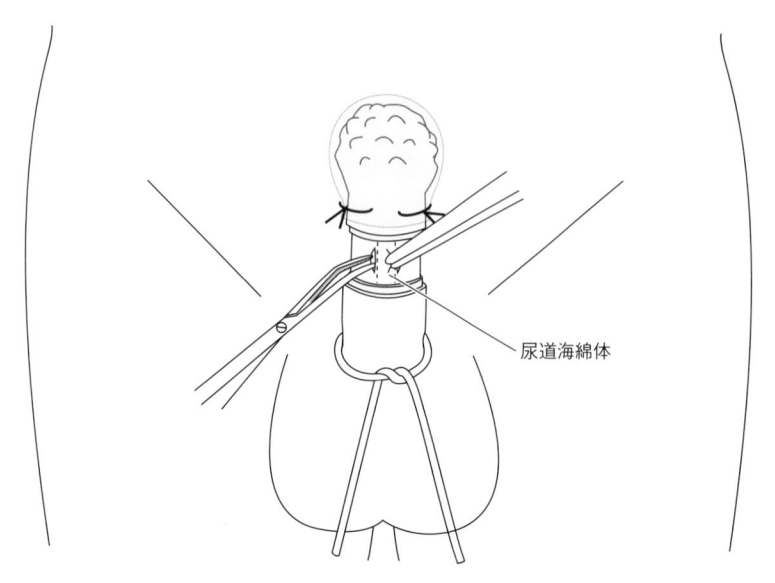

図 4-10-5 反対側も同様にして尿道海綿体の脇で Buck 筋膜を切開し，鉗子操作で尿道海綿体と陰茎海綿体の間を剥離する．

6. 陰茎海綿体の切断と断端処理

尿道を切断したら電気メスで陰茎海綿体を切断する（図4-10-8，4-10-9）.

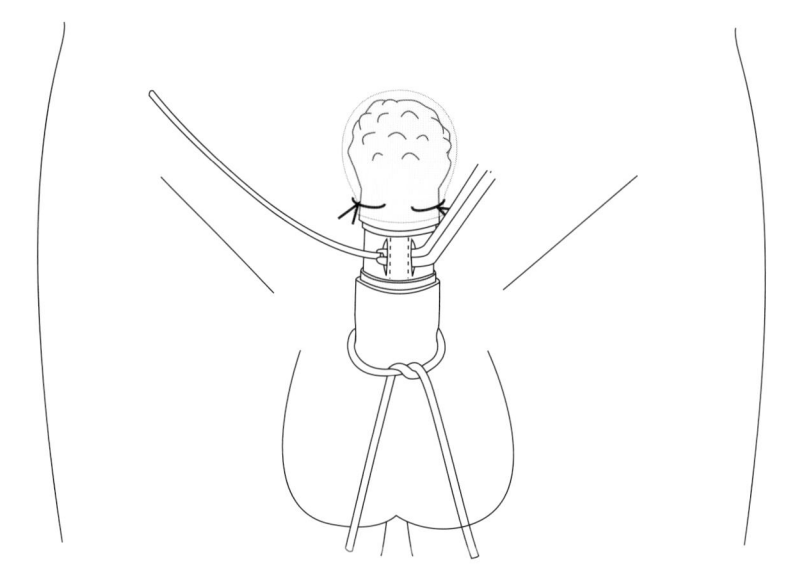

図4-10-6 尿道海綿体を細いネラトンカテーテルで確保する．

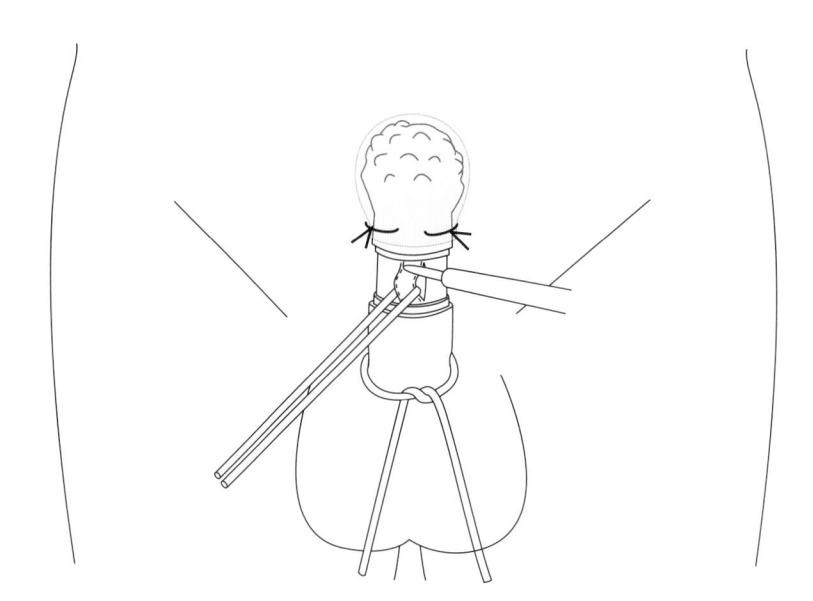

図4-10-7 尿道海綿体を近位，遠位へと剥離し，腫瘍から約1cm離して切断する．

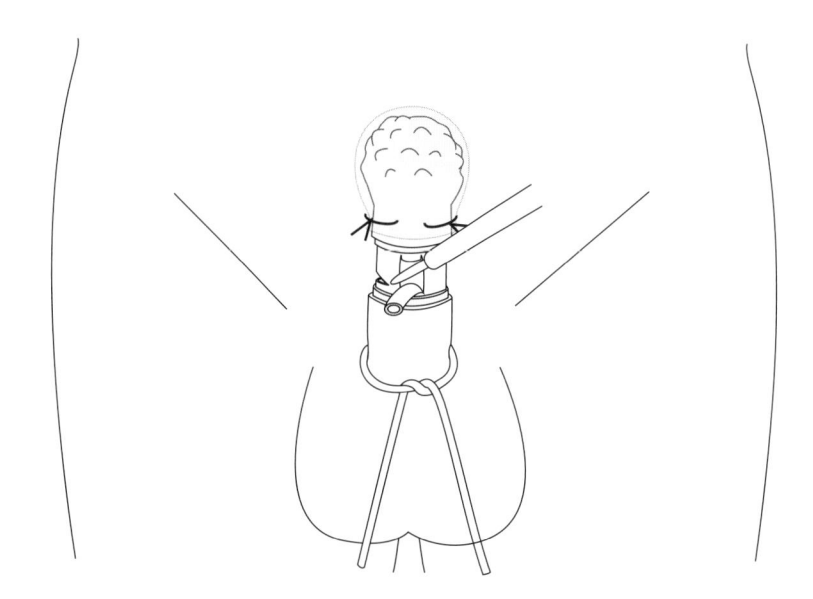

図4-10-8 次いで陰茎海綿体を腫瘍から約2cm離して切断する．

陰茎根部で血流を遮断しているので出血はほとんどない．次いで陰茎海綿体の中心部で海綿体動脈を同定し3-0針付バイクリルで結紮する．症例あるいは切断部位によっては海綿体動脈がはっきりと同定しにくい場合がある．その際は陰茎根部のネラトンカテーテルをゆるめ，動脈性の出血がないことが確認できれば海綿体動脈の結紮は省略してもよい．その後陰茎海綿体背部で深陰茎背静脈，陰茎背動脈を結紮する（図4-10-10，4-10-11）．

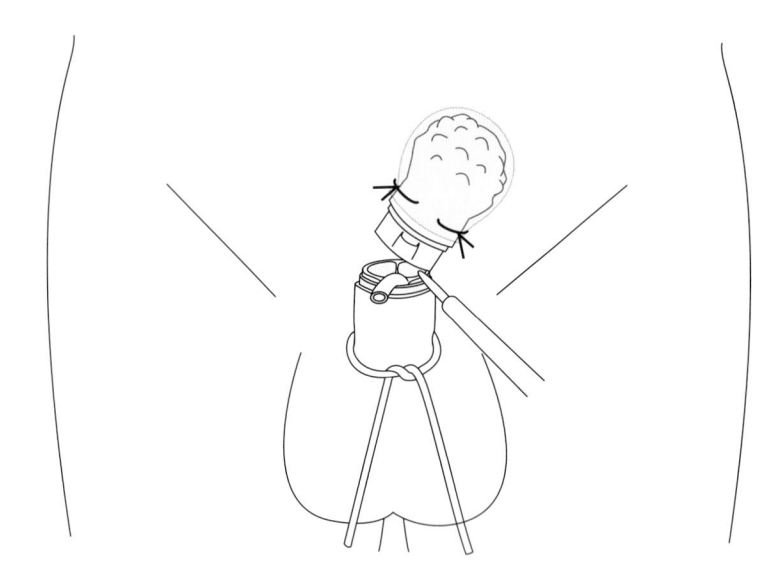

図4-10-9 陰茎海綿体を完全に切断する．

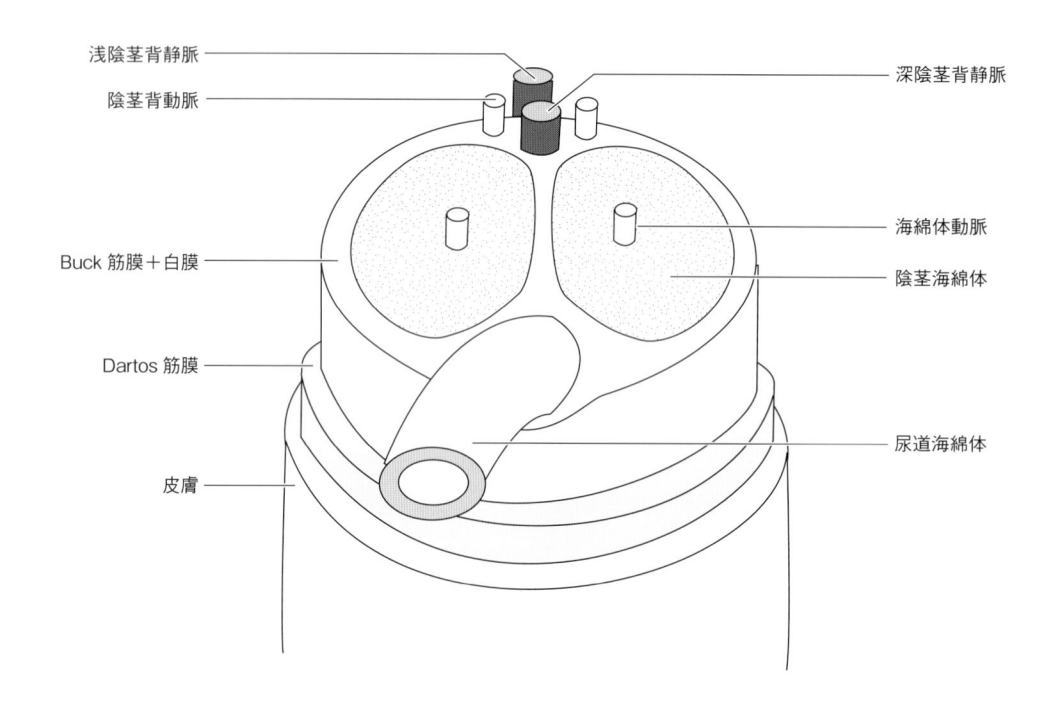

図4-10-10 切断面に現れる主な構造物 実際は図のように系統立てて確認できないことも少なくない．切断部位によっては海綿体動脈がはっきりしないこともある．Buck筋膜と白膜は手術の観点からは分けて考える必要はない．

7. 陰茎海綿体の断端縫合

血管処理が終了したら1度ネラトンカテーテルをゆるめて止血状況を確認する．その後 Buck 筋膜を含む陰茎海綿体白膜に左右の辺縁と中央で針糸をかけて陰茎海綿体断面を閉鎖する（図 4-10-12）．

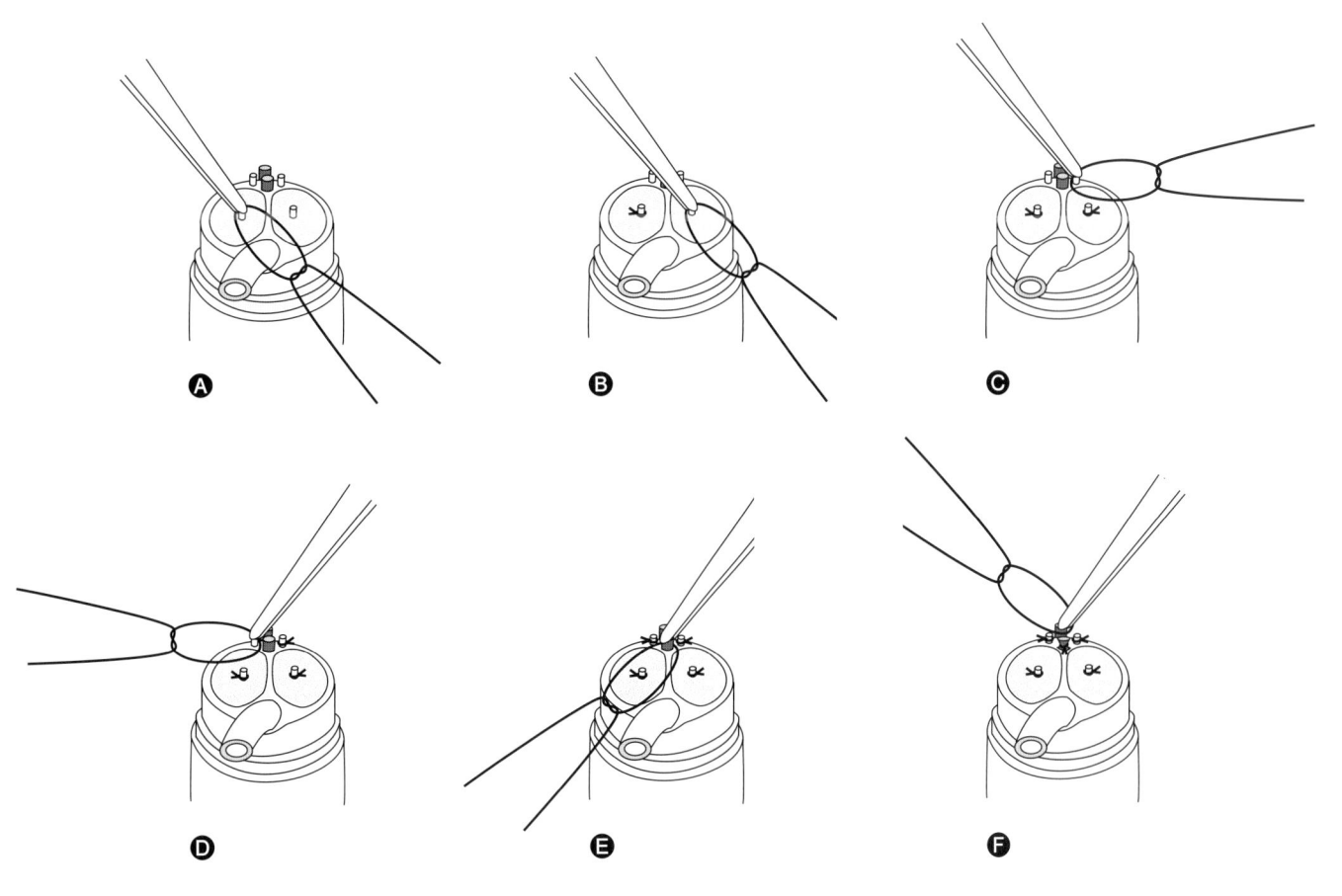

図 4-10-11　切断面の血管処理
右海綿体動脈（❹），左海綿体動脈（❺），左陰茎背動脈（❻），右陰茎背動脈（❼），深陰茎背静脈（❽），浅陰茎背静脈（❾）を 3-0 針付バイクリルで結紮する．

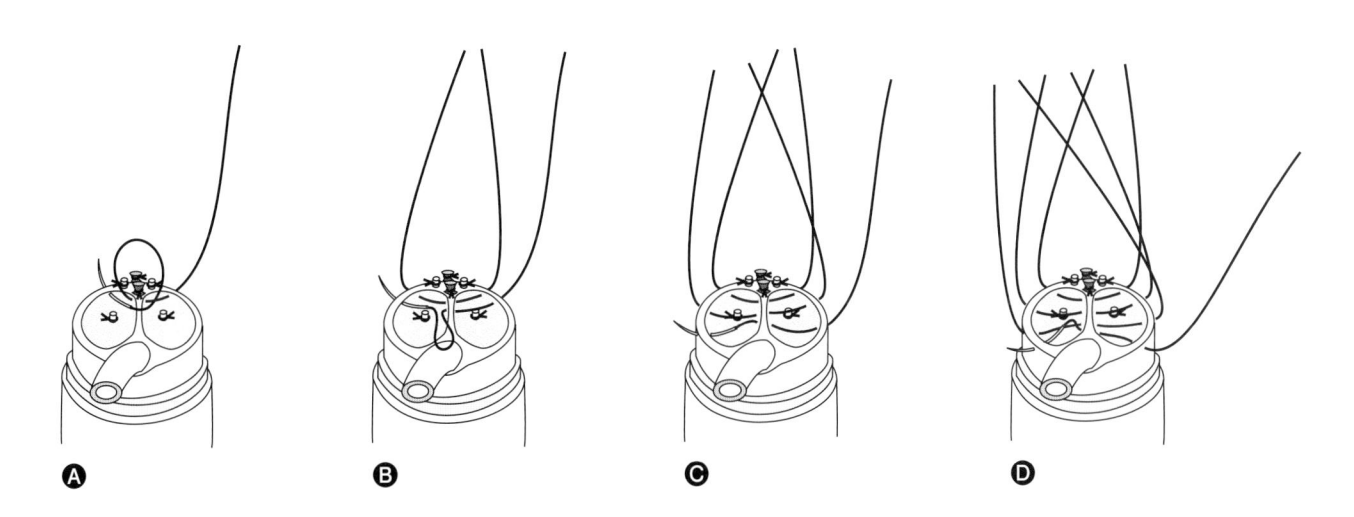

図 4-10-12　陰茎海綿体の縫合閉鎖　白膜 + Buck 筋膜に外側-中核-外側の順に 3-0 針付バイクリルをかけて縫合する．

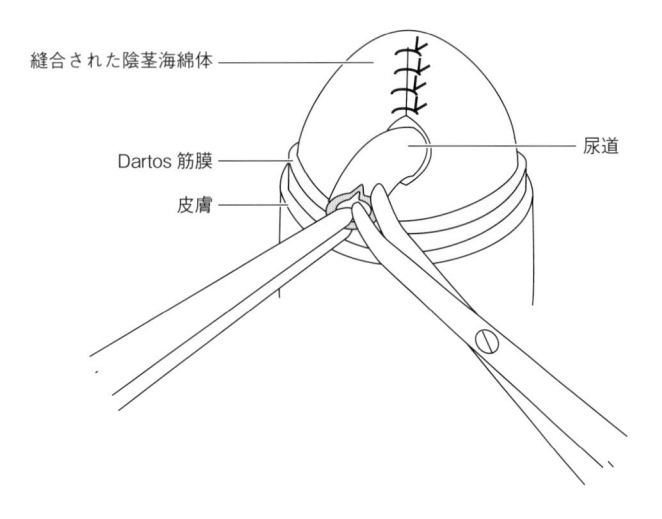

図4-10-13 陰茎海綿体の縫合閉鎖が終了したら尿道の背面にスリットを入れる.

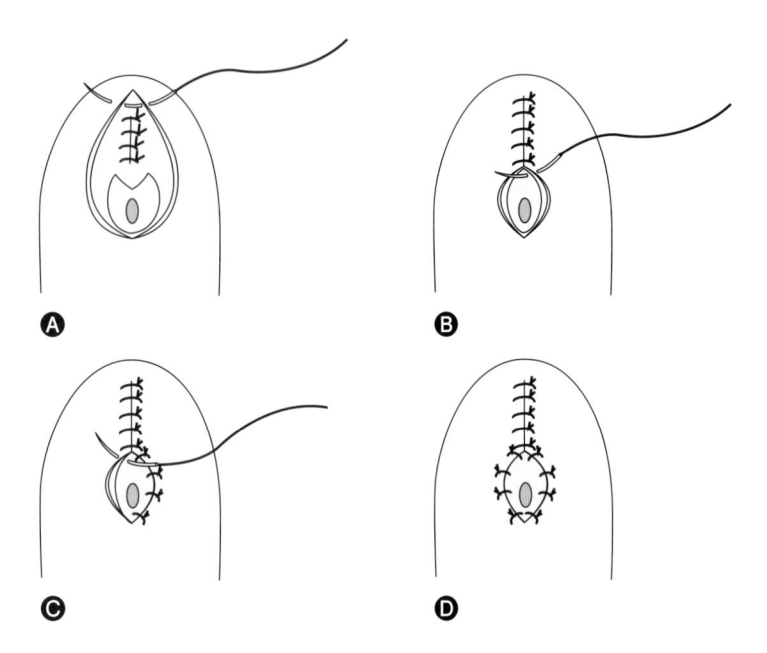

図4-10-14 皮膚とDartos筋膜を3-0針付バイクリルで縫合して海綿体を被覆する(Ⓐ). 尿道と皮膚(＋Dartos筋膜)を3-0針付バイクリルで順次縫合する(Ⓑ～Ⓓ).

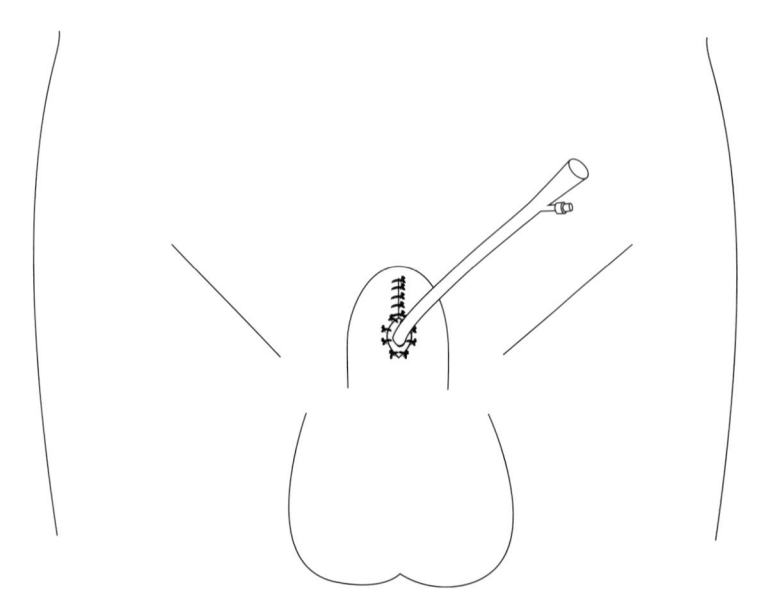

図4-10-15 尿道にカテーテルを留置して手術を終了する.

8. 皮膚縫合と外尿道口形成

陰茎海綿体の処理が終わったら陰茎根部のネラトンカテーテルを外して血流を再開する. 尿道背面にスリットを入れ, 3-0針付バイクリルで皮膚を寄せながら外尿道口を形成し(図4-10-13, 4-10-14), 尿道留置カテーテルを挿入して手術を終了する(図4-10-15).

9. 術後管理

血栓症予防として術中のSCD(メドマーなど)使用とともに, 術後ヘパリンナトリウム1日10,000単位程度を点滴内に追加している. 翌朝安静解除し, 昼から食事も再開する. 創に問題がなければ留置カテーテルは数日で抜去して差し支えない. 通常は鼠径リンパ節郭清と同時に行われることが多く, 早期に離床をはかり静脈血栓症の予防に努めるようにする. 全身状態に問題がなければリンパ節郭清を行っても早期に退院可能である.

4-11 鼠径リンパ節郭清

　陰茎癌の進展状況の把握が目的となる．CTなどで腫大リンパ節がみられる場合は原則として鼠径リンパ節郭清の適応となるが，陰茎癌は感染の併発によりリンパ節が腫脹する場合も少なくないので，抗生物質の投与によりしばらく経過をみてから適応を決定することも多い．

1．術前準備

　通常は陰茎癌局所の手術と一緒に行われる．また病状によっては骨盤リンパ節郭清と組み合わせてより高位のリンパ節を摘除する場合もある．いずれにしても腹腔内に操作が加わることはないので一般的な全身麻酔の準備で十分である．

2．皮膚切開

　大腿三角（鼠径靱帯，大腿直筋，恥骨筋に囲まれた三角形の領域）の中央付近に斜めの切開をおく．大腿部の皮膚は伸展性に富んでいるので5〜6 cmの切開で十分である（**図4-11-1**）．

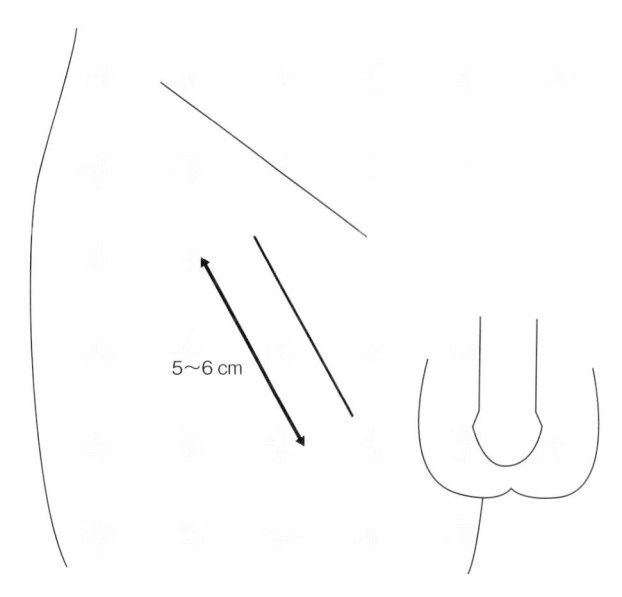

図4-11-1　大腿三角の中央部を斜めに横切るように皮膚切開をおく．大腿部の皮膚は伸展性に富むので皮切は5〜6 cmで十分である．

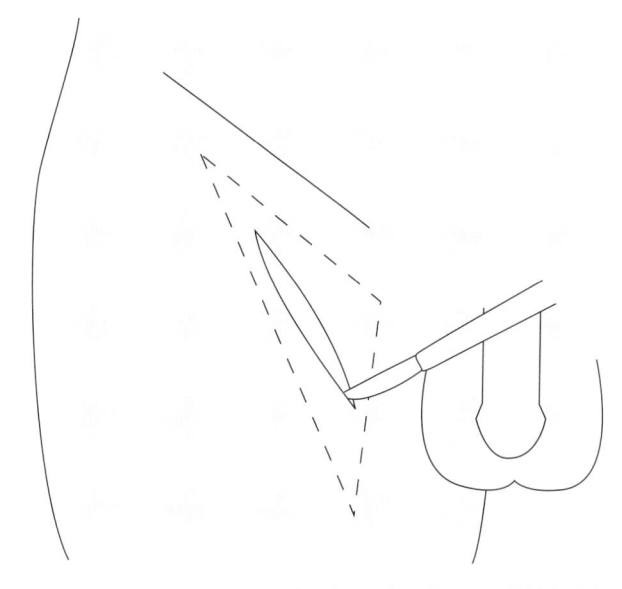

図4-11-2　まず表皮を切開する．破線は大腿三角の大まかな位置を示す．

3. 術野の展開

　皮膚切開後，真皮，皮下組織（浅腹筋膜と同じ層にある結合組織）を切開しリンパ節群を含む脂肪層を展開する．まず術野の内側で大伏在静脈を同定，剝離し血管テープで確保する．太い静脈なので確認は容易である（図 4-11-2〜4-11-5）．

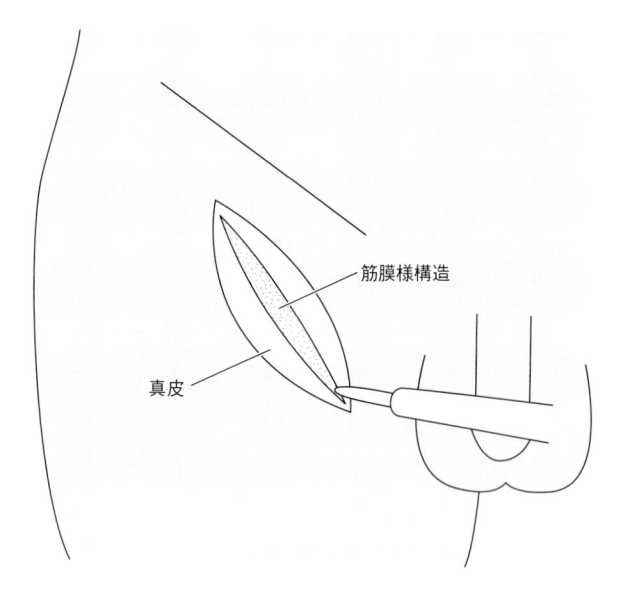

図 4-11-3　真皮を電気メスで切開する．真皮の下には皮下脂肪，次いで結合組織が肥厚した筋膜様構造（下腹壁の浅腹筋膜と同じレベル）が現れる．

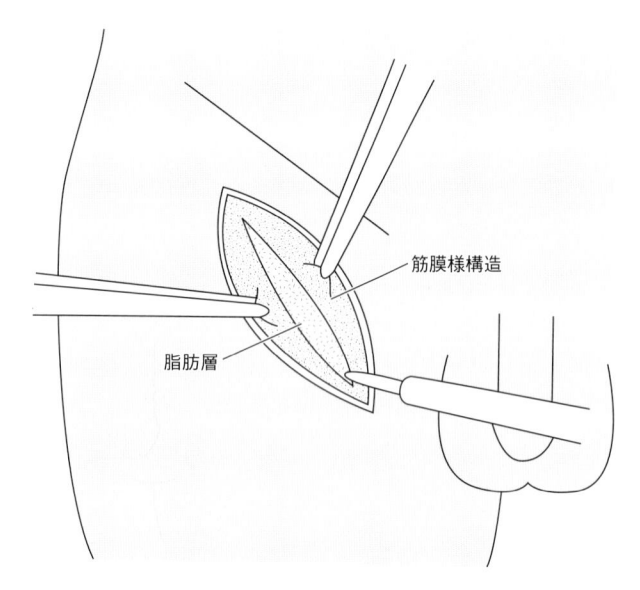

図 4-11-4　筋膜様の構造物を切開するとリンパ節群を含む厚い脂肪層が現れる．

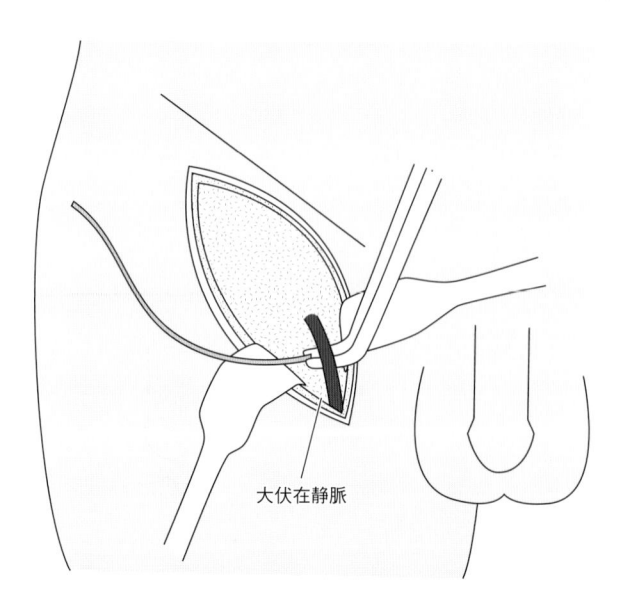

図 4-11-5　創の下内側で大伏在静脈を剝離し血管テープで確保する．大伏在静脈は太い静脈なので同定は容易である．

4. 浅鼠径リンパ節群の郭清
（図 4-11-6〜4-11-27）

　浅鼠径リンパ節郭清は大腿三角の脂肪組織を大伏在静脈の起始部へとまとめ上げていく作業である．まずは郭清範囲の辺縁で大腿筋膜および鼠径靱帯を露出し，これらの筋膜様構造から脂肪組織をかきとるようにして術野中央にまとめていく．大腿静脈からは4方向に向かって比較的浅い層を走る静脈枝が走行する．その存在を念頭におきながら，郭清の途上で遭遇する静脈枝を処理していく．大伏在静脈は可能な限り温存するが，起始部付近に腫大リンパ節があり，やむを得ない場合は切断しても構わない．なお腫大リンパ節群の状況によっては浅鼠径リンパ節群を含む結合組織と深鼠径リンパ節群を含む結合組織が分けにくい場合もある．その際はそのまま後述する深鼠径リンパ節郭清に移行してもよい．

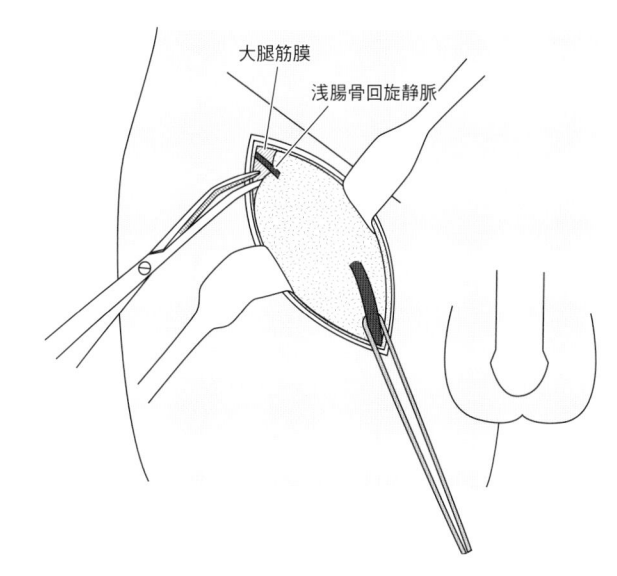

図 4-11-6　大伏在静脈が確保できたら外側から郭清を始める．まず大腿筋膜を露出し，その表面から脂肪組織をはがして中央部へと寄せていく感覚となる．郭清の過程で大伏在静脈の起始部付近から分岐して4方向に分散する静脈枝を処理していく．上外側では浅腸骨回旋静脈を処理する．

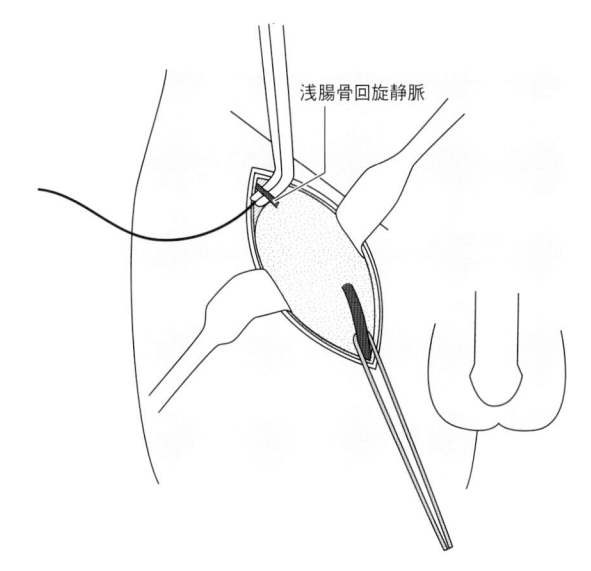

図 4-11-7　浅腸骨回旋静脈を2-0絹糸で結紮する．

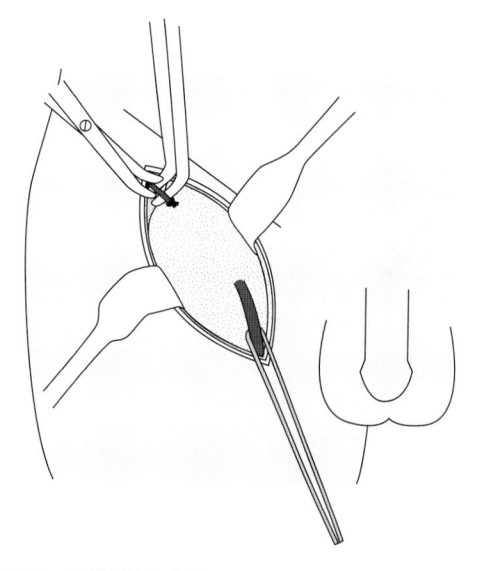

図 4-11-8　浅腸骨回旋静脈を切断する．

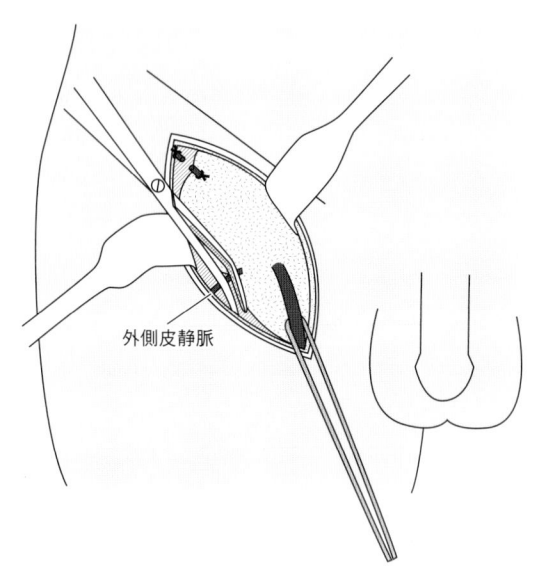

270　第4章　臨床解剖学的知識に基づいた主な泌尿器科手術の実際

図 4-11-9　次に下内側の処理に移る．ここにも比較的太い静脈（外側皮静脈）が走行する．

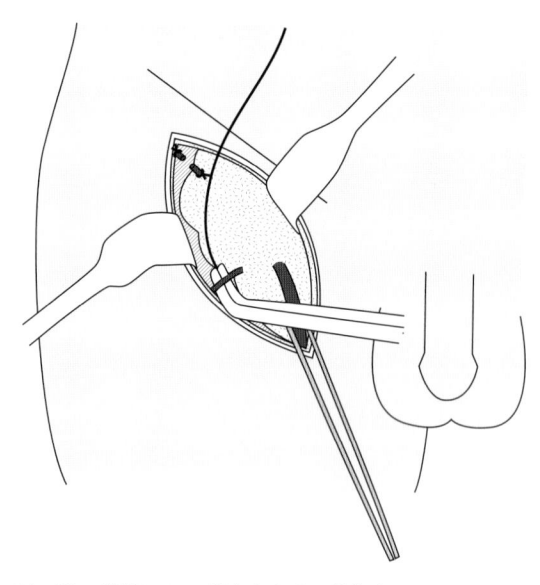

図 4-11-10　静脈に 2-0 絹糸をかけて結紮する．

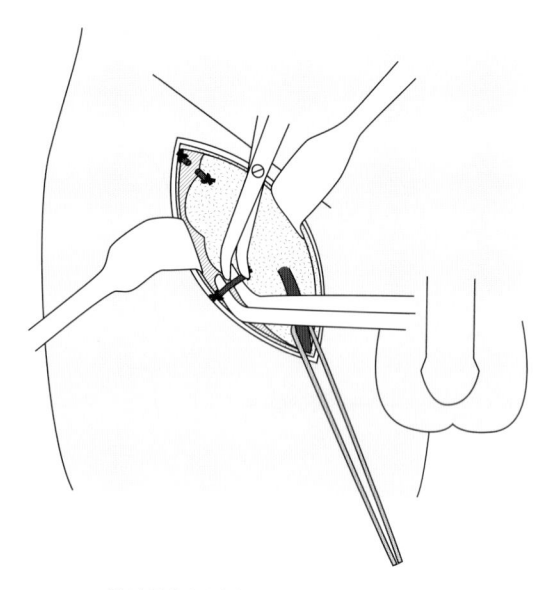

図 4-11-11　静脈枝を切断する．

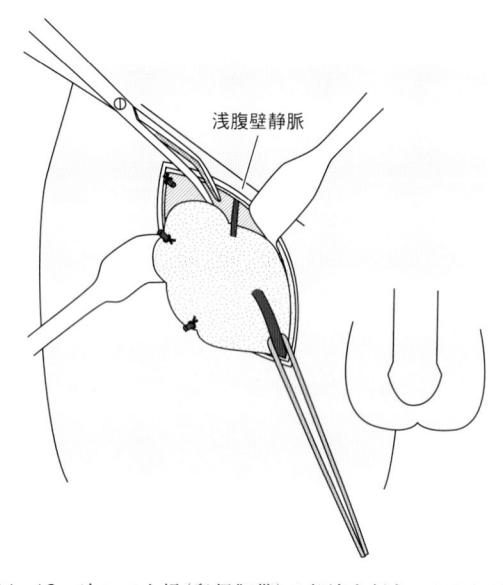

図 4-11-12　次いで上縁（鼠径靱帯）の郭清を行う．ここには浅腹壁静脈が走行する．

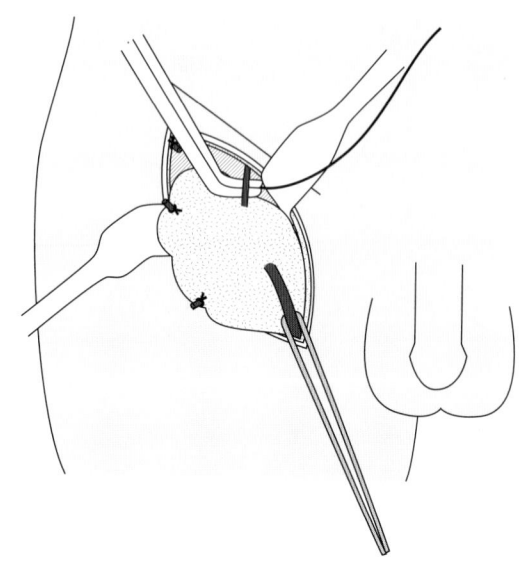

図 4-11-13　浅腹壁静脈に 2-0 絹糸をかけて結紮する．

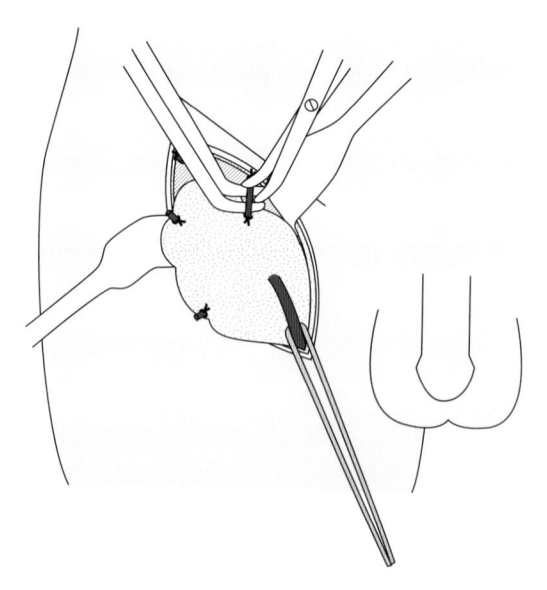

図 4-11-14　浅腹壁静脈を切断する．

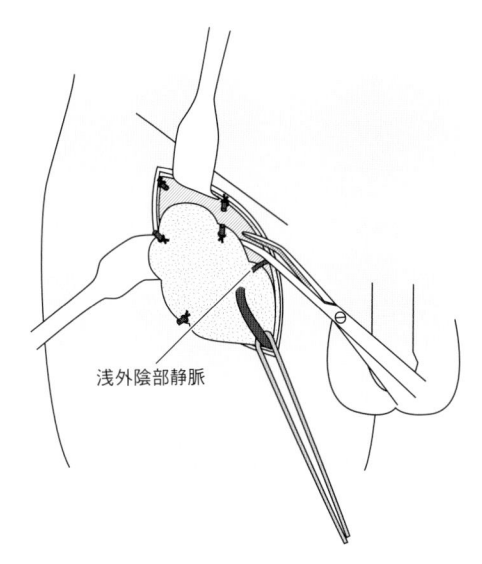

図 4-11-15　内側の郭清を行う．浅外陰部静脈が現れる．

浅外陰部静脈

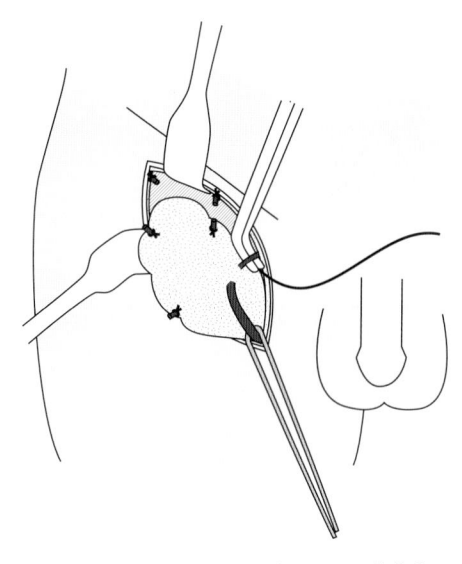

図 4-11-16　浅外陰部静脈に 2-0 絹糸をかけて結紮する．

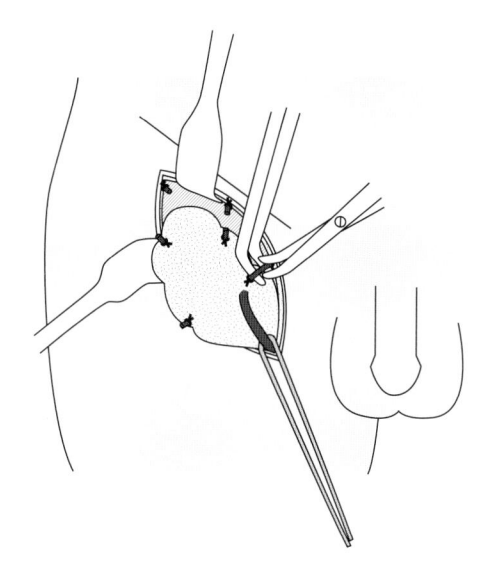

図 4-11-17　浅外陰部静脈を切断する．

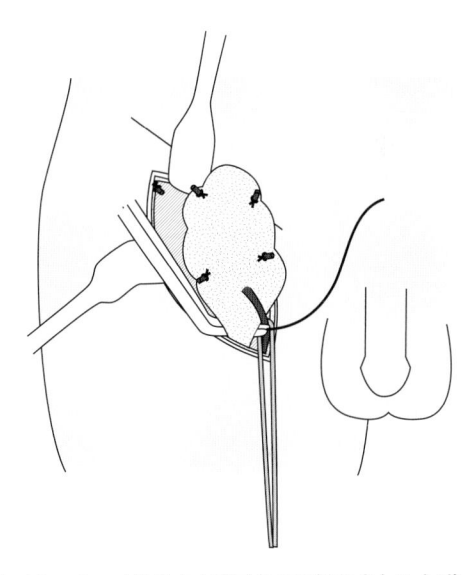

図 4-11-18　リンパ組織を大腿三角の下縁にまとめ上げ，1-0 絹糸をかけて結紮する．

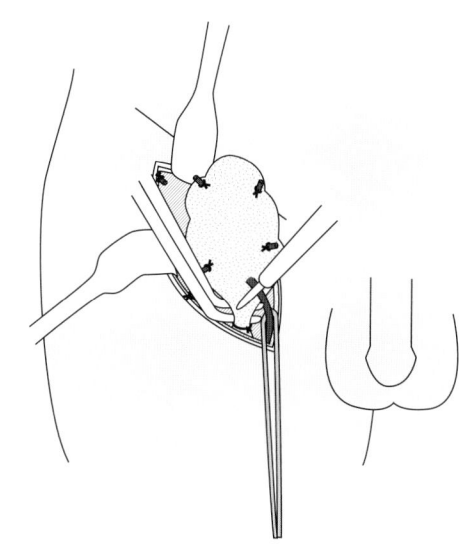

図 4-11-19　リンパ組織の下端を切断する．

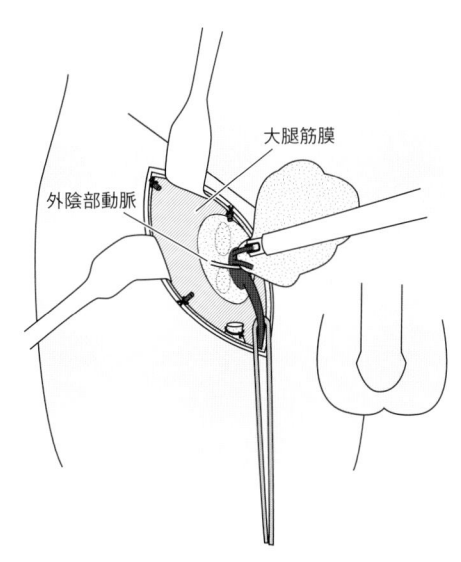

大腿筋膜
外陰部動脈

図 4-11-20　大伏在静脈の起始部を展開し，すでに処理した静脈枝の起始部にクリップをかけて切断する．静脈枝が太い場合は絹糸で結紮する．まず浅腸骨回旋静脈を処理する．大腿静脈表面を横切る外陰部動脈に注意する．

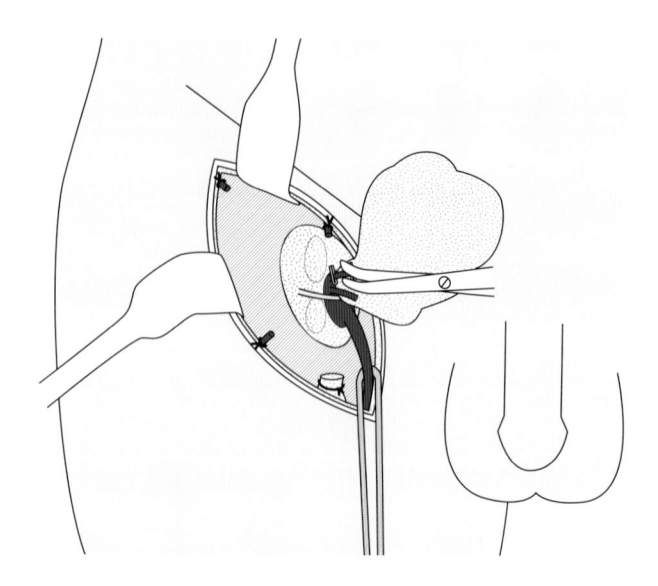

272　第4章　臨床解剖学的知識に基づいた主な泌尿器科手術の実際

図 4-11-21　浅腸骨回旋静脈を切断する．

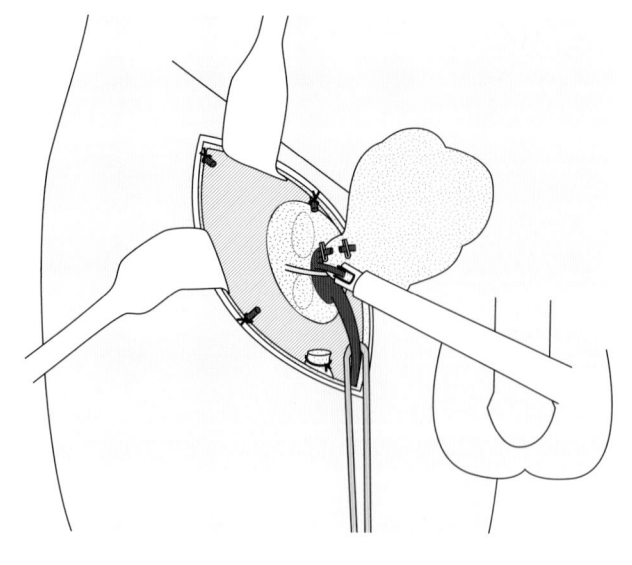

図 4-11-22　外側皮静脈にクリップをかける．大伏在静脈から分岐することも多い．

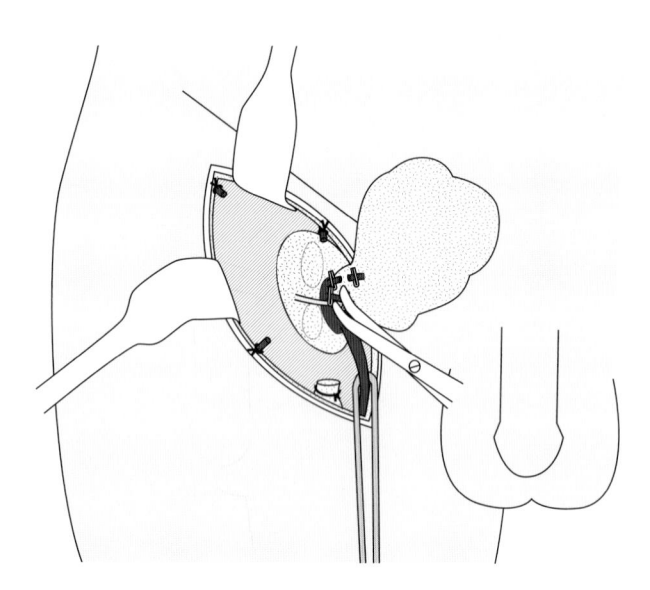

図 4-11-23　外側皮静脈を切断する．

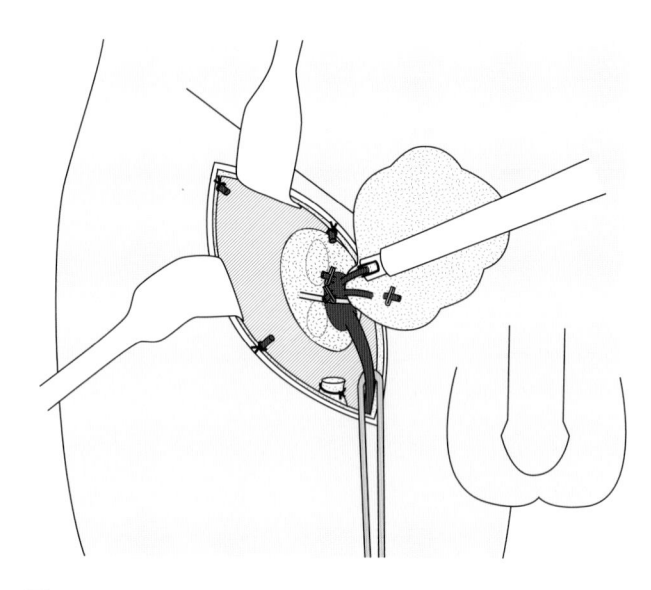

図 4-11-24　浅腹壁静脈にクリップをかける．

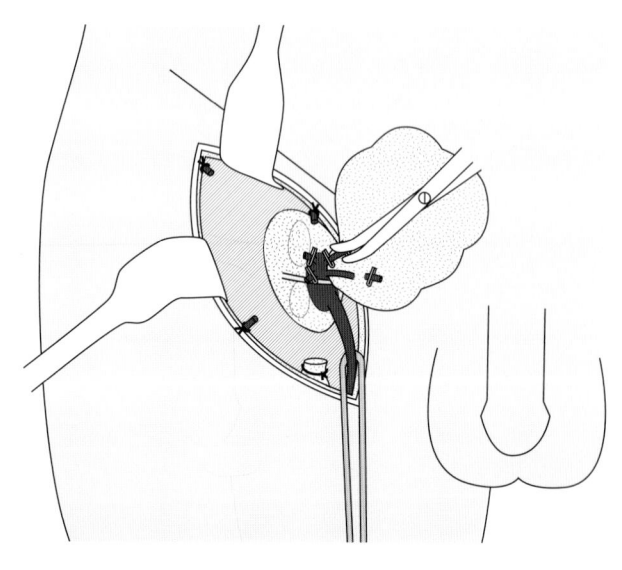

図 4-11-25　浅腹壁静脈を切断する．

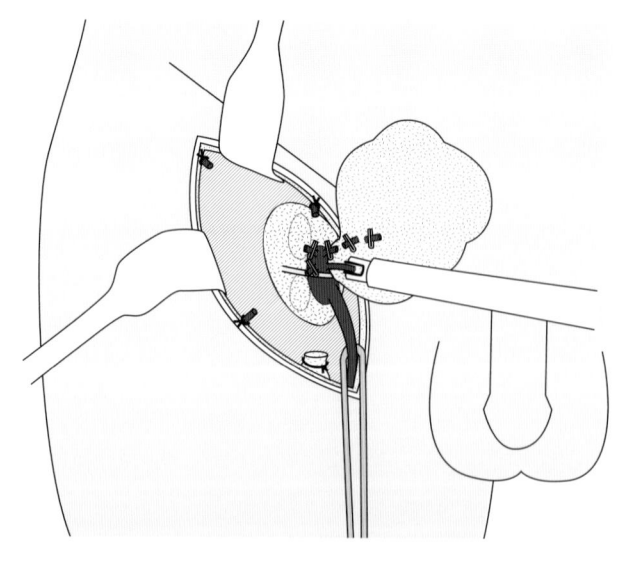

図 4-11-26　浅外陰部静脈にクリップをかける．

5. 深鼠径リンパ節群の郭清
（図4-11-28～4-11-41）

　大伏在静脈の起始部が露出され浅鼠径リンパ節群の郭清が終了したら，大腿静脈，次いで大腿動脈の血管鞘を十分に切開しその周辺のリンパ節群を摘出する．大腿動静脈間，大腿静脈の内側が郭清の中心となる．大腿静脈の内側を中枢方向に剥離すると大腿裂孔を通って骨盤内へ向かうリンパ節がみられる．これは骨盤リンパ節郭清の際のCloquetリンパ節と同じものであるが十分に郭清する場合には骨盤リンパ節郭清を同時に行い骨盤内外からアプローチする必要がある．

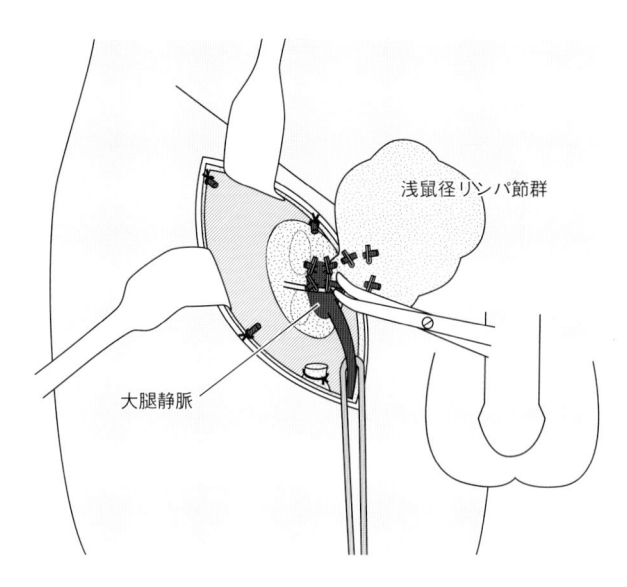

図4-11-27　浅外陰部静脈を切断する．これでいわゆる浅鼠径リンパ節群が摘出される．以上の静脈処理は1つのモデルであり，実際は静脈の位置や走行はかなり個人差が多い．予想外の静脈枝が走行することもあるのでていねいに処理を進める．

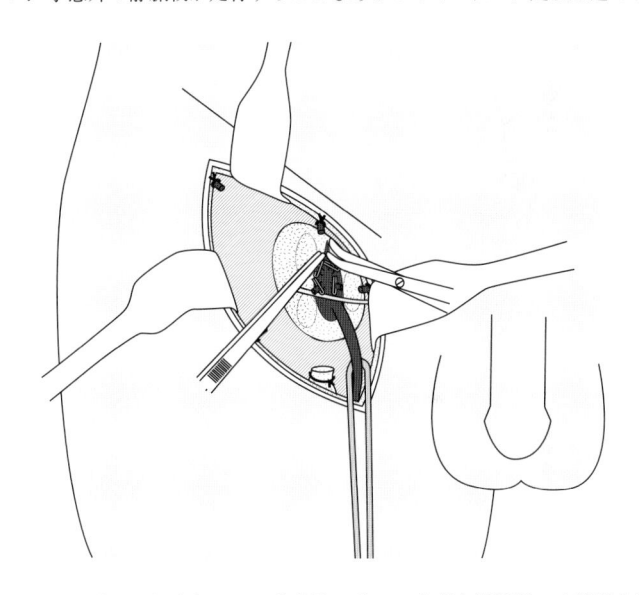

図4-11-28　次いで深鼠径リンパ節郭清に移る．まず大腿静脈の血管鞘を切開して静脈壁の表面を露出する．

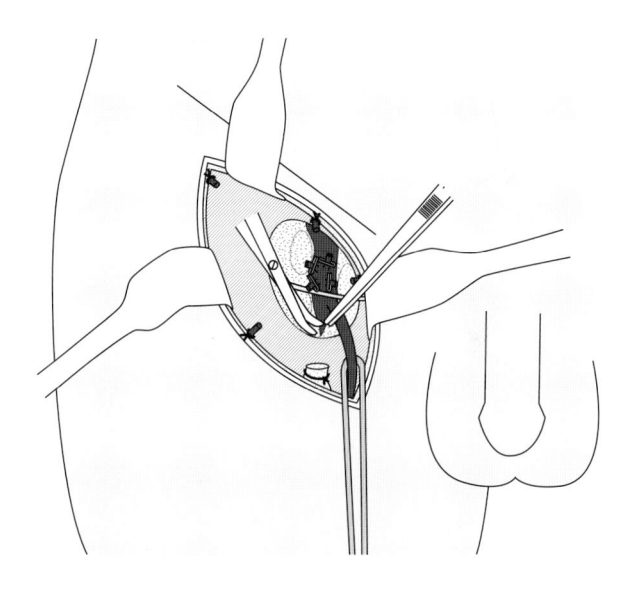

図4-11-29　血管鞘の下方へ切開を進める．

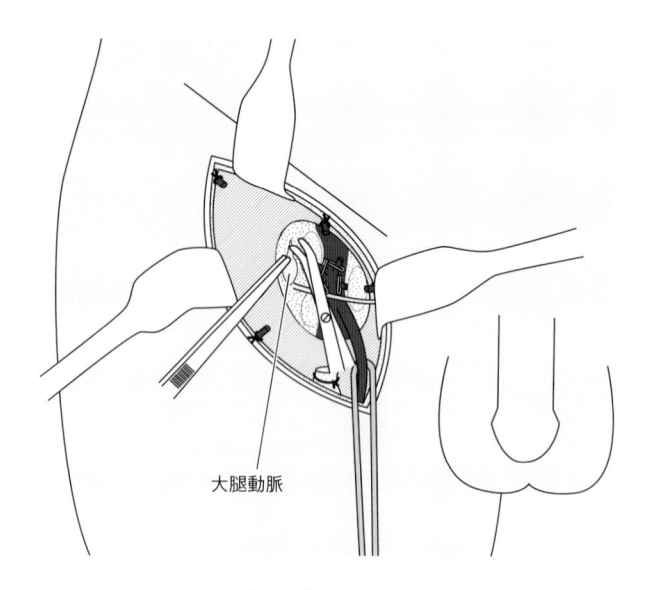

274　第4章　臨床解剖学的知識に基づいた主な泌尿器科手術の実際

大腿動脈

図 4-11-30　次に大腿動脈血管鞘を切開する．

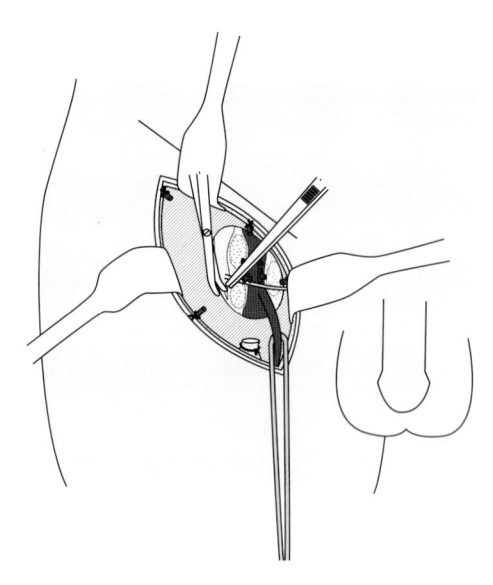

図 4-11-31　大腿動脈血管鞘の切開を広げる．

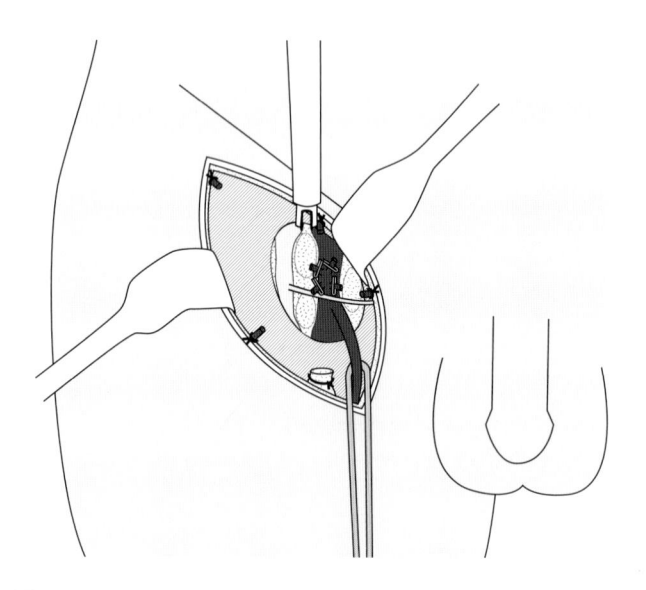

図 4-11-32　大腿動静脈間のリンパ節群をまとめ上げ，上端にクリップをかけるか結紮する．

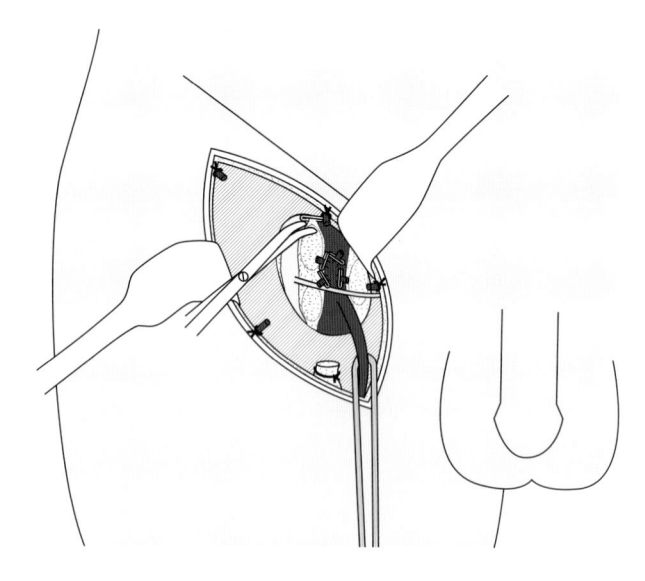

図 4-11-33　大腿動静脈間のリンパ節群上端を切断する．

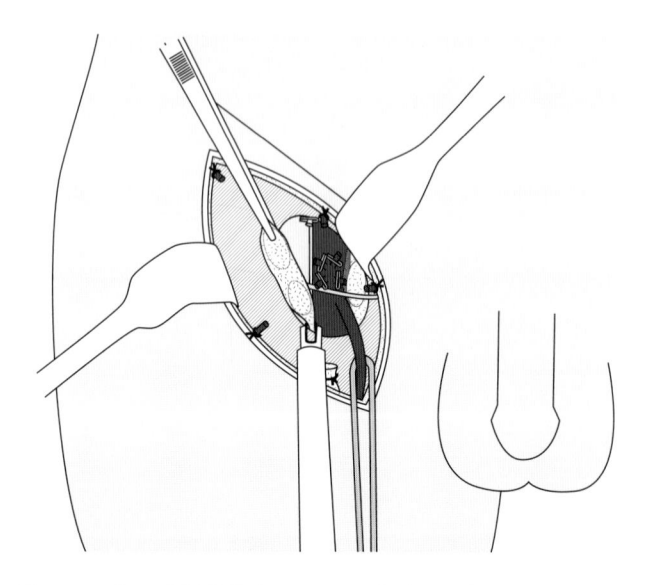

図 4-11-34　大腿動静脈間のリンパ節群の下端にクリップをかける．

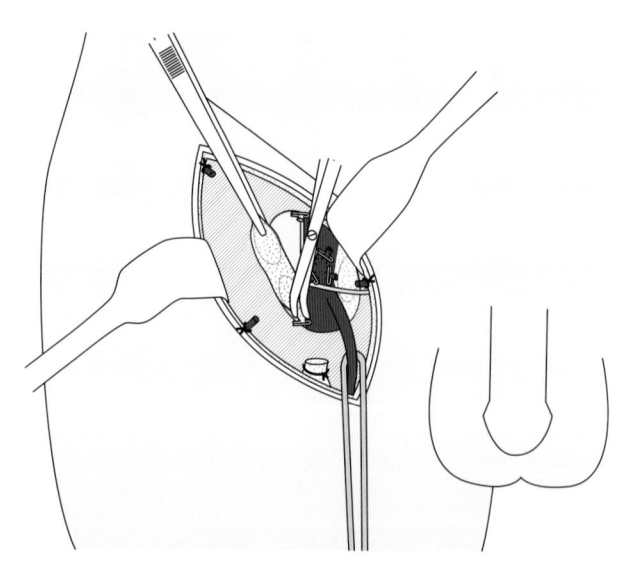

図 4-11-35　大腿動静脈間のリンパ節群の下端を切断して摘出する．

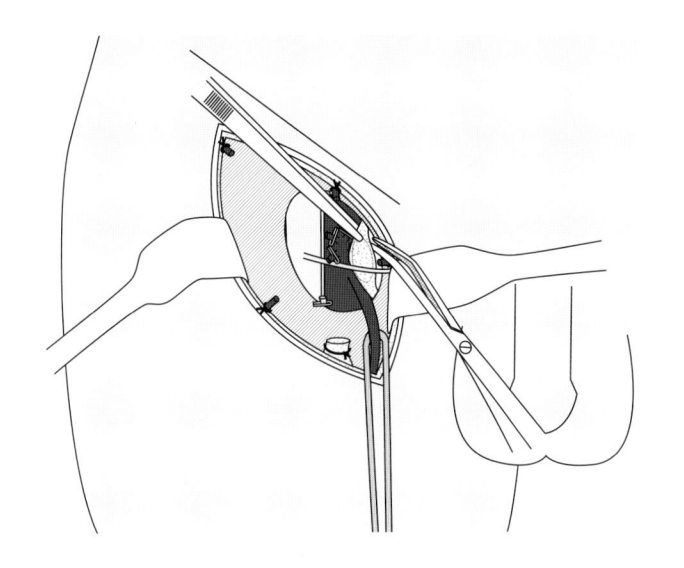

図 4-11-36　大腿静脈内側から大腿輪へと向かうリンパ節群を剝離する．

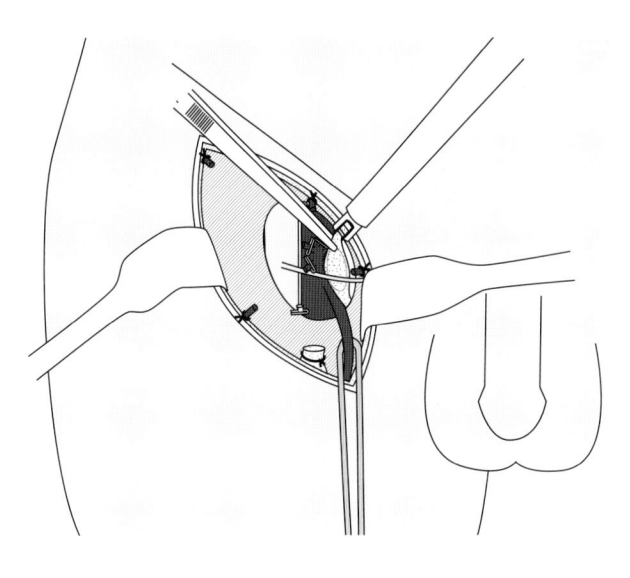

図 4-11-37　大腿静脈内側のリンパ節群上端にクリップをかける．

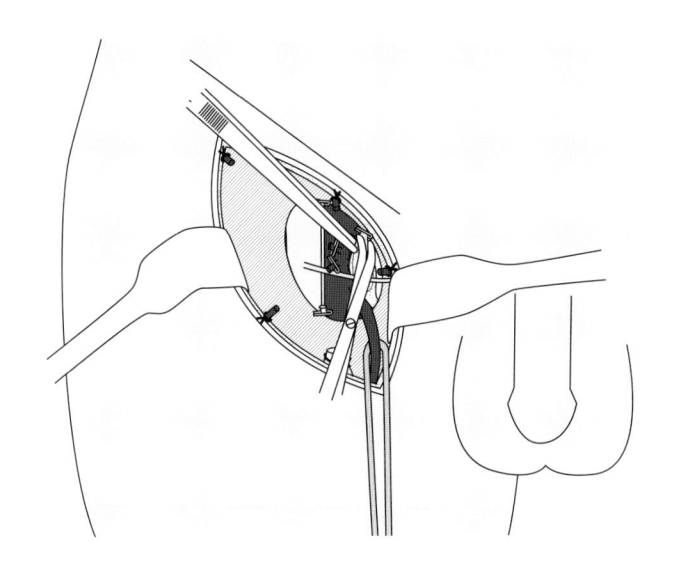

図 4-11-38　リンパ節群の上端を切断する．

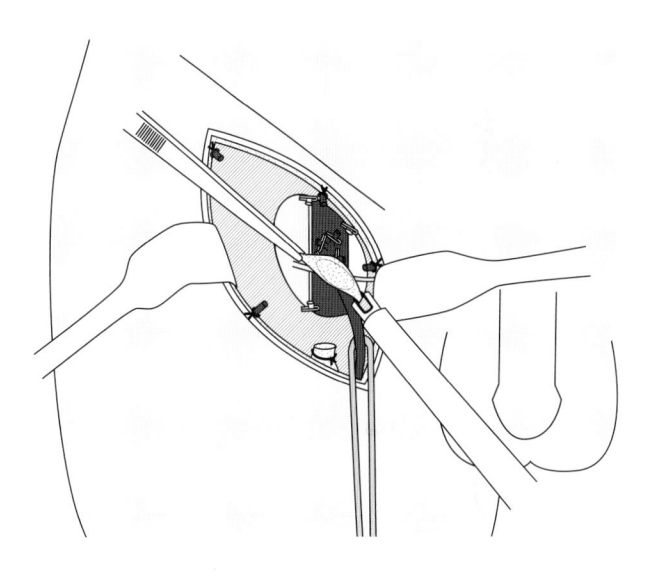

図 4-11-39　リンパ節群の下端にクリップをかける．

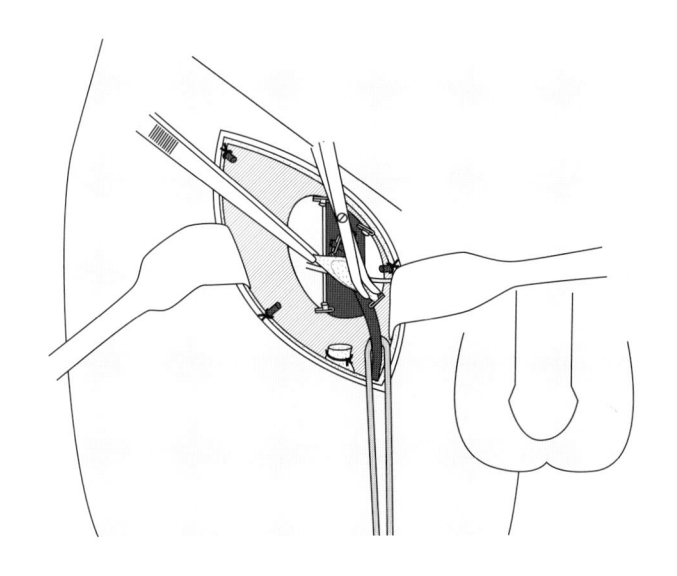

図 4-11-40　リンパ節群下端を切断して摘出する．

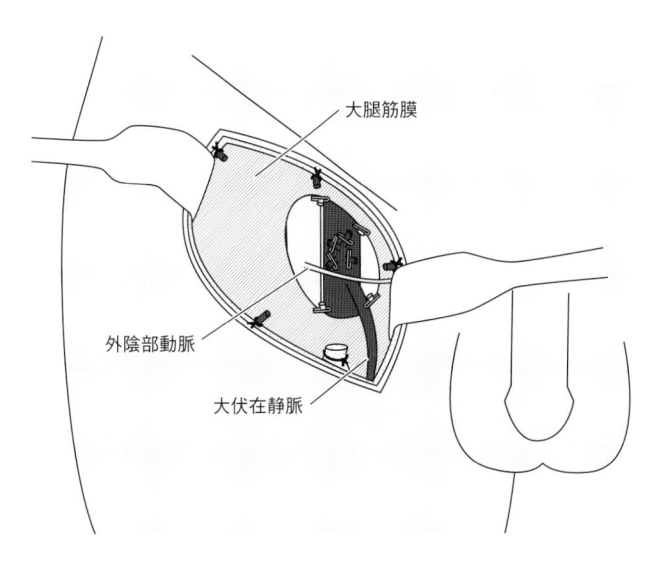

図 4-11-41　以上は郭清のモデルの1つであるが，リンパ節の位置は個人差が大きく，また腫大リンパ節がある場合は深鼠径リンパ節群と浅鼠径リンパ節群を一塊として処理せざるを得ない場合もある．症例の状況に応じて柔軟に対応する．

6. 縫工筋上端の遊離と大腿動静脈の被覆(図 4-11-42〜4-11-47)

リンパ節群を含む脂肪組織が十分に除去できたら大腿三角の外側を走行する縫工筋の上部を剝離する．大まかな位置を推定し，表面を覆う大腿筋膜を切開して筋束を確認する．その下にある大腿直筋表面から剝離し，上前腸骨棘付着部まで十分に展開する．その後なるべく起始部に近い部分で切断する．次いで遊離された縫工筋上端を翻転し大腿動静脈を覆うようにして鼠径靱帯に縫合する．

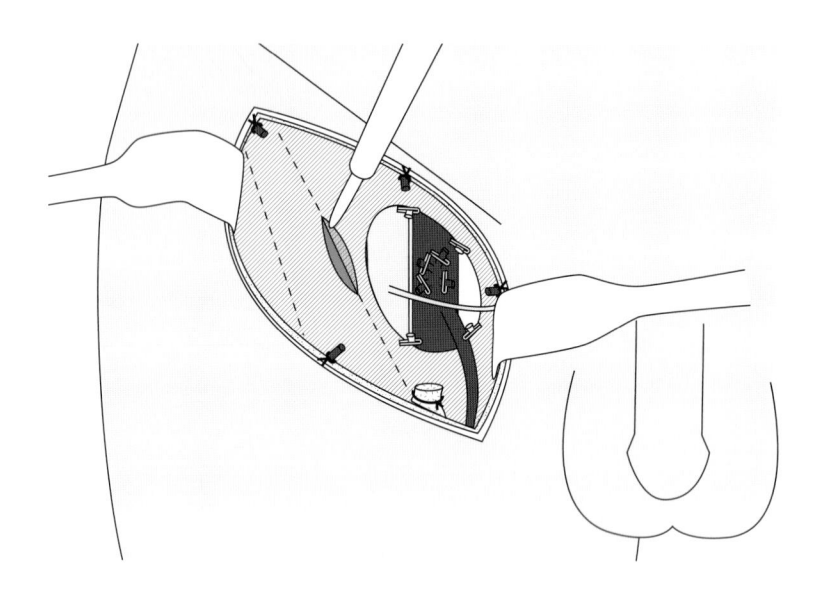

図 4-11-42 郭清部分を被覆するため縫工筋の上部を遊離する．大腿筋膜を切開して縫工筋筋束の内側縁を同定する．

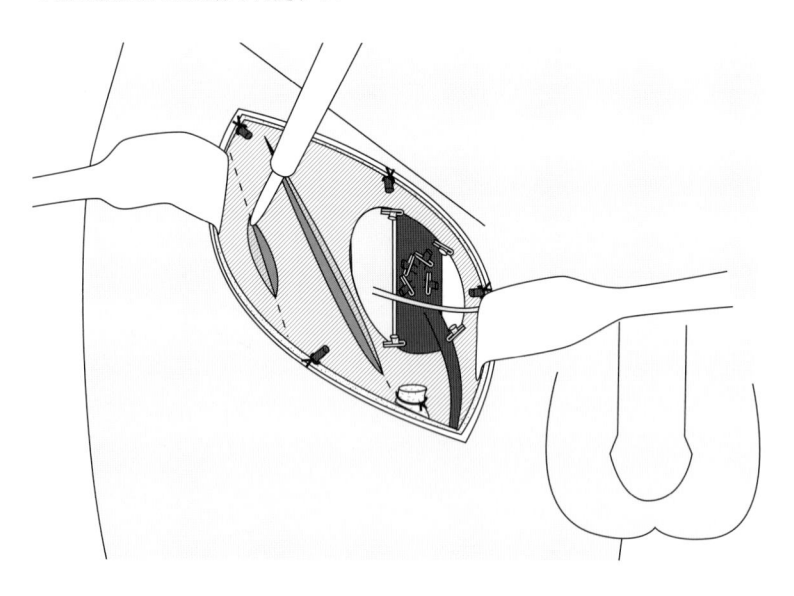

図 4-11-43 大腿筋膜外側を切開して縫工筋筋束の外側縁を同定する．

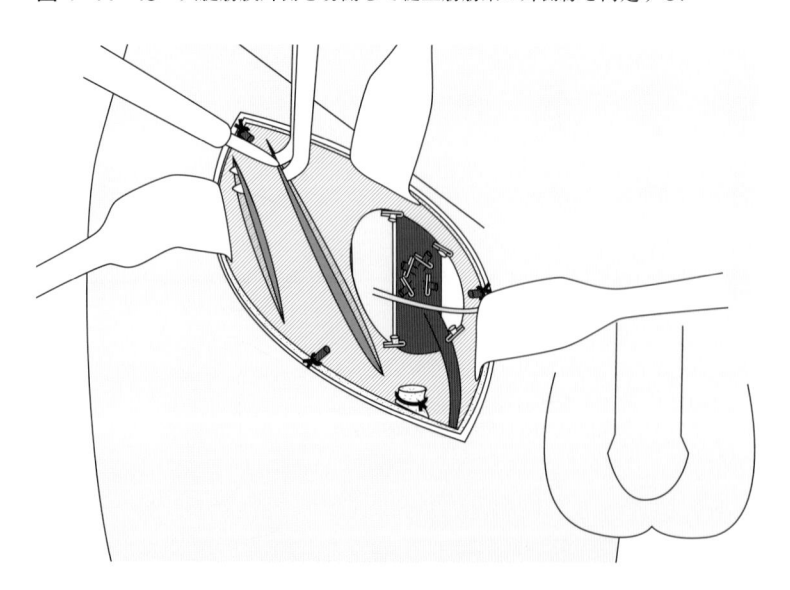

図 4-11-44 縫工筋を腸骨棘方向に剝離し，その上端を切断する．

図 4-11-45 縫工筋を翻転し大腿動静脈を覆うように鼠径靱帯に 2-0 針付バイクリルで縫合する.

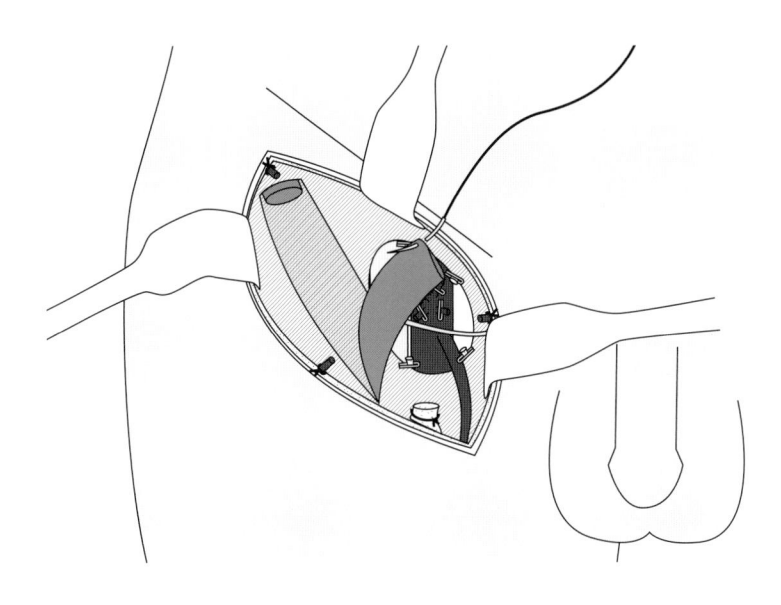

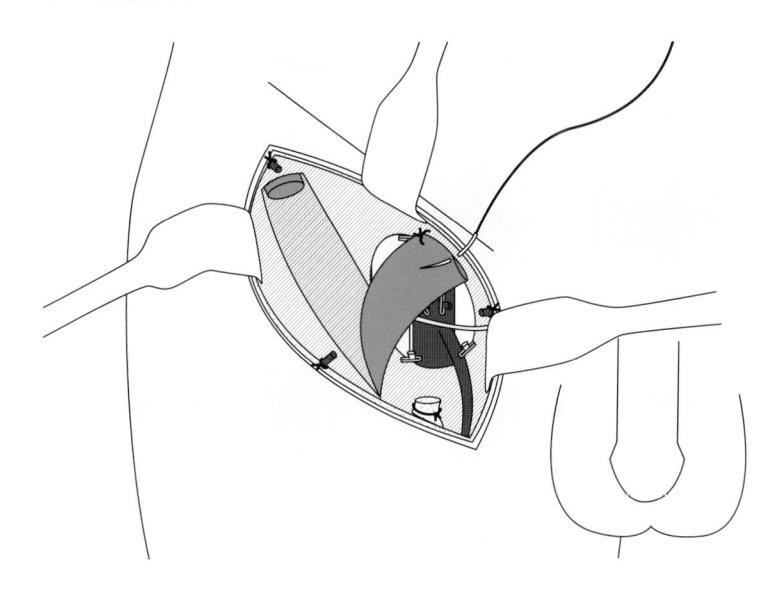

図 4-11-46 縫工筋の上端を引き伸ばすようにして順次縫合していく.

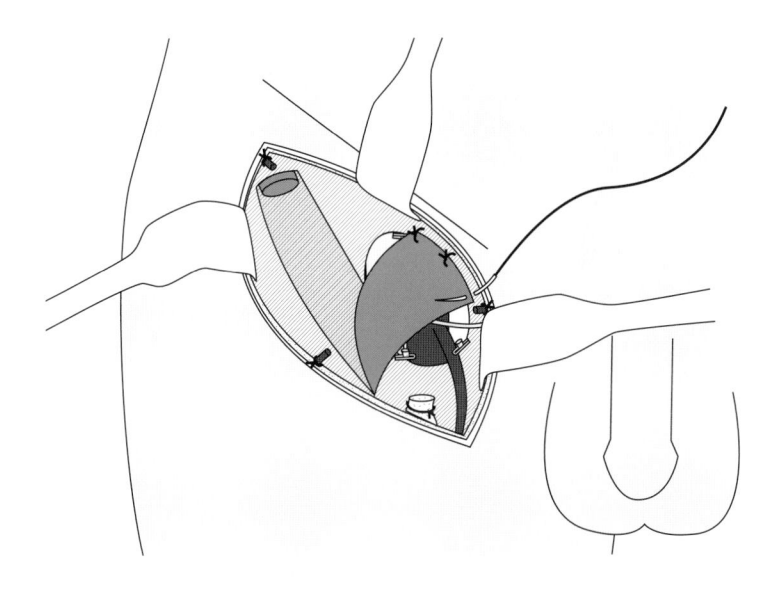

図 4-11-47 縫工筋の縫合により大腿動静脈が被覆される.

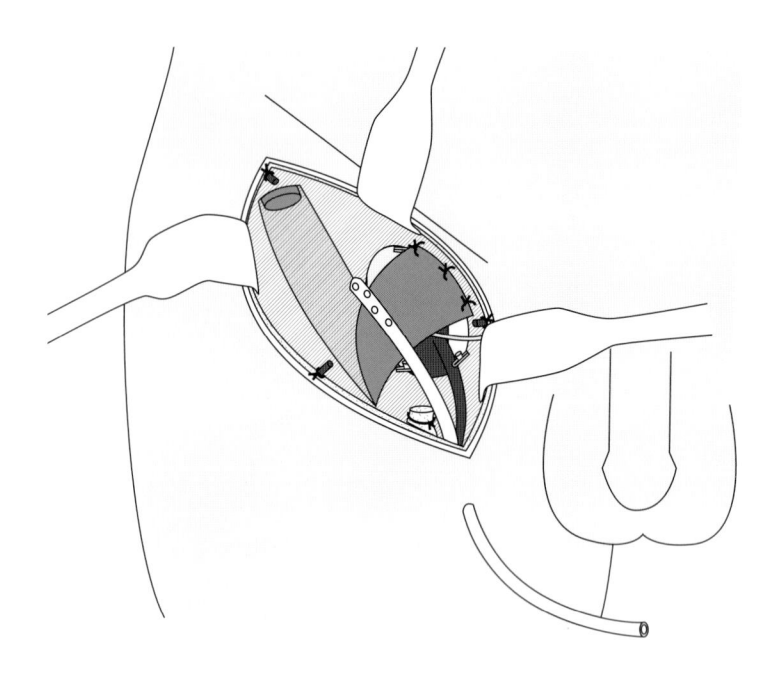

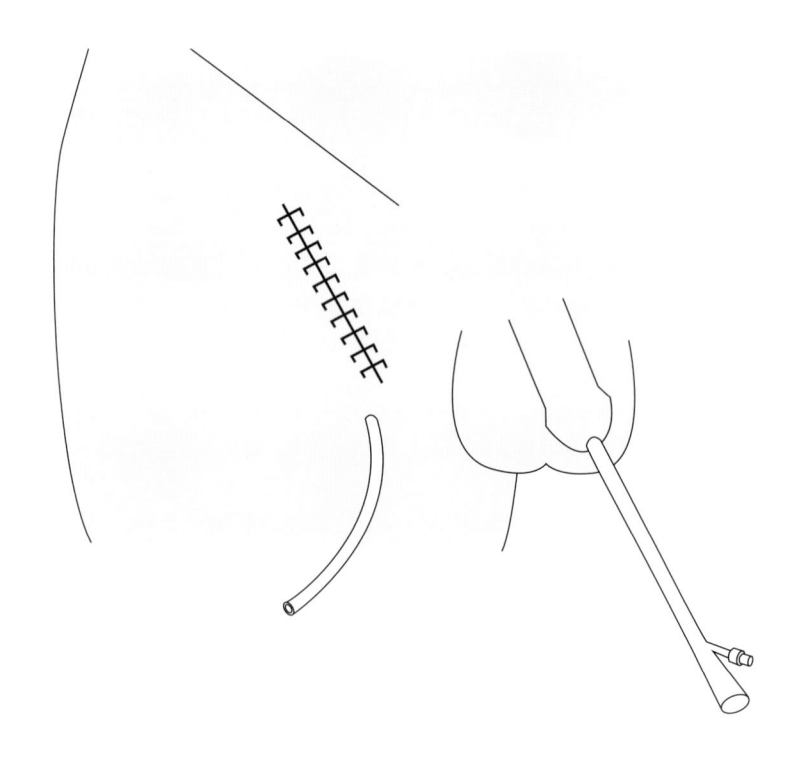

図4-11-48 創を生理食塩液で十分に洗浄した後，郭清部に閉鎖ドレーンを留置し創を閉鎖する．皮下の筋膜様構造を利用して死腔を作らないように閉鎖する．

図4-11-49 皮膚をステープラーで留めて手術を終了する．

7. 閉創（図4-11-48，4-11-49）

郭清が終了したら吸引式の閉鎖型ドレナージチューブを留置する．下腹部の浅腹筋膜に相当する比較的強靱な皮下組織を縫合し死腔を作らないようにていねいに創を閉鎖していく．皮膚表面をステープラーで合わせて手術を終了する．創部には厚めにガーゼをあて，弾性のあるテープで固定して軽く圧迫されるようにしておく．

8. 術後管理

血栓症予防として術中のSCD（メドマーなど）使用とともに，術後ヘパリンナトリウム1日10,000単位程度を点滴内に追加している．翌朝安静解除し，昼から食事も再開する．術直後は膝の下に枕を入れ大腿部が軽く屈曲するようにしておく．過度の安静は必要ないが大腿部を過伸展しないように指導する．ドレーンは術後1週間を目安に排液量を参考にして抜去する．

column よりよい手術をするためのアドバイス4

手術を終えて

　手術が終わりました．今日の結果はどうだったでしょうか．順調にいったときは充実感に満たされてその後しばらくとてもよい気分になります．また「私は優れている」など優越感に浸ることもあるでしょう．逆に思ったほどうまくいかなかったときはどうでしょうか．失敗した場面を何度も思い出して自分を責めたり，「俺はだめだ」と劣等感に打ちひしがれたり，気分の晴れない状態が続きます．いつもこんなことの繰り返しではないかと思います．

　結果がどうであれ，それに対して優劣の感情を差し挟むのはあまり益がありません．いつも鮮やかな手術をこなすスーパーマンのような自分，未熟で失敗ばかりしているどうしようもない自分，そんなものは本当は存在しません．いずれも頭の中で作り上げた妄想の産物にすぎません．

　手術に限らず何かを成し遂げるときには，行為とその結果の積み重ねがあるだけです．よい結果にも悪い結果にもその原因となった行為が必ずあります．手術とは，自分の経験や知識に基づき，その時々の状況を考慮して最もよいと思われる原因（行為）を組み込んでいく作業です．

　手術の中で経験した無数の結果はすべて学びの対象となります．優越感も劣等感も必要ありません．なすべきは反省，分析です．手術が終了したらそれを細かいステップに分けて検証します．よい結果が出た場面はその原因となった行為，その場の状況を思い起こし分析します．悪い結果についても同様です．よくない結果からはより多くを学ぶことができます．感謝の心で緻密に検証し，ステップアップの材料とするべきです．

5

主な術中損傷への対応

第4章で解説した手術を行う際に起こる可能性の高い2つの術中合併症に対する対処法を簡単に解説する．術中の他臓器損傷は避けるべきではあるが，過度に恐れる必要はない．

Repair of injuries during surgery

5-1 直腸損傷修復

膀胱前立腺の手術では一定の確率で起こる合併症である．剝離をていねいに行っていれば一次的な修復で問題を起こすことはまずない．直腸損傷を恐れず根治性や機能温存を損ねないように手術を進めるべきと考える．

1. 対処法

まずは損傷部を生理食塩液で十分に洗浄する（図5-1-1）．縫合の際に小さな便塊が創縁に残ると縫合不全の原因となる．

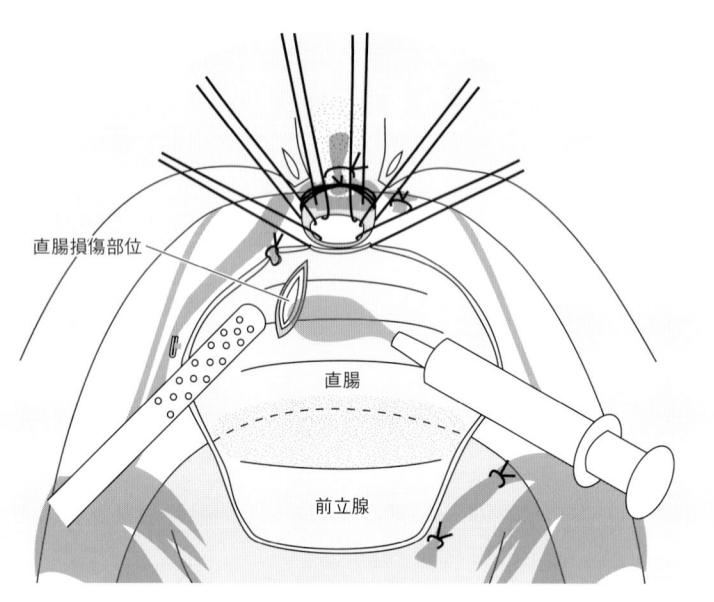

図5-1-1　前立腺全摘の際の直腸損傷の修復法　まず損傷部位を生理食塩液で洗浄する．便塊が縫合部に挟まると縫合不全の原因となる．

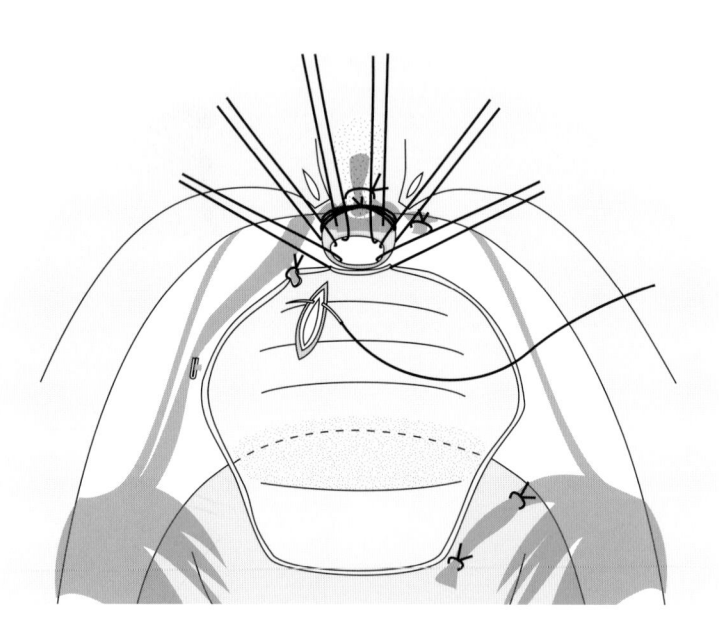

図5-1-2　まず直腸粘膜を3-0針付バイクリルで結節縫合する．

次いで粘膜を 3-0 針付バイクリルで縫合閉鎖する（図 5-1-2〜5-1-5）．

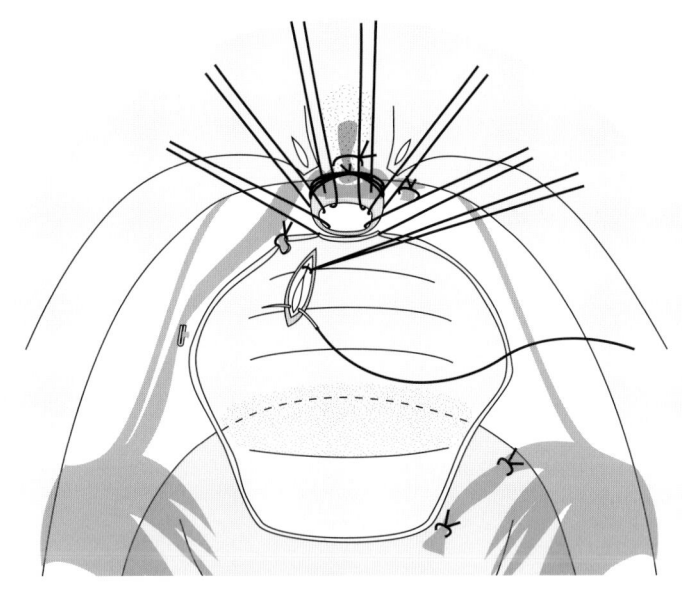

図 5-1-3　辺縁から中央部へと順次縫合する．

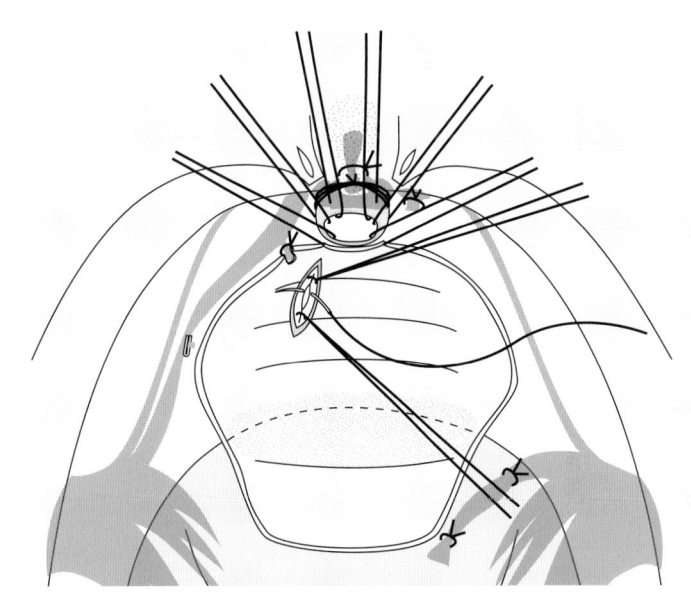

図 5-1-4　中央部の縫合 1

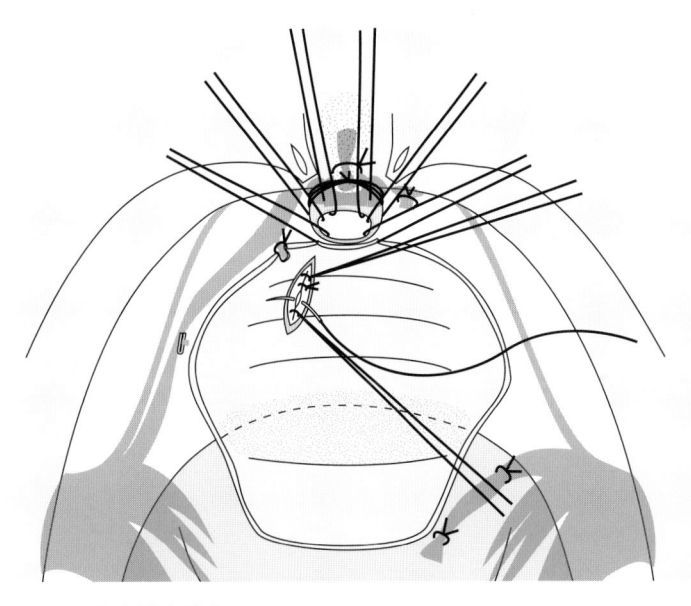

図 5-1-5　中央部の縫合 2

粘膜を閉鎖した時点で肛門から16Frのバルーンカテーテルを挿入，術野を生理食塩液で満たし，損傷部より口側の直腸を鉤で押さえて，空気を注入する（図5-1-6，5-1-7）．損傷部からの空気漏れがなければ，筋層，漿膜層の順に3-0針付バイクリルで縫合閉鎖する（図5-1-8～5-1-15）．閉創前に生理食塩液で十分に創内を洗浄する．

2．術後管理

術後4日間は禁飲食としドレーンからの排液に問題なく，発熱などの感染徴候がなければ5日目から飲水を許可し，7日目に食事を開始する．経過に問題がなければ中心静脈栄養の必要はない．ドレーンは食事開始時期を目途に抜去する．

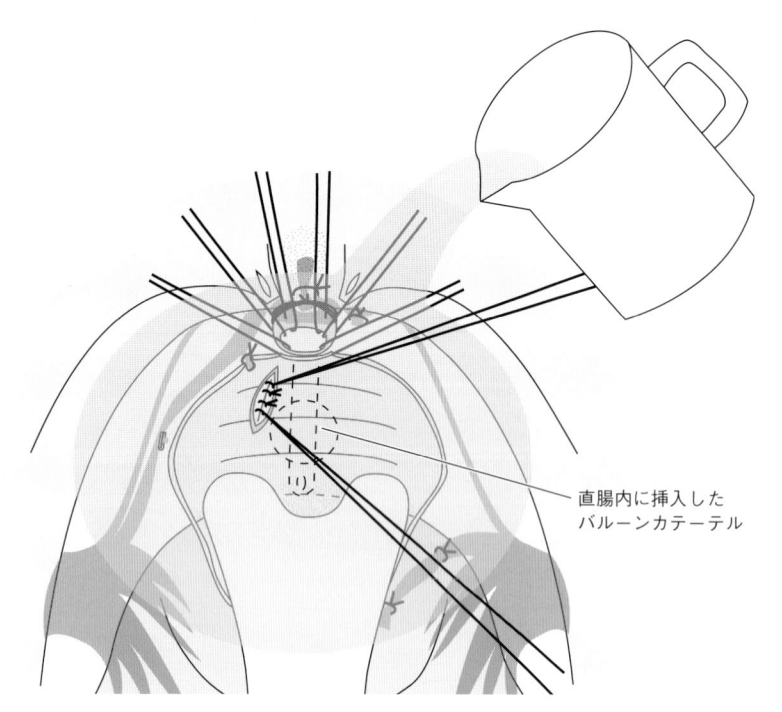

図5-1-6 粘膜縫合が終了したら直腸内にバルーンカテーテルを挿入し，術野を生理食塩液で満たす．損傷部位より近位の直腸壁をスパーテルで押さえて直腸内に空気を挿入し，空気漏れがないかどうか確認する．

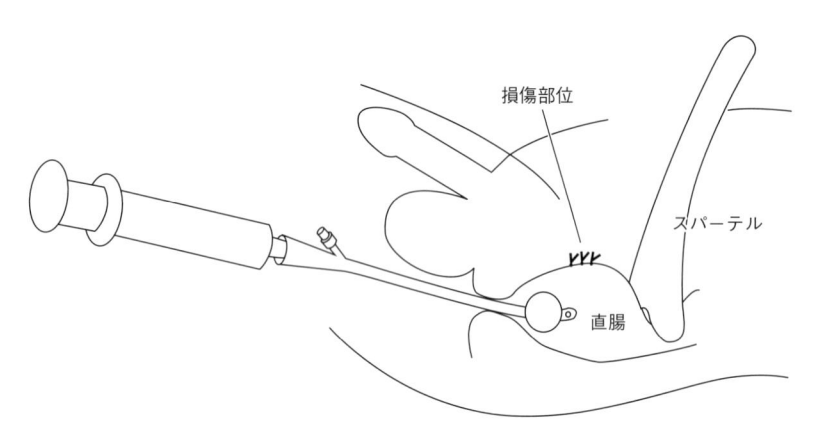

図5-1-7 リークテストを横からみた概念図

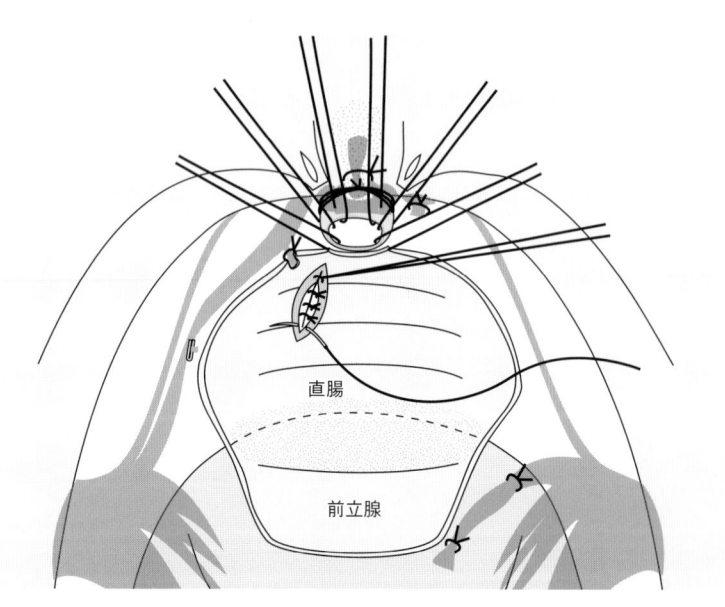

図5-1-8 空気漏れがなければ筋層の結節縫合（3-0針付バイクリル）を行う．

5-1 直腸損傷修復　285

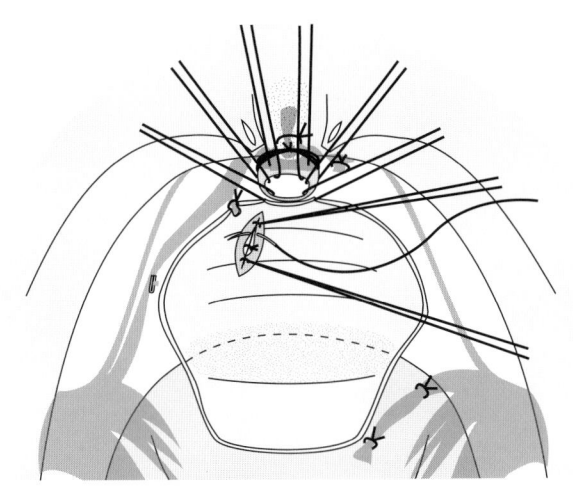

図 5-1-9　筋層縫合を中央部へと進める.

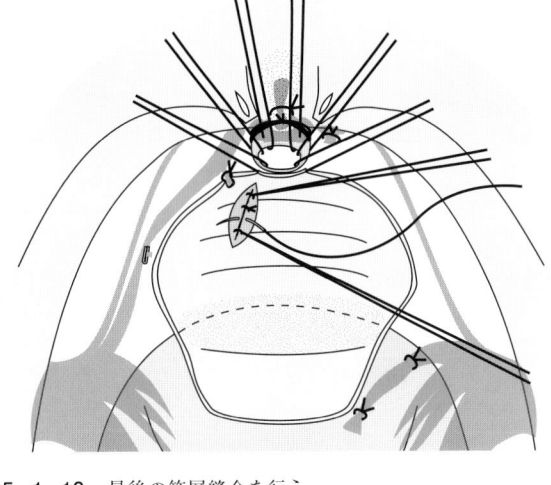

図 5-1-10　最後の筋層縫合を行う.

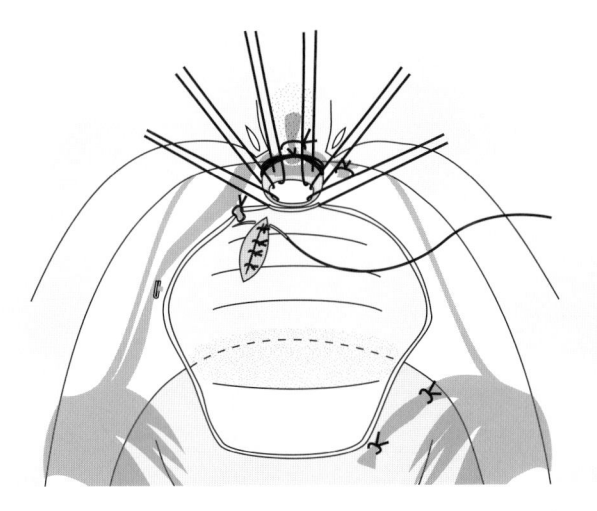

図 5-1-11　筋層縫合が終了したら 3-0 針付バイクリルで漿膜層を結節縫合する．これも辺縁から順次進める.

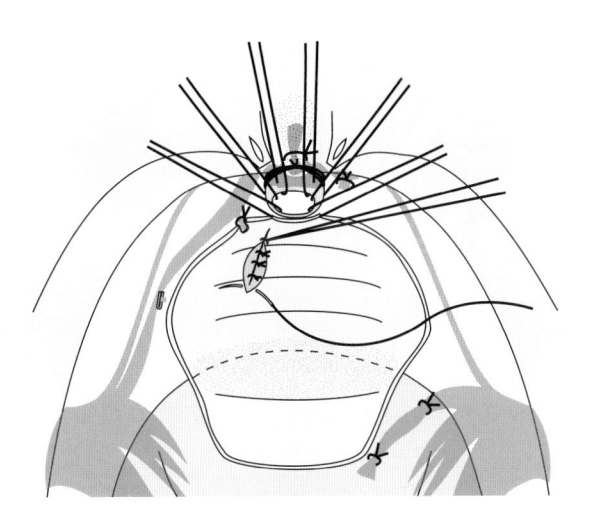

図 5-1-12　反対側辺縁の漿膜層を結節縫合する.

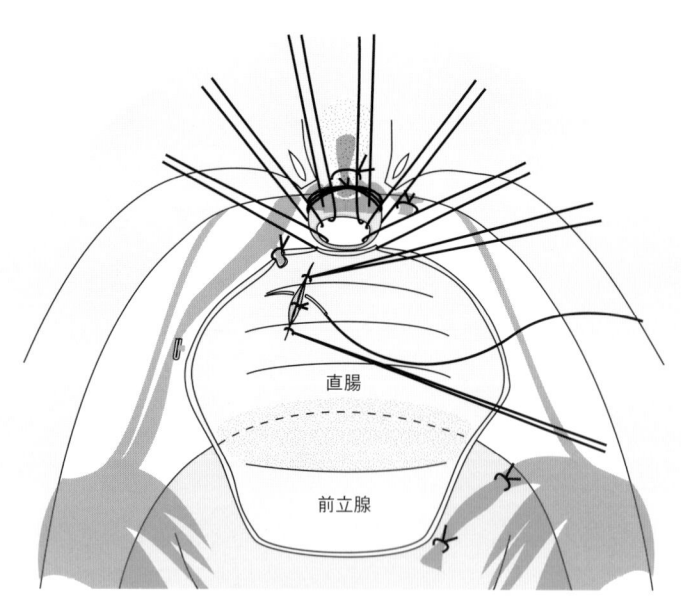

図 5-1-13　中央部の漿膜層を縫合する．

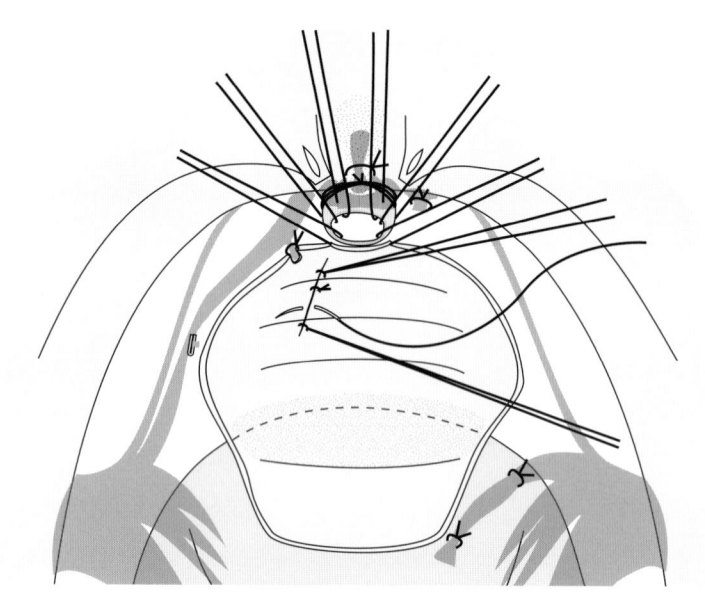

図 5-1-14　最後の漿膜層縫合．

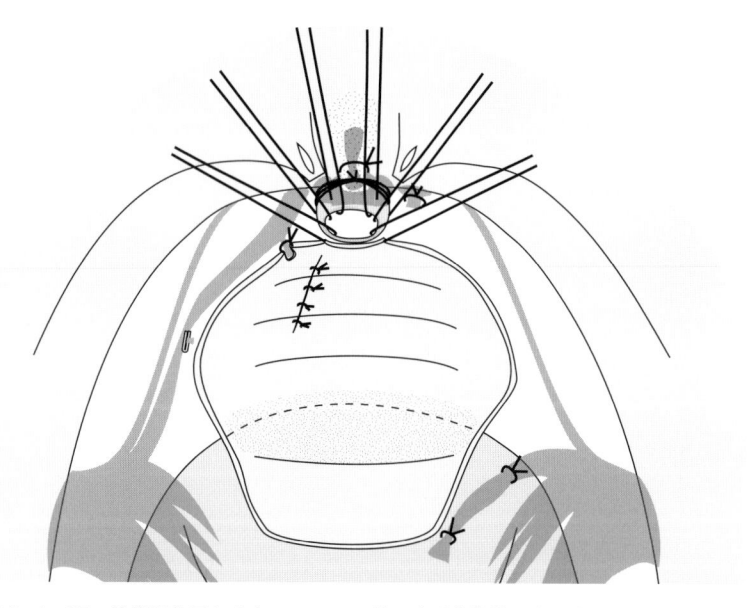

図 5-1-15　修復が終了したところ．この後，生理食塩液で術野を十分に洗浄する．

5-2 胸膜損傷修復

　肋骨を切除する場合は胸膜損傷を完全に回避することは困難である．損傷の修復方法を知っていることが大事であり，適切に対応すれば問題を起こすことはまずない．直腸損傷と同様に過度に恐れることなく必要な操作を果敢に進めるべきと考える．

1．対処法

　まず損傷の程度を確認する（図5-2-1）．大きな損傷の場合には辺縁から3-0絹糸で縫合しまずは胸膜の開口部を小さくする．縫合の際に胸膜だけに糸をかけようとすると胸膜が裂けて傷を広げる結果になる．胸膜周辺のしっかりした構造物（横隔膜，肋間筋，下後鋸筋など）と一緒に縫合する（図5-2-1～5-2-6）．

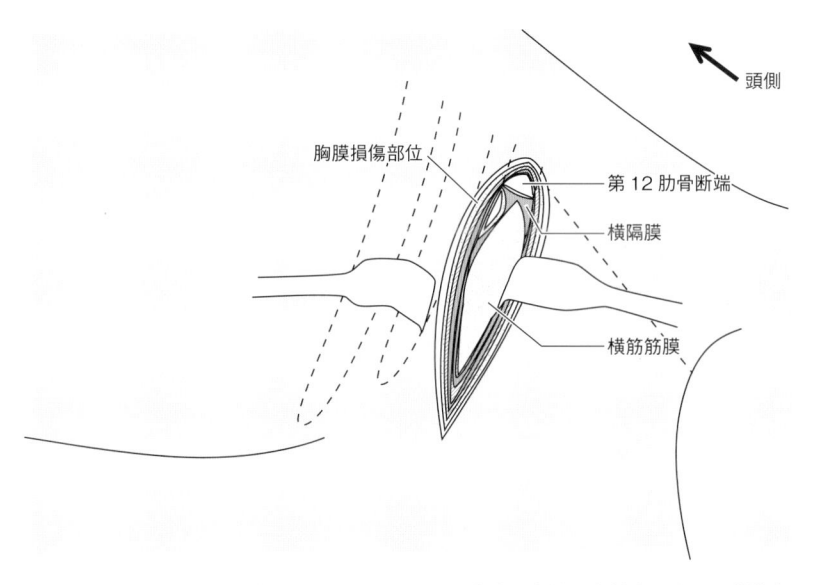

図5-2-1 胸膜損傷は手順どおりやれば比較的修復が容易な合併症である．損傷部位が小さい場合は見逃してしまう可能性もあり，常に胸膜の位置と状況に気を配っておく必要がある．また，術野で空気の流れる音がした場合は胸膜損傷を疑って十分観察する．

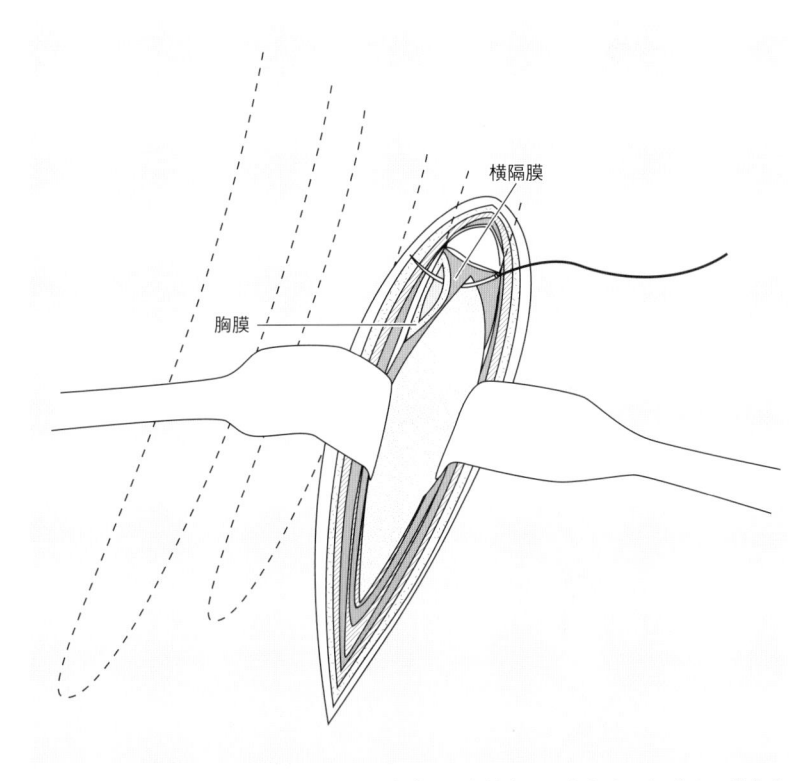

図5-2-2 胸膜はきわめて薄いので，胸膜だけを縫合しようとすると裂けて損傷を広げてしまう可能性がある．修復の際は周辺の比較的強固な組織とともに運針する．ここでは横隔膜とともに3-0絹糸をかけている．

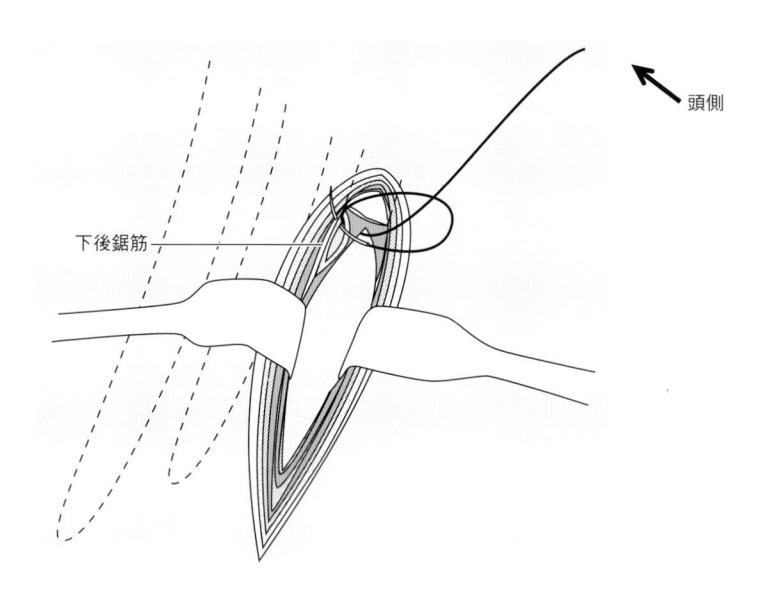

288　第5章　主な術中損傷への対応

図 5-2-3　胸壁側は下後鋸筋，肋間筋，第11肋骨骨膜など最も近くにある組織とともに縫合する．

下後鋸筋

頭側

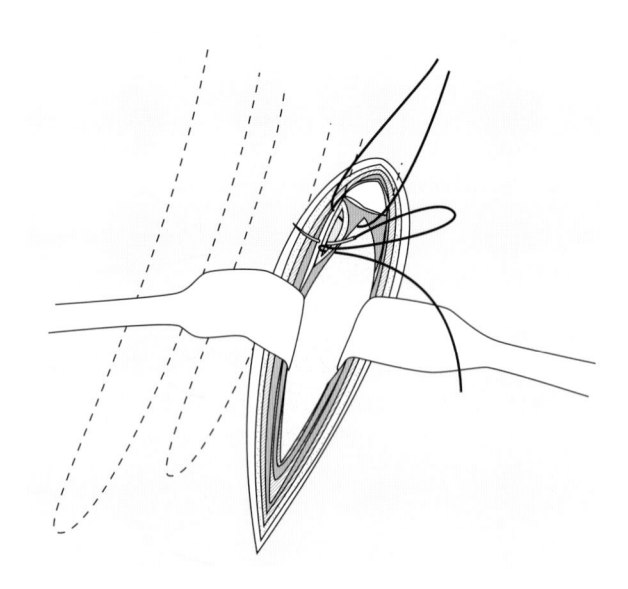

図 5-2-4　同じ縫合操作を損傷部の辺縁から順次進めていく．すべての縫合糸をかけるまで結紮しない．

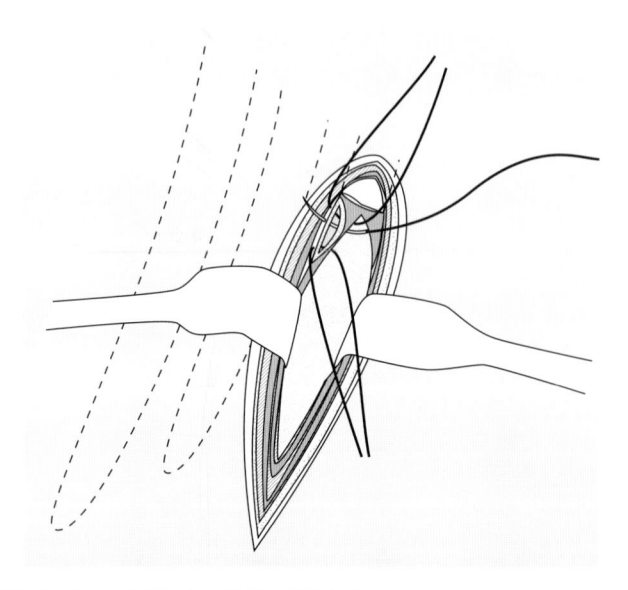

図 5-2-5　中心部に近い部分に運針する．

縫合を損傷部の中央に進め，最後の2針を結紮する前に細いネラトンカテーテルを胸腔内に挿入する．ネラトンカテーテルはその近位端を生理食塩液を満たした透明の容器に入れる．ネラトンカテーテルの脇の縫合糸を軽く牽引し麻酔担当医に依頼してバッグを加圧，肺を膨張させる．胸腔内の空気がネラトンカテーテルから排出されてくるのが気泡として確認できる．気泡の排出がみられなくなったら縫合糸を締めながらネラトンカテーテルを抜き去る（**図 5-2-7～5-2-9**）．

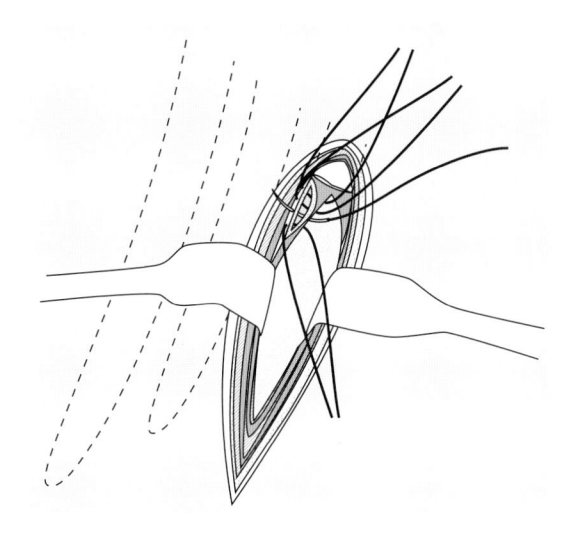

図 5-2-6　ここでは4針をかけている．

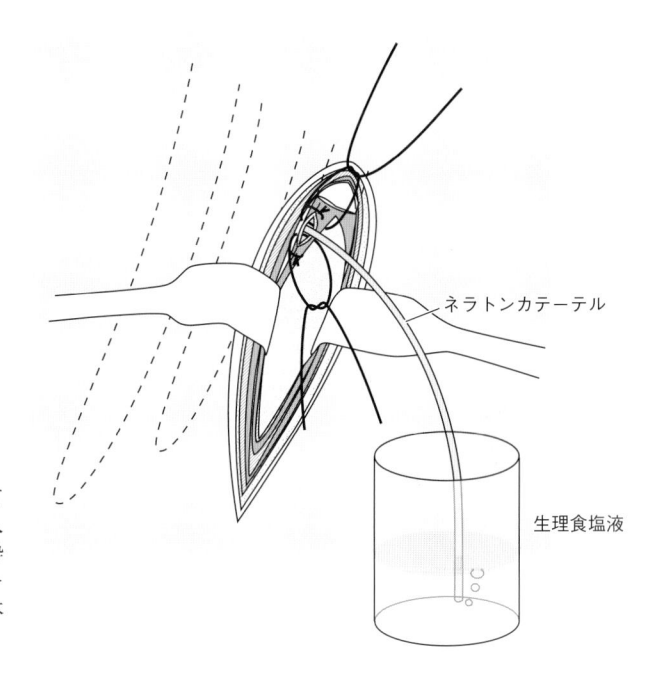

図 5-2-7　すべての運針が終了したら中央の2本の糸を残してていねいに結紮する．2本の糸の間から細いネラトンカテーテルを挿入する．反対側は透明な容器に入れた生理食塩液の中につける．麻酔担当医にバッグを加圧してもらい肺を膨張させるとネラトンカテーテルから胸腔内の空気が排出される．加圧を維持したまま中央2本の糸を結紮する準備をする．

ネラトンカテーテル

生理食塩液

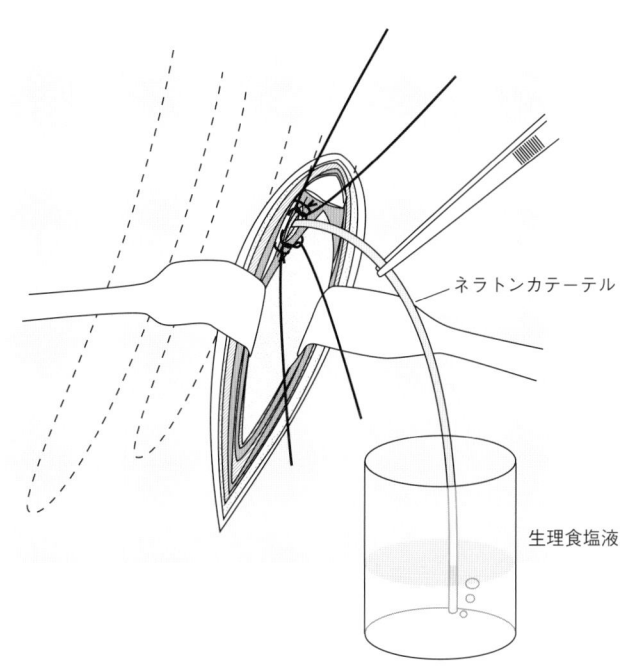

図 5-2-8　加圧を維持したまま中央2本の結紮糸を同時に締め，糸が締まる瞬間にネラトンカテーテルを抜去する．

ネラトンカテーテル

生理食塩液

縫合部からの空気漏れがないことを確認（判断が難しければ創内を生理食塩液で満たし，気泡の排出の有無を確認）する（**図 5-2-10**）．

2. 術後管理

手術直後に X 線撮影を行い肺の拡張の程度を確認する．肺の拡張が悪ければ経皮的な胸腔ドレーンの挿入，留置も考慮する．X 線撮影はこまめに行い，肺の拡張が良好なことを確認しておく．

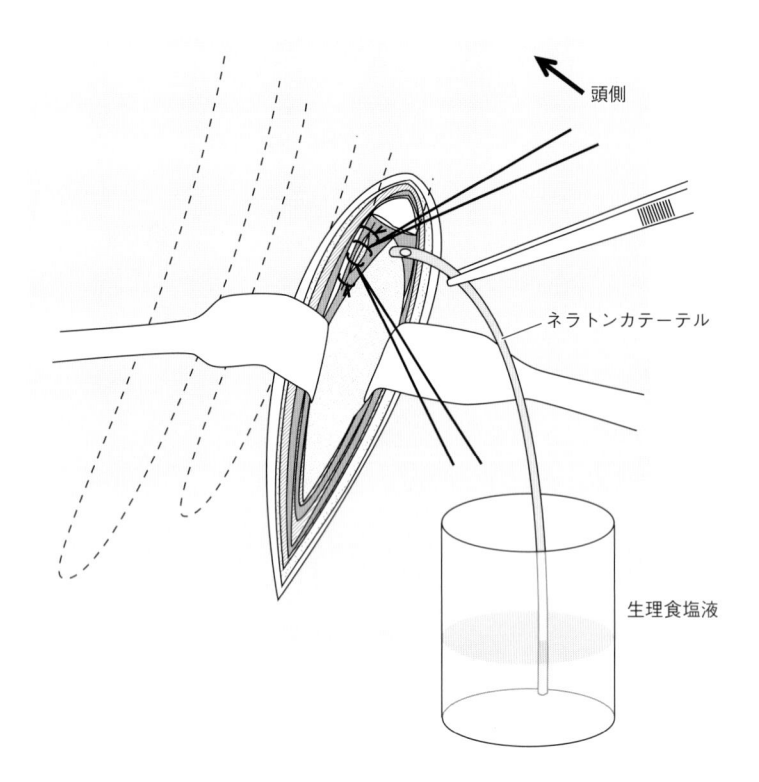

図 5-2-9 ネラトンカテーテルを抜去したところ．

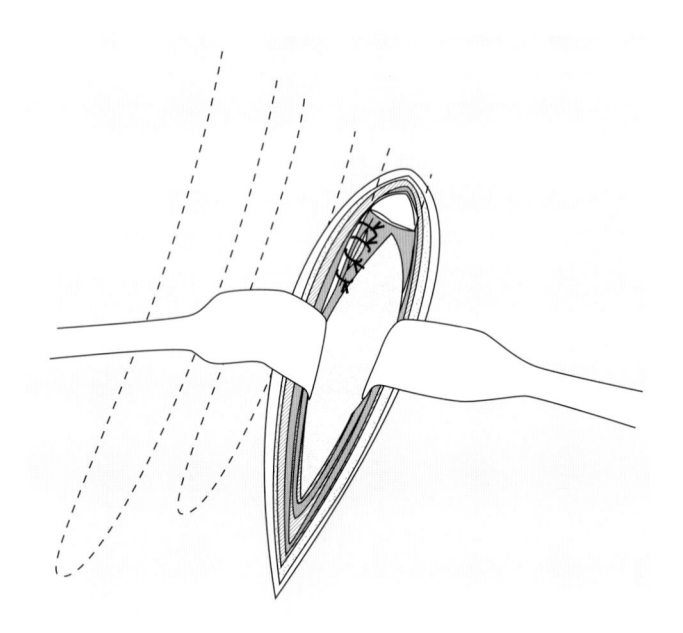

図 5-2-10 損傷部位の修復状況を確認する．不安であれば創内に生理食塩液を満たし，損傷部からの空気漏れがないことを確認する．

column よりよい手術に向けてのアドバイス 5

おわりに

　人の能力が最も花開くのは，欲や怒りを捨てて無私の心で他人のために役に立とうと懸命に努力しているときです．手術においても，病める人々の手助けになることだけを考えることが大切だと思います．あなたが優れた技術をもっているのなら惜しみなく他の人間に伝えるべきです．また，自分に足りないところは恥を捨てて教えを請うべきです．技術や知識を自分と同一視して執着し，競い合うのは愚かです．

　最後に，手術に先立ち私がいつも唱えている一文を披露します．医療という貴い職業に従事し，人の役に立とうと奮闘する皆さんの努力が実を結ぶことを願っています．

　「私はまだまだ無知で未熟ですが，病める人々の役に立とうと懸命に努力してきました．先人たちが積み上げ，私に受け継がれた知識と技術がこの患者さんに最大限に発揮されることを願います．私を通じて最も適切な判断，最も安全な処置，最もよい手術がおこなわれますように…」

参考文献

- 木原和徳, 影山幸雄, 小林 剛, 他：ミニマム創内視鏡下泌尿器科手術. 医学書院, 2002
- Kageyama Y, Kihara K, Ishizaka K, et al：Endoscopic minilaparotomy radical nephrectomy for chronic dialysis patients. Int J Urol 9：73-76, 2002
- Kageyama Y, Kihara K, Ishizaka K, et al：Endoscope-assisted minilaparotomy (Endoscopic minilaparotomy) for retroperitoneal schwannoma：experience with three cases. Jpn J Clin Oncol 32：177-180, 2002
- Kageyama Y, Kihara K, Yokoyama M, et al：Endoscopic minilaparotomy partial nephrectomy for solitary renal cell carcinoma smaller than 4 cm. Jpn J Clin Oncol 32：417-421, 2002
- Kihara K, Kageyama Y, Yano M, et al：Portless endoscopic radical nephrectomy via a single minimum incision in 80 patients. Int J Urol 11：714-720, 2004
- Kageyama Y, Kihara K, Kobayashi T, et al：Portless endoscopic adrenalectomy via a single minimal incision using a retroperitoneal approach：experience with initial 30 cases. Int J Urol 11：693-699, 2004
- Takenaka A, Hara R, Soga H, et al：A novel technique for approaching the endopelvic fascia in retropubic radical prostatectomy, based on anatomical study of fixed and fresh cadavers. BJU Int 95：766-771, 2005
- 影山幸雄, 木原和徳, 小林 剛, 他：前立腺全摘における静脈処理および筋膜温存の改良—骨盤底筋膜群(Pelvic floor fascia complex)温存および背静脈群個別結紮法. AV Journal of JUA 11-3, 2005
- 影山幸雄, 木原和徳, 川野圭三, 他：ミニマム創・内視鏡下根治的腎摘除術のコツ. AV Jounal of JUA 12-5, 2006
- 寺川智章, 武中 篤, 常森寛行, 他：前立腺全摘除術における尖部処理の改良と術後尿禁制. 日泌尿会誌 97：1-9, 2006
- 影山幸雄, 木原和徳：骨盤底筋膜群温存前立腺全摘除術後尿禁制および勃起機能保持の改善. 泌尿器外科 19：797-802, 2006
- 影山幸雄：骨盤底筋膜を温存する前立腺全摘除術. Urology View 5：34-39, 2007
- 影山幸雄, 石岡淳一郎, 東 四雄：小切開手術における骨盤展開のコツ：骨盤リンパ節郭清. AV Journal of JUA 13-24, 2007
- 影山幸雄：ミニマム創前立腺摘除術. 臨床泌尿器科 61：803-812, 2007
- 影山幸雄：小切開泌尿器科手術の羅針盤—よりエレガントな手術のために：経腰根治腎摘. 臨床泌尿器科 62：87-97, 2008
- Nieh PT, Marshal FF：Pelvic lymphadenectomy, Surgery of bladder cancer. in AJ Wein et al(eds)：Campbell-Walsh Urology 9th ed, Vol.3. Saunders, Philadelphia, 2007
- 影山幸雄, 井上雅晴, 石岡淳一郎, 他：骨盤底筋膜群温存前立腺全摘における片側神経温存法. AV Journal of JUA 15-5, 2009
- 影山幸雄：ミニマム創骨盤リンパ節郭清術. 松田公志(編)：新 Urologic Surgery シリーズ 1 前立腺癌の手術. メジカルビュー社, pp164-171, 2009

索引

数字・欧文

18 Fr フォーリーカテーテル　70, 81, 86
3-0 オペポリックス　66, 86

B

Buck 筋膜　9, 24, 145, 262, 264, 265
bunching　57, 129, 191
bunching 鉗子　57

C

Cloquet リンパ節　31, 33, 88, 95, 97, 273
Colles 筋膜　2, 8, 9, 144, 152, 261
cT2　65

D

Dartos 筋膜　2, 8, 9, 24, 261, 262, 264, 266
Denonvillier 筋膜　2, 3, 8, 14, 16, 17, 20, 70-72, 115, 127, 133, 135
―― 後葉　20
―― 前葉　19, 20
―― の切開　17, 19
―― の切開，膀胱前立腺摘出における　127
―― をめぐる混乱　17
DVC　60, 61, 130

E・F

everting　81
fascia tendinous arch　12, 51-53
flank pad　22

G・L

Gerota 筋膜　22
lateral pelvic fascia　2-4, 8, 12-14, 15-18, 31, 33-35, 50, 57, 62-64, 131-133
――, 神経血管束取扱いの要　14
―― と前立腺(横断像)　14
―― と前立腺(縦断像)　14
―― の切開(神経温存しない場合)　14
―― の切開(神経温存の場合)　15
―― の切開，膀胱前立腺摘出における　131
lateral wing　125

R・S

rectourethral fascia　69, 70, 141
safe zone　15, 16-19, 64, 65
――, 前立腺側方からの　65
――, 尿道背面からの　65
――, 膀胱前立腺移行部背面からの　65
―― への到達方法　16
SCD　87, 105, 198, 220, 247, 255, 266, 278
S 状結腸　153, 168
S 状結腸間膜　162

T・X

T3 症例　15, 16

transfixing suture　37, 77, 78, 210, 212
transversalis abdominis fascia　6
transversalis fascia　3, 5
X 線撮影　290

和文

あ

アリス鉗子　72-75, 189
アルドステロン症, 原発性　248, 255

い

イレウス　198
陰核背静脈　32, 33
陰茎　24, 30, 39, 261
―― の層構造　9
―― の断面図　9
陰茎海綿体　9, 24, 39, 145-147, 261-266
―― の切断　263
―― の断端縫合　265
―― の縫合閉鎖　265
陰茎海綿体白膜　265
陰茎癌　39, 261, 267
陰茎根部周辺の層構造　24
陰茎周辺
―― の静脈走行　40
―― の動脈走行　39
陰茎切断面
―― に現れる主な構造物　264
―― の血管処理　265
陰茎背静脈　9, 31, 34, 40
陰茎背動脈　9, 39, 264
陰茎部分切除　39, 261
―― における術後管理　266
―― における切開ライン　261
陰嚢　24, 39, 143
陰部静脈叢　34, 39
陰部大腿神経　29, 31-33, 88, 91, 92, 94, 100, 102, 110, 177

え

エレバトリウム　203, 224
会陰静脈　40
会陰静脈叢　40
会陰動脈　39
会陰部(男性)の動脈走行　39
円靱帯　32, 33, 176, 177

お

オペポリックス　86
オムニトラクト　48, 92, 109, 176, 177, 237
横隔膜　5, 7, 37, 205-207, 209, 221, 226-228, 236, 248, 255, 256, 287
横隔膜筋束　205, 226

横筋筋膜　2, 3, 4-8, 22, 23, 28, 44, 46, 47, 89-91, 108, 109, 171, 176, 205, 207, 226, 227, 237-239, 287
――, 後腹膜での正しい剝離面同定のための指標　3
―― 切開, 前立腺全摘における　46
横断面での層構造
――, 前立腺を通る　3
――, 鼠径部を通る　8
――, 膀胱を通る　3
横断面でみた骨盤上部腹壁の層構造　2

か

下横隔静脈　38, 259, 260
下横隔動脈　36-38, 209, 210, 221, 228, 236, 248, 255, 256, 260
下後鋸筋　5, 6, 202, 223, 287, 288
下行結腸　22
下大静脈　36, 37, 209, 212-214, 221, 250-253, 255
下直腸動脈　39
下殿動脈　28, 29, 32
下部尿管　237
―― の処理　237
下部尿管腫瘍　239
下腹部正中切開で遭遇する腹壁の構造物　2
下腹部の膜構造　2, 8
――, 縦断面でみた　2, 8
下腹壁静脈　28, 31, 33
下腹壁動静脈　3, 28, 30, 44, 46, 47, 88-92, 94, 100, 102, 104, 108, 109, 176, 239
下腹壁動脈　28, 32
下腹壁の層構造　44
下膀胱動脈　29, 30, 32, 110, 112, 113, 115, 119, 120, 177, 180, 181
下膀胱動脈伴行静脈　113
下膀胱動脈伴行静脈枝
　　　　　120, 180, 181, 183, 184
回腸　153, 155, 158, 168
回腸新膀胱　128
回腸セグメント　155, 158
―― の切り出し，回腸導管造設における　155
回腸端々吻合　161
――, 回腸導管造設における　158
回腸端々吻合部　173
回腸導管　153, 163, 166-168, 171, 172, 174
回腸導管間膜　172
回腸導管孔　174
回腸導管造設　153
―― における回腸セグメントの切り出し　155
―― における回腸端々吻合　158
―― における回盲部の同定　153
―― における術後管理　173
―― における虫垂摘除　153
―― における尿管の引き込み　161

回腸導管造設
　── における尿管導管吻合　163
　── における尿管吻合部後腹膜化　168
回盲部の固定，回腸導管造設における　153
海綿体神経　12, 106, 136
　── の温存　106, 136
海綿体動脈　9, 39, 264
外陰部　24, 34, 39
　──（男性）の血管走行　39
　──（男性）の膜構造　24
外陰部動脈　40, 271, 275
外鼠径ヘルニア　28
外側円錐筋膜
　　　　6, 22, 23, 207-209, 227, 228, 249
外側皮静脈　270, 272
外腸骨静脈　30, 31, **33**, 47, 90-94, 96, 97, 100, 102, 104, 108, 109, 176
外腸骨動静脈　2, 3, 44, 46, 88, 89, 108, 239
外腸骨動脈　28, 29, 32, 91, 92, 94, 96, 98-102, 104, 109
外腸骨動脈血管鞘　101
　── の剝離，骨盤リンパ節郭清における　101
外腸骨リンパ節　101
外腸骨リンパ節群　103, 104
　── 遠位の処理　103
　── 近位の処理　103
外腸骨領域リンパ節郭清　101
外尿道口　196
　── の切断，膀胱尿道全摘(女性)における　196
外腹斜筋　5, 6, 206, 220
外腹斜筋筋膜　2, 201, 206, 223, 226
郭清範囲
　──，骨盤リンパ節郭清における　88
　── 近位部の処理，骨盤リンパ節郭清における　98-101
　── への到達経路，骨盤リンパ節郭清における　89
褐色細胞腫　248
肝臓　3

き

亀頭　146
機能性腺腫　248
逆行性前立腺全摘　16, 17
　── での safe zone へのアプローチ　16
吸引嘴管　51
球海綿体筋　24, 39, 144, 145, 147
　──，球部尿道の剝離の重要な指標　24
球部動脈　148
球部尿道　147, 148, 151
　── の剝離　24, 147
胸膜　5, 7, 205, 206, 226, 287
胸膜損傷　202, 206, 224, 227, **287**
胸膜損傷修復　287
金属ブジー　84
筋層　6, 79
筋膜構造
　──（横断像），前立腺周辺の　12
　──（上方より），前立腺周辺の　12

筋膜切開，前立腺全摘における　46
筋膜様構造　175, 268
筋膜裂孔　12

け

経皮腎瘻　173
　── の造設　173
経腹膜的アプローチ　22, 199, 237
　──，腎摘における　22
　── による腎摘　199
　── による腎尿管全摘　237
経腹膜的根治の腎摘　22
経腰的アプローチ　22
　──，腎摘における　22
　── からみた場合の膜構造の特色，腎摘における　22
　── で腎周囲脂肪と腹膜との剝離面に入る方法　22
経腰的根治の腎摘　3, 22, 36, 237
経腰的根治の腎摘(右腎)　199
　── における術後管理　220
　── における腎下極の処理　216
　── における腎周囲剝離腔の展開　205
　── における腎上極の処理　218
　── における腎静脈の処理　212
　── における腎動脈の処理　210
　── における腎動脈の同定　209
　── における体位　199
　── における肋骨切除　202
経腰的根治の腎摘(左腎)　222
　── における体位　222
経腰的副腎摘除(右副腎)　248
　── における術後管理　255
　── における副腎静脈の処理　250
経腰的副腎摘除(左副腎)　256
血液処理，副腎摘除の際の　38
血管走行
　──，外陰部(男性)の　39
　──，子宮周辺の　28
　──，腎臓周辺の　36
　──，前立腺周辺の　28
　──，大腿部(男性)の　40
　──，腟周辺の　28
　──，副腎周辺の　36, 38
　──，膀胱周辺の　28
血管損傷　28
血腫形成，術後　81
結節性過形成　248
原発性アルドステロン症　248, 255

こ

コートリル　255
コルチゾール　248, 255
　── 過剰　248
　── 産生腺腫　255
固有背筋　23
広背筋　5, 6, 202, 223, 255
抗生物質　261
肛門　143
肛門挙筋　54
肛門挙筋筋束　13, 34, 53, 54

肛門挙筋筋膜　12, **13**, 14, 50-53, 56
後陰囊枝　39
後陰囊静脈　40
後腹膜アプローチ
　── による根治腎摘　199
　── による尿管剝離　30
後腹膜化，導管尿管吻合部の　168
降圧剤　255
骨盤
　── の静脈走行(女性)　33
　── の静脈走行(男性)　31
　── の動脈走行(女性)　32
　── の動脈走行(男性)　29
骨盤隔膜　148, 149
骨盤腔　2
骨盤上部腹壁の層構造（横断像）　2
骨盤神経叢　76
骨盤底　50, 186
骨盤底筋　30, 34, 35, 50
骨盤底筋膜群　**12**, 13, 50, 51, 55, 128
骨盤底筋膜群温存法，前立腺全摘における
　　　　30, 50, **51**, 52, 53
骨盤展開
　──，根治的膀胱尿道全摘(男性)における　108
　──，前立腺全摘における　46
　──，腹膜外アプローチ腎尿管全摘における　237
　──，膀胱尿道全摘(男性)における　107
　── の指標　29
骨盤部腹壁の層構造　2
骨盤壁　34
骨盤リンパ節郭清　13, 30, 44, 47, **88**, 109, 174, 176, 178, 237, 239, 267, 273
　── における外腸骨動脈血管鞘の剝離　101
　── における郭清範囲近位部の処理　98-101
　── における郭清範囲への到達経路　89
　── における術後管理　105
　── における術野の固定　92
　── における術野の展開　92
　── における皮膚切開　89
　── における副閉鎖静脈の処理　95
　── における腹壁切開　89
　── における閉鎖領域リンパ節群遠位部の処理　96-98
骨盤リンパ節限局郭清　30
骨膜　7, 203-205, 224-226
根治の腎摘　22, 23, 199, 256
　──，後腹膜的アプローチによる　199
　──（右腎），経腰的　199
　──（左腎），経腰的　222
　── のコンセプト，膜構造からみた　23
根治的膀胱尿道全摘(男性)　106
　── における骨盤展開　107
　── における腹壁切開　106

さ

坐骨　3, 8
坐骨海綿体筋　39, 145

索引 | 295

坐骨結節 143
臍動脈索 29

し

シングルJステント
　　117, 118, 122, 180, 181, 184
子宮　28, 30, 32, 33, 177, 189, 193, 194
── の取り扱い，膀胱尿道全摘（女性）における　186
子宮広間膜　30, 35
子宮周辺
── の血管走行　28
── の静脈ルート　32
子宮静脈　33, **35**
子宮動脈　28, **30**, 32, 35, 177, 180
子宮輪郭　185
脂肪組織　47, 93, 209, 217, 233, 251, 254, 258, 259
── の処理，前立腺腹側面　48
脂肪層　2, 90, 268
脂肪に囲まれたリンパ節群　93
痔静脈　14, 15, 31, 33, **34**, 62-64, 131-133, 193
痔静脈叢　31, 32
腫大リンパ節　267, 269, 275
腫瘍細胞播種　220, 235
縦断面でみた下腹部の膜構造　2, 8
術後管理
──，陰茎部分切除における　266
──，回腸導管造設における　173
──，経腰の根治的腎摘（右腎）における　220
──，経腰的副腎摘除（右副腎）における　255
──，骨盤リンパ節郭清における　105
──，前立腺全摘における　87
──，鼠径リンパ節郭清における　278
──，腹膜外アプローチ腎尿管全摘における　247
──，膀胱尿道全摘（女性）における　198
術後血腫形成　81
術野
── の確保，前立腺全摘における　48
── の固定，骨盤リンパ節郭清における　92
── の展開，骨盤リンパ節郭清における　92
順行性前立腺全摘　16, 17
── でのsafe zoneへのアプローチ　16
小切開前立腺全摘　44
小腸　173
漿膜　167, 247
漿膜筋層　158, 160
漿膜筋層縫合　160
漿膜縫合　247
上下膀胱動脈　110
── の処理，膀胱前立腺摘出における　110
上前腸骨棘　169
上殿動脈　28, 29, 32

上膀胱動脈　29, 30, 32, 88, 91, 92, 94, 96, 100-111, 118, 119, 177, 178, 182, 183, 239
── の処理，膀胱尿道全摘（女性）における　177
静脈群　28
──，神経血管束内の　34
──，腟周辺の　35
静脈系　28
静脈血栓症　266
── の予防　266
静脈走行
──，陰茎周辺の　40
──，骨盤（女性）の　33
──，骨盤（男性）の　31
静脈叢　28
静脈損傷，前立腺全摘における　50
神経血管束　3, 8, 12, 14-18, 31, 33-35, 40, 51, 53, 56, 58, 59, 63-67, 74, 77, 81, 132-134, 139, 140, 191, 192, 197
神経血管束基部の一括処理，前立腺全摘における　77, 78
神経血管束内の静脈群　34
神経血管束の処理
──，海綿体神経を温存しない場合（前立腺全摘）の　62
──，海綿体神経を温存する場合（前立腺全摘）の　65
──，膀胱前立腺摘出における　131
神経血管束末端の処理
──，膀胱前立腺摘出における　139
──，前立腺全摘における　67
神経枝　209
神経損傷　81
真皮　44, 45, 89, 90, 107, 144, 170, 171, 175, 201, 223, 237, 268
深陰茎背静脈　264, 265
深鼠径リンパ節　273
── 郭清　24, 273
深鼠径リンパ節群　24, 269, 275
深層　9
新膀胱　186
腎盂腎炎　173
腎下極脂肪組織　217
腎下極の処理，経腰的根治的腎摘（右腎）における　216
腎血管　36
腎周囲脂肪　22, 23, 38, 208, 209, 216-220, 227, 228, 232, 233, 249, 256, 257
腎周囲脂肪組織　250
腎周囲剥離腔の展開，経腰的根治的腎摘（右腎）における　205
腎上極の処理，経腰的根治的腎摘（右腎）における　218
腎静脈　37, 38, 212, 214, 215, 231, 232
── の処理，経腰的根治的腎摘（右腎）における　212
腎静脈断端　220
腎臓　5, 22, 36, 37, 220, 234, 235, 241-244, 246, 249, 257
── 周辺の血管走行　36

── 周辺の膜構造　22
腎摘
──，経腰の根治的　22, 36
──，経腹膜アプローチによる　199
──，経腹膜的根治的　22
──（右腎），経腰的根治的　199
──（左腎），経腰的根治的　222
腎摘位　199
腎動静脈　36, 217, 219
── 処理の基本コンセプト　37
── 断端　221, 236
腎動脈　36-38, 209-212, 229, 230
── 断端　220
── の処理，経腰的根治的腎摘（右腎）における　210
── の同定，経腰的根治的腎摘（右腎）における　209
腎尿管全摘
──，経腹膜的アプローチによる　237
──，腹膜外アプローチによる　237
腎門部　36, 37
── 処理の基本コンセプト　37
── 展開の指標　36
── リンパ管網　210, 213, 228, 230

す

スキンステープラー　87
ステロイド補充　255
ステント　198
──，シングルJ　117, 118, 122, 180, 181, 184
ストーマ　170
スパーテル　83
水腎症　173

せ

正中臍索　3, 4
性機能温存　30
性腺静脈　36-38
精管　21, 28, 30, 72-74, 76, 110, 114-116, 118, 121, 127
── の切断，前立腺全摘における　76
精管・精囊の剥離，前立腺全摘における　73, 75, 76
精管動脈　29, 73, 114, 115, 120
精管剥離，膀胱前立腺摘出における　114
精索　3, 8, 21, 28, 30, 44, 46, 47, 88-91, 94, 104, 108, 109, 114, 239
── を同定するための指標　28
精索剥離，前立腺全摘における　47
精果静脈　21, 30, 110, 114, 120, 209, 212, 216, 217, 220, 221, 230-232, 236, 248
精囊　3, 17, 19, 21, 28, 30, 46, 72-76, 79, 108, 110, 115, 116, 118, 121, 127
── へのアプローチ，前立腺全摘における　72
精囊・精管の剥離，前立腺全摘における　73, 75, 76
精囊動脈　16, 29, 30, 73, 74, 76, 79, 81
── から精管　75
精囊剥離　30

精嚢露出，膀胱前立腺摘出における 114
切開ライン，陰茎部分切除における 261
仙骨岬角での腹膜後葉切開 161
仙骨輪郭 162
浅陰茎背静脈 264, 265
浅会陰横筋 39, 40
浅外陰部静脈 271-273
浅鼠径リンパ節 269
―― 郭清 24, 269
―― 群 24, 269, 273, 275
浅層 9
浅中心静脈 31, 33, **34**, 40, 48-51, 127
―― の処理，前立腺全摘における 48-50
浅腸骨回旋静脈 269, 271, 272
浅腹筋膜 2, 3, 8, 24, 44-46, 89, 107, 108, 144, 175, 197, 237, 238, 261, 268
―― と同じ層構造 24
浅腹壁静脈 270, 272
前腟円蓋 189, 193-195
前立腺 2-4, 8, 14-16, 19-21, 24, 28, 30, 31, 34, 39, 40, 44, 88, 109, 110, 133, 134, 151, 239, 284
―― を通る横断面での層構造 3
前立腺・直腸間
―― 切開確保，膀胱前立腺摘出における 133
―― の脂肪組織についての誤解 17
―― の疎な剝離面 15, 16
前立腺・膀胱の離断，前立腺全摘における 79, 80
前立腺外側面 50
前立腺癌 88
前立腺筋膜 2, 3, 8, 12, 14, 16, 17, 70
前立腺周辺
―― の筋膜構造（横断像） 12
―― の筋膜構造（上方より） 12
―― の血管走行 28
―― の膜構造 12
前立腺静脈叢 3, 13, 14, 16, **33**, 34, 53, 56, 57-59, 129
―― の止血縫合 56, 57
―― の収束縫合 56
―― の処理，膀胱前立腺摘出における 129
前立腺全摘 12, 13, 28, 30, **44**, 88
――，逆行性 16, 17
――，順行性 16, 17
―― における横筋膜切開 46
―― における筋膜切開 46
―― における骨盤底筋膜群温存法 50, **51**, 52, 53
―― における骨盤展開 46
―― における術後管理 87
―― における術野の確保 48
―― における神経血管束基部の一括処理 77
―― における神経血管束末端部の処理 67
―― における精管・精嚢の剝離 73, 75, 76
―― における精管の切断 76
―― における精索剝離 47
―― における精嚢・精管の剝離 73, 75, 76
―― における精嚢へのアプローチ 72
―― における静脈損傷 50
―― における浅中心静脈の処理 48-50
―― における前立腺・膀胱の離断 79, 80
―― における大量出血 34
―― における直腸損傷修復 282
―― における尿道の運針 68
―― における尿道の切断 70
―― における尿道膀胱吻合 82-86
―― における背静脈群の止血処理 60
―― における背静脈群の切断 60
―― における腹壁切開 44
―― における閉創 87
―― における膀胱頸部形成 80, 81
―― における膀胱・前立腺の離断 79, 80
―― における膀胱尿道吻合 82-86
前立腺前脂肪層 48
前立腺前面静脈群 130
前立腺動脈 16, 29, 30
前立腺被膜 15, 33, 56, 62, 65, 69, 70, 79, 141
前立腺被膜静脈 16, 31, 33, 34, 39, 40
前立腺被膜静脈群 13, 56
―― の処理 56
前立腺表面静脈群 13
前立腺腹側面脂肪組織の処理 48

そ

鼠径管 28
鼠径靱帯 267, 269, 270, 277
鼠径部
――（男性）の層構造 8
――（男性）の膜構造 24
―― を通る横断面での層構造 8
鼠径ヘルニア 28, 47
鼠径リンパ節郭清 8, 24, 40, 261, 266, **267**
―― における術後管理 278
―― における大腿動静脈の被覆 276
―― における縫工筋上端の遊離 276
層構造
――，陰茎根部周辺の 24
――，陰茎の 9
――，下腹壁の 44
――，骨盤部腹壁の 2
――，前立腺を通る横断面での 3
――，鼠径部（男性）の 8
――，鼠径部を通る横断面での 8
――，側腹筋群の 5
――，側腹部腹壁の 5
――，膀胱を通る横断面での 3
――（横断像），骨盤上部腹壁の 2
総腸骨静脈 31, 33
総腸骨動脈 29, 30, 32, 241-243
側臥位 199
側臍動脈 112
側腹筋群 5
―― の層構造 5
側腹部脂肪 205
側腹部腹壁の層構造 5

側腹壁深層 6
側腹壁浅層 6
側腹壁中間層 6
側臍靱帯 29, 88
側臍動脈 20, **28**-30, 32, 91, 92, 94, 96, 100, 110, 111, 118, 119, 123, 124, 177-179, 182, 183, 185, 186, 239, 240
――，骨盤展開の指標 29
――，尿管同定の指標 30
――（靱帯） 3, 4

た

大量出血
――，前立腺全摘における 34
――，腟壁切開における 35
――，膀胱全摘における 34
体位
――，経腰的根治的腎摘（右腎）における 199
――，経腰的根治的腎摘（左腎）における 222
大腿筋膜 24, 269, 271, 275, 276
大腿骨 3, 8
大腿三角 8, 267, 269, 271, 276
大腿三角部 24
大腿静脈 24, 40, 273, 275
大腿神経 3, 8
大腿直筋 24, 267, 276
大腿動静脈 3, 8, 24, 274, 276, 277
―― の被覆，鼠径リンパ節郭清における 276
大腿動脈 24, 40, 274
大腿部（男性）の血管走行 40
大腿輪 275
大殿筋 39
大伏在静脈 24, 40, 268, 269, 271-273, 275
第 5 腰椎輪郭 162
第 11 肋骨 288
第 12 肋骨 5, 7, 200, 202-204, 222-225, 287
第 12 肋骨尖端 203, 204, 225

ち

恥骨 2, 3, 8, 24, 39, 40, 88, 94
恥骨筋 24, 267
恥骨骨膜 50
恥骨前立腺靱帯 12, **13**, 34, 49-55, 128, 129, 190
―― に相当する構造物 190
恥骨前立腺靱帯前立腺付着部の取り扱い
――，骨盤底筋膜群温存法（前立腺全摘）における 52
――，内骨盤筋膜を切開する場合（前立腺全摘）の 55
腟 16, 28, 32, 35, 174, 177, 191, 193
腟周辺
―― の血管走行 28
―― の静脈ルート 32
―― の静脈群 35
腟前壁 190
腟側壁 193

腟内腔　195-197
腟壁　35, 193, 195-198
　──切開，膀胱尿道全摘(女性)における
　　　　195
　──切開における大量出血　35
虫垂　153, 154
虫垂間膜　153, 154
虫垂根部　154
虫垂摘除，回腸導管造設における　153
腸管　153, 156, 159, 160, 173
　──蠕動　173
　──被覆用ガーゼ　109
　──麻痺　173, 198
腸骨　239
腸骨下腹神経　208
腸骨筋　24, 88, 110, 177, 228, 236
腸骨血管　29
腸骨鼠径神経　208
腸骨棘　276
腸腰筋　22, 23, 29, 31-33, 37, 91, 92, 94, 100, 102, 209, 221, 241, 243, 248, 255, 256
直腸　2, 3, 8, 14-21, 24, 31, 32, 34, 35, 46, 108, 132-134, 284
直腸・前立腺間
　──切開確保，膀胱前立腺摘出における
　　　　133
　──の脂肪組織についての誤解　17
　──の疎な剥離面　15, 16
直腸静脈　34, 131-133, 193
直腸損傷
　　　15, 17, 18, 20, 30, 64-66, 127, **282**
直腸損傷修復　282
　──，前立腺全摘における　282
直腸壁　64

つ・て

ツッペルガーゼ　141, 142
適応，副腎摘除の　248

と

トルド癒合筋膜　255
動脈系　28
動脈走行
　──，陰茎周辺の　39
　──，会陰部(男性)の　39
　──，骨盤(男性)の　29
　──，骨盤(女性)の　32
導管近位端閉鎖　167
導管口　169, 171

な

内陰部静脈　13, 31-**34**, 39, 40, 50, 53, 55, 130
内陰部動脈　29, **30**, 32, 39
内外腸骨動静脈　28
内骨盤筋膜
　　　12, **13**, 30, 34, 48-54, 110, 128, 185, 190
　──の切開，膀胱前立腺摘出における
　　　　127

　──の切開，膀胱尿道全摘(女性)における
　　　　190
内鼠径ヘルニア　28
内鼠径輪　29, 31-33
　──，精索を同定するための指標　28
内鼠径輪部　47
内腸骨静脈　31, **33**, 40, 105
内腸骨動脈　29, 30, 32, 39, 91, 92, 94, 96, 99, 100, 102, 104, 239
内腹斜筋　5, 6, 206, 220
内腹斜筋筋膜　206, 226
内閉鎖筋　88, 94

に

ニップル形状　173
尿管　28-33, 36, 88, 110, 111, 116, 118, 121, 163-165, 167, 177-179, 181-184, 216-218, 239, 241, 245, 246
　──の引き込み，回腸導管造設における
　　　　161
尿管確保
　──，膀胱前立腺摘出における　112
　──，膀胱尿道全摘(女性)における　177
尿管癌　88
尿管腫瘍，下部　239
尿管ステント　198
尿管導管吻合，回腸導管造設における　163
尿管剥離，後腹膜アプローチ　30
尿管吻合部後腹膜化，回腸導管造設における
　　　　168
尿管吻合用　163
尿管末端の処理
　──，腹膜外アプローチ腎尿管全摘における
　　　　242
　──，膀胱前立腺摘出における　116
　──，膀胱尿道全摘(女性)における　180
尿禁制　13, 44, 50, 52-54, 128
尿道　9, 17, 18, 28, 30, 34, 35, 68, 141-143, 146-149, 151, 177, 190, 266
　──の運針，前立腺全摘における　68-70
　──の切断，前立腺全摘における　70, 71
尿道海綿体
　　　9, 24, 39, 143-146, 149, 261-264
　──の剥離　262
尿道カテーテル留置　266
尿道球動脈　39, 147, 148
尿道周囲組織　150, 151
尿道前壁　62
尿道側方前立腺被膜　62
尿道摘除　24, 39, **143**
　──における球部尿道の剥離　147
　──における振子部尿道の剥離　145
　──における皮膚切開　143
　──における膜様部尿道の剥離　149
尿道吻合部狭窄　68, 69
尿道膀胱吻合，前立腺全摘における　82-86
尿道留置カテーテル　143, 145, 247
尿路再建　174
尿路変向　153, 174, 196, 197

ね・の

ネラトンカテーテル
　　　18, 67, 70, 163, 288, 289
ノットプッシャー　84

は

バルーンカテーテル　284
背静脈群　17, 18, **34**, 39, 52, 53, 60, 61, 130, 131, 192, 193
　──の止血処理，前立腺全摘における　60
　──の処理，膀胱前立腺摘出における
　　　　130
　──の処理，膀胱尿道全摘(女性)における
　　　　192
　──の切断，前立腺全摘における　60
肺　7, 206, 226, 289, 290
白線　2, **3**, 8, 22, 44, 46, 87, 89, 90, 107, 174, 175, 237, 238
白膜　9, 264, 265
剥離面，前立腺・直腸間の疎な　15, 16

ひ

日影式吸引嘴管　48
皮下脂肪　2, 90, 107, 170, 171, 268
皮下脂肪組織　90, 201, 223, 237
皮下脂肪層　2, 44, 45, 89, 175, 238
皮下組織　2
皮下埋没縫合　152
皮膚　2, 8, 9, 24, 264, 266
皮膚切開
　──，骨盤リンパ節郭清における　89
　──，尿道摘除における　143
被膜静脈　31
脾臓　3
脾動静脈　208
表皮　44, 89, 144, 174, 201, 223, 237, 238
標準的膀胱全摘　16

ふ

フォーリーカテーテル　70, 71, 81, 86
フランクパッド　6, 7, 22, 23, 29, 48, 205-208, 226, 227, 249
ブジー　84
副陰部動脈　12, **30**
　──の温存　30
副腎　36-38, 219-221, 234-236, 249, 251, 252, 256, 257
　──へのアプローチ　249
副腎癌　248
副腎周囲脂肪組織　252, 258, 259
副腎周辺
　──の血管走行　36, 38
　──の膜構造　22
副腎主静脈　38, 254
副腎腫瘍　249, 256
副腎静脈　212, 219, 230, 231, 250, 253, 255, 257-260
　──の処理，経腰的副腎摘除(右副腎)における　250
副腎腺腫　248

副腎摘除　248
── （右副腎），経腰的　248
── （左副腎），経腰的　256
── の際の血管処理　38
── の適応　248
副腎動脈　38
副腎良性腫瘍　248
副閉鎖静脈　31, 33, 91, 92, 94-96, 102
── の処理，骨盤リンパ節郭清における　95
副閉鎖静脈断端　105
腹横筋　5, 6, 220
腹横筋筋膜　3, 5-7, 205-207, 227
腹腔　14, 16, 22, 23, 127, 171
腹腔動脈　210
腹直筋　28, 44, 170, 171
腹直筋外側縁　169
腹直筋筋膜　3, 8, 44-46, 87, 89, 90, 107, 170-173, 175, 176, 197, 238
腹直筋筋膜正中　46
腹直筋筋膜癒合部　2, 8
腹直筋鞘　3
腹部大動脈　36, 38
腹壁
── の構造物，下腹部正中切開で遭遇する　2
── の層構造（横断像）　2
腹壁切開
──，骨盤リンパ節郭清における　89
──，根治的膀胱尿道全摘（男性）における　106
──，前立腺全摘における　44
──，膀胱尿道全摘（女性）における　174
──，膀胱尿道全摘（男性）における　106
腹壁浅層　107
腹壁動脈　29
腹膜　2, 4, 6, 8, 20, 21, 29, 37, 88, 114, 124, 126, 171, 179, 185, 187-190, 209, 221, 228, 236, 239, 248, 249, 256
腹膜外アプローチ腎尿管全摘
── における骨盤展開　237
── における術後管理　247
── における摘出腎の骨盤腔への引き出し　241
── における尿管末端の処理　242
── における膀胱壁の閉鎖　247
腹膜後葉切開，仙骨岬角での　161
腹膜前脂肪　2, 3, 8, 23, 46-48, 90, 108, 176
腹膜前脂肪層　4, 6, 7, 44, 107, 176, 238, 239
腹膜輪郭　123, 185
振子部尿道の剝離，尿道摘除における　145

へ
ヘパリンナトリウム　87, 105, 198, 220, 247, 255, 266, 278
ペンローズドレーン　152
閉鎖静脈　31, 33
閉鎖神経　2, 30, 46, 88, 89, 91, 92, 94, 96, 100, 102, 104, 105, 108, 239
閉鎖神経上縁　109
閉鎖動静脈　2, 46, 88, 89, 108, 239
閉鎖動脈　29, 30, 32, 91, 92, 94, 96, 100, 102, 104, 105
閉鎖領域郭清　30
閉鎖領域リンパ節群　88
閉鎖領域リンパ節群遠位部の処理，骨盤リンパ節郭清における　96-98
閉鎖リンパ節群　94
閉創，前立腺全摘における　87
壁側腹膜　22

ほ
縫工筋　24, 276, 277
縫工筋上端の遊離，鼠径リンパ節郭清における　276
膀胱　2-4, 8, 14-17, 19-21, 24, 28, 29, 31-33, 44, 46, 88, 89, 108, 110, 111, 151, 177, 178, 182, 185, 187-190, 193, 194, 241-244, 246
── を通る横断面での層構造　3
膀胱下腹筋膜　2, 3, 4, 8, 14, 16, 17, 20, 21, 29, 30, 33, 34, 44, 46, 47, 50, 57, 89, 91, 107, 108, 110, 114, 118, 122, 123, 125, 126, 176, 178, 182, 185, 188, 189, 239-244, 246
── の切開，膀胱前立腺摘出における　122
── の切開，膀胱尿道全摘（女性）における　185
── の認識　20
膀胱下腹筋膜前脂肪層　238
膀胱下腹筋膜縫合　247
膀胱癌　88
膀胱筋層　79, 242, 244
膀胱頸部　17, 80
── の周辺構造　17
膀胱頸部形成，前立腺全摘における　80, 81
膀胱頸部血管茎　135, 193
膀胱頸部血管茎確保　135
──，膀胱尿道全摘（女性）における　193
膀胱頸部血管茎切断　135
膀胱周辺
── の血管走行　28
── の静脈ルート　32
── の膜構造　19
膀胱静脈　31, 33
膀胱静脈叢　3, 12, 31, 33-35, 191
── の処理，膀胱尿道全摘（女性）における　191
膀胱全摘　13, 19, 21, 30, 35, 39, 88
──，標準的　16
── における大量出血　34
── の際のDenonvillier筋膜切開　19
膀胱前立腺摘出　110
── におけるDenonvillier筋膜の切開　127
── におけるlateral pelvic fasciaの切開　131
── における上下膀胱動脈の処理　110
── における神経血管束の処理　131
── における神経血管束末端の処理　139
── における精管剝離　114
── における精嚢露出　114
── における前立腺静脈叢の処理　129
── における前立腺・直腸間切開確保　133
── における直腸・前立腺間切開確保　133
── における内骨盤筋膜の切開　127
── における尿管確保　112
── における尿管末端の処理　116
── における背静脈群の処理　130
── における膀胱下腹筋膜の切開　122
── における膀胱・腹膜間の剝離　124
膀胱・前立腺の離断，前立腺全摘における　79, 80
膀胱尿道全摘（女性）　174
── における外尿道口の切断　196
── における子宮の取り扱い　186
── における術後管理　198
── における上膀胱動脈の処理　177
── における腟壁の切開　195
── における内骨盤筋膜の切開　190
── における尿管確保　177
── における尿管末端の処理　180
── における背静脈群の処理　192
── における腹壁切開　174
── における膀胱下腹筋膜の切開　185
── における膀胱頸部血管茎確保　193
── における膀胱静脈叢の処理　191
── における膀胱・腹膜間の剝離　187
── における卵巣の取り扱い　186
膀胱尿道全摘（男性）
──，根治的　106
── における骨盤展開　108
── における腹壁切開　106
膀胱尿道吻合，前立腺全摘における　82-86
膀胱粘膜　79
膀胱・腹膜間の剝離
──，膀胱前立腺摘出における　124
──，膀胱尿道全摘（女性）における　187
膀胱・腹膜間脂肪組織　125, 188
膀胱壁　246, 247
── の閉鎖，腹膜外アプローチ腎尿管全摘における　247
膀胱壁筋層　245
膀胱輪郭　123, 185
勃起機能　30, 44, 58
勃起機能温存　58

ま
マーシャル鉤　48, 83
マットレス縫合　152
マニセプス　66, 67, 69, 86, 132
膜構造
──，外陰部（男性）の　24
──，縦断面でみた下腹部の　2, 8
──，腎臓周辺の　22
──，前立腺周辺の　12
──，鼠径部（男性）の　24
──，副腎周辺の　22
──，膀胱周辺の　19

―― からみた根治的腎摘のコンセプト　23
膜様部尿道　142, 143, 148, 149, 151
―― の剝離，尿道摘除における　149

め・も

メッツェンバウム　72
メドマー
　　　　87, 105, 198, 220, 247, 255, 266, 278
モスキート鉗子　83
盲腸漿膜面　153

よ

腰静脈　36, 37, 209, 210, 221, 228, 230, 236, 256
腰方形筋　22, 23, 37, 207-209, 221, 227, 228, 236, 248, 249, 255, 256
腰方形筋筋膜　208, 209

ら

ラスパトリウム　202, 224
卵巣　33, 177

―― の取り扱い，膀胱尿道全摘（女性）における　186
卵巣静脈　209, 212, 216, 217, 220, 221, 230-232, 236, 248

り

リークテスト　284
リトラクタ　48
リューエル　202, 204, 225
リンパ管　36, 37
リンパ管網　37, 38, 209, 212, 214
―― ，腎門部　210, 213, 228, 230
リンパ節　267
――，Cloquet　31, 33, 95, 97, 273
――，腫大　267, 269, 275
――，深鼠径　273
リンパ節郭清　237, 238
――，骨盤　30, 47, 88, 267, 273
――，深鼠径　24, 273
――，浅鼠径　24, 269
――，鼠径　24, 40, 261, 266, 267
リンパ節群

――，脂肪に囲まれた　93
――，深鼠径　24, 269, 275
――，浅鼠径　24, 269, 273, 275
リンパ節群の一括確保　94
リンパ節限局郭清，骨盤　30
リンパ組織　8
リンパ浮腫　88
リンパ瘻　88, 97
留置カテーテル，尿道　247
領域リンパ節郭清，外腸骨　101

ろ

肋軟骨　203, 204, 225
肋下動静脈　203, 224
肋間筋　5, 6, 287, 288
肋骨　5, 6, 7, 224, 249, 256
肋骨床　205, 226
肋骨切除　249
――，経腰的根治的腎摘（右腎）における　202
肋骨断端　226